中华名医传世经典名著大系

马培之传世名著

（上册）

〔清〕马培之 著

李翊森 陈昱豪 点校

天津出版传媒集团

天津科学技术出版社

图书在版编目（CIP）数据

马培之传世名著 /（清）马培之著；李翊森，陈昱豪点校. -- 天津：天津科学技术出版社，2023.10

（中华名医传世经典名著大系）

ISBN 978-7-5742-1002-8

Ⅰ.①马… Ⅱ.①马…②李…③陈… Ⅲ.①中医典籍—中国—清代 Ⅳ.①R2-52

中国国家版本馆CIP数据核字（2023）第051924号

马培之传世名著

MAPEIZHI CHUANSHI MINGZHU

策划编辑：刘　鸫
责任编辑：梁　旭
责任印制：兰　毅

出　　版：	天津出版传媒集团
	天津科学技术出版社
地　　址：	天津市西康路35号
邮　　编：	300051
电　　话：	（022）23332392（发行科）23332377（编辑部）
网　　址：	www.tjkjcbs.com.cn
发　　行：	新华书店经销
印　　刷：	河北环京美印刷有限公司

开本 710×1000　1/16　印张 65　字数 784 000
2023年10月第1版第1次印刷
定价：398.00元（全二册）

中华名医传世经典名著大系专家组

中医策划： 黄樵伊　党　锋

学术指导： 罗　愚　代红雨　李翊森　陈昱豪　严冬松

整理小组： 张汉卿　赖思诚　蔡承翰　朱吕群　林亚静　李　怡　徐　蕴　许颂桦
　　　　　　施玫伶　邱德桓　林慧华　郑水平　付大清　王　永　邬宏嘉　杨燕妮
　　　　　　丁　舟　孔庆斌　钱平芬　黄琬婷　吴思沂　李秀珠　姜乃丹　瞿力薇
　　　　　　来晓云　郭　铭　王杰茜　杨竹青　宋美丹　张　云　郭晋良　周　洁
　　　　　　杨守亲　刘　港　聂艳霞　杨洁浩　郑月英　崔盈盈　吕美娟　张引岗
　　　　　　周湘明　李素霞　吴彦颉　马建华　王耀彬　李　娟　张　涛

读名家经典
悟中医之道

扫描本书二维码，获取以下**正版专属资源**

本书音频 畅享听书乐趣，让阅读更高效

走近名医 学习名家医案，提升中医思维

方剂歌诀 牢记常用歌诀，领悟方剂智慧

- **读书记录册**
  记录学习心得与体会

- **读者交流群**
  与书友探讨中医话题

- **中医参考书**
  一步步精进中医技能

扫码添加智能阅读向导
帮你找到学习中医的好方法！

操作步骤指南
① 微信扫描上方二维码，选取所需资源。
② 如需重复使用，可再次扫码或将其添加到微信"收藏"。

总目录

（上）

医略存真	1
马培之医案	57
马培之外科医案	223
务存精要	295
外科集腋	339
伤寒观舌心法	457

（下）

药性歌诀·············531

青囊秘传·············577

纪恩录···············847

马评外科证治全生集······893

医略存真

自 序

医居九流之一，其小道乎，而古之以医比相者，又何其重视医也，非以人之疾病，生死所系，有不可丝毫苟且者乎。汉唐以来，诸名家著述具在，辨病体、论治法，以及立方用药，要皆敬慎其事，务求精切，虽所见不同、立言不一，如仲景论伤寒，继以刘河间、李东垣、朱丹溪三家之说，各有专主，然推阐要义，皆能树立外感内伤，可谓症详而法备矣。今时之医，未始不能治病，病亦未始不以药痊，而能博览旁稽、深求实学，得前贤之真髓者谁乎？而未可执一二成书以治病也。天时有寒暑，土气有燥湿，禀赋有清浊，固自不同。而岁运之感，南北之异，嗜好之殊，又自有其偏胜，不能适乎中而协于一。况岁运相感，而今之气候益薄；南北异宜，而今之变迁又见；嗜好殊尚，而今之淫巧尤甚乎。尝见人之负质，或偏于阳，或偏于阴。阴胜则阳微，阳胜则阴损，阴损则风阳易袭，阳微则寒邪易入。风阳动、寒邪入，又每触于天时之不正，土地之不宜，饮食之不节，嗜欲之不戒。而为之诊视者，宜从阴从阳，标本兼顾。或标实而本虚者，宜寒宜热，尚补尚攻，方药原宜详慎。尤当审其平日体质之强弱，性情之好尚，病之肇于何时，受于何地，发于何因，在气在血，入经入络，属脏属腑，舌苔可辨，脉理可参，一一切按，而密勘之，庶克有济。然则病无常病，药无常方，而谓拘泥成法，漫无变通可乎？而又未能舍成法而师心自用也。古人治一病，立一方，何药为君，何药为佐，君以何药而能中病之的，佐以何药而能达病之里，或炒，或煅，或姜制，或酒浸，或蜜炙，或生切，或熟用，或生熟并进；孰升孰降，孰补孰泻，孰为攻伐，孰为调和，孰宜辛凉，孰宜甘苦，孰宜咸寒酸淡；若者养荣，若者和卫，若者入于经络，若者通乎脏腑，若者治乎三焦，皆几费经营配合而成，大有精意存乎其间。后之学者，必穷究前人用意之所在，当临症之时，庶得所取法焉。若第挟偏见，妄施方药，则所用不合，每至相反，其贻误匪浅鲜也。甚或粗有所得，即自制汤散，不但失乎古法，而观其药味，生凑陋劣，令人可骇。好奇者辄据之，以为此方出某名师之所制，可以动人听闻，可以增吾声价，而不知某名师之自用，未必能治人，而尤而效之者，无有不误人矣。呜呼！治医而无所领悟，又好恃己见，殆以医为戏者，讵不大可哀哉！轩岐评症，原无内外之分，何者？内伤诸疾，皆情欲所钟，元气先耗，继及脏腑，脏腑不和，则气血乖错，不能周行于身，而百病见矣。疮疡之生也，六淫伤于外，七情扰于中，气血阻滞经脉，隧道为之壅塞，有随感随发者，有积久而发者，无论恶症险候，即疥癣之小患，无一不由内而达于外。前人治病，在能得其致病受病之由，故瘰疬可以内消，痈疽可以内散，及破溃之症，亦可以内收，何尝于方脉外另树一帜乎？逮宋·元丰间，太医局设方脉、针、疡三科，元·齐德之为御药院外科太医，著《外科精义》，始有外科之名，则内外显判矣。然既判之，而近来著述诸家，每重阐发内科，而于外科辄忽之。将以疮疡之显而易明者，无资乎脉理耶？夫症别内外，纪其名目，千有余条，内症居其三，外疡居其七，前哲浑内外而为一，乃探源之治也。后之所以分内、外而治者，殆以思力不及前哲，取其分治易于奏效，又安见内重而外轻哉！是所望于达道君子，勿执成说，而范围弗过，既求方脉，而刀圭益精，斯克尽运用化裁之妙也乎。余侍先大父治医十有六年，观察脉立方，因病制药，辨症之寒热，审寒热之真假，以及症势之轻重缓急，无不细切。而于外科治法，凡手眼所到，亦极精当，达权通变，为人所难及。惜著作所存甚少，庚申红巾扰境，又被毁失。今值闲暇，追述指示诸法，信笔录出，得论症十六则，列于卷首，复搜取数十年来颇称心得者附之，订为一册。奈老病日增，手震足乏，偶一劳思，即作昏眩，所记忆而采入者无多，名曰《医略存真》，儿辈请付梓，余亦未能恝置，有负先人之苦志云尔。

　　光绪二十二年岁次丁酉清和月孟河退叟马文植培之氏序

凡 例

一、经旨渊微，病机丛杂，学者每执偏见，悖乎经旨，见病治病，鲜有中的。余列祖列宗，世操是业，潜心若而年，问世若而年，尚不自满足，可见医易言而不易言者也。

二、自来方书，汗牛充栋，后人非择其至精至当，依样葫芦，并前人之苦心而失之，故莫收其验。是刻阐前人所未备，本《内经》以立言，务存精要，非敢自炫，具眼者必能鉴之。

三、凡内诊之变幻，莫多于痰饮，不明其故，贻误非浅。是刻分门别类，或抒独得，或摘名言，繁约必求其当，亦可为诊家临时一助云。

四、世之习医者，每忽外疡，谓无甚精义，不知自宋·元丰间设立太医局，即有三科之名，则外疡尤为古今所重，可不慎哉。

五、鸡胸、龟背两症，患者甚夥，古今方书，悉提并论，未析其源，医者值此，皆谓正本亏损，专于补益，故获效者罕。兹特分其何经，指其何因，后来学者，庶几胸有成竹也。

六、是刻但取经言未详，前哲不道，创为论说，未立其方，而治法亦在个中。至数十寒暑，所见怪怪奇奇之病，经验方案，均俟续刊。

目 录

先大父省三公论症十六则 …………………… 11
咳　嗽 …………………………………………… 13
吐　血 …………………………………………… 14
噎　膈 …………………………………………… 15
痰　饮 …………………………………………… 16
　附：肢节痛 …………………………………… 16

痫　厥 …………………………………………… 17
胸腹痛 …………………………………………… 18
肿　胀 …………………………………………… 20
　附：天真丹 …………………………………… 20
　附：治验一则 ………………………………… 21

痿 ………………………………………………… 22
温热论治 ………………………………………… 22
鸡胸、龟背 ……………………………………… 24
　附录：自制诸方 ……………………………… 24

咽　喉 …………………………………………… 30

喉风	31
喉蛾	31
喉闭	31
喉痈	32
喉痹	32
烂喉痧	32
附：喉卡推法	33
又附：缠喉风治验一则	34
附录：外治诸方	34

| 论脑疽对口真伪之别 | 36 |
| 　附：治验三则 | 36 |

肝痈、胁痈	38
大小肠痈、腹皮痈	39
辨阴疽之疑似并岁运之热证	40
辨陈氏《外科正宗》之说	41
疮漏	43
附：转脉漏方	44

疵疽	44
鹤膝风	45
脱疽辨论	45
溺孔紧小治法	46
痈疽溃后扎法	47
多骨疽	47

附：岐天师化骨至神丹 …………………………………… 48

　　附：出多骨方 …………………………………………… 48

穿踝疽 ……………………………………………………… 48

骨槽风 ……………………………………………………… 49

乳岩、乳核辨 ……………………………………………… 50

　　附：乳脱 ………………………………………………… 50

瘰疬 ………………………………………………………… 51

疔疮刺法 …………………………………………………… 52

疔疮辨讹 …………………………………………………… 52

刀针当用不当用之辨 ……………………………………… 54

风注 ………………………………………………………… 54

白虎历节风 ………………………………………………… 55

汤火伤 ……………………………………………………… 55

　　附：雷真君逐火丹 ……………………………………… 55

六神丸不可轻服说 ………………………………………… 56

先大父省三公论症十六则

一、治痈疽大症，须要活变，审定内因外感。如外感者，虽红肿焮痛，断不可遽下刀插降，宜用轻清疏化之法，火毒退，肿自消，脓自出。若用刀过早，不独有血无脓，而且火毒撑激，肿痛更甚，必致滋生他变。

二、大症腐脱新生时，最易变动。如脉来时大时小，为元气不续；饮食较常两倍，为胃火熏灼，后必有变。此二端伏于隐微，非细心不觉也，待至变时则不及矣。

三、发背对口，俱要疮口宽展，脓多易出，肿自消而腐亦易脱，若外口小，内腐难出，而脓毒过多者，即经所谓肿而不溃因脾弱，溃而不敛为脓饶也。后亦不能收功。

四、溃疡本忌见血。设脓多而稠，间出鲜血，亦无妨碍，惟只可偶见一二次。如脓稀而少，肿不退而血出多者，后必有变。

五、治痈疽大症，第一要身体轻便，症势虽大，步履转动如常者，十中可保七八，如症势尚轻，行动皆属勉强，后必有变。

六、治大症，大便不妨微溏，小水切不可短数。如小解数而不多者，断难收功，脑疽尤忌，肺肾气败之兆也。

七、治大症，脉象未溃前要洪大，然洪大而重按空者亦忌，细小软弱不宜。

八、痈疽大症，溃脓之后，一夕忽见音低，此肾气先败，亦必有变。

九、疔疮疮顶平塌，脉细小者，断不能作脓，必致内陷。凡临大症，审定阴阳，用药必须应手，肿渐退、脓渐多者顺。如肿不收，界不清者，亦难收功。

十、腐脱后新肌不生，肉如板片，脉象大者，亦属不治。

十一、治鹤膝，须明阴中水亏，火亏。如膝盖肿热，系阴中水亏，与以附子、地黄，肿痛必不能退，只须纯阴调治自效，如知、柏、生地、龟版、鳖甲之类。

十二、对口比发背难治。对口有真伪之别，伪者乃外感风热，滞于血脉，在肌肉以上，最宜审辨，否则贻误非小。

十三、湿热疮痍，年久不敛，或屡愈屡发者，疮甚时稍为清理，后即须调理脾胃，少佐利湿清热，自可断根。盖湿生于脾，郁久不解，湿邪化热，以致疮痍外发。若脾气旺，则运行速，而湿不停，疮痍亦将自愈。

十四、臁疮破溃，经久不敛，世皆以为小恙，不知脓血久流，气血耗损，渐及本原，必须知柏地黄汤养阴祛湿，或加参术佐之，长服可冀收口。

十五、孕妇跌伤，胎动肚腹痛，甚至大小便闭塞不通，切不可遽行安胎，必须先行破瘀行气法，多则两剂或一剂，候痛止七、八分，再与以安胎方。如见症即服安胎药，必致气血凝滞，变生他病，终於不救。先服桃仁、红花、枳壳、青皮、香附、归尾、乌药，使气血流通，即服参术安胎，此一定之理。

十六、打伤眼睛，立即肿胀，痛不可忍者，须用四物加桃仁、红花、赤芍等，使瘀血消散，则肿收痛定，否则血瘀致生胬肉，而目损矣。

咳 嗽

咳嗽之大纲，不外内伤、外感。外感者，既宜分六气以言治矣。而内伤之头绪又繁，其见症则固肺也，而其致病之由，则不徒在肺。房室不节，水亏木亢，肝为心母，内胎君火，君相同气，会移于上，肺受炎蒸则咳呛；思劳伤脾，脾弱而阳不升，水谷之精不能化津，变生痰涎，停留于脾，子受母气，浸润不安则咳呛。《金匮》引其端，而叙于痰饮之下。喻嘉言复畅厥旨，言言科律，不待烦申矣。戴人云：肺为诸咳之门户，每为六气所乘。此本经文五脏六腑皆有咳为言。然就经论咳，不徒在肺，就戴人论咳，不止一因。则治咳者，固当详究内外，不得专主一肺，即在肺者，亦不得专用一清润可知矣。内伤咳嗽，必须兼顾脾肾。脾土健则肺金清肃，肾水足则命火潜藏。若一派清润，脾阳日困，既不能遂肝之性，势必化燥化火，上则喉疼咽破，下则泄泻跗肿，虽取效当时，实遗祸后来也。至上损过中之症，本属不治。惟伏邪不清，燥火伤者，清润相宜。如湿寒侵肺，郁久化热，投以清润，热虽暂清而咳减，然湿仍郁伏而为厉，肺气焉能清降？咳必复增，永无痊期。古云咳病最难医，以其难于立止也。况致咳之由，方书不下百余条，当究其根源，宜发表、下气、润燥、开痰、清温、补虚诸法，始能无误。有饮邪咳嗽而致喘急痰红，亦非清润所宜，当宗仲景之法，以温药和之。饮为阴邪，痰结于中，饮附于外，温则易散，脾胃能运耳。

吐 血

血症甚繁，先贤分别脏腑经络之原，阴阳之盛衰，血色之鲜紫浓淡，或内伤，或外感，治法从阴从阳，宜行宜补，降火降气，温纳清理，一一详备。今时之治血症者，毋论吐血、咳血、咯血、唾血，不究内因外感，病之久暴，非清养肺胃，即滋肾凉肝。初进血止，以药之效，未几复发，仍施前药，多方调理，终不外清滋，致痰嗽日增，发热咽痛，食减便溏跗肿。医者云劳，病者亦以为劳，岂知药之成乎？委之于命而已！夫血之与气，异名而同类，气为血之引导，血为气之依归。气和则血调，气滞则血滞，气逆则血溢，气陷则血泄，气热则血沸，气寒则血不能流。人之禀赋，各有不同，气血各有强弱，或偏于阳，或偏于阴。阴胜则阳微，阳旺则阴损，阴损则火炎上，阳微则气失其统。六淫交攻，七情妄动，错综失常，则血不归故道而上溢下泄矣。夫火即气，气即火也。经云：壮火食气，少火生气。少火即坎中真阳，藏于丹田，离其位即为壮火，此火一起，而肝火继之，固不可苦寒直折，而清滋之品，亦只可施之于暂。若久病本原伤者，当甘平而兼温润，况血气喜温而恶寒。人在胎胞，先生两肾，肾为先天五脏之始，脾为后天五脏之成，精神气血，后天所出，赖胃气以生长，又藉肾火为之辅助，先天之真气，与后天之胃气相接而发育者也。脾与胃相连，以肾为关，肾水温升，以吸胃气，胃气下降，则胸中之残火自消。胃气归于脾，脾输精于肺，肺气下回，宣布脏腑经络，血自归经。先哲有云：服寒凉者，百无一生，恐伤其脾胃耳。何今之治血症、咳嗽，徒以润肺清肝，不知久进则腻膈寒中，中土一败，变症可胜言哉！余见服之而不起者多矣。病者亦不知药之误，心实悯焉！因捡前贤之论叙出，以救人为急，勿执一偏之见，望明者正之。

噎膈

噎膈之症，肺胃二经病也。噎在吸门，膈在贲门。吸门即喉咙，下接肺气，为呼吸之门户；贲门居心窝之中，胃之上口，上连于咽，为水谷之道路，由此而入胃中。张鸡峰谓神思间病，缘忧思恚怒，心脾受伤，心阳郁结，而脾肺之气亦因之郁滞。脾与胃为夫妇，以膜相连，脾不能为胃行其津液，生气伤残，心火炎于上，津枯气结，水谷之道路枯而狭窄。会厌噎塞，食难下喉，槁在肺也；即食虽入喉，而不能下膈，槁在贲门；始则尚堪粥饮，继之米粒不入，入而还出，肺胃均槁。阴津无以下输，肠胃燥干，粪如猫屎。《素问》谓三阳结。病结者，热结也，血脉燥结，前后不通，乃无形之真气先伤，生机败坏。近时治此病者，每以辛香耗气，取快一时，见燥热口干，阴伤气竭而毙。细揣是症，虽见于膈上，总由脏真气衰，精枯血少。少壮之人不病，多起于高年衰老之人，忧郁劳心，属虚属火可鉴矣。当专事脾肾，肾为胃关，水亏则关门不利，肾不吸胃；脾弱则阴津不布，不能生血。土不生金，水不润金，肺槁于上，气不下回，肠胃干涸。余宗前贤论治，以六味、归脾、八仙长寿、生脉、牛乳、五汁诸方，略参一二顺气之品，往往获效。即食入痰涌者，乃脾虚津液不归正化，蒸变成痰，非湿痰寒痰可比。以大半夏汤，用长流水煎，煎好，扬三百六十五遍，加朱砂少许，服时将右手脉门扎紧，徐徐服下，亦屡屡获效，是上病治下，滋苗灌根，以脾胃为资生立命之本也。蒭荛之见，敢质明眼，当有以教我也。人身一小天地，扬三百六十五遍者，寓周天之意，使其升而能降。将脉门扎紧，俾肺胃之气下回入于胃，不致入而还出之意也。

痰 饮

附：肢节痛

痰饮之症，详于《金匮》，分门别类，至周且备。痰者，津液所变，因热而成；饮者，饮水不消，因寒而蓄。痰则稠浊，饮则清稀，痰与饮皆一类也。痰生于脾，饮生于胃，脾胃气弱，所饮水浆不能传化，初则清稀，久则粘腻，由胃傍流，传于脏腑经脉，以及肢节皮肤，上至头顶，下至足底，无微不至，故痰饮之为病，十居八九。内症、外症治法，前贤已详，惟郁痰、结痰、入络之痰、癫痫之痰、劳瘵之痰，最不易治。脾肾之痰，宜以温和，勿使肺药；肺经之痰，可略兼脾药。且痰之深者，变幻多端，有如邪祟，眼中视物如倒置，此气血极衰，痰客中焦，妨其升降之路，十二官各失其职，视听言动，皆为之虚妄，速补其正气，运其中枢，神志各安其位，庶或有愈者。有寒热似疟，或三日一作，或五日一作，或十余日一作，寒热呕吐，小溲不利，缘饮积于中，二气乖和，治宜温运，俾脾升胃降，饮浊下行，自能痊愈。有肢节痛者，《素问》谓之痹，《金匮》名历节，因风寒湿三气杂合而成，论说已详，本无蒙混。又有饮邪流窜经络，误认三气而治，始投疏散，继服补剂，永无痊期。《脉经》云：脉沉者留饮，偏弦者饮也，沉弦细滑，皆为饮症，若得涩脉，则不易施治。盖痰胶固其间，脉道因之阻塞也。

曩有安徽崔某，四肢腰背强直作痛，指节伸而难曲，足跟吊起，行步如跃，魄门上缩寸余，粪如猫屎，已七、八年。遍谒诸医，有谓为痹症者，有谓为肝肾血虚者。然诊其脉，沉弦有力，留饮证也。饮蓄经隧，经气不行，以致大筋瘈短，小筋弛长。肺主气，管摄一身，与血循环，大肠相表里，饮浊阻格，肺气不能下输，故魄门紧缩而不达，此非急逐其饮不济。遂用化痰流气通经法，以二陈加枳壳、乌药、当归、秦艽、怀牛膝、独活、竹茹、瓜蒌仁、桑枝，兼进指迷茯苓丸。一月而诸症悉退，后用养血舒筋之剂，调理月余始复。

又，仅一臂作痛，日久酿为外疡者，时流每误为风寒，或指为气血虚弱，三、五月后，漫肿坚大，始知为外疡，而脓毒已成矣。夫四肢属脾，而转输食饮及津液者亦脾也。气血寡薄之人，脾弱不能速运，饮浊旁流经络，臑臂因受其害，始时骨中隐痛，渐肿渐坚，肩节脱离，不能抬举，而外疡起矣。盖即方书之蝼蛄串症，亦宜前法施治，体虚者兼扶脾土，可期消散。若外皮红热者必溃，溃则内外关串通，脓如白浆，肿硬不消，延成劳损，进参、芪内托，调理得宜，十中可全三、四，然臂终废矣。

痫 厥

丹溪以痫厥为痰热，河间以为热甚生风，火痰必兼风化，《内经》则以肾虚为本。肾水不足，龙火上升，雷火相从，化为内风，故作搐搦。搐搦则遍身津液逼迫而上，随气逆而出于口，填塞其声音，迫之如畜鸣，五脏皆得而病也，后人谓为牛、马、猪、羊、鸡五痫之名。治以攻风劫痰，治不中法，疾多不止。不知始宜清其痰热，继当滋肾以潜其龙雷，五脏安和，阴气内摄，阳不上升，火安其位，可转重就轻，轻斯止矣。又有郁闷之人，亦得此疾，盖心郁化火，脾郁生涎，肝郁则木不条达，气道不利，屈无所伸，怒无由泄，经脉壅闭，痰滞脏腑，亦卒然昏仆，搐搦，口目牵掣，法宜解郁舒肝，久之亦宜调补。如小儿之痫，有因惊而得者，有得于母腹中者。惊属风痰，惊作三次则变成痫，此乃痰热恋于膈间，一时气道壅塞，故昏冒肢搐。治当豁痰为标，补肾为本。其得于母腹中者，名之胎痫，盖子脐系于胞蒂，随母呼吸，母有所惊，随呼吸得之，邪舍于肾，小儿初生，亦不即发，必待外邪触感而作。有数月后发者，有三、五年后发者，亦宜标本兼顾，庶可就痊。

胸腹痛

胸痛、腹痛两症，脏腑病因颇多，因寒因热，因气因血，在脉在经，各有不同。今时治胸腹痛，不曰肝气克脾，即曰肝气犯胃，或曰寒气凝滞，一派辛香疏达。气实者应手而愈，气虚者取快一时，旋愈旋发，及其既久，有肚腹膨胀者，有胁助肿胀者，有败胃不食者，有肠胃燥枯便结者，甚至不可收拾。夫肝之为藏，体柔而用刚，内阴而外阳，感动易而荣养难，失养则燥急，急则横逆，侵侮所胜，虽狡猾之乱气得疏泄以平。而郁气耗阴一伤也，芳香劫阴再伤也，本以失养而横逆，重以耗劫，外强中干，欲其柔和不凌侮也难矣！故浊阴充塞，抑不得舒者，宜疏通，木郁则达之谓也；气虚血耗，燥急而横逆者，宜调益，急者缓之，损者益之，衰者补之之谓也。体有虚实，病有久暴，调和疏补，各有所宜，岂可一律而行？！

王某，素有胃痛，老年脾土益衰，又多拂逆，木不条达。脘痛至数月不止，每日只食粉汤两盏，胃气告匮，大便燥如猫屎，脉细弱如丝，肠胃干枯，气血交损。用调肝实脾法，与归脾汤三二剂，痛渐减，饮食渐进，半月后能食干饭，脉象亦起，病之未除者，十中仅有一、二。亲友欲速，更荐一医，用蒺藜、郁金、木香、砂仁、厚朴、青皮一剂，未见损益，两剂痛如初，复不能食，仍服前方两月始痊。若徒泥肝无补法之言，而不因症定方，宜其有中有不中矣。另备两案，以当引伸。

泰兴蔡右，年二十余，腹痛有年，日甚一日，发时胸闷呕吐、眩晕、神昏、肢搐，逾时苏醒，旋即四肢发现红紫斑疹，透则神识渐清，脉弦滑。风伏于脾，侵于营分，痰滞于中，气道壅闭，陡然痛作，吐则胃气宣通，伏邪外泄矣。用宣中降浊，兼理伏邪。

半夏　紫丹参　青皮　降真香　黑荆芥　厚朴　茯苓　生姜　白蒺藜　大胡麻　郁金

服四剂痛减厥轻，原方加当归、白芍（桂枝炒）又四剂，呕吐止，肢搐厥逆亦定。以原方加白术调理而安。

扬州陆姓，胃痛十六年，遍治无效，得洋烟始痛止，久之亦不应，年甚一年，胸痛掣背，喘息抬肩，不能安卧，胸脘膨胀，腑气旬余一解。诊其脉弦大搏指，舌苔垢白。此即《金匮》胸痹不得卧，胸痛掣背之候。痰垢积留胸中，溢于经脉，循脉而溢于背。胸中为清阳之府，如离照当空，不受纤翳，地气一上，则真阳蒙遏，膻中之气窒塞不宣。肺胃相灌输，肺肠相表里，肠胃又同府，胃为浊阻，肺气不降，金源中涸，便闭浊结，阴翳愈甚，故痛势愈张。遂以半夏瓜蒌薤白白酒汤方一剂，痛减半，至十六剂而瘥。

肿　胀

附：天真丹

肿胀之症，《灵枢》有水与肤胀、鼓胀、肠覃、石水之旨。《金匮》以水病分而为五：曰风水、皮水、正水、石水、黄汗。寒热虚实，靡不有之。迨至唐、宋，著述诸家，各申其义，宜温宜补，宜汗宜导，无不备详。近时之著述者，但以水与肤胀立论主方，属之于寒。其风水、正水、石水、黄汗诸种，略而不言，属热者不论，殊失经旨。如目窠微肿，腹中始有水气，《金匮》云：有因于风者，水为风激，因风而病水也。若不急早疏导，迨至遍行周身，如江河之水泛滥，必至决裂。夫水由渐而来，由渐而甚，初起之时，如越婢、防己二汤，即《内经》开鬼门之则也，如舟车、濬川，即洁净府之则也。予未敢特创一方一解，以为立异，惟宗前贤之法论治。东垣有天真丹一方，以之治正水、石水颇验。正水即少阴肾水之正病，石水即里水，水积膀胱内胞，而少腹坚满，小水不利，囊腿肿而木硬，水之潜伏，屹然不动，即水泛于上，而致喘咳，亦服之有效，故特录之。

天真丹

沉香一两　琥珀一两　巴戟天（酒浸、去心）一两　茴香（盐炒香去盐用）一两　肉桂一两　补骨脂（炒香）一两　葫芦巴（炒香）一两　杜仲（炒去丝）一两　萆薢（酒浸炒香）一两　牵牛子（盐炒香黑去盐）一两

上十味为细末，用原浸药酒打面糊为丸，如桐子大，每服五十丸至七、八十丸，空心温酒下。

天真丹治下焦阳虚，脐腹痼冷，腿肿如斗，囊肿如升，肌肉坚

鞕，按之不窅，是皆形气不及之病，非因寒而肿鞕也。阳虚湿至则肿，阳气去则坚如石。不因寒而肿鞕者，则非理中、真武之通阳，舟车、神祐之去湿矣。盖阳去肉坚，当以辛香走气，起阳破坚。阳虚湿至，当以辛热利水，逐湿消肿。细绎是方，用沉香入肾，消风水之肿毒；琥珀达命门，利水道、破坚瘀；巴戟疗脚气寒湿；葫芦巴搜下焦冷气潜伏；舶莸香辟膀胱冷气，除下焦气分之湿；补骨脂暖腰膝、逐囊湿；杜仲健腰膂，除阴下湿；肉桂除下焦沉寒痼冷；草薢味苦疗瘘痹，去下焦风湿；牵牛子性大热，除气分之湿、三焦壅结、脚浮水肿。以上诸药，辛香者居多，其苦辛无香，或藉酒浸，或令炒香，俾阳通湿去，其肿自消，肌肉自柔，于以迎阳下返，积气全形，命曰天真，形不坏也。

附：治验一则

仪征郑右，肝胃痛吐多年，嗣增喘咳足肿。次年益甚，少腹坚满，肢冷喘汗，腿足肿而木硬，二便不利，脉沉细如丝，右三部似不应指。脾肾阳衰，水积胞中，成为石水，症势极险。早服黑锡丹一钱五分，晚进天真丹一剂。次日二便已行，喘亦稍定，经事行而色淡，觉心烦内热，原方加当归。仍进黑锡丹一钱五分，天真丹二钱，煎方照天真丹加附子、延胡，服两剂。肿势较退，喘亦定，仍前丸，煎用真武、理中，又两剂，病退三四。脐气四日未通，原方加郁李仁四钱，服三剂。恙退八成，仍真武、理中加当归、巴戟、破故纸、杜仲、小茴、苁蓉、五加皮，调理而愈。

痿

经谓五痿皆生于热，而起于肺，以肺为五脏华盖，主大气，管一身，行属金而性畏火，火邪销铄则肺阴耗散，气不能周行于身，五脏皆因而病，皮肉、血脉、筋骨不能荣而痿成矣。治痿取阳明者，谓宜辨其有余不足而取之，非泥于补也。果其气虚挟热，原可用补，若为湿热、湿痰、阴虚，不且犯实实之戒乎？古法莫详于东垣，王念西、张石顽一再引申其义，尤为详备。考胃居中脘，仰承肺而下属脾，湿热蕴胃，热必上熏于肺，湿必下入于脾，火炎上而水就下者也。肺金本燥，热则愈燥，而血不荣养百骸；脾土本湿，湿则愈湿，而气不能运行四末。上枯下湿，痿躄以成。其湿痰流注者，不过四肢软弱，或腰脚麻木。大要气虚者，必兼湿，阴虚者，必兼热，而湿与热各有重轻。近世痿症，有腰如束带，身半以下麻木，少腹作膜，便难溺涩，两足浮肿者，本由土气壅遏，湿热沉滞，下焦经隧不通，上焦气化不行所致甚至。肌肉疡腐者，为偏温偏补所误也。其治法不外乎清肺养阴，通络利湿，热清湿化，血脉自荣，痿可起矣，参、芪、白术，断不可投。至湿痰流于脉络，和其荣卫，化其痰湿，宣其脉络，自可就痊。

温热论治

《素问·至真要大论》篇曰：风淫于内，治以辛凉，佐以甘苦，热淫于内，治以咸寒，佐以苦甘，湿淫于内，治以苦热，佐以酸淡。此治风、暑、湿、温之至要者也。风温者，阴气素亏，春初阳气开张，厥阴风木为气之始，风从火化，火盛金衰，从手经而入，始于手太阴，伤于肺之卫。发热恶风，头痛咳嗽，胸膺不畅，宜以辛凉轻剂投之。病在手经，不可杂入足经之药，发散消导，伤其气，损其中，有犯劫津之戒。先哲有云：温邪忌汗，恐邪陷入荣也。热病最易伤阴，肺与胃相连，由肺入胃，热燥胃津，烦渴引饮，急进甘寒，以护其阴。入于胃之里，则谵语，神识明昧，迫近心胞，急进透里清心，此甘苦之治也。立夏前后即为病热，主气少阴少阳用事之时，亦以辛凉。夏至后为病暑，长夏湿土司令，太阴用事之时，暑必兼湿，宜分暑湿之孰重孰轻。暑为天之气，湿为地之气，天之热气下迫，地之湿气上腾，人在气交之中，触之而即病者，发热头昏，胸闷口渴，暑伤气分，亦宜辛凉清泄，勿施表散，不可杂入中下之味。至湿温由里达表，或贪生冷，或坐卧阴凉卑湿之处，脾寒土湿，湿蕴生热，发热头重而痛，胸闷作恶，病在太阴阳明。初起发热恶寒无汗者，宜辛开苦泄。病在阳明气分，有汗者更不宜表，表则伤其卫，劫其液，无有不神昏耳聋。气阴既伤，厥少之风阳旋起，痉厥至矣。若至呕恶、腹痛、泄泻，病在太阴阳明之里，湿胜热轻，宜苦温宣泄。再辨舌苔黄白润燥、质之红白、苔之厚薄，红而燥者，又宜甘寒苦泄，此仿古圣之治法。然病无常病，药无常方，当观岁运主气客气之变迁，临症时细心体察，神而明之，自无差误。冬温之症，治法亦同春温。

至见白痦，此非湿邪，乃气液外泄，更不宜用表，当清养肺气，而兼泄热。予见有用荆、防、前、柴、豆豉，重伤其气，至喘汗鼻煽，肺将亡矣。如胸闷不饥，邪干气分，不宜消导，如神曲、山楂、厚朴、枳实、槟榔，以削其中气，气伤则邪乘虚陷。若齿干无垢，光而不莹洁者，肾阴已涸，不可救药，若大剂养阴，犹可挽回一二。

今时治温病，皆不脱伤寒圈子，一见发热咳嗽，即荆、防、前胡，一有寒热，即小柴胡汤。予在京时有汪姓之子，患春温症，恶寒发热，其父来告，服小柴胡汤两剂稍好，予窃异之。越日云，寒热又作，加以胁痛，询柴胡汤须加减否？予随口应之，加通草、枳壳。越七日，二鼓时，邀予诊视，见神识昏沉，左手足抽搐，喘汗，舌边尖绛，中后苔薄黄，脉细软数无神，尺部稍大。此热入厥阴，内风煽动，有痉厥之变，不可救药。求赐一方，用定风珠法：生地、玄参、琥珀、竹茹、丹皮、北沙、牡蛎、天冬、白芍、龙齿、川石斛、甘蔗汁一剂，徐徐饮之。次早又诊，云服药一时许，即风定神清，脉亦起，热亦缓，仍原方。明日又诊，病又减，七日未得更衣，加蒌仁、川贝、法半、荸荠、海蜇，去白芍、龙齿、琥珀、牡蛎，嘱服两剂。越两日又诊，脉转弦数，似恶寒热。予云，今日须服柴胡加鳖甲、丹皮、北沙、川贝、甘蔗，两剂可愈。予告其故，令郎乃阴虚本质，外感风阳，入于肺之卫，初起即用柴胡，邪犹未涉少阳，是开门纳盗，引之入里，故次日即见胁痛，嗣后虽服苓栀清里，而邪乘虚陷入厥阴，故痉厥至矣，今转危为安，厥少之邪究未能达，今之用柴胡者，乃引邪出表之意也。果两剂而愈。

鸡胸、龟背

附录：自制诸方

鸡胸，《准绳》一名龟胸，方书与龟背并隶一门。不知鸡胸发于肺，龟背则肝、脾、肺、肾皆有之，不得混同施治也。肺位最高，外当胸膺之分，凡小儿吮热乳，偶受外风，乳积不化，酿痰生热，停阻胸膈，肺气不宣，互相冲激，胸骨高起。其候必见气粗咳嗽，渐至羸瘦、干热、毛焦、唇红、面赤，即成气痄。气痄者，肺痄也。又有鸡胸、龟背并发者，其背必驼于脊之第三椎，由痰滞膈间，肺气壅遏，前后攻撑，故胸背之骨凸起，亦有脊突而胸不高者。其症并见气短、头低、肩耸，或潮热咳嗽，腰背板强，久则两足软弱，甚至不能站立，此皆肺病。肺居高原，为肾之母，肺气虚乏，不能灌溉经络，上源竭而下元必惫，《痿论》所谓肺热叶焦，为痿躄是也。虽然下枯，还宜治上，肺气清肃，金源下润，子受母荫，自然滋长。古方龟胸丸，用硝黄既失之猛烈。龟背用六味丸，八味丸，萸地之腻，鹿茸之温，不能清气，反致助热壅气，无怪效者甚少，而其由皆辨症之未能清晰耳。病在上者，只宜轻清之品，不可杂入滋下之味，以壅肺气。非敢云法，聊补前人之未备耳。

龟背乃先天肾亏，风冷入脊，或痰饮攻注，或闪挫折伤，或肾肝虚热，或婴儿脊骨柔脆，强坐太早，皆能致之。背之中行属于督脉，旁开则足太阳膀胱，与肾为表里。腰为肾之外廓，肾脏亏虚，膀胱府气焉能自足？督脉为阳脉之海，其为病也，脊强而腰厥；膀胱为寒水之经，其为病也，脊痛腰似折，髀不可以曲。督与膀胱之经，皆取道于脊，一着风寒湿邪，则经气不行，腰背板强，渐致脊驼，成为龟背。驼于脊之第三椎者，手太阴肺受病也。第五椎以下者，厥阴肝经受病。十椎十一椎者，太阴脾经受病。十二椎以下者，足少阴肾经受病也。肝脉布于两胁，其在肝者，脊背强痛，牵引胁肋，治宜疏肝流气，若兼咳嗽气粗，必兼治肺。在脾经者，始则腹痛，时作时止，三五月后，腰背渐强，脊亦渐凸，行则伛偻，亦有腹不痛者，当和脾流气通经。在肾经者，腰脊强痛，痛及股腿，日久精血衰夺，两足瘫软，宜疏化温壮。若痰饮留滞而脊凸者，为流痰，其外症，脊之两旁高肿，或窜及腰腿，漫肿不痛，宜和荣流气行痰。虚羸食少发热者，宜养荣清热。若肝肾虚热，阴精灼耗，骨髓枯涸，宜地黄、二至丸合用。至闪挫折伤，必有瘀血凝滞经络，先当活血通经。大抵症兼本虚，其来以渐，尤易疏忽，用药得宜，犹可保全，若不辨其因由，审其部分，酿至成痰外溃，十中殆无一愈。近人见脊驼背强，不分何经，不究何因，一概温补，邪留不去，流于残废，则龟背几成痼疾矣。惟纵欲伤肾，精衰血惫，腰痛脊驼者，非温补三阴不可，然亦宜辨其阴中水亏火亏，宜滋宜温，填精养血，精血充旺，庶无痿废之虑。此症极难辨认，稍不经意，即致贻误，不可不慎也。

附录：自制诸方

枇杷叶膏

治鸡胸及龟背，肺俞脊驼，发热咳嗽，气粗喘促，呼吸有痰音。其叶气味俱薄，肺胃二经之药，清肺降气，开胃消痰，每服三钱，开水冲下。

鲜枇杷叶（刷去毛）五斤，煎浓汁，去渣滤清，熬至稠厚，冰糖十两溶化收膏。

清肺饮

治鸡胸内有痰热，又受外风者。

杏仁二钱　苏梗一钱　瓜蒌皮三钱　牛蒡子二钱　桑叶一钱　枳壳（炒）八分　川贝母一钱　枇杷叶（去毛）三钱　橘红一钱　桔梗一钱

加味泻白散

治鸡胸气粗身热。

炙桑皮二钱　苏梗一钱　川贝母一钱　橘红一钱　地骨皮一钱五分　杏仁二钱　瓜蒌皮三钱　茯苓二钱　生甘草三分　桔梗八分　梨三片

白薇汤

治肺胃痰热，壅于膈上，身热咳嗽，气粗痰鸣，口干作渴。

白薇二钱　瓜蒌仁三钱　橘红二钱　象贝二钱　杏仁二钱　海浮石三钱　桑皮二钱　丹皮一钱五分　竹茹六分　青蒿一钱　梨三片

麦门冬汤

治肺虚有热，胃有湿痰。

南沙参三钱　麦冬二钱　川贝一钱　法半夏一钱　瓜蒌皮三钱　橘红一钱　茯苓二钱　海蛤粉二钱　苡米三钱　竹茹六分　枇杷叶（去毛）三钱

补肺清金散

治鸡胸龟背，脉虚数，身热食少者。

淮山药二钱　北沙参三钱　麦冬二钱　杏仁二钱　川石斛二钱　瓜蒌皮三钱　橘红一钱　象贝母二钱　云茯苓二钱　毛燕三钱　莲子（去心）十粒

金水平调散

治鸡胸龟背，短气，脚弱，不能站立。

北沙参三钱　麦冬二钱　淮山药二钱　怀牛膝一钱五分　当归一钱五分　女贞子三钱　旱莲草一钱五分　黑料豆三钱　茯苓二钱　玉竹三钱　毛燕二钱　桑寄生三钱　红枣三枚

疏肝流气饮

治风冷着于肝俞，五、六椎两旁作痛，牵引胁肋。

当归二钱　丹参二钱　橘络八分　白蒺藜三钱　乌药八分　白芍一钱五分　桂枝四分　秦艽一钱五分　茯苓二钱　续断一钱　红花五分　生姜一片

清肺和肝饮

治肝俞脊驼、胁肋痛兼咳嗽者。

杏仁二钱　橘络八分　茯苓二钱　当归一钱五分　枳壳八分　瓜蒌皮二钱　丹参二钱　白蒺藜三钱　川楝子（打碎）一钱五分　秦艽一钱五分　佛手五分　竹茹五分

温脾饮

治寒客太阴，或痰滞于脾，肚腹悠悠作痛，腰疼伛偻。

当归一钱五分　延胡索一钱　白术一钱　乌药八分　小茴（炒）八分　制半夏一钱　茯苓二钱　白芍一钱五分　厚朴八分　炙甘草四分　川断一钱　煨姜二片

和脾通经汤

治脾俞脊驼，两旁作痛，行则伛偻，腰背板强。

当归二钱　木香四分　丹参一钱五分　怀牛膝一钱五分　白术一钱五分　续断一钱五分　红花五分　独活八分　秦艽一钱　桑枝三钱　生姜二片　狗脊三钱

独活汤

治寒客肾与膀胱之经，腰脊凸，痛引股腿。

独活一钱　秦艽一钱五分　巴戟肉一钱五分　川续断一钱五分　怀牛膝一钱五分　当归一钱五分　五加皮一钱五分　丹参一钱五分　狗脊三钱　木香四分　桑枝三钱　红枣三枚　炙没药八分

安肾丸

治肾虚脊驼，足痿疼痛。

巴戟一钱五分　川断一钱五分　当归二钱　鹿角霜三钱　怀牛膝一钱五分　白术一钱五分　杜仲二钱　菟丝子三钱　独活八分　肉桂三分　桑枝三钱　大生地三钱　红枣三枚

通经导痰汤

治湿痰攻注背俞，脊驼作痛。

制半夏一钱五分　陈皮一钱　生白术一钱五分　当归二钱　怀牛膝一

钱五分　木香五分　独活一钱　川芎五分　左秦艽一钱　竹茹（姜汁炒）一钱　生姜一片

首乌鳖甲煎

治龟背虚羸、食少、发热者。

生首乌三钱　党参二钱　制半夏一钱　陈皮一钱　炙鳖甲四钱　冬术一钱　木香四分　茯苓二钱　黑料豆三钱　甘草四分　红枣三枚　姜一片

活血通经汤

治闪挫折伤，腰痛脊驼者。

当归二钱　怀牛膝一钱五分　延胡一钱五分　生地三钱　红花五分　独活一钱　没药一钱　木香四分　桃仁一钱二分　丝瓜络一钱五分　灵仙一钱　桑枝三钱

地黄二至汤

治肝肾阴虚生热，背驼足弱。

大生地三钱　女贞子三钱　旱莲草一钱五分　丹皮一钱　淮山药二钱　当归一钱五分　怀牛膝一钱五分　川续断一钱五分　泽泻一钱　萸肉一钱　茯苓二钱　桑枝三钱

加减左归饮

治真阴不足，不能滋养营卫，腰腿痠软。

熟地四钱　淮山药二钱　怀牛膝一钱五分　龟鹿胶各一钱五分　萸肉一钱五分　菟丝子三钱　茯苓二钱　杜仲三钱　续断一钱五分　引：猪脊筋一条

加减右归饮

治真阳不足，腰腿冷痛，脊驼足弱。

地黄四钱　枸杞子一钱五分　肉桂三分　杜仲三钱　当归二钱　鹿角胶一钱五分　菟丝子三钱　萸肉一钱五分　怀牛膝一钱五分　桃肉二枚

赞化血余丹

此大补气血，壮筋养骨，有培元赞育之功。

血余三钱　熟地四钱　枸杞子二钱　当归二钱　杜仲三钱　鹿角胶三钱　菟丝子三钱　巴戟一钱五分　小茴香(盐水炒)一钱　茯苓二钱　党参三钱　首乌三钱　苁蓉三钱　桃肉二枚

咽　喉

咽者胃脘，水谷之道路，主纳而不出。喉者肺脘，呼吸之门户，主出而不纳。喉主天气，咽主地气。自喉咙下通五脏，为手足之阴；自咽门下通六腑，为手足之阳。而肺之叶与络系焉，故为之肺系。风、寒、暑、湿、燥、火之邪，痰、热、气郁之变，皆得乘之，而生喉风、喉闭等症。有用刺者，有用吐者，有疏泄者，有通利者。如会厌梗硬，咽中似有物塞，言语咽唾妨碍，饮食则如常者，曰梅核甸气。多得之忧思郁结，或怒动肝火，痰气阻结咽喉，甚则肺胃之气不展，胸膈闷塞不畅，治宜顺气化痰解郁，切忌刀针。常见有将会厌割截，后又烙之，血出不止，翌日血尽而毙。夫会厌即舌根小舌，形如新月，无病则紧贴舌根，病则梗起，故咽中如炙脔，或如絮团卡于咽喉，此气分之病也。咽气通于地，会厌管其上，以司开阖，掩其厌则食下，不掩其喉则错入矣，俗云气管之盖是也。生来之物而去之，焉得不毙？必须察形观色；审病因，防病变，因症施治。而针刺尤宜详辨，如红而肿痛者，风火痰之实症也，可刺；痛而不肿，色淡不红者，虚火虚痰也，不可刺；肿痛色白者，风与痰热交结也，不可刺，刺亦无血；肿而不痛者，湿与痰也，亦不可刺。悬壅即蒂丁，不可刺，会厌不可刺，其忌刺当刺，另详于后。

喉 风

缘积热在中，风痰鼓动，骤然上涌，才觉胸膈不利，旋即紧痛，咽塞项肿，汤饮难入，势极险暴。急用开关散吹鼻取嚏，嚏则肺气宣而壅可开也。兼用桐油或土牛膝根探吐稠痰，吹以秘药，汤药能入，即可议治。若至痰声粗急，额汗鼻掀肢冷，则为肺绝，药力已不及。大法：起势速者为急喉风，属实；起势缓者为慢喉风，兼虚。虚实各殊，治法亦宜分别。

喉 蛾

生喉之两旁，一边曰单蛾，两边并起曰双蛾。红而肿突作痛，或起白腐斑点，不溃不脓，初起刺血即平，日久不消，可用烙法，间两三日烙一次，不过三次可除，否则结硬难消，且易举发。是症乃少阴肾亏，肺肝痰热互结，浮火易平，而结痰难化，故假火烙之热气以解之。初宜疏泄，久则养阴而兼散结化痰，自愈。

喉 闭

痛而不肿，亦是积热。或风寒壅遏，寒热相持，卒然闭塞，音声雌哑，不能饮咽；或风阳鼓动痰热，风热交乘，咽喉壅闭。色白而脉沉细者为寒，色红而脉浮数者为热。并宜取嚏探痰，兼刺少商穴。或用郁矾丸泡汤噙之，吹以秘药。其属寒者，不可误投凉剂，当辛散以开其闭，或先泡姜汤饮之。

喉痈

乃胃中痰火上壅，生于咽关，或左或右，肿而作痛。初觉即宜针刺，血出渐消。失刺，不过五七日，必然脓腐，头有白色，用刀点之，脓出自愈。

喉痹

有虚有实，均属痰热。痛而咽门微肿，或淡或红，或起粟粒，或生白点，或有痰，或无痰，咽门或紧或宽，饮食难咽，最易缠绵，不宜针刺。经云：一阴一阳结，谓之喉痹。一阴者，少阴君火也；一阳者，少阳相火也。心脉挟咽，肾脉循喉。真水下亏，或忧思忿怒，君相之火，上犯于咽，痰涎藉以上升，凝结成痹，痰甚则肿，热甚则痛，或起白腐斑点，治宜清心利咽。色淡红而脉数细者属虚，又当滋水清金。若夫嗜酒过度，痰热停留胸膈，郁久上凌，而红肿作痛，宜清胃利膈，兼噙漱探吐之法。又有虚寒下伏，隔阳于上，咽痛微肿，色淡不红，痰涎壅塞，舌白滑润，肢冷脉沉，或寸浮尺弱，为阴毒喉痹，非姜、附、二陈，不能开其寒痹，若用凉药，入口即毙。

烂喉痧

曩时罕见，近今盛行，每岁火太过之年，温热流行，金受火灼，发热咳嗽咽痛，即起白腐烂斑，面红目赤，甚至咽门发黑，即不可救。比户传染，京师为盛，俗谓闹嗓子。凡遇此症，则举室惊惶，指为不治。庚辰应诏入都，时伴送官忠观察心一之亲桂姓患此，邀余往诊。其室向南，玻璃亮槅上，日光烘逼，卧坑靠窗，阳气蓬勃，时值冬亢，久未雨雪，天气本燥，已是冬不藏精，卧榻前设煤火两炉，又为热毒蒸逼可知，予至时急令撤去。观其咽门肿而色淡，满喉痰护，舌苔后半白滑，边尖浅绛，脉浮洪右滑不甚数，已四日不食矣。令先用郁矾泡水含之，后用秘药，清涎、柳华掺和吹入，片时即能饮茶一碗，随用清肺利膈法，一剂立愈。此症本肾阴不足，冬温之气乘隙伏匿，重以煤火亢热，肺气开张，外风引动，暴而且速。北医率用生地、附子、细辛、荆芥辛烈之剂，譬犹负薪救火，无怪讻为败症也。

以上各种形症，未曾立方，而治法已在个中。若无寒热头疼颈肿，最忌发汗，以积热在中，火动痰生，风痰上壅，天气闭塞也，宜降不宜升。古谓喉痹不刺血，喉风不倒痰，喉痈不放脓，喉蛾不针烙，皆非治法，出血即出汗之义。色白者宜辛凉，色红者宜清凉，淡红者宜清养，见白腐烂斑者，宜苦降，不宜再以辛散，至时行疫症，当兼解毒，属气者，当顺气开痹，此治法之大略。喉症过五日为重，三日内可消。总之，表里寒热虚实，全在临症时察脉辨色，庶不致误。

附：喉卡推法

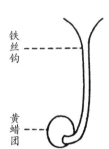

一老人，年近七旬，晨起吃黑枣一枚，肉已吃尽，核含口内，偶不警意，核卡于喉，吞吐不得。服骨梗诸方及书符法无效，已三日，汤饮不入，喉内外俱肿，求救于余。寻思良久，而用推法顿下，当食粥一碗。以铁丝尺四寸长，烧热双环曲转如弓式，一头如钓鱼钩样，裹以黄蜡团，如桂圆核大，套于钩上，再以丝绵薄包一层于蜡上，插入喉中，往下推之，其核下喉矣（见图）。

又附：缠喉风治验一则

施某，缠喉风已延半月，咽门肿而色白，痰护于咽，颈项浮肿，平昔嗜酒，痰热蕴于阳明，又受外风，交相迫结，脉沉细而数。用麻黄、前胡、橘红、半夏、皂角、蒌仁、枳壳、竹茹、甘草、桔梗。鼻闻开关散，外用皂角研末醋调敷喉外，两剂而愈。

唐家港左，咽痛三日，喉痒作呛痰多，饮食难进。诊其脉沉迟且细，咽喉色白，咽门两条红筋，体虚寒客肺系。用温开之法：前胡、半夏、橘红、枳壳、杏仁、苏子、牛蒡、蒌皮、桔梗、枇杷叶。一剂痛减一半，色亦转红，原方两剂而愈。凡遇此等症，不可因其痛疑以为火，而投凉剂者必毙。咽痛属火者多，属寒者百中难得一二。

附录：外治诸方

秘药方

喉症要药，预为修合，陈者愈佳。

黄连、黄芩、黄柏、栀子、黄芪、薄荷、防风、荆芥、连翘、细辛、白芷、玄参、川芎、羌活、独活、山奈、槟榔、厚朴、苦参、甘草、木通、半夏、川乌、草乌、苍术、麻黄、赤芍、升麻、大黄、僵蚕、川牛膝、桔梗、射干、干葛、皂刺、车前、桑皮、五加皮、牛蒡子、麦冬、杏仁、地骨皮、山豆根、生地、归尾、花粉、生南星、银花、参三七、川槿皮，以上各一两，外加鲜车前草、骨牌草、金星草、五爪龙草、土牛膝草、紫背天葵草、地丁草，以上各四两。用新缸一只，清水浸之，日晒夜露四十九日，如遇风雨阴晦之日，用盖盖之，晒露须补足日期。取起滤去渣，铜锅煎之，槐、柳枝搅之，煎稠如糊，再加下药：

明雄黄五钱、青礞石（童便煅七次）、乳香（去油）、没药（炙）、熊胆（焙）、龙骨（煅）、玄明粉、血竭、石燕（醋煅七次）、海螵蛸（纸包焙）、炉甘石（童便煅七次）、青黛，以上各五分，枯矾、儿茶各一钱、轻粉、黄丹（水飞）各三分、月石七分、桑枝灰三钱。

上为细末，入前膏内和匀，做成小饼，如指头大，晒露七日夜，放地上，以瓦盆盖之，一日翻一次，七日取起，置透风处阴干，收藏瓦罐内，三个月方可用之。用时为极细末，每饼二分加后七味：冰片、珍珠、珊瑚（研水飞）各四分、麝香二分、犀牛黄二分、轻粉一厘、月石二分，为细末，和匀，密收小瓶，封口勿令泄气，每以铜吹筒取药少许，吹患上，咽喉诸症，无不神效。

开关散

川芎（研）五钱　牙皂（焙）一两　麝香一分

各研细末和均，磁瓶收贮，勿令泄气。用时以少许吹鼻取嚏。

喉风秘方

蜗牛八两、黄梅（去核）四十个，同捣如泥，入磁瓶内，松香封口，埋土中半年，即化为水。

凡遇喉风喉闭，用水半酒杯，含于口内，头仰令水入喉即开。极效。

郁矾散

治喉风，能开闭豁痰。

明矾、郁金，各等分，每用五钱泡水含。极其简便。

又方：治喉风、喉外肿胀。能消肿开闭。

皂角一荚，瓦上焙脆研末，好醋调敷喉外。

论脑疽对口真伪之别

头为六阳之首。六阳者，手足之三阳也。风为六淫之长，阳经蕴热，风邪从类而入，入则营卫不利，血脉凝泣。始生疙瘩，或正或偏，或红根白头，三两日间，即作焮痛，甚作寒热，只宜清散。已成，清热解毒，溃则养阴清托，始终禁用参、芪。参、芪甘温补气，气为阳，阳经伏热，必损其阴，阴伤则热愈炽。又耳后为少阳一经，少阳乃胆与三焦二经，常多气少血，参、芪咸在所禁，此外感风热、湿热之伪症也。若初生疙瘩，麻痒木而不痛，颈项作强，此得于膏粱厚味，或嗜色欲。脏腑邪热蕴结，七日后始作焮痛，痛亦不甚，肥人必兼湿痰。始宜疏通腠理，以冀汗解。如疮势将成，内坚外肿，形色紫暗，不可敷围凉药，治当温托。溃当大补，可照《正宗》之法施治，此内因之真症也。以真伪之别者，一外感，一内因而已。若外感而作内因，内因而视为外感，误人非浅。又有暑湿热之症，与内因相似，疮平漫肿，肿而不坚，不甚作痛，内兼胸闷，舌白，口渴作恶。祇宜清其暑湿，参、芪亦当慎用。凡此全凭眼力手法，以脉合参，庶无差误。

附：治验三则

巢右，四十余，患正对两旬余，疮平肉紫，热如火燎，日夜疼痛不止，连及头巅两耳，主家已为之置备后事。邀予视之，乃是阳症，想误服参、芪、肉桂，询之果然。予云："此是风热之症，引动肝火，非败症也。"随用猪眼睛肉加冰片同捣贴之，立时止痛。用疏风清热加黄连一剂，痛减其半，肿热亦退。又一剂，脓渐来，后用养阴化毒调理而愈。

本城毛抑之，年六十余，患正对口五日，就诊于予。似有白头，硬如白果大，木不知痛。予云：此阴症也。其体素丰，喜食炙煿，脉沉小不见数象。用蟾酥饼贴之，服疏通腠理之剂两帖，硬如钱大，尚不知痛，用阳和汤两帖，略知痛痒，已大如酒杯。随点刀，初下一分，继之二分，犹不知痛，直下至四分，方才知痛，插入蟾酥条，次日肿高，稍见微脓，仍插二日，脓渐来，肿痛日甚，用托里消毒加肉桂二、三帖，腐如酒杯口大，肿亦渐收。始终温补，两月而愈。

北门外姚左，年近五旬，夏月患正对口十日，疮平，顶起蜂窠如钱大，四围平板，如茶碗口大，微红微热，不甚知痛，胸痞，舌苔白腻。此乃暑湿热交蒸于上，非阴疽也。始用疏散两剂，肿仍不收，四围大寸许，用蟾酥条插入蜂窠内，以红膏贴之，四围用铁箍散，内服荆、防、厚朴、滑石、藿香、枳壳、赤芍、当归、陈皮、薄荷，两剂，根脚守定，胸次渐舒。原方去荆防，加当归，又二剂，渐腐渐脓。换服养阴、解暑、化湿，又二剂，疮势渐退，仍不甚痛。稍用党参则胸闷，直至腐脱生新，均以养阴养胃之品，沙参、淮药、归、芍等两月收功。

上附录治验，一阳，一阴，一风热，一暑湿，四条，以临症之不可泥古方也。

昔年道经毗陵，族兄兆祥治张姓女，背疽旬余，脓出而肿不消，邀余往观。至其处，则有方脉三位，为彼立方。主人请余进，验毕出外，三医仍在座，兆兄立而参酌，欲加败毒之味一二，咸曰不可。余语兆兄，症必败，盍委去。伊云：非死疾。余谓：火毒如斯之盛，脓已发泄，而肿反增，脉数且大，舌绛口干，苔黄便结，日进参、芪、熟地、於术等品，是助其火毒，势必内攻，速宜弛手。言竟而去。主人询之兆祥：令弟何返之疾？告以云云。后复聘余，辞以无暇。然察主人心诚，不忍其为庸医所误，力嘱兆兄改用黄连、生地，俟其火毒退后，再进养阴清托，遂得一月而瘥。吁！每见今之病家、医家，悉以疡科为肤浅之学，不究脉理，改延方家，切脉立方，但知补托，不辨疮之形势，与火毒之甚，虽按脉而未解数大之象主何症也，致用药多舛，良可慨夫！

肝痈、胁痈

　　肝痈、胁痈两症，均发胁肋之间，病者每谓气痛，医者亦以肝气目之，不知生痈也。因循误治，迨至外溃，内膜通而不起者多矣。陈远公云："郁怒火盛，销铄肝血，则肝叶生疮，皮现红紫之色，在左不在右。"夫肝脉布于两胁，肝之脉络壅滞，左右皆得而生，不得由于怒郁偏于左也。如嗜酒过量，热毒停胃，蒸成痰浊，痰热冲激则肝横，横则血壅不行，痰浊乘之，因结为痈；跌闪胁肋，血瘀不行，气机壅滞，久亦成痈；时温病后，邪热留于肝络，郁蒸腐变，则又为痈；小儿痰热，聚于肝络，咳嗽继以胁肿，后亦为痈。初起必呼吸不利，转侧不能，手不可按，肝叶生疮之候。审所因而施治，不必泥于怒火。至于皮现红紫之色，则内脓已成，势将外溃，溃于季胁软肉之处，犹可望瘥。若溃于肋缝之中，经年累月，不能完口。膜伤者、呼吸出气流脓，败症成矣。

　　古之治法，肝火盛者，以柴胡清肝化肝消毒；愤郁逆者，复元通气；溃，以八珍、六味滋肾补脾，略而未详。初起清肝通气之中，必兼消瘀化痰，通脉络之壅滞，方为的当。溃宜养阴清托为主，参、芪不可早投。肝为刚脏，气火盛，销铄肝血，溃则肝阴愈伤，参、芪补气，正所以助火，脓反难出，肿痛难除。内膜伤者，呼吸出气流脓，参、芪补托之中，加以酸收之味，间亦有可愈者。外治丹散，禁用升降，重伤里膜。

泰兴王，平昔嗜饮，一夕饮后，因恼怒而右胁肋痛。医者目为肝气，两旬不减，痛而且肿，就诊于予。形丰脉滑，呼吸不利，观其痛处，漫肿内硬，乃是肋痈之症。痰气滞于肝络，毒将成矣，恐难消散，然则肋缝之间，溃难收口，能将毒移于肋下，可冀收口。腑气旬日未通，用控涎丹一服，并用疏肝流气化痰，香附、瓜蒌、白芥子、郁金、赤芍、桃仁、枳壳、降香、半夏、竹茹，一剂。次早便泄两次，粘腻如胶，硬移于肋骨之下，痛亦减。仍原方，硬亦收小，而疮头高起，旬日溃脓，投清托而愈。

大小肠痈、腹皮痈

有以腹痛而进谒于方家者，或曰寒也，积也，肝气也，气血凝滞也。久之结硬，则又曰痞也。人人俱言，屡变而屡穷。迨二便流脓，皮现红色，矍然知其为痈也，而痈已成矣。腹之中行属任脉，旁开二寸，足太阴分也，少腹两旁，属厥阴肝经。昔贤有曰：天枢作痛，大肠生痈；关元作痛，小肠生痈。在大肠则大便闭，在小肠则小便涩，腿足屈伸不利。若在肠外，则二便如常。要之业医者，宜知经穴，辨其内外，对症下药，方无贻患，安可遇相似之症，指鹿为马，浑然无别，以误人也。夫痈之初生，腹中痛甚，手不可按者，即是生痈，脉形必数实，是积热在中。其始也，或膏粱厚味毒蕴肠中，或湿热留滞，或产后恶露不清，或感寒而气血凝滞。因火与湿热者，其来也疾；因寒与瘀者，其来也徐。肠胃传送不利，气道壅阻，则痈脓成。内外治法，陈《正宗》已备。治少腹痛，有艾灸一法，未为尽善。余思大、小肠为火腑，郁热之症，似不宜灸；若灸之，恐速其成。而因于寒者可灸之，惟其专主补托，未免有所偏倚。凡痈疽之始，无论阴阳，宜以有胃气能食为佳。不能食之中，又有因火毒炽而不能食者，但清其毒而胃气自醒，若骤用补益，毒火留阻，胃既不安，疮亦难愈。大法：初患之时，属热者，清以通之；因寒者，辛温以通之，溃则补托。而溃后肿痛不减，脓色稠厚，湿热尚炽，亦未便施补。如肠胃毒火充斥，大便闭结，通下之剂，疑不敢试，以致肠膜烂穿，粪随脓出，患延终身。庚申岁，红巾扰境，避居泰兴，邑尊郑明府，卧病两月，邀诊于余。告以腹中有痞，已如掌大，虑散而成臌，解以示之。笑谓之曰：痞欲出头，未之前闻，此乃腹皮痈症，非肠痈可比。在病者固属茫然，而医者含糊施治，其咎孰任？余调剂二月，方始就痊。足见医之临症，苟不审明下药，鲜有不受其愚，可不畏哉！

辨阴疽之疑似并岁运之热证

昔贤以痈生六腑，疽发五脏，有阴有阳，有顺有逆，固已反复详明。近《全生集》复以色之红白分痈疽。疽服阳和汤、丸，不究病因，不辨疑似，凡色未变者，概指为疽，而与以阳和汤方，以致溃败肿起。不知虚寒凝锢之疽，固非阳和汤、丸不效。然症类不一，有初如粟米，顶白而根红大，或痒或痛者，乃脏腑积热所致。其毒之浅者，发于腠理，毒之深者，发于肉里。初起知痛者轻，不知痛者重。又有暑、湿、热三气混杂之疽，始终亦不高肿者，非暑热之不能焮肿也。暑伤气，热伤阴，气阴既损，兼以湿邪，故浸淫而类阴象，与阴寒之疽大异，况皮色白者最多。痰症生头项者，风兼痰也；生胸背腹肋者，气兼痰也；生腰以下者，湿兼痰也。当各因所兼而论治。然又有伏热在内，火从水化，而色转白者；有七情之火郁结，而色不变者。若不细心体会，一概视为阴疽，投以姜桂，适足助其热，涸其阴，速其脓耳。大抵皮色虽白，按之烙手，愈按而愈热者，此即阳症；如初按则热，按久之反不甚热，或初按不热，按久之即觉热者，此阴阳参半也，皆不得作阴症论。必按之全不热者，方可指为阴症。病固有阳中阴，阴中阳，真热假寒，真寒假热。纯阴纯阳之证易明，而半阴半阳者，在疑似之间，极难审辨，用药最宜详慎，若涉寒凉遏其阳气，必致内陷。然又须旁参岁气，如光绪四年，岁在己卯，阳明燥金司天，少阴君火在泉，三之气小满至小暑，少阳相火主事，客气又属燥金，夏秋所患皮白诸症，属热者多。如湿痰流注，缩脚阴痰、缓疽诸类，按之均热。四之气，大暑至白露，太阴湿土司令，客气虽属寒水，然有伏热在里，一、二日后，寒亦化热，当时治法，均以凉剂而效，投温药者，十无一消，此岁运之热症也。经云：必先岁气，毋伐天和。此以知辨病因，究疑似，审阴阳，参运气、至繁至难，非仅恃一言一方，即可轻心尝试也。

辨陈氏《外科正宗》之说

痈疽不外乎内因外因。内因者，喜、怒、忧、思、悲、恐、惊，七情郁结之火也；外因者，风、寒、暑、湿、燥、火，六淫之气也。人之禀赋各有不同，气血各有强弱，六淫伤于外，七情动于中，各随其脏腑之偏胜而中之，即内恙亦然。今之业疡医者，每执《正宗》一书，攻消补托成法。然其论治，似偏于补，有禁用针刀，并追蚀之药，如乳岩、瘰疬、瘿瘤、痔漏。近世每惑其说，而施此法。至初溃已溃之症，毋论疔疮、时毒、鬓疽、肛痈等，均执旧方，一概托里消毒，八珍、十全大补、补中益气，而误于补。此总缘视症之未明，脉理之未究，经穴之未详，虚实之未辨，以致胸无把握，依样画葫芦耳。夫症之现于外，要知即微芒癣疥，无一非脏腑经脉所发，所谓有诸内必形诸外也。凡疮疡破溃，补早则留住毒邪，毒即火也。溃后脓多及腐不脱，或有正气之虚，或由毒火不尽，须观其脓之厚薄，薄者是虚，厚者火之不尽。腐脱之后，新肉不生，或由气血之虚，或受风寒袭于疮口，气血不能荣运，补虚之中，又当夹用温和之品。且疔疮尽是火毒，黄芪断不可投。至十二经络，有多气多火少血之经，如少阳一经，耳前后上下胁肋等处，是其部位，如生疮疽，参、芪亦宜慎用。总之，凡业疡科者，必须先究内科，《灵·素》不可不参，张、刘、李、朱四大家，尤不可不研究。假如内外两症夹杂，当如何下手，岂可舍内而治外乎。余见士宦之家，每重内科而轻外科，谓疡科不按脉理，即外患亦延方脉家服药。此风江浙为最，是固因外科不谙脉理所致，然究未知内外之并行不悖也。即方脉家亦以外患为小恙，往往藐视外科。至其用药，则又徒执《正宗》成法，疮之外溃，俱投补托，而寒热虚实，亦复茫然。至如内痈初起，中脘痛者，则曰胃气；胁肋痛者，则曰肝气；痛在腹者，则曰滞气、寒气；及结成块者，则曰痞积，不知其生痈。直至破溃不起者，往往有之，误人之处，岂浅鲜哉。噫！古人之立言立方，乃当时之气运，以施其治疗，非拘迂补托也。今人欲效古人，而乃徒泥古人之成方，不识变通之妙，是犹胶柱鼓瑟，鲜能合其节奏者矣，学者可不慎欤？

痈疽之阴阳，及内外两因，《正宗》已详其说，再参脉之虚实，应何汤散，投之自无差误。至外用之丹散，亦当详审。看症辨症，全凭眼力，而内服外敷，又在药力，药性不究，如何应手？假如火毒疮疡，用辛燥之药外治，立增其痛，立见腐烂。凡人之痛苦，痛最难忍，痛则伤脾，饮食顿减，形神顿消，故疮疡以止痛为要。而疔疮发背，又欲其知痛，如湿痰流注、附骨鹤膝，若能止痛，可冀内消。至瘰疬、马刀、失荣、石疽、乳岩，又不可作痛，痛则焮热，皮现红紫，势必穿溃。古方之消散膏丹，用蟾酥、蜈蚣、全虫，取其以毒攻毒。而瘰疬、马刀、失荣、乳岩等症，以蟾酥等外治，每每起泡皮腐。盖七情火郁于里，不得以辛温有毒之品外治，即如风火热毒，湿热疥癣癫癣，古方有用轻粉、雄黄、硝、矾、花椒等药，用之反增痒痛，肌肤疡腐。总之，皮色红热及色白而皮肤燥裂者，均不宜温燥之药敷搽，只可性凉之品。今时误于此者，不知凡几！病家每责之疡科，实辨症之未明，投药之未审耳。

疮　漏

疮久不敛，脓水常流，多成漏症，若脓孔屈曲生岔者，最为难治。方书有九漏之名，曰气漏、血漏、风漏、冷漏、阴漏、鼠漏、疮漏、蝼蛄漏、痿腮漏九种。皆缘气血亏损，服托里退管煎丸，管化肌生方愈。尝见有颊车或下颏生小隙孔，细仅容发，食则渗水，食毕即止。询其所自，初有核如豆大，浮于脉中，久之肿大，溃出微脓，旋流清水不敛。窃思此盖误食虫鼠遗毒之物而生，水渗于食时，漏已内通于胃，胃者水谷之海也，受饮食之精，输于脾肺，宣布诸脉。今胃中津液，为饮食之热气蒸逼旁流，颊车、下颏属阳明经，均有动脉，牙关启阖而脉转动，如水车之戽水，注于孔窍，所谓转脉漏也，极难完固。余仅见有二、三，患此证者，用养阴清胃，兼服补漏退管之丸，然亦无效，俟服青芦稞梗而愈。

附：转脉漏方

青芦穄梗，去外皮，嚼汁咽之，徐徐自愈。其味甘而微寒，能清胃热。出于泰仓州者最佳，与甘蔗味同。

疵疽

疵疽一症，出自《灵枢》，诸疡科皆不载，症亦罕见。惟顾氏秘书，附于膝眼毒中，未详其治。《灵枢》云：发于膝者，名曰疵疽，其状大痛，色不变，寒热，如坚石。勿石，石之者死，须其柔乃石之者生。勿石，谓勿施针砭，柔者可施也。余随先大父临症十有六年，仅见一、二，嗣后四十年见有二、三，医皆认为鹤膝，而施针灸，服辛温燥热之剂，以致溃败，不知其为疵疽也。人身营卫气血，周流不休，温分肉、养筋节、实腠理，一有所着，则营卫稽留脉中，血泣不行，卫气归之于内而不返之于外，壅而生热，热胜则肉腐而为脓，热陷于肉之里，则伤筋伤骨，气血竭尽，五脏皆伤而毙矣。疽之生也，属热者多，即使薄寒，久亦化热。内服外敷，均不可温燥，祇可清热利湿，散瘀通络；外敷亦宜清热散血，犹保其不溃，并禁用刀针。

合肥李左，年十二岁，始因折跌，右膝作痛，行步维艰，渐渐肿胀，颈间素有瘰串，延医用出核之法而愈，遂请其治，亦以此法。就诊于余，膝肿如碗大，尽行黑腐，四围裂缝流水，按之烙手，视其神识未衰，许其可治。以养阴清热，凉血解毒，内服外敷，腐渐脱，惟膝盖骨露钱大两块，幸色未变黑，用生猪肉披薄片，贴于骨露之处，调理经年而愈。是症本属难治，误于医之不识，认为鹤膝，以风寒湿之药混治，并加艾火针灸，成为败症。若能认清，用药得宜，使其不溃，犹可保延岁月。

鹤膝风

鹤膝风症，前贤以为足三阴亏损，风、寒、湿三气袭于经隧所致。师师相授者辄曰：治宜辛温开发腠理，宣通经络。一若辛温外，别无他法。然使患此症者，皆为三气杂成，自宜宗用古法。设有肝肾阴亏，湿热下注者，岂以辛温例治乎。又有似鹤膝而实非者，曰湿痹。其见症两膝肿痛，或肿及足踝，虽延至三、五月，而腿肉不消，筋脉不拘。与鹤膝之一两月后，即大肉枯细、屈不能伸者迥别，而治法亦异。盖痹症属实，鹤膝夹虚，有单有双。如肝肾阴亏，阳明湿热下注，膝肿热痛者，切不可进辛温助热耗阴，以致肿溃，成为败症。先宜通络利湿，继以养阴清络。若初起肿痛，按之不热，兼寒热者，最妙以万灵丹汗之，或用独活渗湿汤。防己桂枝汤，日久腿足枯细者，古之大防风汤、三因胜骏丸、三痹汤等方，均可选用。大凡脉见细数者，虽风寒湿之症，亦不可过饵温热，恐湿寒化热，致酿成脓。所以诊治之时，须认定寒热，凭脉用药，斯无贻误。若经外溃，残废因循，脓水常流，气血日耗，必成劳损。调治得宜，间亦有可愈者。

脱疽辨论

古书谓丹石温补，膏粱厚味太过，脏腑燥热，毒积骨髓，则生脱疽，盖富贵之疾也。然农夫童稚间或有之，岂亦得于丹石温补，膏粱厚味乎？有湿热为患者，有感瘟疫毒疠之气而成者。其人肾水素亏，湿热乘虚下陷，滞于经隧，营卫之气不能下达。又或严寒涉水，气血水凝，积久寒化为热，始则足指木冷，继现红紫之色，足跗肿热，足指仍冷，皮肉筋骨俱死，节缝渐次裂开，污水渗流，筋断骨离而脱。其感温疫而成者，夏秋之间，暑湿温病兼旬不解，邪陷下焦血分，流传于络，两足痛而足指冷，入暮为甚，不能站立，人以为痹痿也。迨至指跗红紫而脱疽已成矣。有落数指而败者，有落至踝骨不败者。视其禀赋之强弱，要皆积热所致，以养阴清火为主。胃气虚者，略加平补以扶正，勿过寒凉。而参、芪、肉桂，助阳劫阴，均非所宜。

溺孔紧小治法

浙江钱观察，玉茎向来包头，每茎头作痒，入房辄止。是年九月恙发，房事后小便闭塞，努力急挣，延及两日，小便始通，玉茎肿长数寸，不能坐卧，尾骨著实，则前阴挺长作痛，惟匍匐稍安，如此者已半年矣。其人肝肾郁火素重，湿火下结，膀胱不利，故小便不通；用力太过，气并于下，则茎胀长，坐实则气壅于前阴，而肿胀益甚。与以理气通络之剂，数月甫能坐卧，茎头肿仍不消，溺孔小如针眼，脓血不断。遂用针系芫花线，约六七寸长，先将鸡毛管自孔内徐徐插入，将针入鸡毛管内，顶至皮上，以鸡毛管退出，将针穿过外皮，线打活结，日紧三次，三日系开下口，又穿一条，上下茎头露出，已如虫蚀一般，幸未大伤，用化湿生肌之药，半月收功。

无锡孙某，偕其郎君就诊，告患白浊，两三年未愈，发时胀痛，小水不利，遍治罔效。诊其脉无恙，细细询之，溺时茎头肿大如李，溺点滴而下，沥尽始安，嘱其解开视之，外皮包裹茎头，露一小孔，如针眼大，小水何能畅行，且难生育，亦施前法而愈。但诊脉而听病家传述，施利水之剂，医误之也，可不慎欤！

痈疽溃后扎法

某，项后正中患痰，脓成而不肯针，待其自破，来诊时已溃三月矣。一孔在右旁风府穴，脓注两肩脊背，皮肉甚厚，疮口下脓兜难出，碍难再刺，每日流脓碗许，神羸食少，脉细而数，气血皆亏，虽日进补托，不胜脓水之一流。为用扎法，以草纸叠折四层，填肩背兜脓处，纸上以三寸宽白布缠绕极紧，三日脓尽，三日后去其缚，而孔亦闭矣。

此法无论何处脓兜，于下空三、五寸，皮色如故者，皆可用之。

多骨疽

多骨疽症，有疮疡溃久，脓水结成者；有先骨胀，而后破溃出骨者。《外科正宗》治以肾气、十全、固本、养荣诸方，盖皆已溃之治，而非初起之治。考是疽生于胫骨，或于足跗，而臂与头额亦间有之。身半以下者，湿兼热也；身半以上者，湿兼痰也。荣卫不利，脾气不从，以致湿痰停壅，郁蒸化热，而为腐骨。初起隐痛之时，张仲景所谓多骨疽生于湿热。湿热之症，乌可徒用温补？宜以芎、归、二陈、赤芍、羌活、秦艽、僵蚕、竹茹等消散。在臂者加桂枝、桑枝，兼进指迷茯苓丸；在头者加防风，日久不消加参须、白术扶脾；在下者，胫骨肿痛，宜化骨至神丹加知、柏，以利湿清热；如溃久不敛，骨不出者，始可与肾气、养荣等方补托。若夫霉疮之头额骨胀，则当于毒门求之。

附：岐天师化骨至神丹

金银花　当归各三钱　白术三钱　茵陈　龙胆草　甘草各一钱　柴胡四分　水煎服。

附：出多骨方

乌鸡足胫骨一对，实白砒于骨内，黄泥包裹，炭火煅红存性，研末，用米饭为丸如绿豆大，以一丸纳入疮内，直抵多骨上，外以膏盖一夕，其骨自出。

穿踝疽

陈《正宗》谓：三阴湿热下注足踝，则生穿踝疽。有头者属阳，易破，无头者属阴，难溃。不知是疽，不仅由阴经，亦不以有头无头分阴阳也。初起即憎寒恶热，红肿作痛。如痛在外踝者，属足三阳，乃阳明胃经湿热下注；在内踝者，属足三阴，乃太阴脾经湿热下流。此属阳症，易溃易敛。初起内踝骨骱作痛，渐肿渐硬，不热不红，串及外踝，此属阴症，由本体不足，脾湿下注，血脉凝泣，或外受湿寒，三月五月，肿处焮热，内脓渐生，里外穿溃，易生多骨，虽久不愈。大法：初起即谋内消，活血通络利湿。若至溃腐，即不易治。又有童稚先后天亏者，初起不觉，三两月后，渐肿渐疼，且至外溃，晡热潮热，羸瘦毛焦，流为败症。治法：初起当固脾元、化痰湿、温经通络，不得过于清利。若皮现红色，湿寒化热，内脓将成，略用养阴清利，溃后宜培养脾肾，调治得宜，犹可望痊。然则关节转动之处，疮口虽敛，筋脉已伤，残废终难幸免矣。

骨槽风

古书骨槽风之治甚略。其言病因有二条：一谓得于忧愁思虑，肝脾受伤，以致筋骨紧急，肌肉腐烂；一谓少阳阳明二经，风火凝结。独未有风寒客于经脉一证。大法：起即牙关肿痛，憎寒恶热，腮颊颐项俱肿，三五日，槽牙尽处溃脓，外肿渐消，而颊车肿硬不退，十余日，外腐溃，脓秽齿摇，久而不敛，内生多骨，甚则齿与牙床骨俱落。此缘肠胃积热，及过食炙煿，外风引动内热而发。有耳下项间，先起小核，继之牙关紧痛，腮颊浮肿者，此二经风热、痰热交结于上，久亦内外串溃，初起均宜清散。其有牙关微紧，颊车隐隐作痛，渐至坚肿硬贴骨上，口不能开，经久不溃，溃后仍硬，不能收口者，此阳明气血不足，风寒乘虚侵贼筋骨，始觉急宜温散，兼用艾灸，日久可与以阳和汤，溃后中和汤及十全大补汤均可兼投。又有长牙症，牙槽肿痛出脓，二三月一发，发则肿痛三五日，治固愈，不治亦愈，必俟牙槽尽处新长之牙与槽牙平，龈肉不盖齿上则愈，而不复发矣。

乳岩、乳核辨

乳岩、乳核，男妇皆有之，惟妇人更多，治亦较难。乳头为肝肾二经之冲，乳房为阳明气血会集之所。论症核轻而岩重，论形核小而岩大。核如颈项之瘰疬，或圆或扁，推之可移；岩如山岩之高低，或凹或凸，似若筋挛，皆肝脾郁结所致。痰气凝滞则成核，气火抑郁则成岩。核则硬处作痛，岩则硬处不痛，四围筋脉牵掣作疼。治核宜解郁化痰，治岩宜解郁清肝。再察脉之虚实，体之强弱，虚者略兼平补，以扶其正。陈《正宗》欲用艾灸针刺，此治乳痈之法，非乳岩、乳核之治法也。乳岩、乳核断不可刺，刺则必败且速。《全生集》欲用阳和丸，此治虚寒之病，非郁火凝结之病也。郁火方盛，断不可以阴疽例视。最妙初觉即用消散，消散不应，必须宽怀怡养，随症调治，犹可暂延。若抽掣作痛，即属郁火内动，急进清肝解郁，外用清化膏丹敷贴。然医药虽尝，终无济于情志之感触也。

再论乳岩，乃七情致伤之症，以忧思郁怒，气积肝胃而成。气滞于经则脉络不通，血亦随之凝泣，郁久化火，肿坚掣痛，非痈疽可用攻补诸法。奈医以乳痈为实，乳岩为虚，泥用参、术以滞其气，气盛而火愈炽，焉得不溃？历年见是症破溃者，非补剂即服阳和汤，败坏者多矣，故复申言，为后学者戒。

附：乳脱

男子脱囊之症，先贤论治已详。虽一囊尽脱，不致伤身。女子乳脱一症，方书未之载也。余临证六十余年，仅见一、二。有一乳尽脱者，有腐去大半者，乃肝胃郁火热逼营分，血凝毒聚。初起寒热肿痛，色红而紫，三五日后，皮腐自紫而黑，血水渗流，四围裂缝，烦热口干作恶，毒将内陷，不可救药，宜大剂清热解毒。羚、犀、牛黄、石膏、熊胆、黄连、银花、花粉、人中黄等。如烦热定，肿势退，犹可挽回，急进大剂养阴，兼扶元气，亦有可愈者。如腐脱后肉不红活，白而板者，决不收功。妇人之乳，是性命之根。女以肝为先天，溃腐之后，根本不立，气竭肝伤而败矣。

瘰疬

方书瘰疬之名，多至十数，可谓穷其源，详其治矣。而内外诸方，效者甚少，甚至出核用冰蛳、三品一条枪，追蚀用斑蝥、巴豆，内服用全蝎、蜂房，尤近卤莽灭裂。尝见有用冰蛳等法，核出而根不化，且有头项俱肿，发热不食而败者，其猛烈盖可知矣。近行《全生集》谓：子龙丸常服可消。夫大戟、甘遂，乃行水劫痰之峻品，即炮制得宜，亦大损气，故有呕吐、泄泻驯至，甚至不保其生，则徒法之信不可行也。考此症属虚者多，肝火盛者则痛，气与痰凝者则不痛，推之可移者易治，附结经脉不动者难治。若生项侧，核坚而大者，是为石疽恶候，与失荣相等。项侧乃少阳部分，多气多火少血之经，缘忧思恚怒而起，《全生集》用阳和汤，亦不可轻投，禁忌针刺，针必散大，不可救药。今时治疬，率用海藻、夏枯、昆布等味，较之全蝎等，固已妥贴平和，然苦于旷日无效。博考前方，惟逍遥合二陈，标本兼施，最为可恃。如肝火盛加丹皮、山栀；肝脾郁结加香附、川芎；肾水亏损加生地；肺气虚弱加北沙参、麦冬；咳嗽去柴胡加蒌皮、贝母；脾虚加党参；如风痰凝结，又当疏散；已溃者益气养荣汤。各随其症加减，庶有效验。若专治外患，不审本原，气血既衰，变即蠭起，可不惧乎。若夫男子，太阳见青筋，潮热咳嗽；女子眼内起红丝，经闭骨蒸，败象已见，终不可治。

疔疮刺法

疔疮名目甚繁，先贤以青、黄、赤、白、黑五色，分别五脏之疔，已尽之矣。其治法、刺法，宜汗、宜下、宜清亦已详备。惟艾灸，毋论何部，断不可施。疔疮尽是内腑积热，搏于经脉，血凝毒聚，各随脏腑而发。见于头面、口角、心胸之处，最为凶险，且易杀人。其背上必现红紫斑点，五脏皆系于背，见于上者发于心肺，见于中者发于肝脾，见于腰者发于肾。色红者轻，色紫者重。急用针于斑点上挑刺，约入一、二分，挤去毒血，一日挑一次，多则三次，少则二次，重者转轻，轻者散矣。又有暗疔，人所不晓，如耳底作痛，外无形迹，心窝刺痛，觉烦闷，四肢拘紧恶寒，亦观背上，如有斑点，即是生疔，速为挑刺出血，服清透解毒，或蟾酥丸，以汗解之。切忌寒凉抑遏，溃后芪、术亦不可误投。惟暗疔最易忽略，偶不警意，即至伤身。谚云：走马看疔疮，不待少顷也，可不慎欤！

疔疮辨讹

《正宗》之天蛇毒，即蛇头疔，谓心火旺动，攻注而成，用艾灸五壮可消。既是火发，焉可再用艾灸，岂不背谬？夫疔生于指面者最重，皮厚难穿。生于指背、指肚、爪甲旁者较轻，其皮薄，易溃易愈。指面之疔，每见皮肉紫黑干烂，痛则连心，即挑破外面，亦无脓水，此等最恶，指头必落，此与足指脱疽相等。诸疔皆内府积热，邪搏于经，血凝毒聚，各随脏腑而发，切不可以艾灸，助其火势，肿痛益增，亦不可轻易动刀。如脓未成，只用刀剔破外皮，或用针刺入分许，使药性可以入内，冀其止痛消散。若刀深入，则胬肉突出，溃脓之后，肿不能消，脓为火烁，内生多骨，迁延时日，非虚而不敛之谓。又龙泉疽、虎须毒二症：龙泉生于人中之间，虎须生于地角之上，均生于壮实之人，有不服药自愈之说。龙泉即人中疔，最险之处，有关生死，每有走黄，致毒陷神昏殒命者，岂可轻视？虎须较人中稍轻，然亦不可不药，法须照疔疮施治。然《正宗》之治疔，项以下者用艾灸，红丝疔之刺血，插蟾酥条，溃后用参、芪、白术、五味，均不可为法。红丝疔多生于脉门，形如米粟，或有白泡，霎时即起红丝，一、二时即走至云门、天府。治法依红丝一路刺血最妙，以鲜菊叶捣烂和拔毒散涂之。人中疔亦宜针刺出血，可插蟾酥条，以拔泄其毒。疔头最宜高起，四周红肿，为有护场。若无护场，疔头陷软，是已走黄，当用清透之剂，不可过用寒凉抑遏，毒反难出。然当凭脉，如数实有力，凉解之中亦必兼透。蜡矾丸、护心散、败毒散甚验。亦不可进补，有云：疔疮忌表。古方之夺命丹、夺命汤，服之盖复取汗，非透发之谓欤？其毒散于经脉间者，遍体作痛，亦必发毒，如同流注，无论穴道，随处结肿，或六七处，或三五处不等，皮色不变，消者甚少，因疔毒未由原处发泄，故易成脓，宜服蟾酥丸，兼进连翘败毒散，虚者加党参，十中可消三四。已成托里消毒散，溃后养荣汤，不宜过用补剂，以恋其毒，迟延难愈。

刀针当用不当用之辨

昔岐伯作九针，以治内外疾，五曰铍针以取大脓。大脓者，《玉版篇》所谓阴阳不通，两热相搏，乃化为脓也。寒客经脉，血注不通，卫气归之，不得复反，故痛肿。刺取毒血，即汗解之义。失此不治，内腐为脓，更惧于针，听其自溃，势必至筋烂骨伤，腐败不起。是针固疡科之首务，宜切究而夙习也。《全生集》乃谓疔疮以外，概不用针，譬之水势甚涨，不为疏导，必致决裂溃败，不可拯援。与其奔冲而患甚，孰若疏利而患小乎。大凡外疡肿痛者，脓成至七分，即当针刺，若至十分，空陷必大，甚而肤色紫暗，皮与肉离，溃久不敛，遂成败症。故脓成尤宜早刺，惟皮白而肿，脓在筋骨之间，刺早反泄其气，脓亦难出，必胀至肌肉之上，方可用针。若肿而肤急者，内必是血，慎不可刺。用针之法，宜顺而不宜逆，水性下流，逆则脓兜于下不易达，即不易敛也。至瘿瘤、恶核、石疽、乳岩及凡坚硬之症，并禁用针，针之立败，其在头项以上，尤当谨慎。《九针篇》云：形乐志乐，病生于肉，治之以针石，形苦志苦，病生于咽喝，治之以甘药。故痈疽可刺，而咽中之症不可轻刺也。更有溺孔紧小之症，茎梢外皮包裹，马口只有一线可通，溺出胀痛难忍，非用针穿破外皮，则终身疾苦，且不能生育，此又不得不用针之处。故特历历叙出，以见刀针之不能不用，而特不可乱用耳。

风 注

风注之症，古无著述，阙文也。此缘风入腠理，卫气滞而不行，结而为肿。头额间忽然肿胀，周时即大如杯，软如棉，木不知痛。医者目谓鳝癃，有误认为脓，而用刀针，以致窜空头半，刀口不收，常流滋水。肿而棉软，且按之不痛，本非脓象，并禁用刀针，初起时以疏风流气之剂投之，得汗自散。至已误用刀针，肿仍不消，疮口不敛，切忌升丹，只宜和其荣卫，略加疏散，肿自消而疮自敛矣。

白虎历节风

风名白虎历节者，因来之迅速，手腕骤然肿痛，如虎之咬，呼号不已。医者每视为疡毒，最易错误。此乃手三阳经，风火湿邪，伤于血脉，火性急速，忽然而来，久则经脉拘滞，伸曲不利，成为残废症。虽名风，不可以风药例治，反增肿痛，忌投温剂，并忌艾灸，只宜清其络热，痛肿退后，再以活血通经，营卫贯通自能复旧，否则终身不为用矣。

汤火伤

汤火之伤，忽然而来，为害最烈。有人被火药炸伤，头面肿腐，咽肿气粗，汤饮难咽。又一妇人，被火焚遍身，几无完肤，两臂发黑，呼号不已，医治罔效。予用雷真君逐火丹遂应，二人俱投二剂而愈。外治以麻油扫于患处，以陈小粉拍之，即止痛生肌。

附：雷真君逐火丹

当归四两、生黄芪三两、茯苓三两、大黄五钱、甘草五钱、黑荆芥三钱、防风一钱、黄芩三钱，水煎服。此方大有意义，当归为君，以之和血；黄芪为臣，托其正气，使火邪不致内攻；茯苓泄肺金之热；大黄、黄芩泻阳明之火；甘草解毒定痛；荆防使火邪仍从外出。屡用屡验，分两不可丝毫增减。至外用之药，莫过于小粉，且最简便，较诸汤火伤方胜多多矣。切不可内饮冷水，饮则必死。若外用冷水淋洗，涂以凉药，毒火逼入于里，亦令杀人。

六神丸不可轻服说

六神丸，古方书不载。窃谓六神者，想有六种灵动之品配合而成，究不知出自何人所创，亦不知其药性之纯猛何如也？昔年余幼子三岁，因落水受寒而咳嗽发热，成内吊慢惊。友人举荐钱厚甫幼科先生推拿手法极佳，即延之苏，请其推抹，稍定顷刻，惊又作，嘱服六神丸可定。即至肆中购回，如黍米大，服十粒，片刻眉绉目闭，腹中攻动，意谓药之效也，讵料逾时而殁。余急觅阅是方，此症究为何药所误，终未能得晓。而细加访察，闻服此丸者甚伙，无论何症，有医命之服者，有自购而服者，如疮疽痈肿、乳岩、瘰疬、喉痈、喉痧、急慢惊风，皆命服之。观其丸之形色，疑是《正宗》所载黍米寸金丹，犹未能决。今于门人处得到是方阅之，果《正宗》寸金丹也。按此方治痈疽发背、对口疔疮，初起者可一、二服，如大毒甚，体气虚者不宜，其余诸症概不可服，而内症喉痧尤不可轻试。又见常州梅姓，患湿热对口，服此丸百粒，疮毒攻心而卒。有患喉痧者，服此丸而加剧。在病者欲求病之速愈，而医者，不究药性之所忌，并不知此方何药配成，妄令人服，误人非浅。兹特标出，以挽时风，当不以予言为谬也。

马培之医案

目 录

内　科 ·· 63

　一、伤寒 ·· 63

　二、感冒 ·· 64

　三、痢 ·· 65

　四、疟 ·· 69

　五、痉、厥 ·· 71

　六、中风 ·· 72

　七、眩晕 ·· 77

　八、头痛 ·· 80

　九、风疹块 ·· 81

　十、耳聋 ·· 81

　十一、失音 ·· 82

　十二、咳嗽 ·· 83

　十三、哮喘 ·· 93

　十四、肺痿、肺痈 ·· 96

　十五、痰饮 ·· 98

　十六、虚劳 ·· 105

　十七、血证 ·· 113

　　鼻衄 ·· 113

咯血 ………………………………………… 114

　　呕血 ………………………………………… 126

　　尿血 ………………………………………… 127

　　便血 ………………………………………… 127

十八、诸痛 ………………………………………… 129

　　胸痹 ………………………………………… 129

　　胁痛 ………………………………………… 130

　　胃痛（附：吞酸）………………………… 131

　　腰痛 ………………………………………… 135

　　腹痛 ………………………………………… 135

十九、肝气 ………………………………………… 138

二十、痞证 ………………………………………… 138

二十一、湿证 ……………………………………… 140

二十二、呕吐 ……………………………………… 140

二十三、噎膈 ……………………………………… 143

二十四、关格 ……………………………………… 146

二十五、泄泻 ……………………………………… 147

二十六、水肿 ……………………………………… 149

二十七、臌胀 ……………………………………… 151

二十八、积聚 ……………………………………… 158

二十九、怔忡、惊悸 ……………………………… 161

三十、不寐 ………………………………………… 165

三十一、郁证 ……………………………………… 169

三十二、癫狂 ……………………………………… 172

三十三、痫 …………………………………… 175

三十四、消渴 ………………………………… 178

三十五、遗精 ………………………………… 178

三十六、淋浊 ………………………………… 183

三十七、便秘 ………………………………… 186

三十八、癃闭 ………………………………… 186

三十九、尿失禁 ……………………………… 187

四十、脚气 …………………………………… 188

四十一、痿证 ………………………………… 190

四十二、痹证 ………………………………… 195

四十三、疝 …………………………………… 207

四十四、阳痿 ………………………………… 210

妇 科 ……………………………………… 212

一、月经不调 ………………………………… 212

附：崩漏 ………………………………… 216

二、带下 ……………………………………… 218

三、胎前 ……………………………………… 218

四、产后 ……………………………………… 219

儿 科 ……………………………………… 222

疳 臌 ………………………………………… 222

内　科

一、伤寒

某　十月于时为纯阴，于卦为坤，其秋末之际，应凉反有大温，至十三、四里，骤然由热转寒，人身中残阳，皆为暴寒所折，正气旺者，尚可支撑，气未怯者，偶病即愈，怯弱者，甚至不可收拾。今先生以劳心之体，复驰驱场屋之务，更劳其形，汗出扰阳，精摇梦泄，兼感外邪，上则神明孤露，下则空洞无涯，是乃至虚之候也，慎勿以停滞之法为治。据鄙见，急进参附白通汤为近理。

复诊：昨进白通汤，颇得应手，可知真阳已自欲回。再议盏中添油，炉中覆火之法，两候平静，庶几万全。

方佚

某　烦劳伤阳，风寒外束，阳明浊痰上升，陡然昏晕气闭，不省人事，来苏之后，头目胀痛，腰痠，肢体如缚，脉浮弦带数，舌白苔黄，太阳阳明合病，恐酿成春温。当以辛温解表和中。

荆芥穗　橘红　建曲　秦艽　前胡　枳壳　半夏　苏梗　菊花　云苓　杏仁　生姜

某　发热一月，腹痛作吐。

党参　桂枝　柴胡　酒芩　半夏　炙甘草　草果仁　陈皮　茯苓　生姜　红枣

原注：服三帖而愈。

某　邪入少阳、阳明，胃不下降，寒热，胸膈阻滞，食饮呕吐。拟和解畅中。

法半夏　郁金　木香　茯苓　厚朴　江枳壳　软柴胡　砂仁壳　青皮　生姜

二、感冒

某　伤风后肺胃不和，气不展舒，痰恋膈上，微咳，胸闷作恶，四肢恶寒。当舒肺胃以清痰气。

法半夏　杏仁　枳壳　橘红　苏梗　茯苓　粉前胡　桂枝　生姜　竹茹（姜汁炒）

某　脉弦紧，右滑，寒热在表，胃有湿痰，胸背拘紧，中脘不舒，防作寒热。当辛温以解之。

前胡一钱　秦艽一钱五分　制半夏一钱　炒枳壳一钱　杏仁三钱　苏梗三钱　炙甘草五分　陈皮一钱　防风一钱　桂枝四分　生姜二片

复诊：加豆卷、麦芽、桔梗、赤苓、桑叶、青蒿，去前胡、甘草。

某　烦劳伤阴，心火肝阳上冒，又受外风，咳嗽，头目昏眩，食入作恶。当清肝肃肺化痰。

桑叶　法夏　白蒺藜　橘红　杏仁　蔻壳　杭菊　天麻　荆芥　荷叶　竹茹

某　风热客于肺胃，咳逆痰多，寒热交作，脉浮数。当疏解法。

前胡一钱　薄荷一钱　杏仁三钱　豆卷三钱　大贝三钱　桔梗一钱　橘红一钱　荆芥一钱　生草五分　赤苓三钱　枇杷叶三钱　茅根一两

某　风与痰乘，发热恶风，肚腹隐痛，头目不清。和中解表化痰。

荆芥　杏仁泥　法半夏　枳壳　薄橘红　老苏梗　薄荷　川贝

母　粉甘草　前胡　杭菊花　生姜

某　虚寒之体，又冒风邪，头疼耳闭，咳嗽。暂用辛散，以治其标。

炙前胡　白蒺藜　法半夏　橘红　当归　杭菊花　杏仁泥　云茯苓　象贝母　菱皮　荷叶

三、痢

上洋，姚安谷　脾肾两亏，湿浊滞于肠胃。气机不展，绕脐作痛，下痢如鱼脑胶冻，迄今数月，后重不爽，脉象弦细尺濡，阴弱气滞。理气和营，以化湿浊。

木香　白芍　当归　淮药　炙草　茯苓　乌药　乌梅　枳壳　地榆　煨姜　谷芽　灶心土

二诊：后重较好，腹痛未除，痢未减，脉弦细左濡。脾胃阴伤，气陷于下，日内胃不和畅，饮水停顿难消。拟理脾和中。

参须八分　升麻(蜜炙)五分　盐水炒小茴一钱　当归二钱　焦冬术(枳壳炒)一钱　茯苓二钱　木香五分　乌梅二钱　煨姜二片　白芍五分　炙草四分　陈皮一钱　淮药三钱

灶心土一两煎汤代水

三诊：昨进理脾和中，兼升清阳。下痢已减，绕脐之痛已除，惟满腹时如刺痛，浊阴未尽，营卫不和。还宜理脾温中，佐之升举清阳。

前方去参须、煨姜，加党参、炮姜炭。

接服方：

当归　党参　白芍　炙草　木香　益智仁　淮药　茯苓　冬术

小茴　杜仲　续断　姜　枣

江阴，某　休息痢三载，肚腹作痛，舌光红无苔，脉沉细而濡。脾肾两亏，清阳下陷，湿浊之气，未尽消除，幸胃气尚强。拟温肾健脾，以化浊阴。

潞党参三钱　焦白术一钱五分　茯苓三钱　炮姜炭四分　益智仁一钱　土炒当归一钱五分　乌梅一个　炒白芍一钱五分　砂仁五分　炙草三钱　炒小茴一钱　灶心土一两　红枣二粒　熟苡仁三钱

朱左　痢后胸脘不舒，发热作恶。拟清热解暑。

藿梗一钱五分　白蔻四分　青蒿三钱　厚朴一钱　陈皮一钱五分　云苓三钱　炒莱菔子三钱　枳壳一钱　炒神曲三钱　广木香五分　缩砂仁（后入）五分　灶心土一两

某　脾肾素亏，精常不固，湿浊留滞未清，休息痢疾延今三年，下部乏力。当脾肾双固。

党参　炙草　木香　枳壳　小茴香　煨姜　白术　茯苓　苡仁　淮药　鲜荷叶

某　肝脾不和，湿浊滞于气分，胸腹作痛，下痢白粘。当理气和脾。

当归　青皮　砂仁　龟版　延胡　小茴香　乌药　桂枝　茯苓　枳壳　煨姜　煨木香

某　泄痢日久，近又下血，先黑后鲜，腰痠腹鸣作痛，少腹坠胀，心中懊憹。血去阴伤，脾肾大亏，清阳下陷，舌苔白黄中灰，湿寒不清。当温养脾肾，以化浊阴。

当归　党参　炮姜　茯苓　黑料豆　丹参　焦冬术　白芍　木香　枣仁　赤石脂

用粳米煎汤代水

二诊：右脉稍起，脾阳稍复，下红较减，周时犹有五、六行，腰痠，胸懊忱，心、脾、肾三脏皆亏。仍宗前法治之。

潞党参　当归　茯神　杜仲　川续断　丹参　马料豆　冬术　白芍　炮姜　酸枣仁　广木香　赤石脂　粳米

某　脾司清阳，胃行浊阴。脾泄多年，清阳不能升举，湿邪由气伤阴，匝月来大便下血，自早至午，腹痛便稀，下午则魄门坠胀，嗳气不舒，频欲登厕，肠胃不和，清浊交混。拟和营理气，以化湿浊。

当归　紫丹参　乌药　山药　赤白芍　炙甘草　枳壳　灶心土　黄柏　佩兰　荷叶　生熟苡米

二诊：进和营理气，腹痛渐平，下痢亦减，惟魄门胀坠痒痛，血垢污衣，湿热滞于肠胃。仍理气化浊之法。

当归　枳壳　秦皮　黄柏　炙甘草　灶心土　木香　丹参　乌药　荷叶　黄连

某　暑湿滞于下焦，痢下红白，经月未止，腹胀后重里急，小水不利，腿足浮肿，慎防脾败。急为理气分消。

香连丸　枳壳　青皮　茯苓　当归　大腹皮　车前子　泽泻　苡米　乌药　荷叶　扁豆衣

某　下利日久，脾肾虽亏，而肠胃湿浊不清。兜涩太早，以致腑气不通，湿浊上腾，上体作烧，口干汗出，恶风怯冷。拟清气养阴，以清湿浊。

沙参　江枳壳　杏仁　蒌皮　黑山栀　炙紫菀　玄参　象贝母　茯苓　枇杷叶

二诊：脉来弦涩之象已减，肠胃之气较舒，大便畅行一次，嗣后仍然痹室后重，股腿痠楚，宿垢不行。拟开肺之法。

全当归　紫菀　杏仁泥　苏子　茯苓　广木香　江枳壳　粉甘草　韭菜汁　枇杷叶

某　经以经脉横解，肠澼痔下。肾水久亏，湿伤阴分，肠澼痔坠，便艰作痛，魄门破碎，气分亦弱，肺主气，与大肠相为表里。拟金水同源之法。

大生地　阿胶　白芍　天门冬　当归　马料豆　粉丹皮　洋参　龟版　粉甘草　荷叶　红枣　黑蒲黄　茯苓

某　操劳过度，心脾受亏，水谷之精不归正化，聚饮生痰，停留于胃，肝木上犯，则痛吐交作，倾囊涌出，已历多年。气陷中虚，饮邪随之下注，脾元不能升气，泄痢后重，肛坠不收，谷食渐减，脉象虚弦带滑，气阴多伤，肠胃不和，久延防其脾败。急为健脾调营，兼理气滞。

党参　木香　炙草　升麻　土炒当归　淮药　茯苓　枳壳　於术　酸枣仁　白芍　乌梅　荷蒂

洗方：五倍子、槐角、当归、枳壳、赤芍、韭菜根。

阳羡蒋右　体质素亏，持斋多年，脾元更弱。感受寒暑之气，腹痛下痢红积，微觉恶寒内热，脉沉细软弱微数。拟扶脾和营卫。

当归　桂枝　炮姜　枳壳　炙草　乌梅　黑荆芥　茯苓　白术　广皮

复诊：愈未一旬，寒热如疟，用补中益气汤加桂枝。

阳羡，徐左　暑湿由肺胃而入大肠，咳嗽下痢白积，里急不爽，去秋迄今未已，脉弦细数右虚，内热，舌色光红。阴分已伤，是为肺痢。拟肃肺养阴，兼清肺胃。

北沙参　淮山药　紫菀　扁豆皮　丹参　料豆皮　川贝母　云苓　甜杏仁　橘红　干荷叶　枳壳

二诊：肺为辛金，大肠为庚金，一脏一腑，相为表里。咳嗽下痢，肺与大肠同病。热蕴于肺，下逼大肠，已延十月，气腥而秽，脉见细数，阴伤热蕴显然。拟养阴清肠胃。

北沙参　酒炒川连　黄柏　粉草　橘红　枳壳　云苓　紫菀　瓜蒌子（炒香）　杏仁　淮药　石斛　苡米

三诊：昨进养阴泄热而兼润下，白痢已止，大便坚结成条，至圊不解。痢久阴伤液涸，致肠胃燥干，咳嗽虽稀，而痰不爽，咽干作痛，气分之热未清。仍养阴清肺润肠。

北沙参　杏仁　枇杷叶　麦冬　云苓　川贝母　淮药　蜜炙紫菀　玉竹　川石斛　栝蒌子（炒香）　松子仁

东毛，刘左，二十岁　秋邪病后，热陷下焦荣分。少腹胀满板热，泄痢红黄，阵阵作痛，内热神羸，短气自汗，渴思热饮，耳闭，舌光唇淡，脉来短促不归至数，阴伤气弱，症势极重。拟连理汤扶正祛邪。

川黄连二分　焦术屑一钱　煨葛根一钱　炙草三分　潞党参一钱　云苓二钱　生熟苡米各一钱五分　炙乌梅肉二分　煨姜一小片

小河，陈左　红白痢久，脾荣脾阳皆亏。当和荣调脾，佐以化积。

焦白术屑一钱五分　煨木香四分　炙草四分　潞党参（姜汁炒）二钱　灶心土三钱　山楂肉（红白糖炒）四钱　乌梅炭三枚　云苓二钱　赤白芍各一钱　荷叶炭（研，冲）四分　益智仁（盐水炒）一钱　黄柏炭一钱　秦皮三钱

四、疟

某　邪伏少阳，上入于肺，发热口渴咳嗽，便泄溺赤，势成瘅疟。宜和解少阳一法。

沙参　石斛　白通草　柴胡　鳖甲　粉丹皮　青蒿　茯苓　象贝　酒芩　竹茹　枇杷叶

某　痰疟甫经截止，脉来细弱，三阴并亏，营血未充，腰背痠楚乏力。当营卫并调。

熟首乌　潞党参　怀牛膝　归身　冬术　杜仲　枸杞　料豆　陈皮　砂仁　茯苓　煨姜　红枣

某　温疟，寒轻热重。

当归一钱五分　法半夏一钱五分　酒芩一钱五分　草果一钱　甘草四分　茯苓三钱　炙鳖甲三钱　青蒿三钱　陈皮一钱　姜一片

某　气虚挟痰之体，伏暑复感新凉，客于表里之半。寒热间日而作，热多于寒，得汗而解，解后汗尚不收，气分素弱。脉象弦细，乃疟之本象。当以和解。

前胡　杏仁　半夏　六神曲　茯苓　贝母　荆芥　青蒿　橘红　生姜　枇杷叶

徐　暑湿之邪，遏伏太阴，复触新凉，引动伏邪，成为疟疾。月余来未经得汗，舌苔酱色，脉象虚弦，右沉。里湿未清，伏邪未达。当以和解。

当归　半夏　茯苓　桂枝　威灵仙　砂仁　陈皮　甘草　生姜　荷叶　柴胡（蜜水拌）

某　阴分素亏，肝阳又旺，暑湿内伏阴分，又受外寒引动，致成大疟。脉来弦数不静，左大于右，胸腹不舒，防血痢再见，则为患非轻。拟和荣达邪。

当归　青蒿　川贝　茯苓　丹参　法半夏　青皮　枳壳　苡仁　生姜　荷叶　炙鳖甲

五、痓、厥

某　经曰：阳气衰于下，则为寒厥；阴气衰于下，则为热厥。厥之为病，皆由下虚起见。阳气胜，阴气虚，阳乘阴位，则为热厥；阴气胜，阳气虚，阳不胜阴，则为寒厥。寒热之外，又有六种形症。少阴之厥，腹满心痛；厥阴之厥，腹胀好卧而屈膝。尊阃之恙，已二十年，作时必嗜卧一日，旋即胸痛吐逆，肢搐神昏，周时方苏。迩来则举发频勤，今甫定一日。诊得脉象芤弱，尺部洪虚，谷食少进，舌苔中剥，两旁白滑。细揣脉象，中虚夹痰，肝肾之阴亏损，龙雷之火不裁。夫龙火起于肾，雷火起于肝，气火挟痰上升，神明为之蒙蔽，则神昏嗜卧，冲胃则呕吐厥逆，火动风生，风木乘土，故四肢搐搦。拟暂进养血柔肝，兼和胃化痰之法。嗣后再投培养肝肾，佐酸咸敛降之品，俾龙潜海底，雷藏泽中，不致上冒，庶可杜患。

当归　白芍　丹参　洋参　法半夏　茯神　红枣　蒺藜　郁金　白术　合欢皮　炙草　橘红

某　经以诸风掉眩，皆属于肝，战栗动摇，火之象也。身战、口噤、背张，至夏则发，逾时而已，脉来软数，水不济火，血热化风，病名痓厥。法当壮水制火，养血息风。

大生地八两　川黄柏三两　龟版四两　灵磁石三两　南沙参四两　归身三两　大白芍三两　大麦冬三两　北沙参二两

为末，蜜水泛丸。

某　惊风后，颏填颅胀，四肢常作搐搦，阴虚内风不静，已成痫疾。姑拟养阴息风。

生地　北沙参　白芍　菊花　法半夏　白蒺藜　当归　川贝母　橘红　天麻　丝瓜络　竹二青

后改方加：女贞子、黑料豆，去丝瓜络、杭菊花。

某 肝营久亏，木气抑郁，上冲于胃，气道壅闭，肝胃厥痛有年，迩时患感冒咳嗽，气闭痰壅，厥逆两次，客邪引动宿疴，肺胃气机不展，刻已平复如常，脉弦细尺垂。宜养阴舒气，后议调补。

当归　法半夏　丹参　杏仁　茯苓　淮药　制香附　合欢皮　川郁金　佛手　橘红　瓜蒌果

某 厥阴绕咽，少阴循喉咙、夹舌本　手足阳明之脉入上下齿中。咽疼舌短，卒然口噤，背项反张，手足掉摇，气从少腹逆冲于上。阴亏水不涵木，冲虚血不荣筋，中虚湿痰生热，血燥化风，风扰阳明，龙雷上僭。所服之方甚妥，拟归芍异功加减，从厥阴阳明论治。

当归四钱　白芍二钱　孩儿参三钱　茯苓三钱　炙草五分　川黄柏一钱　陈皮一钱

二诊：原方加盐水炒知母一钱、冬瓜皮三钱。

三诊：瘛疭已缓，入夜虚烦，口干不渴，心悸如人将捕之状，腹中似胀，时有气升，舌难伸，项背强，牙关紧，六日不更衣，脉虚弦而数。湿痰化热，热甚生风，风扰阳明，九窍不和，都属胃病。

前方加郁李仁三钱。

某 血虚，风寒客于太阳阳明，牙紧头眩，胸背经脉吊痛，痉厥重候。拟养营祛风。

当归　桂枝　白芍　法半夏　丹参　僵蚕　天麻　菊花　蒺藜　橘红　羌活

六、中风

傅 经以三阴三阳发病为痿、为偏枯，三阳之病偏于右。年逾七十，二气交衰，内风驱痰入络，右肢不用，迄今两月，脉来洪大紧而滑，气虚夹痰之明征。拟调和营卫，化痰通络。

黄芪皮　当归　桂枝　续断　白术　桑枝　制南星　白芍　天麻　秦艽　附子　红枣

丁　经以三阴三阳发病为痿、为偏枯。三阴之病发于左，三阳之病发于右。操劳过度，心肾营阴皆亏，水不涵木，阳化内风上扰，陡然眩晕、口㖞、舌蹇，右肢弛纵，不能自持。今已年余，右肢渐能运动，口舌已正，惟不能作劳用心，少腹近胯气滞不舒，此处为厥阴部位，木郁不达，气滞于经。肺属金主气，管摄一身，肺虚于上，不能周行营卫，循理失度。肺与大肠相表里，大肠为庚金，肺为辛金，金水不能相生，致脏阴亏虚，故大便结而不畅。脉象虚细而濡，细为阴虚，濡为阳弱，气阴两伤，中夹痰湿。刚剂难投，当清养肺气，兼培心肾，以舒脉络。

生地　当归　续断　络石藤　洋参　白芍　料豆　橘白络　桑寄生　黑芝麻

某　风痹已久，春动阳生之际，肢麻足重无力，脉沉滑，右洪大，大便燥坚。肝肾阴亏血少。湿痰注于经络，幸神志语言清爽。拟育阴调荣，化痰通络。

当归　法半夏　怀牛膝　续断　中生地　茯苓　女贞子　桑寄生　瓜蒌皮仁　橘络　加皮　料豆　红枣　柏子仁

复诊：风痹，神志语言俱爽，惟两足重着无力，手指作麻。气血两虚，湿痰逗留经络。当荣卫并调，以荣经络。

当归　参须　芪皮　五加皮　怀牛膝　川断　制半夏　竹茹　陈皮　黑料豆　天麻　炙生地

又丸方：原方中去竹茹，加杜仲、狗脊、桑寄生、红枣。

殷　脉沉细缓，左脉带弦，右部带滑。细为血少，缓主正虚，滑为痰湿。肝肾之阴不足，脾经又多湿痰，血不养肝，内风暗动，鼓激痰湿，入于少阳阳明二经，左半面筋脉蠕眴，右肢惊惕，辛劳益甚。舌苔白滑，口腻兼有秽气，小便不清。湿蕴太阴，热蒸阳明，防有偏枯之患。拟养营熄风，兼和阳明，以化痰湿。

当归　杭菊　姜半夏　秦艽　橘络　白蒺藜　豨莶　丹参　蚕沙　白术　白芍　竹茹　天麻　桑枝

某　体质阴虚，肝风内动，右肢偏中，头眩肢麻足弱，久延非宜。拟养阴柔肝，徐徐调治。

当归　紫丹参　川断肉　牛膝　法半夏　明天麻　白芍　黑料豆　菊花　生地　红枣

赵　营阴不足，水不涵木，心肝气火上升，头目晕眩，巅顶作痛，右肢麻木无力，甚则痉振，迄今一载，不耐烦劳，防其厥中之虑。拟养阴柔肝，以宁君相。

生地　川贝　石决　牡蛎　菊花　沙参　芝麻　丹参　白芍　当归　蒺藜　茯神　柏子仁　桑枝

周　形丰脉濡，气虚挟湿之体。阳明不和，气机不畅，湿痰因气而滞。脘中胀闷，呕吐清水痰涎，舌本作强，四肢麻木，心烦意怢，口舌作干，气郁化火，卧则倚侧之处便觉麻木不仁，防有类中之虑。拟养营和中，兼化痰之治。

沙参　白芍　橘皮络　半夏　甘草　丹参　茯神　竹茹　蒺藜　佛手　桑枝

某　半身不遂，面赤、口㖞、唇麻、手足觯拽，脉左大右滑。二陈汤加全蝎、僵蚕、天麻、菖蒲、黄芩、红花、秦艽。竹沥一杯、姜汁五小匙，一日两进，晚更与大活络丹。

后以归芍六君加姜汁、红花、钩藤、天麻、竹沥，继用天麻丸、全鹿丸，以次调理。此证必先疏通经络，活血调气，后以补剂收功。

某　脉象较静，龙雷之火渐藏，惟机窍未灵，语言未爽，筋脉缓纵未收。仍宗原法进步主之。

大生地　龟版　橘络　远志　法半夏　石菖蒲　龙齿　麦冬　女贞　北沙参　紫丹参　寄生　竹茹

某　烦劳过度，心脾受亏，水不涵木，内风与外风相乘，口㖞之后，语言不爽，左肢微麻无力，胸闷谷食不香，舌苔光滑，脉虚细左弦。阳明中虚，木不自荣。拟滋水柔肝，兼养心脾。

党参　於术　当归　白芍　法半夏　陈皮　川断　怀牛膝　炙草　料豆　柏子仁　寄生　红枣　炙远志肉　潼白蒺藜

复诊：进养心脾，培肝肾之法，足膝渐强，饮食渐旺，惟语言未爽，常生喜笑，经谓心有余则喜笑不休。心肾交亏，虚中有火，内风挟痰，流阻舌根，宗前法进治。

当归　白芍　石菖蒲　橘络　僵蚕　参须　於术　川断　柏子仁　桑枝　红枣　炙草　潼白蒺藜　姜竹茹

某　脉象左关浮弦，右寸关沉弦兼滑，尺部沉细。阴亏阳旺，内火招风，袭阳明血分，口眼㖞斜，面颊筋脉牵掣，太阳穴作痛。风中血脉之候，虑其深入。拟养荣清热疏风。

全当归　杭菊　钩钩　蝉衣　僵蚕　荆芥穗　黑芝麻　赤芍　竹茹　天麻　蒺藜　橘络　桑叶

某　气虚挟痰，内风暗动，舌㖞、语言不爽，右肢麻而无力，偏枯之渐。当养荣息风，化痰通络。

当归　法半夏　橘红　川贝　僵蚕　竹茹　甘菊　黑料豆　丹参　远志　天麻　潼白蒺藜

冯　营卫两亏，虚风夹痰，入于经络，舌㖞，口角流涎，肢麻，足难任步，类中之萌。宜调和营卫，化痰通络。

芪皮　当归　半夏　茯苓　白芍　五加皮　天麻　牛膝　橘络

豨莶　桑枝　白蒺藜　姜竹茹

某　烦劳过度，心肾交亏，水不涵木，肝阳化风，上扰阳明，胃经夹有湿痰，横趋于络，以致右肢不能举动，足乏不能步履，厥气犯胃，频频作恶。经谓三阴三阳发病为痿、为偏枯。三阴之病偏于左，缘肝肾血液内亏，虚风煽动，脉象虚弦小滑。拟育阴柔肝，化痰舒络。

参须　归身　牛膝　法半夏　茯苓　芪皮　中生地（红花炒）　炒白芍　川断　陈皮　寄生　杞子　红枣

某　脉象右关独大而滑，阳明中虚，湿痰入络，偏风不仁，右臂畏冷，脉络空虚，每于热饮则咳呛频作，肺气亦虚，且语言不爽，舌本未和，四肢无力，营卫未充，络中湿痰未尽。仍用前法加减主之。

芪皮　当归　牛膝　橘络　半夏　参须　白芍　白术　川断　杜仲　寄生　茯苓　炙生地

某　三阳发病偏于右，右肢不遂，经今五月，筋脉拘强，臂肉渐瘦，半身汗出，足膝乏力，行步则跛，气血有偏，痰湿入络。拟营卫并调，兼之化痰舒络主治。

当归　炙黄芪　白芍　牛膝　焦白术　甘杞子　巴戟天　五加皮　续断　木瓜　法半夏　明天麻　桑枝　红枣

某　肝肾不足，血不养筋，风痰入于经络，右手足筋脉拘强，举重不胜，势成偏枯之症。宜养阴宣利节络。

当归　丹参　毛脊　桑枝　川续断　五加皮　牛膝　左秦艽　生地　蚕沙　明天麻　竹二青

某左　血虚风动，头眩、口眼㖞斜。拟养血祛风。

全当归一钱五分　白芍一钱五分　蒺藜三钱　蔓荆一钱五分　杭菊一钱　天麻五分　僵蚕一钱五分　丹参一钱五分　桑叶一钱　秦艽一钱五分

七、眩晕

福建，陈松生　心肾营阴不足，水不涵木，厥阴气火易升。作劳用心，则头眩胸闷，颏颡作干，严寒之时，则咽干益甚，此阳不潜藏，肾阴不能上承。养心育肾，兼柔肝木。

炙大生地　归身　淮药　黑料豆　柏仁　沙苑　合欢皮　乌芝麻　茯神　红枣　牡蛎　女贞子

膏方：加於术、麦冬、佩兰、广皮、玉竹、龙齿，去合欢皮。

安徽，瞿左　肾水不足，不能涵木，肝阳上升，脾胃之津被耗。火升头眩口干，甚则昏晕惺忪，汗出而冷，虑成煎厥之候，不宜烦劳思虑。拟滋肾柔肝，兼养脾胃。

生地　当归　丹皮　黑料豆　茯苓　牡蛎　麦冬　女贞　石斛　沙参　杭菊　龙齿　柏子仁

吕城，左　肝阳风火上扰，头眩耳鸣，舌本及颊腮麻木，牙紧咽干，饮食不香。拟养阴柔肝。

丹参二钱　南沙参三钱　生地三钱　僵蚕一钱五分　羚羊片五分　玄参一钱五分　麦冬一钱五分　菊花炭五分　白芍一钱五分　石决三钱　蔓荆子一钱五分　甘蔗一两

泰兴，章右　肾水不足，加以操劳，心火肝阳上升。头眩耳鸣，惺忪目花，口鼻火生。拟滋水以潜阳光。

北沙参　天麦冬　丹皮　菊花炭　川斛　石决　玄参　淮山药　黑料豆　合欢皮

复诊：一水而以济五火，肾是也。烦劳伤阴，心火肝阳浮越于上，以致眩晕耳鸣惺忪，咽干作呛，口鼻火生。进滋水制阳，脉数较静，阴气稍复，阳火较敛。宗前法治。

大生地　北沙参　杏仁　玄参　丹皮　石斛　黑料豆　菊花炭

女贞　牡蛎　黑芝麻　天麦冬　象贝

膏滋方：加阿胶、茯神、龙齿、石决、毛燕，冰糖收膏。

某　脉形细涩关弦，血少脾虚，头目作眩，素有血疾，频频举发，两膝间时麻冷，肝藏血主筋，血虚筋脉不荣。拟养阴舒络息风。

当归　白芍　炙生地　蒺藜　丹参　秦艽　蚕沙　橘红　明天麻　桂枝　木瓜　桑枝　红枣

又洗方：当归、桂枝、羌活、秦艽、艾叶、木瓜，酒煎洗。

徐　肝肾阴亏血少，肝阳太旺，脾肾受伤，胸腹气撑作胀，心神不安，眩晕耳鸣，腰痠足软。当养阴以柔肝木。

沙参　当归　黑料豆　柏子仁　煅牡蛎　红枣　橘白　茯神　女贞子　合欢皮　生地炭　藕

某　自幼乏乳，阴分本亏，水不涵木，阳化内风，煽动不宁，四肢战震，心胆自怯。经云：诸风掉眩，皆属于肝。血少肝虚，当以柔息。

生地（蛤粉炒）　柏子仁　天麻　钩藤　当归　丹参　沙参　煅龙骨　白蒺藜（鸡子黄拌炒）　橘红　白芍　夜交藤

周　肝阴不足，肝阳有余，肺有积热，两目昏红，能远视不能近视，头目作眩，喉际粟颗梗痛，内热，脉细微数。当养阴以清肝肺。

沙参　川贝　麦冬　丹皮　桔梗　夏枯草　蝉衣　菊花　石决　枳壳　桑叶　黑芝麻

某　肝肾阴亏血少，厥阳上冒，头项作痛，眩晕心悸，甚则作吐，脉弦细右虚。当肝肾并调，兼息虚风。

归身　川芎　炙草　党参　天麻　白芍　杞子　冬术　法半夏　陈皮　潼白蒺藜　红枣

某脾肾两亏，中阳受馁，肝火易升。偶遇外风，头眩脘闷，口干舌燥，下部乏力。拟调中养营，兼以柔肝。

当归　东洋参　牡蛎　枣仁　茯神　山药　潼沙苑　白芍　生地　黑料豆　炙甘草　红枣　陈皮

某　阴虚脾弱，胃气不和，胸脘不舒，纳谷不香，四肢乏力，卧而昏迷，不时耳鸣，头胀目痛，心肾液虚，阳不潜藏。宜先养心脾，以和胃气，后商补肾。

当归　淮山药　孩儿参（米炒）　佩兰　茯神　炒谷芽　黑料豆　芡实　陈皮　破故纸　丹参　莲子

某　肝肾阴亏于下，虚阳浮越于上，腰半以下，重着无力，头目眩晕，理当填补于下，但舌苔黄滑，中夹湿邪，腻补非宜。拟育阴清上。

生地（红花煎水拌炒）　当归　怀牛膝　川断　杜仲　制半夏　陈皮　苡仁　女贞子　菟丝子　黑料豆　五加皮　红枣

某　左脉虚细而弦，是营亏而肝气胜也；右部亦弦而带滑，肝木反应于脾，是木乘土位也。且男以肾为先天，女以肝为先天，良以肝为血海，又当冲脉，故尤为妇科所重。平昔操劳，营血因之耗散，六经拂郁，肝木所以怒张。头眩、通体倦慵，肢节疫痛，胁肋不舒，饮食减少，实由于此。惟抱恙半载，虚体夹风，未易骤解。先拟调营柔肝，兼和脾胃，俾风木渐定，再进补剂。

归身二钱　酒炒白芍一钱五分　茯神二钱　丹参二钱　柏子仁三钱　天麻八分　菊花二钱　郁金一钱　橘红五分　合欢皮三钱　石决五钱　橘饼一钱　桑枝三钱　玫瑰花五分

复诊：前投调荣柔肝，兼和脾胃，一夜安眠，胸中亦舒，颇为得效。宜继以荣卫并调，息风解郁法。

党参三钱　茯神二钱　冬术一钱　归身二钱　郁金（杵碎）二枚　白芍一钱　牡蛎四钱　玫瑰花五钱　明天麻一钱　龙齿二钱　菊花二钱　广陈皮一钱　砂仁一钱　橘饼三钱　桑枝三钱

八、头痛

魏村，某　风痰上升，头额太阳作痛，鼻塞、耳聋、恶风，面颊麻木，项生病核，症势非轻。拟疏风化痰。

当归一钱五分　川芎八分　白蒺藜三钱　法半夏一钱五分　细辛二分　桂枝八分　天麻五分　白芷五分　竹茹二钱　苍耳子一钱五分　制南星八分　生姜二片

某　头痛屡发，发热干哕。息风化痰治之。

当归　白芍　蒺藜　蔓荆子　杭菊　石决　左金丸　法半夏　黑荆芥　桑叶

福建，黄左　脾肾不足，心气亦虚，内风萌动，上扰清空，头额肩臂走窜作痛，精神疲困，欠寐，魂梦不安。拟育阴柔肝，兼养心肾。

北沙参二钱　当归一钱五分　生地三钱　丹参一钱五分　柏子仁二钱　炒白芍一钱五分　黑料豆三钱　煅牡蛎三钱　乌芝麻三钱　夜交藤三钱　杭菊花八分　干荷叶二钱　红枣三枚　蚕沙二钱

复诊：肝为风木之脏，需肾水以济之，血液以濡之。血少肝虚，内风萌动，上扰阳明，头额昏痛，下午尤甚，肩臂筋脉不得自如，动则作痛，络脉不荣，精神疲困。拟滋水柔肝。

生地三钱　当归一钱　黑料豆三钱　炒白芍一钱五分　天麻三钱　柏子仁二钱　阿胶一钱五分　甘菊八分　白蒺藜（鸡子黄炒）二钱　煅龙齿二钱　丹皮一钱五分　干荷叶二钱　乌芝麻三钱　煅磁石二钱

刘　脉沉细而濡，右关带弦，血虚木郁，化火生风，夹有湿痰，脾阳不能转输。肢面微肿，头疼肿起块垒。内风夹痰上乘，恐酿成雷头风症，小腹又有瘕气，攻冲作痛，经脉不调。当养营和畅肝脾，兼以息风主治。

当归　白术　杭菊　炙草　半夏　陈皮　白芍　蒺藜　香附　苡仁　柴胡　生姜　红枣

某　督脉行身之背，上至于巅，两旁属之太阳。肾督两亏，内风上扰，脑项作痛，恶风怯冷，太阴脾经又有湿热，临晚跗肿，动作自汗。宜培肝肾，以息虚风。

熟首乌　黄芪皮　川芎　当归　白芍　白蒺藜　焦白术　甘枸杞　明天麻　牡蛎　炙甘草　黑芝麻　红枣

九、风疹块

广东，黄右　风暑湿遏伏腠理，营卫不利，遍身疹块作痒，日作数次，脉来细数。当疏风清营热。

小生地三钱　荆芥一钱　连翘一钱五分　赤芍一钱五分　枳壳一钱　蝉衣一钱　丹皮一钱五分　甘草四分　酒芩一钱五分　炮姜炭一分　赤苓三钱　紫苏一钱　淡竹叶二十张

洗药方

枳壳五钱　荆芥五钱　生白明矾三钱　紫苏三钱　雄黄一钱　盐蒲包一块　煎水洗。

十、耳聋

某　肾开窍于耳，肾水不足，肝阳上升，以致左耳响鸣，甚则失聪，舌光无苔，脉来细数。当用滋肾柔肝之法。

生地(蛤粉拌炒)三钱　丹皮参各二钱　黑豆衣三钱　山药二钱　茯

苓二钱　归身二钱　蒺藜三钱　白芍一钱　谷芽三钱　女贞二钱　石决四钱

二诊：加广皮五分、牡蛎四钱、菖蒲五分、红枣、莲子。

三诊：加柏子仁二钱、麦冬一钱五分、沙参三钱。

某　肾水久亏，肝阳又旺，平素遗泄。秋初泄泻之后，阴分又伤，右耳欠聪，手足似觉发热，大便七八日一行，肠胃津液干涸。拟养阴清润之品。

沙参　粉丹皮　丹参　川石斛　柏子仁　决明　当归　竹二青

十一、失音

常州，俞左　肺如悬钟，金空则鸣，金实则哑。恙由失血后，余邪未清，早服补剂，以致咳音不扬，脉虚、沉候微数，病已经年，速调为要。

南北沙参各一钱五分　桑叶二钱　杏仁二钱　枇杷叶（去毛、包）二钱　蝉蜕（用上半节）七枚　牛蒡子（糯米拌炒）二钱　冬花二钱　炙兜铃二钱　白桔梗一钱　玉竹三钱　瓜子壳三钱　猪肤五钱（煎代水）

某　虚寒之体，中气又弱，以致生气不旺，肝气拂郁，中土愈伤。气馁则气不续，上不荫肺，下不接肾，虽有呛咳音瘖，不可作肺病例治。脉来虚软，形神消瘦，食不知味，脾阴脾阳俱亏。惟有补中一法，有效乃吉。

於术（藕汁炒）　远志　当归　炙草　诃子　功劳子　党参　枣仁　黄芪　茯神　龙眼　煨姜　红枣

某　肺属金，如悬钟，金空则鸣，金实则无声。音哑有年，气升作呛，痰咯不出，寸关脉息浮大而滑，痰滞肺络。当从金实例治，拟开以降之。

前胡　橘红　射干　贝母　南沙参　茯苓　杏仁　蒌皮　桔梗　苏子　瓜子壳　竹茹　枇杷叶

某　音声本于脏气，气盛则声扬，气虚则声怯。肾为音声之根，肺为音声之本，舌为发声之机，喉为音声之户。肾主藏精，精化为气，肺司气化，气主发音。症由诵读太过，损于脏气，河间云：五志过极，俱从火化，火盛刑金，金溶不鸣。舌为火苗，肾为水脏，火性炎上，火旺水亏，伤其本而失其机，是以声哑语难，脉来滑数而空。爰以铁笛丸加减。

熟地八两　薄荷一两　诃子肉三两　桔梗二两　五味子一两　连翘二两　麦冬三两　天冬三两　紫菀二两　蒌皮二两　大贝二两　甘草一两

上药为末，竹沥二两，加水叠丸，早晚服三钱。

十二、咳嗽

通州，顾左，三十六岁　两天不足之体，脾弱不能化津，变饮生痰，停蓄胃中，痰随气升，致生喘咳。不能右卧，咳急则涕泪交流，肺气亦亏，脉来弦疾，左关较大，谷减神羸，水弱肝强，积饮不化。拟养阴柔肝，扶脾化饮，兼肃肺金。

北沙参三钱　淮山药二钱　甜杏仁二钱　法半夏一钱五分　炙冬花一钱五分　海螵蛸一钱五分　橘红一钱　煅牡蛎三钱　炒香瓜子壳三钱　云苓三钱　黑料豆三钱　旋覆花一钱五分

又：法半夏四两，食盐五钱，共研细末，和匀，每服二钱，开水下。

复诊：痰气较平，咳嗽较减，右卧稍好。宗前法进治。

原方去旋覆花、北沙参，加参须一钱、於术一钱五分、红枣三枚。

某　咳呛经年，声重浊而痰不爽。寒邪恋肺，肺气不宣，日渐羸瘦，六淫之气亦可成痨，幸而饮食如常。宜畅气宣肺之法。

制半夏　淡干姜　射干　桂枝　枳壳　款冬花　清炙草　皂角炭

复诊：服之见效，原方去干姜、桂枝、皂角炭，加百部、紫菀、桔梗。

某　脉象浮弦而疾，右关带滑，肺胃不和，痰气不清，咳嗽胸闷。当以肃降肺气。

法半夏　云茯苓　杏仁　橘红　枳壳　瓜蒌子　川贝母　苏梗　红枣　生姜　炒苡仁　南沙参

某　左关滑大之象已减，阴气稍复，数犹未平，痰热未尽。肝阳素旺，上贯于肺，频作咳呛，遇热亦咳。肺为清虚之脏，畏热畏寒，肺气亦虚，日来肢节不和，步履欠健。先为平肝肃肺，俟咳呛愈后，再进培养。

北沙参　半夏　杏仁　石斛　橘红　象贝　云茯苓　蛤壳　炙紫菀　合欢皮　枇杷叶

二诊：咳呛较平，脉亦较静，颇有转机，惟喉际作干，语言未亮。肺肾阴亏，阴不上承。还宜清肺发声，兼清痰气。

南沙参　杏仁　桔梗　橘红　竹茹　半夏　炙兜铃　川贝　百部　石斛　梨汁　冬花　枇杷叶

某　脉数较静，夜热盗汗已轻，咳嗽未减，谷食未旺。仍当培土生金，兼清痰热。

北沙参　黑料豆　淮山药　法半夏　丹参　川石斛　当归　贝母　云茯苓　橘络　枇杷叶　杏仁　竹茹

某　咳呛气逆渐平，盗汗仍有，股腿作痛，血去阴伤，络脉不荣。仍宜养阴肃肺。

北沙参　当归　怀牛膝　丹参　杏仁　黑料豆　茜草根　象贝　淮山药　桑枝　云苓　藕节　女贞子

某　荣血久亏，肝气拂郁，胃伤痰饮，胸痛作吐，客秋感冒，风戕于肺，咳呛无痰，已经数月，脉细弦数，久延不宜。拟养营柔肝，兼肃肺胃。

炙紫菀　法半夏　当归　杏仁　蜜炙前胡　刺蒺藜　云茯苓　冬花　苏子　橘红　竹茹（姜炒）　煨姜　佛手

某　左脉滑大，右脉虚濡沉滑。气虚痰盛，阳浮于上，头晕大作，身心摇动，如立舟中，肤腠作胀，大便难解，月事少而不调，液不变赤，化饮生痰，随气上下。不宜用补，当养营调气行痰。

紫丹参　当归　半夏　旋覆花　瓜蒌子　白芥子　蒺藜　竹茹　云茯苓　代赭石　台乌药　枳壳

某　脉象弦细而缓，右寸关浮而带涩，细为阴亏，缓主虚、主湿，弦为肝气不和。体质阴亏，肝侮于肺，气不展舒，咳呛咽痒，胸膺不畅。每食甜热之物，咳呛必增。肺为娇脏，恶寒恶热，金寒则嗽，金热亦嗽，食物入胃，则热气炎蒸，金受其欺，故咳呛又增。拟用养阴清肃肺胃。

南沙参　茯苓　淮山药　甜杏仁　女贞子　瓜蒌皮　蛤壳　百部　大贝母　生苡仁　薄橘红（盐水炒）　毛燕　枇杷叶

复诊：今晨咳嗽，略见有痰，喉际尚觉不爽，凝有痰火，遇燥热食物而呛必甚，迄今一年。阴虚痰滞，肺络不通。宜养阴肃肺，以清痰气。

南沙参　蒌皮　百部　竹茹　大贝　蛤粉　甜杏仁　橘红　毛燕　白苏子　青盐半夏　云茯苓　枇杷叶

某　肺胃不和，伏寒在内，咳嗽呕吐清水，食饮难消，或恶寒热，骨节疼痛，胃脘不舒，体质虽亏，未宜用补。拟温中肃肺。

法半夏　桂枝　清炙草　枳壳　冬花　川贝母　杏仁　云苓片　橘红　竹茹　苏子　煨姜

某　脉细虚缓，体质不足，阳明湿热薰蒸于肺，肺气不清，频作干呛，舌白腻黄。宜清阳明，以肃肺金。

法半夏　苡仁　云苓　瓜蒌皮　枇杷叶　广橘红　杏仁　竹茹　川贝　苏子　桑叶

复诊：呛咳稍平，舌苔尚带浮黄，脉象细缓，阳明湿热未尽。仍宜清肃肺胃。

炙兜铃　杏仁　苡仁　橘红　苏子　云苓　法半夏　川贝　竹茹　蛤粉　蜜炙枇杷叶　瓜蒌皮

某　肺为娇脏，喜清而恶燥。咳痛久延，肺燥气亏，故难立止。近日咽痒气升较好，肺犹未安，清晨喉中似有痰声，咯出即止，脉息左关右寸浮滑，舌苔薄白，肝乘于肺，胃有湿痰，清肃少降。宜养阴肃肺平肝，以丸代煎，徐徐调治。

生地　淮山药　女贞子　宋半夏　北沙参　大贝　蒌皮　甜杏仁　左牡蛎　云茯苓　苡仁　黑料豆　广橘红　毛燕汤同蜜泛丸

又长服煎方：

生地　北沙参　大贝　苡米　蒌皮　竹茹　橘红　甜杏仁　蛤粉　毛燕　松子仁　宋半夏　枇杷叶

某　春月伤风咳嗽，渐即音腻，喉际作梗。数月来咳呛不平，咽关作痛，脉弦细数右虚，肺虚邪恋，上铄肺金，慎防破碎。拟养阴清肝肃肺。

南沙参　麦冬　蝉蜕　马勃　蒌皮　川贝　生甘草　桔梗　蛤粉　杏仁　竹叶　丹皮　马兜铃　石决明

某　咳经半年，呼吸痰多，午后微寒恶热，头眩作痛，脉细弦数，肺虚邪恋，防成劳损。拟养阴清肺达邪。

青蒿　川贝　杏仁　南沙参　法半夏　射干　苏子　浮石　瓜蒌皮　枇杷叶　云茯苓

某　嗜酒伤肺，咳嗽喘急汗多，肺气已亏。当养阴兼之肃降。

法半夏　北沙参　云苓　淮山药　女贞子　炙冬花　薄橘红　牡蛎　炙苏子　桑白皮　旋覆花　枇杷叶

某　肺胃两亏，肝阳上僭，阳明结有饮邪，咳经数载，春初见血而咳不宁，内热心胸懊憹，痰热上泛，脉细数；舌中苔腻。拟养阴平肝，肃肺和中。

北沙参　炙紫菀　瓜蒌皮　橘红　淮山药　云茯苓　旋覆花　大贝母　竹茹　合欢皮　枇杷叶　毛燕

某　肺合皮毛，主咳。经言：皮毛先受邪气，邪气以从其合也。其寒饮食入胃，从胃脉上至于肺，则肺寒。肺寒则外内合邪，因而客之，则为肺咳。乘春则肝先受之。盖肺咳不已，传于他脏，际此发陈之令，则必先传于肝。当以和解法中，佐以清降之品。

茯苓三钱　炙草五分　制半夏二钱　陈皮一钱　杏仁三钱　福泽泻一钱半　蒌皮三钱　前胡一钱　海石粉一钱半　姜一片

某　肺属金，生水畏火者也。金寒则嗽，金热亦嗽。喘咳有年，遇寒则甚，下部乏力，节骱作强。年近六旬，肺胃阴气已伤，幸胃纳尚好。拟金水同源之治。

生地　淮山药　甜杏仁　牡蛎　茯苓　川贝　洋参　款冬　乌贼骨　沙苑　当归　牛膝　橘红　黑料豆　瓜蒌皮　白芍　毛燕

某　胃主纳食，脾主运化，脾不运则谷不磨，水谷之精不归正化，变湿生痰，停于胃而入于脾，滞于气分，肠胃传送不利，右腹筋不时作痛，多食而痛立作，大便结而不畅。拟运脾和中，化痰流气之治。

枳实　半夏　薤白头　茯苓　白芥子　郁金　白术　旋覆花　乌药　福神曲　橘红　姜渣

某　肝肾之脉，位处于下，为纳气藏精之所。下元不固，则藏纳失职，气不归窟，子病及母，故动则气升作咳呛。虽肺病，而致咳之由不在肺也。前投贞元饮加味，似合机宜，仍宗原法。

熟地　沙苑　党参　山萸肉　於术　炙草　牛膝　百合　牡蛎　金樱子　冬术　归身　白芍　莲子

某　痰嗽稍减，积饮未清。尊年肾气已亏，腰痠足乏，不能劳动。仍宜扶脾化饮。

北沙参　怀牛膝　黑料豆　紫菀　制半夏　旋覆花　橘红　杏仁　牡蛎　山药　沉香　生姜

某　阴虚肝火上升，肺金受制，呛咳咽痒。曾经咯红内热，脉来细数，防血再见。亟为养阴，清肝肃肺。

南沙参　瓜蒌皮　丹皮　蛤粉　甜杏仁　夜交藤　浙贝母　苏子　橘红　云茯苓　枇杷叶　竹茹

某　肺虚气不卫外，易于感冒。触凉则喘嗽痰多，呼吸有声。拟温肺饮主之，愈后多进调理，自可向安。

桂枝　半夏　橘红　杏仁　干姜　茯苓　苏子　旋覆　款冬　枳壳　生姜　前胡

某　饮邪复聚，胸闷吞酸，痰嗽不止。拟和中化饮。

霞天曲一钱五分　苡仁三钱　竹二青一钱五分　橘皮五分　光杏仁二钱　枇杷叶（姜、蜜汁炒）二钱　云苓二钱　法半夏一钱五分　枳壳四分　合欢皮一钱五分　旋覆（包）一钱　北沙参三钱

某　湿痰渐清，胃亦较和，惟下焦阴火不静，咽燥口干作呛。还宜养阴和中润肺。

北沙参　淮山药　煅牡蛎　杏仁　川贝　黑料豆　苡仁　旱莲　玉竹　石斛　松子　枇杷叶　茯神

复诊：舌苔前半已化，后半较腻，湿痰复聚，脉来两尺不靖，阴火不宁，咽痒欲呛。还宜养阴润肺。

北沙参　淮山药　川贝　旱莲　黑料豆　茯苓　石斛　青盐半夏（梨汁浸一宿）　牡蛎　女贞　杏仁　枇杷叶

改方加蒌仁、苏子。

高城，周左　咳久阴伤，中土又弱，入暮气升作呛，寝汗淋漓，食少胸闷作恶，损症将成。姑拟培土生金，兼纳气敛阴之法，以望转机。

北沙参　黑料豆　牡蛎　毛燕·功劳子　芡实　淮山药　莲子　金樱子　橘白　象贝　杏仁

何左　阴虚发热咳嗽。当以清肃。

南沙参二钱　石斛二钱　橘红一钱　杏仁二钱　青蒿一钱五分　枇杷叶一钱五分　丹皮一钱五分　茯苓二钱　苡仁三钱　扁豆三钱　淮山药二钱　半夏曲一钱五分

复诊：发热较退，惟咳嗽胸闷，肺胃不和，痰气不清，还宜肃降。

南沙参　石斛　苡仁　杏仁泥　半夏曲　大贝　苏梗　蒌皮　枇杷叶　茯苓　橘红

太平洲，左　呛咳咽痛，脉细数，颇有痨瘵之虑。仍肃肺养阴。

南沙参　石决　大贝　蛤壳　石斛　竹茹　生地　桔梗　花粉　淮山药　女贞子　款冬

泰兴，左　邪伏于肺，咳嗽有声无痰，饮食不旺。拟肃肺和中。

麻黄三分　苏梗一钱　款冬一钱五分　法半夏一钱五分　杏仁二钱　桔梗一钱　升麻二分　前胡五分　甘草四分　象贝二钱

广东，陈培之　脉弦大，左寸沉濡，关部沉滑。气虚寒客下焦，狐疝多年，劳则坠胀作痛。太阴脾有湿痰，冬令则气升喘咳，痰湿旁流于络，臂痛足肿。拟温肺化痰，兼纳肾气，先治其嗽。

法半夏　沉香　冬术　炙草　杏仁　旋覆花　橘红　苡仁　茯苓　黑料豆　紫菀　姜白果

二诊：外寒引动内痰，肾气上浮，咳而微喘，胸膺不畅，喉际作痒，昨投温肺纳肾，逆气略平。仍昨法中加以宣畅。

蜜炙前胡　炙冬花　炙草　杏仁　苏子　茯苓　半夏　枳壳　橘红　紫菀　旋覆花　桂枝　白果　姜

三诊：脾有积湿，变饮生痰，渍之于肺。夜来则气升痰上，咳而作喘，足跗浮肿，肺气不降。拟三子养亲加味主之。

苏子　法半夏　冬花　杏仁　茯苓　炙草　苡米　莱菔子　橘红　白芥子　姜

四诊：进三子养亲，痰嗽较减，气逆较平。惟足肿未退，脉弦缓滑，脾湿不清。前法加减。

原方加桑皮

五诊：连日咳减痰稀，胸膺亦畅。惟夜分咳时，尚难平卧，脉弦缓滑。肺虚寒伏，积饮不清，肾气少藏。拟温肺饮主之。

法半夏　橘红　苏子　白前　炙草　炮姜　蒌仁　桂枝　冬花　茯苓　杏仁　旋覆花

六诊：寒痰喘嗽，已愈八九，足肿未退，右少腹气疝坠胀。仍宜养肺为主，理气佐之。

参须　法半夏　白前　冬花　桂枝　苏子　云苓　蒌仁　炒黑干姜　橘红　炙草　杏仁

某　阴虚，肺胃不和，肝阳上犯，频频干呛，颈项瘰疬，鼻准肺风粉刺。当拟养阴，以清肝肺。

南沙参　茯神　麦冬　贝母　蛤粉　蒌皮　夏枯草　杏仁　石斛　石决明　枇杷叶

梅村，某　痰气上升，喉际作胀，咳痰不爽。治宜清肃。

前胡五分　郁金一钱五分　杏仁二钱　枳壳一钱　桔梗一钱　乌药五分　木香二分　苏梗一钱　南沙参三钱　枇杷叶二钱

某　风戕于肺，阳明痰热内应，咳嗽寒热，胸膺肿痛，防成肺痈。拟疏风清痰热。

薄荷一钱　豆豉三钱　牛蒡三钱　苏梗一钱五分　川贝一钱五分　橘红一钱　杏仁二钱　炒枳壳一钱　通草一钱　竹茹二钱　茅根五钱　前胡一钱

某　脾肾不足，肺胃不和，谷少神疲，四肢乏力，夜分作呛，胸脘不舒。拟养阴和中肃肺。

北沙参　山药　茯苓　牛膝　焦冬术　黑料豆　炙紫菀　牡蛎　合欢皮　当归　枇杷叶　红枣

复诊：咳嗽胸闷俱减，饮食不甘，短气乏力。仍调脾肃肺。

党参　当归　广皮　杏仁　焦冬术　牛膝　款冬花　茯苓　榧子　黑料豆　潼沙苑　法半夏　煨生姜　红枣

某　肺肾两亏，咳嗽痰多，入暮尤甚。拟肃肺纳肾。

北沙参　牡蛎　黑料豆　茯苓　杏仁　乌贼骨　潼蒺藜　丹参　炙甘草　山药

某　阴虚肺气不清，呛咳痰多，鼻内生痔，窒塞不通，慎防长大。肃肺养营。

沙参　款冬花　瓜蒌皮　象贝　茯苓　紫菀　薄橘红　法半夏　枇杷叶　竹茹

某　肺属金，如悬钟，空则鸣，实则无声。呛咳声嘶两年，客冬咳甚，痰多作恶，声闭不宣，蒂丁坠胀，咽疼，饮咽作痛，寒包于热，痰气郁痹于肺，脉弦大而数。宗金实无声之治。

南沙参　杏仁　贝母　橘红　炙前胡　枇杷叶　瓜子壳　瓜蒌皮　蝉衣　桔梗　马兜铃　竹二青　茯苓

某　脾肾不足　肺气又虚，谷少神疲乏力，劳则咳嗽作烧，气血皆亏。当培土生金，兼养营血。

山药　黑料豆　茯苓　沙苑　女贞子　炙生地　北沙参　牡蛎　叭咀杏　牛膝　贝母　枇杷叶　莲子

某　咳嗽最难医，以其难于立止也。恙起去秋血后，不能右卧，卧则气升痰上，左属肝伤，右属肺损，经治之后，渐可右卧，烧热亦除，而咳未减，子丑之交，仍气升痰上，甚则汗出，神疲乏力，肾气不藏，肺虚又少外卫，脉来弦数不静，损怯堪虑。转瞬夏令，少阴用事，当保肺为要。用培土生金，兼纳肾柔肝之法，更当节劳静养为宜。

北沙参　丹皮　黑料豆　石斛　贝母　青蒿　潼沙苑　山药　女贞子　鳖甲　杏仁泥　功劳叶　全当归　红枣　牡蛎

某　肺胃两伤，呛咳胸痛，谷少气短，神疲脉弱，肾气亦伤，损症将成。姑拟培土生金，佐以育肾。

参须　金樱子　黑料豆　百合　左牡蛎　潼沙苑　山药　於术　莲子　炙甘草

某　肺胃阴亏，肝阳上僭，咯血之后，呛咳气急发热，脉细虚数、左大，久延非宜。宜养阴清肝肃肺。

北沙参　杏仁　丹皮　蛤粉　贝母　瓜蒌皮　川石斛　橘红　女贞子　茯苓　炙紫菀　枇杷叶

某　肺胃两亏，呛咳咯红，血止咳不宁，动劳气促，四肢乏力，脉弦细涩数、右虚，防入损途。拟培土生金，兼以肃肺。

北沙参　丹参　杏仁　橘红　山药　贝母　左牡蛎　黑料豆　茯苓　紫菀　瓜蒌皮　枇杷叶

某　咳嗽已久，痰多而稀，脉弱神羸，短气乏力，中虚肺虚，谷食又少，脾肾亦伤，势属重候。姑拟苓桂术甘汤加味，培其中土为要。

野於术　法半夏　肉桂　参须　茯苓　大红枣　甜杏仁　橘白　煨姜

某　水亏不能涵木，木枯而燥，燥则风火俱升，头眩胸闷内热，甚则昏厥，业已数春。春夏初交，又生喘咳，痰多咯不易出，舌苔焦黑，口舌作干，木火烁金。宜养阴以清肺肝。

南沙参　天冬　石决明　丹皮　玄参　贝母　薄橘红　蛤粉　茯苓　梨子　瓜蒌仁　杏仁泥　枇杷叶

十三、哮喘

宜兴，黄左　肺有伏寒，脾有湿痰，致成咳哮数年，作于夜分。拟用温肺饮主之。

干姜　杏仁　法夏　炙草　前胡　云苓　桑皮　桂枝　橘红　苏子　炙款冬　白果

新丰，某　痰气不清，咳嗽喘急痰多。治宜肃降。

炒苏子二钱　炒莱菔子二钱　射干一钱五分　桑皮一钱五分　橘红一钱　云苓二钱　杏仁二钱　大贝二钱　旋覆花（包）一钱五分　瓜蒌仁三钱　法半夏一钱五分　枳实一钱　姜

泰兴，左　咳属肺，喘属肾，肺肾两亏，动劳则喘，汗出如洗。拟肃肺纳肾。

潞党参二钱　冬术一钱五分　炙草四分　牡蛎三钱　海螵蛸一钱五分　五味子十粒　杜仲二钱　法半夏一钱五分　黑料豆三钱　杏仁三钱　煨姜一片　红枣三枚

某　咳为肺病，喘为肾病，先咳而后作喘，肺病及肾。肾气浮则诸气皆浮，肺损则气无所附，夜分喘咳，不能着枕，气阻于咽，痰不易出，忍咳则小便沥出，上损及下，肾少蛰藏，膀胱之气又少约束。拟补肺纳肾，兼涤饮邪。

别直参　於术　新会皮　半夏　茯苓　熟附片　当归　菟丝子　肉桂　炙草　海螵蛸　杜仲　牛膝　生姜　红枣

某　痰喘有年，脾肺受亏，气不化湿，肝木侮中，胸腹膨胀，足肿溺少，短气乏力，势将成胀。当宽中理气，以渗湿邪。

法半夏　杏仁　云苓　小朴　苡米　青皮　大腹皮　福曲　泽泻　郁金　枳壳　煨姜　冬瓜子皮　佛手

某　饮邪喘咳，已过月余，动则喘息抬肩，脉来虚弦而疾，兼带歇止，左三部推之少神。肾亏于下，肺虚于上，肾气浮则诸气皆浮，喘出下焦，最为恶候。拟肃肺纳肾。

西洋参　北沙参　青铅　法半夏　甜杏仁　乌贼骨　大麦冬　牡蛎　云茯苓　潼沙苑　黑料豆　毛燕

复诊：服药后喘定，脉亦有神。原方去青铅，加丹参、夜交藤。

某　哮喘起自幼年，肺脾气伤，积饮在胃，卧时气促，咯痰不爽，食减，精神疲乏，脉象沉细弦急。肺不降气，肾不纳气。拟用外台茯苓饮。

台参须　旋覆花　蒌皮　橘红　杏仁　制半夏　款冬花　甘草　沉香　乌贼骨　白果肉

某　血随气行，气赖血辅。产后出血过多，气无依附作喘，慎防汗脱。

熟地八钱　淮山药四钱　萸肉二钱　丹皮三钱　东洋参三钱　茯苓三钱　附子八分　福泽泻三钱　肉桂五分

某　痰气上升，咳而作喘，业已数年，严寒尤甚，势成哮喘。法当化痰降气。

款冬花　法半夏　杏仁　贝母　桑白皮　枇杷叶　银杏　茯苓　苏子　白前　薄橘红　炙紫菀　生姜

某　肾气不纳，肺气不降，脾有湿痰。咳嗽气喘，甚则自汗，小水短数，下部乏力。拟纳气降气，以化湿痰。

北沙参　黑料豆　款冬花　杏仁　法半夏　栝蒌子　破故纸　牡蛎　炙草　银杏　沉香　茯苓

复诊：昨进纳气降气之剂，喘咳不平，而痰不爽，肺气壅塞。拟用三子养亲汤。

炒苏子　桑皮　茯苓　白芥子　莱菔子　嫩前胡　杏仁泥　橘红　枳壳　生姜　款冬花　贝母

某　喘咳有年，肺肾气虚，脾湿陷下，足肿而冷，已及少腹，小溲欠利，不能动劳，脉来濡细，湿胜阳虚，虑湿邪入肾，有不克平卧之势，症非轻浅。真武汤加减，喘平乃佳。

熟附子　陈皮　白术　牛膝　黑料豆　淡干姜　杏仁泥　苡米　法半夏　茯苓

复诊：喘势稍平，惟不能动劳，肾虚气不归窟，足冷稍和，而肿未减，气不化湿。仍议昨法，参以纳肾之品，俾气归于肾，渐可向安。

参须　破故纸　白芍　白术　法半夏　核桃肉　附子　新会皮　牛膝　黑料豆　茯苓　炒黑干姜

某　喘咳之症，发于三阴者最剧，肾虚气不摄纳，肺虚气不约束，脾虚气不化津，痰嗽气喘，不能平卧，二便有时不禁，眩晕肢凉，症势极重。宜摄脾化饮；兼纳肾气。

炙款冬　沉香（人乳磨冲）　黑料豆　参须　焦於术　淮山药　煅牡蛎　法半夏　甜杏仁　茯苓　毛燕　旋覆花

复诊：喘咳较平，而脉沉未起，气馁阴伤，肝肾又失约束，脾气下陷，小溲勤短，五更便溏，火升头痛，左目视物不清，亏损已极。当补三阴气血。

党参　於术　淮山药　潼白蒺藜　煅牡蛎　菟丝饼　白芍　款冬花头（蜜炙）　桃肉　毛燕

十四、肺痿、肺痈

泰州，郭　咳经五载，肺胃两伤。咳嗽痰血，近来痰如粒米，脉细数，延成痿恙，经年不愈。当清养肺胃，以化痰热，兼服肺露。

南北沙参各二钱　杏仁二钱　橘络一钱　淮山药三钱　阿胶（蛤粉炒）一钱五分　生苡米八钱　云苓二钱　炙紫菀一钱五分　生蛤壳五钱　川贝一钱五分　鲜生地三钱

肺露方：（原注，亦有加苏合锭五分而用者）孩儿参三钱　丝瓜络（姜汁炒）五分　天冬一钱五分　马兜铃（蜜炙）六分　陈皮（秋石水拌干）五分　麦冬一钱五分　地骨皮一钱五分　川贝母三分　北沙参四钱　淮山药三钱　炙桑皮八分　知母八分　云苓一钱五分　丹皮七分　葶苈子三分　肥玉竹三钱　川百合二钱　炙冬花八分　蛤黛散一钱五分　冬瓜子二钱　阿胶一钱

上药为末，用雄猪肺一个，去心、血，灌白洁净，将药末一半

灌入肺管中，一半掺肺上，蒸露一宿；再将炙枇杷叶十二片、嫩芦根一两，二味另蒸露四两和入，每服三两，隔水燉温服，每日服一、二次。

某　肺痈一年，咳吐脓血，发热脉数，势入损门。当养阴清痰热。

南沙参　杏仁　苡仁　橘红　象贝　蛤粉　鲜百部　麦冬　花粉　丹皮　蒌仁　梨汁

某　肺痈咳吐脓血之后，而夜分呛咳不止，入暮作寒，肢冷体痛，肺胃荣卫俱虚，肝阳不降。宜养肺胃以柔肝。

当归　炙甘草　首乌　怀牛膝　北沙参　杏仁　橘红　蛤粉　茯苓　紫菀　淮山药　榧子

某　风阳外受，肺胃之痰热内蕴，咳嗽发热，胸胁作痛，防成肺痈。当以清降。

南沙参　杏仁　百部　蛤粉　川贝　丹皮　橘红　通草　竹茹

石埭，苏左　肝火烁金，阳明又有湿热，交蒸于上，肺金受制。呛咳气升，胸膺作痛，痰稠而腥，或带粉色，脉洪而数，肺痈重症。当养阴清肝肺。

鲜石斛四钱　石决明四钱　花粉二钱　鲜竹茹二钱　象贝二钱　通草一钱　丹皮一钱半　知母一钱五分　蒌皮三钱　酒芩二钱　鲜百部三钱　鲜芦根一两　梨二两

复诊：平昔嗜饮，阳明湿火蒸灼肺金，肝火又旺，致成肺痈，痰稠红而腥秽。且杂如米粒，已延数月，不能右卧，为肺家所忌。仍从原法。

天麦冬各二钱　南沙参三钱　杏仁二钱　甘草六分　蛤黛散二钱　知母一钱五分　瓜蒌子三钱　丹皮一钱五分　玄参二钱　鲜竹茹二钱　生石决四钱　鲜百部三钱　花粉二钱　鲜生地（捣汁冲）五钱　梨汁

（冲）一杯　鲜芦根汁（冲）一杯

十五、痰饮

某　经以劳风发于肺下，《金匮》以之叙于痰饮门中。寒喘咳嗽有年，肺虚气不卫外，以致不时恶风怯冷，易于感冒。处暑甫过，即欲衣棉，中阳式微，是明征也，亦劳风症也。脉象虚弦带紧，舌白而腻，新感寒邪未清。用建中加味。

黄芪　桂枝　广皮　炙草　款冬　煨姜　党参　半夏　白芍　茯苓　红枣

二诊：脉来紧象已退七八，寒邪犹有一二未化，舌白腻已宣，心胸不畅，痰多作恶，湿痰阻胃。病久正虚气弱，虽有余邪，不宜过于开泄。拟用参苏二陈加味，轻剂投之。

参须　茯苓　甘草　冬花　苏梗　竹茹　当归　法夏　杏仁　枳壳　陈皮　煨姜

三诊：表邪已去八九，苔亦渐化，脉象弦细带疾，胃气未和，阳明浊痰未清，似觉口干，食不甘味，夜卧恍惚不安，闻声惊惕，肢节作痛，气阴两虚，阳明不和。拟养荣和中，以苏胃气。

参须　合欢皮　云茯神　佩兰叶　丹参　竹茹　法半夏　南沙参　甜杏仁　广皮　谷芽　冰糖

某　肺有伏邪，脾有痰湿，喘咳已久，严寒为甚，卧难着枕，脉左细弦、右濡，肺气不降，肾气不纳，积饮在中。拟降气纳气，以化湿痰。

参须　茯苓　半夏　杏仁　乌贼骨　干姜　生姜　沉香　陈皮　炙草　旋覆花　枳壳　桂枝　红枣

某　肺为气之主，肾为气之根。肺肾两亏，积饮在胃，致生喘咳，业已有年，气分大伤，不能平卧；两足浮肿，症势不轻。拟补肺纳肾，兼化湿痰。

党参　杜仲　半夏　白芍　乌贼骨　款冬　茯苓　黑料豆　牛膝　杏仁　核桃肉　冰糖

某　荣卫不和，湿痰在胃，阳浮于上，头目眩晕，心神恍惚，甚则作吐，恶风怯冷，皆痰作祟，以致二气乖和。当养荣和中化痰。

芪皮　远志　陈皮　茯苓神　丹参　蒺藜　当归　半夏　白芍　杭菊炭　生草

二诊：益气养荣以和中，恶寒稍好，惟胸闷头眩，形神摇荡，恍惚作恶。痰郁于内，阴阳不相继。仍从前法进步主之。

黄芪　桂枝　陈皮　当归　龙骨　远志　蒺藜　法半夏　炙草　白芍　牡蛎

三诊：形神摇荡已减，胸闷作吐稍好，积饮未消，原方去桂枝、牡蛎，加白术、茯苓、旋覆花。

四诊：投苓桂术甘合建中，又服两剂，神形摇荡颇减。惟夜寐不安，多梦纷纭，而心悸泛恶，水气凌心。仍以原法加枣仁、远志。

五诊：温中化痰，兼益卫阳，精神摇荡较定。惟夜寐未安，胸闷恶风，间时作吐，积饮未清。仍宗原法进治。

黄芪　沙苑　桂枝　当归　炙草　木香　龙眼肉　白术　茯苓　枣仁　半夏　龙骨　远志　生姜　红枣

六诊：形神摇荡，已愈八九，吐水亦止，夜寐亦安，偶一劳动而气易上，肾少蛰藏，左脉尚弦，饮犹未尽。原方去木香、远志，加杜仲、牡蛎。

某　肝胃素亏之质，饮食后常常困倦，遗溺、口角涎流。加之抑郁，木不调达，痰气凝滞于中，如醉如迷，坐卧不安，食后作吐，畏寒、遇风毛耸，视物昏蒙，形神尚觉摇荡，傍晚恐怯，直至亥子之时始定，常服四君，未收全功。卧则多梦身落腾空，心胆气怯，魂梦不藏，肾气浮则诸气皆浮。胃失冲和，积痰不化，姑服黄芪建中，三剂后，恶寒较减，余皆平平。改归脾建中，参合用之，兼纳肾气：

黄芪　白术　肉桂　茯苓　枣仁　杜仲　龙骨　半夏　陈皮　煨姜　大枣　远志

服四剂，病势大退，又四剂，摇荡已止，余亦见轻。拟朝进桂附八味，晚服前方，又四剂，各症均减，仍嘱其常服原方。

某　肺司百脉之气，肾主五内之精，脾处中州，为化生气血之脏。肺肾久亏，中土又弱，津液不归正化，变饮生痰。咳嗽左胁不舒，曾经见红，饮邪旁流肝络，神羸脉虚弦涩，谷食不香，气血皆弱，损怯堪虞。宜养营调中肃肺，兼涤饮邪。

参须　法半夏　淮山药　黑料豆　橘红　甜杏仁　於术　当归　茯苓　牡蛎　炙草　胡桃肉

某　饮生于脾，渍之于肺，始作咳嗽，年久不已，肺气受伤，致成喘咳之症，脉来两部虚弦，沉候不耐按捺，肾气少藏，肺气不能下降，虑脾元日亏，精气神由痰而泄，酿成痰喘之症。拟平肺降气，以化湿痰，兼纳肾元。

紫菀　沉香　滴乳石　苡米　橘红　桑枝　冬花　法半夏　胡桃肉　杏仁　白果

某　肺肾久亏，脾土不健，水谷之精不归正化，变饮生痰，渍之于肺，而生喘咳。当培脾肾，兼养肺金。

熟地　当归　於术　半夏　甜杏仁　沙苑　麦冬　淮山药　人

参　茯苓　乌贼骨　毛燕　五味子

服十剂后再加萸肉、杜仲、炙草、白芍。

某　脉弦细带数，右关沉滑有力，浊痰阻滞于中，胃气不能通降，肝气又复上升，肚腹气窜作痛，连及胁肋，吞酸，口舌粘腻，舌苔腻黄。气分虽亏，未宜用补，拟和肝胃，以降浊痰。

制半夏　蒺藜　云茯苓　沉香　枳壳　细青皮　乌药　薄橘红　白蔻　干姜　旋覆花　佛手　川楝子　郁金

二诊：脉仍弦数不静，沉候尚滑，舌色浅绛苔黄，咳嗽痰鸣火升，额上汗出，心胸懊侬，腹肋气窜作痛。痰浊内蕴阳明，肺胃之气不展，阴伤气化为火，症势缠绵。拟先舒肺胃以降痰热，用仓公白薇汤加味主之。

嫩白薇　法半夏　云苓　枇杷叶　枳壳　薄橘红　合欢皮　川贝母　光杏仁　佛手　蜜炙苏梗　炒竹茹

三诊：改方去杏仁、佛手，加南沙参、苡米。

四诊：脉仍弦滑兼数，舌滑白灰苔，痰浊留恋于中，脾气下陷，便泄数次，常觉污衣，腹鸣作痛。今晨气逆鼻掀，肢冷汗出，逾时稍定。中虚气馁，肾气少藏。病经旬日，正气大伤。急为扶正调中，以化湿痰。喘汗不宜再见，虑有虚脱之变。

人参　於术　淮药　破故纸　白芍　茯神　谷芽　煨姜　灶心土　法半夏　盐水炒陈皮　清炙草　炙乌梅　荷蒂

五诊：脉滑已退，湿浊渐清，弦数之象未减，阴阳二气不和；少腹阵阵作痛，尺部小弱，肾气亦伤。喘虽未来，而呼吸仍有痰声，肾气少藏。拟进运脾益肾，兼以和肝之法。

人参　於术　破故纸　白芍　枣仁　云茯神　陈皮　煨姜　炙乌梅　灶心土　菟丝子　清炙草　小茴香　法半夏

六诊：脉象较昨稍静，惟尺部沉弱，真元下亏，胃浊上腾，咽起白点，胃纳反减，并不知饥，兼足畏冷，面颧发赤，有似戴阳。阴损阳浮，虑白点蔓延，而成口糜胃败之象。亟为温肾扶脾，以建中阳。

人参　於术　白芍　菟丝子　杜仲　炮姜　陈皮　荷叶　苡米　法半夏　补骨脂　清炙草　当归（附子四分炒）　小茴香

七诊：面红较退，真阳渐藏。喉糜较多，而食饮稍顺，浮阳稍敛之故。胸中有时作闷，肾为胃关，是肾不吸胃也。脉象尺部稍起，寸关亦敛，惟右关尚带滑象，浊痰未清。仍用理中，兼纳肾扶元之法。

人参　於术　清炙草　杜仲　熟附子　炮姜　肉果　法半夏　白芍　菟丝子　红枣　当归（土炒）　荷叶包苡米煎汤代水。

某　脉来左弦、右滑尺动，肺肾气虚，积饮在胃，肝阳又复上升，痰嗽气逆，脘中作痛，小溲欠利。拟养阴肃肺柔肝，兼化湿痰。

北沙参　瓜蒌子　法半夏　茯苓　橘红　旋覆花　生苡米　怀牛膝　沉香　杏仁　合欢皮　枇杷叶

某　脉象濡细，细为阴亏，濡为气怯。脾肾不足，中阳不运，湿化为痰，饮积于中，清晨咳吐痰涎。中虚气不约束，便时痔坠，良久方收。拟益气养荣，兼和胃化痰治之。

党参　白术（枳壳炒）　制半夏　当归　陈皮　木香　红枣　煨姜　云茯苓　苡仁　炙甘草　旋覆花

复诊：脾肾不足，气不摄阴，湿化为痰，中阳又馁，痔血多年，下损及中，清晨痰嗽。严寒之际，脘中隐痛，痰嗽益增。当调脾肾，建中阳，以化痰湿。

党参　白术　乌贼骨　当归　制半夏　牡蛎　清炙草　白芍（桂枝炒）　云茯苓　煨姜　新会皮　破故纸（盐水炒）　红枣

丸方加黄芪、杜仲、菟丝子，去牡蛎、姜、枣　煎汤法丸。

某　脉象沉弦有力，为之饮癖。由脾肾阳衰，水谷之精华不归正化，生痰变饮，停蓄胃中。胃少下降之旨，胸痞漉漉有声，食入艰运，四肢不和，易于汗出，中阳不振，气虚于表。当温脾肾，建中阳，以涤饮邪。

焦苍白术　半夏　白蔻仁　益智仁　炙草　炒白芍（沉香水炒）陈皮　旋覆花　茯苓　附子　干姜

某　平昔嗜饮，脾必有湿，湿化为痰，中阳失运。饮积于肺，动则气升，咳而作喘，舌苔满白，痰稀不稠，其属饮症。饮邪随气而动，脉象急疾，肺气不降，肾气少藏。拟降肺纳肾，以涤饮邪。

莱菔子　白芥子　炙苏子　橘红络　紫菀　赤茯苓　杏苡仁　乌贼骨　白果肉　半夏　炙桑白皮　炙草

某　经以饮食入胃，游溢精气，上输于脾，脾气散精，上归于肺，通调水道，下输膀胱，然后水精四布，五经并行，何痰饮之病有？今缘胃虽可纳，脾失健运，以致水谷精微，悉归痰饮，故饮食不为肌肤。其治法，先贤皆以温药调之。惟阴虚之质，素积烦劳，津液耗损，舌光苔浮，大便干燥，腹中发热，寒热互作，诊脉弦数不调。姑拟先理中州，使营卫调，脾阴复，大便润，再图后治。

姜汁炒竹茹　钗石斛　半夏　茯苓　白芍　青木香　范志曲　甜杏仁　冬瓜子　麻仁　牛膝

复诊：贵恙经治以来，皆归痰饮之法，但病势或增或减，不能豁然消除，皆因久病正虚，元阳不足，日进水谷，不输精微，悉化痰饮，水邪无制。必须温命火，健运中都，阴霾之气渐次解散，方能有益。以丸代煎，缓功取效。

白芍　沉香　潞党参　益智仁　半夏　潼蒺藜　紫石英　诃子皮　五味　破故纸　焦冬术　熟附片　茯苓　姜　枣

水泛为丸。

某　恙起去秋，疟后脾肾阳虚，湿痰留滞胃中，降令失司，以致脘中不畅，嘈杂吞酸，甚则作吐。脾以升为健，胃以降为和，清阳不升，则浊阴不降。法宜扶土温中，以化湿痰。

焦白术（枳壳炒）　参须　制半夏　茯苓　砂仁（研）　佩兰　炒干姜　炒谷芽　当归（土炒）　炒福曲　佛手

二诊：脾肾两亏，中阳又馁，水谷之精，变饮生痰，停留胃中，胸脘不舒，吞酸泛恶，阴晦之日益甚，天时亢热，则火升头眩，阴阳两虚之象。现当湿土司令之时，湿邪属阴，当先理脾胃之阳，俾中阳旷达，阴霾自消。仍宜温中化浊。

制半夏　白术（枳壳炒）　神香散　云苓　新会皮　福曲　郁金　当归　参须　旋覆花　佛手　煨姜

三诊：脾为湿土，得阳始运，胃为燥土，得阴自和，脾与胃相连，肠与胃相通，湿痰留滞中宫，脾阳不能升举，胃浊不能下降，反致上腾，清阳为之郁遏，故头目不清，胸闷吞酸作吐，气不下达，则大便不调，胃不和则卧不安。叠进温中理脾，以降浊阴，胸次稍舒，吞酸泛恶稍好，头目未清，腑气未畅，腠理中自觉空怯。肺司皮毛，胃主肌肉，阳为阴遏，卫气不能充斥表里三焦，清浊交混。脾胃之论，最详东垣，当仿其意，用升清降浊之法，每朝兼进水泛资生丸方去黄连。

参须　白术（枳壳炒）　升麻（醋炒）　半夏　陈皮　蔓荆子　当归　白蔻　茯苓　建曲　盐水炒蒺藜　煨姜　荷叶

四诊：进益气聪明加减，头目较清，胃亦较和。惟中阳未振，不耐寒暑之气，食入运迟。日前梦泄之后，觉精神疲乏，中虚气不固也。拟扶土调中。

党参（姜汁炒）　於术　当归　制半夏　白蔻　茯苓神　楂肉　沙

苑　陈皮　建曲　煨姜　红枣

某　胃阳不足，寒饮停中，肝气上升，脘中作痛，吞吐酸水，头目作眩，口苦，谷食无味。拟和肝胃，以化湿痰。

焦白术　白芍　陈皮　藿梗　白蒺藜　佩兰叶　白蔻仁　姜半夏　茯苓　当归　炙甘草

十六、虚劳

满洲，奎　心主血而藏神，脾统血而藏意，肝藏血而荣筋。思虑烦劳，心脾营血固亏，而气分亦弱。肺为气之主，肾为气之根。夫营出中焦，卫出下焦，故肾为立命之本。劳则气坠于下，心神不安，四肢慵倦，形神消瘦，口渴便难，中虚营损显然。幸脉息尚和，眠食如常。拟养心悦脾，调中益气。

炙芪　人参　杜仲　枸杞　当归　益智仁　枣仁　熟地　山药　茯苓　炙草　柏子仁　於术　白芍　橘红　法半夏　鹿茸　黑料豆　龙眼肉　红枣

上药熬为清膏

沈　阴虚之质，肺气不清，脾经又有湿痰，呛咳音瘖痰多，动劳气促，肛有漏卮。水亏于下，气浮于上。当肃肺养阴，以清痰热。

沙参　云苓　橘红　冬花　淮山药　女贞子　浙贝　黑料豆　甜杏仁　蒌皮　法半夏　枇杷叶

二诊：肺属金主气，肾属水藏精。气轻浮易上而难下，精沉重易下而难上，此物性之自然也。肾水素亏，前年因热病致呛咳咯血，血止而咳嗽未除，动劳气促，不能平卧，肺虚清肃不降，肾气少藏。还宜金水并调，佐之摄纳。

沙参　淮山药　女贞　象贝　金樱子　生地（蛤粉炒）　牡蛎　黑料豆　茯苓　甜杏仁　合欢皮　毛燕

三诊：进调金水以摄下元，呛咳已止，尚觉气短。精关不固，肾水下亏，气分亦弱。仍议金水同治。

参须　牡蛎　金樱子　北沙参　淮山药　生地（蛤粉炒）　贝母　百合　沙苑　女贞子　甜杏仁　黑料豆　莲子　毛燕

周　精气神为人身三宝。精藏于肾，气出于肺，神藏于心。心有所思，则精有所耗，神无所归，气无所附，百病生焉。心悸懒动，倦怠乏力，便泄，精关不固，谷食不香。心、脾、肾三经皆亏。法当静养，勿虑勿劳为要。

党参　黄芪　龙齿　远志　木香　煨姜　红枣　龙眼　鱼肚　白术　茯苓　枣仁　当归　陈皮

陈　脉象虚细，左关较弦，脾胃久亏，肝阳偏旺，加以操持过度，心气亦虚。入夏以来，又受寒暑之邪，致患腹痛泄泻诸候，现已就痊。黎明时肠鸣腹痛，口泛清涎，四肢骨节痠痛，口渴心烦，夜不安寐。饵荤则便薄，舌苔中剥，气阴两伤，中气不能建立，偏寒偏热之剂，在所难投。拟调养心脾，建立中气。

党参　淮山药　枣仁　乌梅　白芍　炙草　当归　茯神　黑料豆　於术　炙芪　益智仁　红枣

复诊：昨晚腹痛未萌，似觉烦躁，卧不安寐，少腹气逆冲胸。人卧则血归于肝，气归于肾。血少脾虚，肾气不纳。仍调荣建中，兼纳肾气。

原方去料豆、乌梅，加牡蛎、龙骨。

倪　阴虚木郁，入夏暑湿之邪伤肺，咳嗽见血，血止而咳不平。秋后面浮肢肿，动劳气促，足软音低，形神日羸，谷食大减，小溲短，滴沥不禁，呃逆无声，肢冷舌白，脉濡、两尺不应。脾肺肾三经大败，阴阳欲离，胃从中竭，症在不治。勉投参附回阳，以尽人事，再延高明多裁。

人参　附子　法半夏　炙草　破故纸　茯苓　炮姜　白芍

复诊：昨进回阳固肾，脉象较起，呃逆较平，小溲较固，似有转机。仍宗原法进步，能日臻佳境乃吉。

原方加丁香、柿蒂。

何　贵恙原心悸自汗，头眩，胸闷懊侬，食减少寐，周身疫痛，间作寒热，业已有年。此乃心脾肾三经不足之征。心主血而藏神，心营亏，则神不安舍。脾生血而藏意，脾之生育频气不旺，无以化生新血。阴津不能内守，多劳多动，气机不续。经以营出中焦，卫出下焦。产多，下元根蒂已亏。拟养心调脾，兼育肾阴。

党参　冬术　归身　淮山药　茯神　炙生地　远志　沙苑　半夏　龙眼　黑料豆　炙草　麦冬　柏子仁　陈皮　枣仁　红枣　熬膏加黄芪、杜仲、川断。

复诊：前恙较好，惟下午面颊发赤，喉舌干燥。

原方加麦冬、白芍。

陈　精气神为人身三宝。咯血咳嗽，遗精神羸，脉弱细见涩。肺脾肾三藏皆伤，幸胃纳尚佳，犹可撑持。姑拟益气养阴，以固肾脏。

台须　淮山药　百合　茯神　牡蛎　金樱子　於术　沙苑　半夏　炙草　莲子　甜杏仁　毛燕

复诊：脉细涩兼数，为血少精伤之候，数为阴中有热。阴火上升，津液蒸变为痰，清晨咳呛，痰稠而腻，精神疲乏。幸胃气尚强，拟金水同源之治。

熟地　淮山药　百合　甜杏仁　金樱子　於术　牡蛎　沙

苑　台须　玉竹　茯苓　麦冬　冰糖　毛燕

某　正产后，肝肾血液内亏，加之膹郁，木不条达，气动于中，冲阳又复上僭，脐有动气，跳跃如梭，上撑心胸，君主不安，寤而少寐，有时胸胁作痛，气攻脉络，遍体肉瞤，上彻泥丸，则头目眩晕。夫肝为心母，脾为心子，血少肝虚，心脾亦亏。心主血而藏神，心虚则神不归舍，脾虚则化源乏运，谷食无味。卧病经年，不能起坐，血脉无以营养，汗出不休，阴不内守，气不卫外，虚损之候。脉象虚弦小滑，舌苔白滑，微带灰色。气血俱虚，虚中夹痰，未便腻补。先为调养心脾，以敛散逆之气，俾阴平气和，再调肝肾。

归身　淮山药　参须　橘白　法半夏　丹参　白芍　龙齿　佩兰　茯神　牡蛎　秫米　合欢皮

李　脉虚如丝，左关稍弦，不任寻按，心脾肝肾四脏皆虚。阴火易升，头眩心悸，夜不成寐，忽寒忽热，腰痠足乏，气血俱虚。当养心肾柔肝。

沙参　当归　白芍　黑料豆　女贞子　沙苑　淮山药　茯神　龙齿　生地（蛤粉炒）　合欢皮　红枣

陈　肝火烁金，呛咳声嘶，咽干作痛，脉细数，左尺虚，肾阴又亏，慎防喉破。急为滋水生金，兼制肝阳。

沙参　龟版　玄参　杏仁　中生地　蛤粉　瓜蒌皮　麦冬　石斛　贝母　丹皮　秋梨　冬虫草　鸡子清（冲）

黄　心主藏神，肾主藏精。精也者，神依之如鱼得水，气依之如雾覆渊。心神过用，肝阳下吸肾阴，阴不上承，龙雷之火亦复不藏，以致心神摇荡，夜寐滑精，诸虚叠出。夫水火，人之所赖以生者也，少火生气，壮火食气。脉弦细微数，左关较大，水火交亏，龙雷不潜。法宜养心益肾，以宁神志，兼制肝阳。

大生地　生炙甘草　山药　茯神　陈皮(盐水炒)　白芍　东西洋参　生熟枣仁　归身　黄鱼肚　龙骨齿　红饭豆　黑料豆　河井水煎

张　肝肾阴亏血少，心气不宣，头眩腰痠足乏，心神惊悸。当育阴调营，兼养心气。

归身　炙生地　枣仁　白芍　茯神　淮山药　狗脊　夜交藤　柏子仁　续断　丹参　参须　红枣

某　脉象沉弦涩数，营卫两虚，肝脾郁而不达，肝郁生痰，痰随气凝，项下疬核。午后微寒，发热咳嗽，胸腹作痛，寝汗食少，神疲嗜卧。种种病情，皆虚劳之象。先拟养营和脾肃肺，俾饮食健旺，热退咳稀，再为峻补。

沙参　淮山药　川贝　当归　丹参　丹皮　半夏　橘络　茯苓　甜杏仁　竹茹　枇杷叶　黑料豆

某　喘咳较平，而脉沉未起，气馁阴伤，肝肾又失约束，脾气下陷，小溲勤短，五更便溏，火升头痛，左目视物不明，亏损已极。当平补三阴气血。

党参　炙草　淮山药　牡蛎　菟丝饼　白芍　於术　冬花　沙苑　半夏　胡桃肉　毛燕

徐　脉象寸关滑数，两尺弱细，肾水亏于下，肝肺之热浮于上，阳明胃经又有湿痰，肺气不能下行，两足软弱无力，遇事惊心，溱溱汗出。有时痰嗽夹红，阴虚络中有热。法当养阴以清肝肺。

北沙参　麦冬　石斛　女贞子　生地　淮山药　黑料豆　丹皮　旱莲草　茯苓　玉竹　毛燕　藕

某　心主藏血，肾主藏精。肾水久亏，用心过度，下损肾阴，以致精气不固，心阳鼓动，相火继之，动辄不寐，心胸辣热，脉弦细涩数，久延非宜。养心调脾育肾，兼制肝阳。

东洋参　龙齿　淮山药　归身　乌贼骨　炙草　甜冬术　茯苓　枣仁　沙苑　生熟地　红枣

某　肺居胸中，为五脏之华盖，最娇之脏，不耐邪侵，邪侵毫毛必咳。恙起前年，咳嗽已有两载，卧则气升作呛，脉来弦细涩数，神疲，面无华色，肺损中虚，气不归窟。六淫之气皆可成劳，不独内伤已也。姑拟培土生金，兼纳肾气。

熟地　茯苓　炙草　沙苑　怀牛膝　於术　杏仁　法半夏　紫菀　莲子　毛燕

秦　肝营亏损，心脾不足，夹有湿邪。入暮神疲，肢痠体困，胸腹不畅，心神不安。当养心调脾，以和胃气。

当归　茯神　川断　合欢皮　金毛脊　丹参　陈皮　牛膝　炒苡仁　夜交藤　柏子仁　红枣　黑料豆

李　肾为先天立命之本，脾为后天生化之源。源本有亏，脾受湿浸，大便自幼溏薄。脾与胃相连，脾弱则化源已薄，阳明之气亦衰。血脉不荣，遂致右臂痠痛。土虚不能培木，水亏不能涵木，木枯而燥，燥则风火俱生，金受其侮，致咳呛咯红，头目作眩。木乘土位，脾气不能转舒，肚腹不畅，食减神疲。脉来细数，左关较为弦大，右寸浮小而滑，舌苔后半浮黄。肺之清肃不降，积湿内蕴，肝阳不潜。夫痰生于脾，而出于肺。古法治痰，必理脾胃。拟扶土和脾，以化湿痰。

参须　茯苓　黑料豆　陈皮（盐水炒）　合欢皮　甘草　炒苡仁　淮山药　丹皮　於术　夜交藤　半夏　红枣

复诊：脾肾久亏，肝阳偏旺，肺胃之气亦戕，致痰嗽神疲，谷食不旺，津液不归正化，气少归窟，气短形消，脉虚细而数，上中下三焦俱损。进扶土和肝，脉象右关较软，久虚之体，难以骤复。仍从脾胃进治，土旺则金生，金生则水足，而木自和矣。

参须　半夏　苡仁　黑料豆　牡蛎　炙草　淮山药　茯苓　於术　沙苑　陈皮　红枣

某　二气素虚，五志过极，心火暴盛，肾水虚衰，水不制火，舌为之黑。治宜壮水之主，以制阳光。

熟地八钱　丹皮三钱　淮山药四钱　泽泻二钱　茯苓三钱　知母二钱　黄柏二钱

复诊：形丰脉软，外实内虚。舌为心苗，黑为肾色，舌边常黑，乃肾色见于心部，非其所宜。夫肾司五内之精，脾统诸经之血。脾肾强健则精血各守其乡。肾色上僭，脾肾必虚。盖心属火，肾属水。肾水不能上升，心火无由下降，火炎物焦，理应如是。治病必求其本，滋苗灌根，培补真阴，徐徐调治。

熟地八两　丹皮三两　淮山药四两　旱莲三两　萸肉四两　怀牛膝三两　女贞三两　茯苓三两

上药为末，蜜水叠丸，每早晚服三钱，开水下。

某　脾阳不能旷达，以致四肢不和，微有寒热。胃为卫之本，脾乃营之源。只宜调养心脾，兼和胃气，俾谷食健进，则诸恙可悉除矣。

参须　於术　法半夏　当归　佩兰　合欢皮　丹参　枳壳　淮山药　陈皮　茯神　焦谷芽　煨姜

某　咳久肺虚，邪恋声嘶，咽痛，业已年余。咽起颗粟，并起腐斑，慎防破溃，妨碍饮食，六淫之气，皆可成劳，不独内伤已也。拟养阴清肺达邪。

沙参　象贝母　蝉衣　瓜蒌皮　牛蒡子　马兜铃　蛤粉　杏仁泥　玄参　竹二青　竹叶　枇杷叶　鸡蛋白

某　血后咳嗽，本非所宜，已延一载，干咳无痰，短气乏力。阴伤肺燥，木叩金鸣，久延入损。拟清金平木。

南北沙参　杏仁泥　贝母　马兜铃　女贞子　石决明　丹皮　茯苓　蛤壳　栝蒌皮　松子仁（研末冰糖过口）

某　精气神为人身之三宝也，精藏于肾，气出于肺，神藏于心，脾处中州，为化生气血之藏。吐血之后，气短神疲，嗜卧乏力，谷食不香，气阴皆损。先从中治，纳谷健旺，则气血自充。

台人参　於术　白芍　黑料豆　潼沙苑　炙草　当归身　山药　茯神　左牡蛎　酸枣仁　莲子　大红枣

复诊：胃脉已起，而阴气未复，胃中津液干涸，故只堪食粥。还宜养胃生阴。

参须　全当归　生地　佩兰　法半夏　山药　陈皮　野於术　茯苓　人乳　白蜜　合欢皮

某　溲血之后，肾失闭藏约束，小溲勤短，夜寐则遗，脉细而数，舌口干燥，动劳气急，阴伤及气，颇有入蠃之虞。急为益气养阴。

西洋参　麦冬　左牡蛎　茯神　女贞子　淮山药　白芍　当归　生地　陈皮　炙龟版　煅龙齿　毛燕（煎汤冲服）三钱

王　小溲短数，先天不足，心肺之阳亦虚。小溲勤短，每于诵读之时，则小溲如拔，游息静坐则否，此乃劳则气提于上，静则气陷于下。当拟补肺育阴。

生黄芪　肥玉竹　大麦冬　益智仁　淮山药　潼沙苑　黑料豆　炙甘草　广陈皮　红枣

某　气阴久亏，内热形寒，胃呆纳少，形瘦神疲，脉来虚软而数，舌光无苔，已成损怯，恐难完功。再拟并补气阴。

党参　茯苓　白芍　石斛　生地　丹皮　真珠母　龙齿　远志　佩兰叶　谷芽　橘白

盐城，韩右　血藏于肝，寓于冲任。阴虚木郁，化气化火，致经事逆行，愈后经水不至，腹瘕有块，攻窜作痛，呛咳内热，心胸嘈杂，颈左又发痰疬，成痈将溃，种种皆劳损之见症。当养血通经，兼清肝火。

当归　川贝母　茜草炭　玄胡索　香附　丹参　茯神　白芍　北沙参　泽兰　丹皮　藕节　降香

官村，史左　脾肺两伤，咳嗽咽痛，形寒脉弱，已成损症。急为培土生金，以宁肺气。

北沙参　生於术　蜜炙粟壳　茯苓　金樱子　潞党参　淮山药　甜杏仁　功劳子　霉干菜（泡去沫）

十七、血证

鼻衄

黄　阴亏脾气不和，夹有湿邪，面黄乏力，肚腹作痛，阳升于上，不时鼻衄。当引血归经，兼和脾土。

当归　白芍　怀牛膝　茜草根　炒丹皮　黑荆芥　煅牡蛎　茯苓　北沙参　黑料豆　陈皮　红枣　藕

某　脾胃亏，肝阳旺，扰动营络，屡见鼻红，大便下血，脾胃受木制，易于吐泻。当培土和中。

当归　白芍　丹参　炒丹皮　枳壳　淮山药　川石斛　炙草　煅牡蛎　茯苓　北沙参　陈皮　藕节　白茅花

又方：胎发一分、龙骨一分，同炙炭，加乌梅炭研末吹鼻。

某　肺胃阴亏，脾有积湿，渴而多饮，溺多色若米泔，肚腹不畅，向有鼻红，烦劳即发，阴损阳浮，脾不转运，虑成消症。当养胃调脾，以渗湿热。

北沙参　山药　茯苓　苡仁　石斛　女贞　牡蛎　合欢皮　芡实　料豆　橘白　莲子

咯血

李　始因外风激动脾湿，而生痰嗽，继之痰中带红，甚则巨口咯出，鲜紫不一，或带粉红。腰背痠痛，脉洪大搏指，动劳气促，脾肾阴亏，阳浮于上，络外之瘀不清，肺气不能下荫于肾，心肾不交，卧不能寐。宜养阴柔肝肃肺，以安营分。

南沙参　丹参　丹皮　茜草　牛膝　合欢皮　参三七　茯神　杏仁　贝母　石决　瓜蒌皮　生瓜子壳　藕节

二诊：呛咳稍减，惟痰血未尽，积瘀未清。脉来浮大之象已敛，沉候尚带洪数。阴中之热未清，肝阳不静。仍养阴清肝化瘀。

细生地　麦冬　丹皮　蒌皮　杏仁　象贝　南沙参　蜜炙兜铃　三七　石决　牛膝　蛤壳　茜草　西珀

三诊：血止而瘀未消，脊背作痛，动劳气逆，血去阴伤，脾肾两亏。还宜养阴清肺化瘀。

北沙参　紫菀　当归　丹参　杏仁　茜草　细生地　牛膝　丹皮　大贝　百部　枇杷叶　藕节　麦冬

四诊：呛咳咯血俱见轻减，惟精神疲倦，卧寐不安，易于惊醒。心虚神不安舍，舍空痰火居之。宜养阴柔肝，以宁心气。

麦冬　山栀　丹皮　当归　紫菀　鸡子黄　琥珀　阿胶　丹参　贝母　杏仁　北沙参　龟版　洋参

五诊：呛咳较平，瘀犹未尽，悸惊稍好，卧则未安。腰背作痛，动则气逆，心肾皆亏，神不安舍。当养心肾，以和肝肺。

洋参　丹参　当归　百合　黑料豆　鸡子黄　大贝　紫菀　麦冬　白芍　龙齿　阿胶　冬瓜子　杏仁

六诊：血虽渐止，而呛咳未平，仍不能安寐，胸腹作胀，肩背走注作痛，厥阴气火流窜经络，脉象两关沉候犹带洪数，阴中之火不靖，寐犹未安。仍养阴清肺，以泄肝热。

洋参　归身　川连　大贝　柏子仁　甜杏仁　麦冬　沙参　白芍　紫菀　石斛　淮山药　夜交藤

七诊：血止，惟少腹气升作呛，卧不能寐，以致骨节作瘘，劳动气促。肾水下亏，阴不上承，心气不能下荫于肾。时交夏令，少阴用事之时。拟滋水制阳，交通心肾。

生地　龟版　当归　麦冬　女贞子　甜杏仁　紫菀　大贝　牡蛎　白芍　洋参　生炙草　旱莲　黑料豆

八诊：右脉已敛，惟左关独大，尺部见浮。肾水下亏，厥阴气火偏旺，胸腹作胀，气窜两胁，呛咳，动劳气逆，肝肾失藏纳之职，今日夜寐稍安。仍拟交心肾，参摄下元。

大生地（沉香水炒）　当归　龟版　郁金　麦冬　冬瓜子　黑丹皮　白芍　牡蛎　洋参　川贝　朱灯心

九诊：交节病剧，皆缘正气之虚，而血又见，呛则汗出，动则作喘，心烦不寐，胁肋作痛，心肾交亏，厥阴气火不宁。拟用生脉合都气法。

洋参　麦冬　丹皮　五味　玄参　沙苑　阿胶　杏仁　贝母　白芍　淮山药　牛膝　青铅

十诊：左脉虚火之象已敛其半，肾气稍藏，厥阴气火较平，喘已大减，右寸关沉候犹洪，舌苔后半腻黄，阳明痰火未降，呛嗽咯红，胁痛腹胀，谷食不香。仍培脾肾，中清阳明，以降痰火。

洋参　杏仁　紫菀　白芍　炙草　阿胶　麦冬　丹皮　五

味　当归　山药　龟版　川贝　沙苑　牛膝　冬瓜子

十一诊：脉象如昨，按之犹数，肝肾之气，未尽潜藏，痰血已减，惟精神萎顿，筋骨作痠，血去阴伤。仍培脾肾，以摄下元，俾气不升，而呛咳自止。

女贞子　洋参　五味　白芍　阿胶　丹皮　旱莲草　麦冬　龙齿　生地　杏仁　贝母　淡菜

十二诊：叠进安填肾气，气犹未归。动则作喘，喘则作呛，精神萎顿，夜不成寐，肺肾之气不能联络。拟八仙长寿，金水同源之治。

熟地　丹皮　麦冬　萸肉　归身　金樱子　山药　茯苓　五味　泽泻　白芍　沙苑　龙骨

十三诊：咳血之脉，宜缓而静，大则为逆。今浮、中、沉三候，俱见收敛，是属佳兆。按之尚带数象，气不平也，故动则作喘。气出于肺，实根于肾，肾气少藏，夜卧不寐，遍体作痠，谷食无味，血去阴伤，心脾衰馁。昨进八仙长寿，是专纳肾气一法。今拟调养心脾，神归于舍，得寐自可向安。

生地　参须　女贞　龙骨　藿梗　菟丝子　沙苑　萸肉　茯神　旱莲　玉竹　鱼肚　牛膝

汤　平昔嗜饮，阳明湿热熏蒸，肝火内炽，气血紊乱，不能循经入络，散于脉外，随气火上升，巨口咯红，甚则溢出，或鲜或紫，大便干结，脉象劲弦搏指，左关尤大，阴分虽亏，而瘀结未清。先贤治血，必先祛瘀，拟清肝胃，兼除旧布新。

生军（炙炭冲）　细生地　桃仁　丹皮　牛膝　藕节　三七（磨冲）　南沙参　茜草　当归　萎皮　十灰散（童便调服）

俞　诵读之劳，最伤阳气，肺失展舒，金不制木，火载血上，以致巨口咯红，甚至倾盆涌出。止后胸膺痹室，季肋作痛，络伤瘀阻，肺胃均失下降之令，防其再见。拟清肺胃以柔肝，稍佐消瘀。

南沙参　丹皮　茜草　郁金　杏仁　藕节　冬瓜子　丹参　蒌皮　橘络　贝母　枇杷叶

复诊：前方加郁金五分，川石斛三钱。后接服，去藕节、郁金，加炒白芍、生地，南沙参换北沙参。

陆　脉息与晨相等，惟右关沉候稍洪，痰中夹血，紫多鲜少。汤饮入胃，则气喘作呛，阳明痰热不降，积瘀不清，竟夕无眠，谷食无味，动则作喘。肾水下亏，气不摄纳，痰火扰动于中，肾气浮则诸气皆浮，心脾肺肾皆亏，防其汗出亡阳，阴阳有脱离之险。急宜息虑安神，静养为要。

生地　蒌皮　茯神　白及　洋参　柏子仁　蛤粉炒阿胶　归身　白芍　麦冬　山药　玄参　贝母　丹参　毛燕　藕

北族　呛咳呕吐，恶寒自汗，自冬及春未愈。脉沉弦细数，舌白中厚苔滑。曾经失血，前医以为阴虚痰火之症，用沙参、麦冬等愈剧，乃因肺胃气虚之故。余用黄芪建中汤，合二陈、冬花、杏仁一剂，咳亦略平，后以橘半六君子，调理而安。

某　咳血乃肺家而出，咯血为肾家而来。阴分素亏，肝阳冲激营络，络伤血溢。咯血之后，潮热不清，食少哕呕，脉弦细数，左关低陷，恶风怯冷，面色萎黄。肝肾营血大亏，脾阳胃阴亦损，生气不振，久延非宜。急为养营柔肝，兼调中胃。

山药　孩儿参　当归　茯苓　石斛　女贞　佩兰　生首乌　黑料豆　莲子　毛燕

朱　咳嗽而后咯血，血止而咳不宁，嗣后频见，咳甚则呕。年余来形消便薄，上损过中，肺脾肾三脏交亏，木火横行冲激，脉象弦细而数，损症将成。拟培土生金，以安肺气。

北沙参　淮山药　牡蛎　甜杏仁　茯苓　百合　冬虫草　橘

红　紫菀　炙甘草　榧子肉

陆　气为血帅，血为气辅，气主煦之，血主濡之，血喜温而恶寒，寒则泣而不行，呕血有年，成盆成碗。心主血脉，统摄于脾，藏纳于肝，不能顺气而行，循诸脉络，气载血上，脉象弦细，卧而少寐，大便溏泄，心脾肝肾皆亏，治血当以胃药收功。拟心脾二经调治，俾中气充足，方能引血归经，庶无涌逆之虞。

党参　归身　枣仁　白芍　龙齿　橘白　於术　淮山药　茯神　炙草　黑料豆　红枣

某　操劳过度，心肾交亏，木郁不遂，气化为火，上干心胃，君主不安，嘈杂头眩，曾经咯血。当育阴柔肝，以宁心气。

北沙参　中生地　淮山药　丹参　龙齿　石斛　合欢皮　茯神　女贞　麦冬　玄参　红枣　藕

某　肺胃两伤，呛咳气逆咽痒，虽经略红，日暮寒热，脉象数细，面目萎黄，防入损门。急为养阴清肝肃肺之治。

北沙参　鳖甲　法半夏　杏仁　川贝　桑白皮　枇杷叶　丹参　功劳子　茯苓　紫菀　橘红　藕节

沈　持重努力，气血交并于中，胸脘不舒，呛咳气逆，痰中夹红。当肃肺消瘀。

丹参　杏仁　南沙参　川贝　石斛　蒌皮　丹皮　茜草　牛膝　参三七　茯苓　藕节　枇杷叶

王　阴虚肝火烁金，呛咳痰中夹血，内热脉数右大，久延非宜。拟养阴清肃。

南沙参　川贝　石斛　蒌皮　丹皮　茜草　麦冬　杏仁　蛤粉　茯苓　石决明　山药　枇杷叶　藕节

某　咯血之症，有气冲血上者，有火载血上者。脉象左部虚数，左关弦大而急，阴分素亏，厥阴肝气上冲，络血随之上溢，巨口咯红，止而复来，面色㿠白无神，内热寝汗，短气乏力，阴伤气火不宁，还防其大涌而来。拟育阴柔肝，以和营分。

生地　牡蛎　茯苓　玄精石　白及　白芍　龙齿　丹皮　石斛　沙参　旱莲草　女贞　当归　藕

某　脉两寸溢上，右关短涩，咳血逆上，气急不止，此肺金郁热、招风之候也。肺居上焦，而主气化，其脏洁，其气肃，以治节一身。今郁久成火，火动风生，肺为娇脏，不任燔灼，故咳嗽不宁，失于解透，转郁为甚，气乱于中，血逆于上。治法补肺之母，兼行肃降，斯为合度。

生地　枇杷叶　川贝　秦艽　牛膝　茜草　炒山楂　童便

后以六味地黄汤，加青铅。

某　痰血有年，发于春夏之交，乃厥阴少阴用事之时。气火载血上行，倾盆咯红。现下又增呛咳咽痒，胸背作痛，鼻塞不闻，脉沉细而数，金水两亏，肺气不宣，肝阳上僭。拟养阴柔肝，肃肺降气。

北沙参　麦冬　紫菀　蒌皮　橘红　煅石决　甜杏仁　茯苓　蛤壳　川贝　丹参　枇杷叶　丹皮

某　吐血之证，一由火升，一由气逆。血随气火而上，春间举发，倾盆涌出。止后中胃受伤，脉来细涩右虚，阴分固亏，而瘀犹未尽。法宜养营调中，稍佐化瘀。

当归　白芍　丹参　淮山药　黑料豆　茜草根　北沙参　茯神　合欢皮　橘白　甜杏仁　毛燕　藕节

二诊：气为血帅，血为气辅，气冲血上，狂吐之后，阴伤而气不和，胸腹气窜作胀。进调营活血，瘀行未尽，未宜滋补，仍宗前法，佐以调气。

当归　丹参　香附（童便浸，炒黑）　茜草根　白芍　北沙参　淮山药　合欢皮　黑料豆　泽兰　藕节　毛燕三诊：脉涩已退，虽弦紧稍和，而右关低陷，阴伤气机不和，阳明中虚，谷食不旺。偶事劳心，阴火上升，痰杂血点，胸胁气窜作胀。阴不敛阳，阳不潜藏，当静养为宜。拟养营调中。

西洋参　当归（盐水炒）　柏子仁（去油）　白芍　淮山药　丹参　茯神　香附（童便炒）　清炙草　黑料豆　毛燕窝　红枣　莲子

某　肾水不足，脾不统血，血不循经入络，阴火上升，痰中夹红，胸脘不舒，气升作嗳，脉象虚细，右关较大，胃少下降。法宜养阴和中，以安营络。

北沙参　淮山药　合欢皮　丹参　茯苓　茜草根　丹皮　阿胶（蛤粉炒）　枇杷叶　黑料豆　郁金　藕节

二诊：血后阴气不和，胃少下降。进养阴调中，右脉弦大已减，胃气渐和，胸脘较舒。仍以前方进治。

北沙参　丹参　当归（盐水炒）　丹皮（炒黑）　香附（童便浸，炒黑）　淮山药　甜杏仁　郁金　阿胶（蛤粉炒）　黑料豆　云苓　藕节　枇杷叶

三诊：脉象两关犹弦，肝胃之气犹未尽舒，噫气胸痛。失血后，络瘀未楚。当和营理气。

当归　丹参　苏梗　郁金　北沙参　茜草根　甜杏仁　沉香　黑丹皮　云苓　合欢皮　枇杷叶　藕节　橘络

又丸方：北沙参　丹参　当归　甜杏仁　淮山药　合欢皮　茜草根　阿胶（蛤粉炒）　女贞子　炒丹皮　香附　枇杷叶　藕节　红枣一两煎汤泛丸。

某　素有血疾，客夏又病阴疟，冬腊冒风咳嗽，春来音瘖，气促咽痒，渴饮口干，腰痠腹皮膨硬，痰挟血丝血点。肝肺肾三脏皆亏，伏邪不尽，损怯堪虑。拟养阴清肝肺，佐以达邪。

蜜炙桑叶　南沙参　蒌皮　川贝　青蒿　丹皮　鳖甲　枇杷

叶　橘红　川石斛　蔗皮

某　心主血脉，脾统之，肝藏之。思虑烦劳，心脾受亏，木气怫郁，藏统失司，血不循经入络，血随痰唾溢出，常泛清涎，卧不成寐。脾不摄津，心阴耗损，症势非轻。拟调养心脾，引血归经。

酒炒黄芩　参须　枣仁　龙齿　淮山药　红枣　於术　清炙草　茯神　白芍　黑料豆

某　经云：中焦受气取汁，变化而赤是谓血。血与气相配，气为血帅，血为气辅，木旺土衰，气不摄血，脾不统血。始则痰中见血，继之肠红，年来狂吐两次，口鼻皆出。吐时必大便先泄，显系肝脾受亏，藏统失司。血去阴伤，络脉空疏，脾元日薄，故令骨节痠痛，腰脊作强，胃呆谷少，足跗浮肿，种种见症，有脾败之象。拟扶土养营，兼调气摄阴之法。

土炒归身　於术　白芍　参须　淮山药　川断　炒黑香附　茯神　杏仁　黑料豆　炙草　红枣　荷叶炭

二诊：血少肝虚，经脉无以营养，脾元又薄，气陷湿随，跗肿，谷食不香，腰痠脊强，得于失血狂吐之后。脾为生血之源，全赖饮食健旺，方能生长气血，营养肢体百骸。还宜扶土养营，多服乃佳。

参须　白芍　川断　当归身　茯苓　杜仲　佩兰　枳壳　於术　黑料豆　炒淮山药　陈皮　炒枣仁　红枣　干荷叶（饭上蒸）

某　年未三十，春间咳嗽见血，愈后肚腹板硬，时或作胀。梦遗心悸，头重而眩。腰痠，两足乏力，行欲倾跌。形丰面白，脉两寸浮大，关尺沉弦。乃阴虚夹湿之体，初因感寒咳嗽，嗣因见血投凉，常饵龟胶六味，阴腻太过，中阳郁遏，湿痰聚中，脾受湿而阳虚，胃受湿而阴盛，清不能升，浊不能降，肝木失于温养，不能遂其疏泄之性，以致横行冲激，升于上则头眩心悸；克于下则精关不固；乘于脾则胸腹作胀。拟温中化湿，扶土泄木之法。

干姜　桂枝　白术　半夏　陈皮　茯苓　炙草　白蒺藜　白芍

二诊：服二剂，稍觉轻减，两寸浮大之象稍平，头重而下体飘动感，原方加附子八分。

三诊：服三剂，头重较好，下部亦觉有力，腹胀亦稍轻。原方加小茴香，青皮。

四诊：恙已大退，下部尚觉少力。原方去蒺藜、桂枝，加当归、杜仲、红枣。

五诊：头重已好，脚下亦实，胸腹亦愈六七，遗精未萌。觉咽痛，痰夹血丝而脉来旺，受煤火之故。

原方干姜炒黑，加白芍、丹参。

某　心主血脉，统于脾而藏于肝，布于肺而泄于肾。肾阴不足，脾失统摄，龙雷之火，逆奔而上，咯血如潮之涌，鲜而脓厚，血后气促，遗精，青年得此，殊非所宜。急为静养节劳，以养真阴，伏其龙雷，则庶免有血脱之患。拟用贞元饮加味治之。

大生地　龙齿　炙草　茯神　北参　女贞　当归（盐水炒）　牡蛎　淮山药　炒白芍　沙苑　莲子

某　呛咳朝暮为甚，屡次举发咯血，短气乏力。刻兼冒暑之后，阴分益伤，肺肝郁热不清。脉来细数，痰腥夹红，势入损门。姑拟养阴清肺柔肝。

天麦冬　兜铃　丹皮　蒌皮　川贝　山药　甜杏仁　百部　石决　蛤壳　生地　梨皮　南北沙参　毛燕　藕

某　脉象洪而微数，左尺浮而躁疾，水亏阴火不藏，胸胃稍舒，谷食稍旺。惟呛咳未平，血犹未止，两胁尚微作痛，肝络伤，瘀未清。宜培土养阴，兼滋水制阳。

淮山药　当归　橘红　阿胶　北沙参　龙齿　牡蛎　川贝　沙

苑　丹皮　甜杏仁　白芍　莲子

二诊：脉息右尺已平，数象亦减，龙火较藏，气升呛咳，胁痛俱松。惟脾胃未和，积饮未尽，食后胸胃撑胀，痰护喉际不爽，肺胃均少展舒。宜育阴柔肝，兼舒肺胃。

阿胶　山药　北沙参　沙苑　当归　佩兰　白芍　橘红　甜杏仁　龙齿　於术　牡蛎

秦　思虑烦劳，心脾受亏，厥阴气火偏旺，胃之营络扰动，津不变赤，以致痰吐夹红，或似粉白色，心中懊憹，谷食不香。拟养心脾，兼清气化火。

当归　大白芍　淮山药　藕汁炒冬术　参须　炒丹皮　阿胶　炙甘草　合欢皮　丹参　红枣

二诊：血之与气，异名而同类，气为血之引导，血为气之依归。气有偏胜，络血旁流，离经则为衃血，或上溢，或下泄。今痰中夹红，或杂血丝血点，或粉白色。白者肺血也，血丝自肝家而出，血点自肾家而来。由忧思恚怒而起，心郁化火，肝郁化气，气火扰动，而血不归故道。营中有热，肝肾阴气不藏，一遇烦劳，病即輒发。经治之后，日中血已住，而夜分未止，阴中之热未清。仍宜前法增易。

当归　洋参　淮山药　茯神　阿胶　合欢皮　丹参　丹皮　炙草　生地　枣仁　石斛　红枣

某　去年咳血，调治已痊。近乃五心蒸热，夜来痰嗽，痰色多黄。阴亏脾湿生痰，渍之于肺，慎防血溢。

大生地四钱　孩儿参三钱　陈皮一钱　麦冬一钱五分　杏仁三钱　茯苓三钱　苡米三钱

宝应，汪左　心肺属阳在上，天道也；肝肾属阴在下，地道也。水亏于下，阴气不能上承，心肺之热，无由下降，口舌作干，喉际梗介作痛，魂梦不藏，咳嗽痰中带血，心肺均失舒展。拟养阴以清上焦，后议滋下。

南沙参　石斛　瓜蒌皮　丹皮　莲子　毛燕　旱莲草　茯神　女贞子　丹参　麦冬　杏仁

二诊：血丝自肝家而出，血点由肾家而来。恙由去秋抑郁起见，肝肺络伤，常常咳呛，兼带血丝血点，脉虚细带涩，络瘀未清。当养阴清肝宁肺，兼除旧布新之法。

北沙参　花蕊石　麦冬　川贝母　中生地　阿胶（蛤粉炒）　茯神　栝蒌皮　丹参　茜草炭　枇杷叶　牡蛎　藕节

三诊：肺肾两亏，木郁化火。阴精动摇，频频遗泄。木火上升，荣络扰动，痰带血丝血点，微作咳呛，口燥便难，夜不成寐。仍调金水，以制肝阳。

北沙参　川贝母　中生地　茯神　栝蒌皮　麦冬　茜草　阿胶（蛤粉炒）　牡蛎　毛燕　花蕊石　丹参　莲子

安徽，程左　肾水不足，不能涵木。火载血上，咯红之后，又发肛痛，破溃深大，途中又冒风邪，而咳嗽脉数不静，防引动血痰。拟养阴清肺达邪。

南沙参　杏仁　桑叶　百部　象贝　牛蒡　丹皮　茯苓　橘红　苏梗　甘草　枇杷叶

二诊：咳嗽已止，阴分不足，口苦咽干，肛漏未达。宜养阴内托。

洋参　沙参　白芍　淮山药　生地　牡蛎　当归　丹皮　红枣　粉草　女贞　黑料豆

三诊：阴气稍复，外疡亦渐生肌。仍以养阴内托。

原方去沙参。

杨柳埠，张　咯血，胁痛呛咳，心肝气火上升，络血不循常道，拟柔肝养阴，肃肺宁络。

丹皮　桑皮　川贝　黛蛤散　细生地　焦山栀　北沙参　炒黄芩　刺蒺藜　藕汁

北山，詹左　营阴不足，值春生之际，木火之气上冲，胃络血上溢，巨口咯红，头眩内热，幸无咳呛，脉弦细带数。拟养阴清气降火。

北沙参三钱　丹皮一钱五分　白芍一钱五分　茜草五分　生地三钱　象贝二钱　茯苓二钱　石决五钱　沉香二分　怀膝炭一钱五分　石斛三钱　藕节三个

湖南，周丰岐　旧有血疾，吐则倾盆成碗，头额畏寒，冬时小溲勤短。气为血之引导，血为气之依归，气虚不能统血。正在壮年，阳事不举，藏真之气已衰，补气摄血，一定之法。近日头额又觉畏寒，喉际干燥，痰多气少作呛，中虚夹邪，客寒引动内痰，职是此故。拟用参苏饮加味。

党参　茯苓　苏梗　橘红　法半夏　黑荆芥　炙草　川贝　杏仁　红枣　当归　生姜

海州，桐左　恙由奔劳而生咳嗽，劳则肺气开张，外邪乘虚而入。渐至痰中夹红，卧偏于右，内热神羸，脉数细左大。阴虚肺虚，肝阳上僭，木击金鸣，防血涌来，久延不宜。急养阴清肝肃肺。

鲜石斛三钱　百部三钱　杏仁二钱　丹参一钱五分　栝蒌皮三钱　粉丹皮一钱五分　南沙参三钱　石决三钱　马兜铃（蜜炙）一钱五分　川贝母一钱五分　枇杷叶（去毛，包）二钱　茅根（抽去心）二钱

复诊：肝火稍平，痰血较减。呛咳内热如故，喉舌作干，心胸懊憹，得粥饮即止，肺胃阴伤，火动于中。仍养阴清肝肃肺。

原方去百部、石决、茅根，加小生地三钱、玄参一钱五分，梨、蔗汁各一杯，冲服。

三诊：咳嗽黄昏为甚，直至黎明始安。痰血未止，阴火浮于肺，

心胸懊㑊，得食即缓。而咳亦稀，阳明中虚，脉细涩数，金水交伤。拟培土保金，兼滋水制阳之法。

原方去生地、玄参、梨、蔗汁，加牡蛎三钱，怀膝、山药各二钱，阿胶一钱五分，毛燕一钱五分。

四诊：昨进滋水保金，夜分咳减，血少热减，脉亦稍静，似有转机。姑从前法进治，希日臻佳境为吉。

原方加五味七粒、炙草四分；去枇杷叶。

五诊：咳减血止，脉尚未静，数有七至，前法加减。

原方加女贞三钱；去兜铃、丹参。

六诊：原方加川百合三钱、炒白芍一钱五分、莲子十粒；去丹皮。

呕血

丁　劳力伤脾，瘀滞于胃，始则胃痛，吐痰夹红，继之腹胀，身面发黄，大便色黑，发热，脉数兼涩，血虚脾弱，积瘀不清。当运脾调营，佐以消瘀。

丹参　当归　楂肉　牛膝　桃仁　泽泻　丹皮　茯苓　神曲　枳壳　黄柏　青皮　萋皮

某　气虚夹痰之质，肠红痔患有年。加之膹郁，心脾不遂，木火之气，扰动于中，又感暑湿之邪，气耗阴伤，血不循经入络，随气火以上升。巨口咯红，血稠厚带紫，并有似肉之形。此胃中脂膜，为邪火所灼，凝结而成。血前先吐蛕虫，此肠胃伏热，蛕得热而动也。幸脉弦细，无数大之象，可不致上涌。口甜，舌质淡而薄白，湿蕴阳明胃腑，补剂未宜。先拟养阴清化，兼渗湿消瘀之品。

北沙参　丹参　苏梗　杏仁　通草　苡仁　茜草根　茯苓　贝母　丹皮　藕节　枇杷叶

郑　血之为病，其因不一，有火载血上者，有气冲血上者，有脾不统血者。素有饮邪，脾元已弱，中无砥柱，厥逆之气，自少腹上冲，以致血溢。脉弦细右沉，土为木侮，胃气不和，腹鸣胸脘不舒。若投清滋，脾胃必败，谷食必减，脾胃为后天资生之本，最为紧要。拟扶土和中，兼平肝逆。

淮山药　青盐半夏　怀牛膝　北沙参　甜杏仁　橘红　当归　合欢皮　茯苓　白芍　冬瓜子　黑料豆

二诊：右脉已起，胃气稍和，左部弦而带涩，血虚肝横，络瘀不清。今晨溢血，色红不鲜，多言多动，则少腹气升作呛，上升之气，由于肝木失水土滋培，下焦摄纳无权。宜培土和中，参以摄下。

当归　白芍　淮山药　北沙参　川贝　青盐半夏　龙齿　沙苑　橘红　甜杏仁　黑料豆　丹参

尿血

陈　溺血之症，痛者为淋，不痛者为尿血。羌已半年，有时成块阻塞，脉细带数，左部较弦，阴虚，君相之火下移小肠，逼于营分。拟养阴清肝，以和营分。

天麦冬　阿胶　旱莲　龟版　丹皮　血余炭　北沙参　茯苓　生地　粉甘草　丹参　藕

便血

常州，蔡右，三十五岁　心主血脉，统于脾，藏于肝。肝脾两亏，虚而生热，阴络伤而血下溢，肠红如注，腹痛便溏，谷少，欠寐头眩，干呛无痰。肺气不肃，肝热上升。拟调脾肃肺柔肝，引血归经。

淮山药二钱　北沙参三钱　当归（土炒）一钱五分　炙生地三钱　白

芍一钱五分　黑料豆三钱　广皮（盐水炒）六分　茯神二钱　炙草四分　丹皮（炒）一钱五分　丹参一钱五分　甜杏仁十粒　於术（土炒）一钱五分

某　脾统血，肝藏血，大肠本无血。湿热伤阴，阴络伤则血流，或鲜或紫，魄门坠胀，谷食不香，脾肾两亏，中虚气陷，血不循经入络。拟扶土养阴，兼入理气渗湿之治。

黄柏炭　当归　党参　木香　赤白芍　荷叶炭　黑蒲黄　丹参　山药　炙草　白术炭　红枣

二诊：肠胃湿热较清，下血较减。年逾五旬，阴气渐衰。宗前法以益肝肾。

生地　淮山药　甘草　炙龟版　茯苓　地榆炭　当归　白芍　阿胶　西洋参　黑料豆　荷叶　红枣

三诊：肠胃湿热已清，便血大势已减，魄门作痛，少腹板硬，神疲卧汗，脾肾阴伤，二气不和。仍理脾调营，佐之和气。

当归　木香　炙草　冬术　黑料豆　红枣　淮山药　参须　茯苓　牡蛎　荷叶

某　经谓结阴便血，初结一升，再结二升，三结三升。阴气内结，始因受寒，继之寒化为热，血从便出。夫心主血，脾统之，肝藏之。大肠本无血，心脾亏损，阴络被热熏蒸，乃从大肠而下。数年来不时举发，肢痠足乏，偏于右边胸胁有时作痛，肝循两胁，脾络胸中，心脾既亏，阴不敛阳，不能和气。脉濡虚，右关尺沉而带滑，有痰饮宿疾，饮乃水化，脾肾气衰，水谷之精悉成为饮矣，久之防偏枯之患。拟养心调脾，佐以育肾，多服乃佳。

当归　党参　山药　白芍　仙半夏　於术　阿胶珠　抱茯神　黑料豆　地榆炭　郁金

二诊：进养心脾之剂，尚属平平。脉象沉细，惟右尺洪而带滑，阴伤湿热蕴于下焦，血得热则动，肠红时见，魄门痒热，心胸亦热。血分远近：近出肠胃，远出肺肝而来。肺与大肠相表里，气不摄阴，肝不能藏，故出血如注。仍从前法进步主之。

白芍(炒)　当归　於术　党参　茯苓　合欢皮　阿胶　黄柏　陈皮　炙草　丹皮　女贞子　旱莲草　荷叶　红枣

杨　脾胃两亏，肝阳太旺，扰动营阴，屡见鼻红，大便下血，脾胃受木克制，易于吐泻。当培土和中。

淮山药　北沙参　枳壳　石斛　陈皮　茯苓　炒丹皮　丹参　牡蛎　炙草

某　中央属土，土生湿，湿生痰，痰生热，热伤血，火灼金，阳明胃血下注大肠，血在便后，已历多年。所服黑地黄丸、黄土汤都是法程。第湿热盘踞中州，伤阴耗气，血随气行，气赖血辅，必得中州气足，方能嘘血归经。

大生地四钱　淮山药三钱　归身二钱　远志一钱　洋参二钱　冬术三钱　炙草五分　白芍二钱　升麻五分　枣仁二钱　桂圆肉五枚　侧柏叶三钱

某　湿热伤阴，络血下溢，肠红血出如注，足膝痠楚，经脉抽掣，阴虚络中有热。拟养血调脾。

当归　生地　白芍　丹皮　续断　黑料豆　地榆　阿胶(黄柏末拌炒)　粉甘草　木香　荷叶(炙炭)　红枣　淮山药

十八、诸痛

胸痹

某　中阳不足，寒气停留，升降失司，上不得入，下不得出，致成胸痹。暂以四磨饮加味。

乌药（酒磨冲）三分　枳实（酒磨冲）三分　半夏三钱　陈皮一钱　小茴香一钱　黑丑一钱半　沉香（酒磨冲）三分　槟榔（酒磨冲）三分　茯苓三钱

另苏合香丸半粒，分两次酒送下。

某　营血不足，脾胃不和，夹有湿邪，腑阳不司通畅，胸脘气痹，大便不爽，四肢乏力。法宜和中化痰。

当归　半夏　薤白头　茯苓　苡仁　砂仁　枳壳　陈皮　光杏仁　神曲　佛手　生姜

某　阴虚血少，厥阴肝旺，气火上升，胸胁作痛，内热，心神不安。拟养阴平肝和胃。

当归　粉丹皮　白芍　陈皮　川楝子　北沙参　丹参　川郁金　茯神　合欢皮　柏子仁　浮小麦

胁痛

丹阳，孙寿山　肝木犯中，胁肋作痛，甚则作吐，胸腔不舒。拟抑木和中。

左金丸四分　法半夏一钱五分　橘叶五片　陈皮一钱　郁金一钱五分　姜一片　竹茹一钱五分　白蒺藜三钱　茯苓二钱　枳壳一钱五分　丹参一钱五分　香附一钱五分

复诊：去左金丸、橘叶、竹茹，加当归一钱五分、砂仁五分、佛手五分。

安徽，霍左，四十九岁　脾肾不足，阳明痰气不清，凝滞于络，胸膺两旁结硬，硬附于骨，举动咳嗽，则筋络牵掣作痛，尿后淋沥不清，四肢乏力。拟养营化痰理气。

当归　橘络　法半夏　茯苓　北沙参　光杏仁　黑料豆　牡

蛎　大贝　枳壳　竹茹　苏梗

某　营血不足，肝胃不和，痰气滞于脉络，右胸胁作痛，吞吐酸水清涎，痛彻背肋。拟温中养荣，化痰理气。

法半夏　茯苓　白芥子　枳壳　台乌药　枇杷叶　川桂枝　陈皮　新绛　生姜　延胡索　旋覆花

某　肝木布于两胁，胃脉络于胸中，右肋下期门作痛，似觉板硬，或作或止，右关脉洪大而滑，左脉沉弦，乃痰、气、血凝滞肝胃之络，防其见血。拟和营调气化痰。

丹参　郁金　香附　泽兰　橘络　瓦楞子　茯苓　象贝　竹茹　藕节　川楝子

某　营阴不足，肝气太旺，中胃受其克制，气少下降，右胁下痛，气窜及脘中，心神不安，卧而不寐，魂梦不藏。法宜养阴柔肝和胃。

丹参　柏子仁　合欢皮　郁金　茯神　全当归　陈皮　白蒺藜　冬瓜子　香附　橘叶　白梅花瓣

又方，痛时服。

延胡索　左金丸　郁金　乌药　丹参　川楝子　青皮　苏合丸　法半夏　合欢皮　粉甘草　芝麻穗

胃痛（附：吞酸）

某　营血不足，气滞寒凝，胸腹作痛，四肢腰背作痠。当温中流气养营。

当归　紫丹参　秦艽　乌药　茯苓　陈皮　佩兰　香砂仁　枳壳　生姜　川郁金

某　肝胃不和，痰气凝滞，脐上脘下作痛，气窜作响，业已数年，有时泛恶。拟和肝胃，佐以化痰理气。

当归　紫丹参　法半夏　瓦楞子　延胡索　台乌药　云茯苓　川郁金　青皮　白蒺藜　川楝子　生姜渣

安家舍，左　中土虚寒，脘痛吞酸，下午为甚。拟建中养营。

全当归二钱　丹参二钱　白芍一钱五分　炙草五分　白术一钱五分　云苓二钱　党参一钱五分　桂枝一钱五分　木香三分　法半夏一钱五分　姜二片

大桥，左　气血交并，脘痛如刺。拟流气和营。

全当归一钱五分　丹参一钱五分　枳壳一钱　延胡一钱五分　郁金一钱五分　广木香五分　乌药八分　青皮一钱　五灵脂一钱五分　香附一钱五分

港头上，右　气郁脘痛，不思饮食。拟调畅中都。

全当归一钱五分　丹参一钱五分　木香五分　郁金一钱五分　枳壳一钱　乌药五分　青皮一钱　香附一钱五分　佩兰一钱五分　谷芽三钱　佛手八分

山都，郝左　肝木犯中，阳明又有湿痰，脘痛或作或止，大便通畅即稍愈。六腑以通为用，从胸痹例治。

全当归一钱五分　桂枝一钱五分　广皮一钱　法半夏一钱五分　蒌仁三钱　薤白头三钱　炒枳壳一钱　茯苓二钱　丹参一钱五分　生姜一片

新桥头，张晓三女　肝脾气滞，腹痛胸脘不舒，呕吐酸水。当温中理气。

乌药　吴萸　桂枝　白芍　川朴　青皮　枳壳　延胡　茯苓　佛手　姜

安徽，余左　脉象细弦，血虚肝木犯中，阳明胃经夹有湿热。脘中作痛，日久胃气受伤，谷食不运。拟理气和胃畅中。

当归　陈皮　丹参　法半夏　茯苓　枳壳　砂仁　木香　郁金　橘叶　冬术　白蒺藜　姜

丁村，某　阴虚胃不和，脘痛内热，口干嗳腐，小水不利，久痛属热。拟养阴和胃。

沙参　石斛　九香虫　丹参　郁金　佩兰　陈皮　茯苓　佛手　枳壳

某　积瘀在胃，脘中刺痛。当除旧布新。

刘寄奴　丹皮　参三七　小蓟　茜草　藕节　生地　象贝　丹参

奔牛，毛右　胃阳不足，寒饮停中，肝气上升，胸痹作痛，气窜腹肋腰背，呕吐酸水粘痰，甚至呕血，气逆则血随之上溢，胃不下递，便艰尿少，颇有关格之虑。拟用温中抑木，以逐饮邪。

半夏　沉香　五灵脂　乌药　桂心　乌梅　陈皮　茯苓　炙草　灶心土

另服附桂八味丸、乌梅丸。

某　胃气不和，吞酸脘痛，湿浊下趋，小肠浊淫，小便不畅。拟和胃理湿。

法半夏　茯苓　陈皮　苡米　萆薢　枳壳　木香　砂仁　蒺藜　郁金

某　肝络布于两胁，胃脉络于胸中，营血久亏，肝气拂郁，左肋结瘕，气升作胀，肝气犯胃，中脘作疼，牵制背俞，或恶冷泛恶。抱恙已久，中阳已虚。先为养血和中，以舒木郁，后议调补。

当归　丹参　白芍（桂枝炒）　香附　砂仁　郁金　白蒺藜　薤白头　佛手　半夏曲　玫瑰花

某　肠胃瘀浊已清，阴分受亏，肝气升动犯胃，脘痛牵制遍身，甚则呕吐，又值经行之际。当养阴平肝和胃。

当归　白芍　香附　桂枝　砂仁　白蒺藜　丹参　青皮　半夏　茯苓　乌药　牛姜

某　寒饮停中，肝木上犯，脘痛已久，甚则作吐，胃气已伤，不宜久延。当平肝和胃，以逐饮邪。

半夏　干姜　黄连　茯苓　甘草　灶心土　砂仁　木香　吴萸　陈皮　生姜

某　心脾营损，清晨脘痛，动劳心悸，饮食不甘。宜扶土养荣。

全当归　丹参　冬术　党参　佩兰　广木香　远志肉　合欢皮　茯神

某　营血不足，肝气犯胃，脘中窒塞不畅，曾经咯血，谷食不运。当养阴平肝和胃。

沉香曲　当归　丹皮　郁金　佩兰　陈皮　合欢皮　茯苓　香附　佛手　白蒺藜　玫瑰花

附：吞酸

扬州，周左　忧思过度，脾肺气虚。夏秋又患寒热泄泻，愈后胃阳不司斡旋，以致寒湿停中，不时吞酸，精神癫乏，面无华色。当温中调脾，兼和荣血之治。

党参（姜汁炒）一钱　云苓二钱　新会皮一钱　白术（枳实二分炒）一钱　姜半夏一钱五分　炒干姜四分　砂仁八分　公丁香三粒　炙草三分　土炒当归一钱　红枣三个　姜三片

复诊：两投温中调脾以和胃气，食增神复，胸脘时常作酸。宗前意加易。

党参（姜汁五分炒）一钱　制半夏一钱五分　焦冬术（枳实三分炒）一钱　云苓二钱　公丁香三粒　白蔻六分　淡干姜（炒）四分　新会皮一钱　土炒当归一钱　炙草三分　煨姜三片　大枣三个

复诊：手足觉冷。

原方加川桂枝四分。

腰痛

某　肝肾血液内亏，肺气又虚，督脉乏运行之气，背之八九椎作痛，牵动心胸，不堪受凉，督阳亦虚。经云：督脉为病，脊强而腰折，虑有痿躄之成。当肝肾两培。

熟首乌　鹿角霜　枸杞　潞党　毛脊　当归　白芍　杜仲　川断　木香　菟丝饼　焦冬术　猪脊髓

某　形丰脉濡，气血皆亏，肝肾之气，又少约束，血脉不荣，肢节痠痛，腰半以下，坠胀作痛，经行尤甚。当益气养营，以培肝肾。

党参　白芍　归身　川断　杜仲　乌贼骨　茯苓　黑料豆　陈皮　炙草　淮山药　潼沙苑　秦艽　红枣

腹痛

宜兴，程左　脾肾阳衰，木邪侮土，浊阴凝聚，阻隔脾胃交通之气，绕脐作痛，甚于夜半，抚摩得暖与后，则快然如衰。两月来面浮肢肿，谷少，形容憔悴，舌质白而起糜，颇有脾败之虑。攻补两难，拟养营和中顺气。

当归　青皮　乌药　枳壳　小茴　木香　秫米　茯苓　金橘叶　法半夏　丹参

某　肝胃不和，气血凝滞，大腹攻窜作痛，不思纳谷。但以温中理气。

乌药　当归　白芍　上桂心　炮姜　枳壳　郁金　五灵脂　延胡索　焦白术　灶心土

某　肝足厥阴之脉，循阴器而络少腹。寒邪乘之，腹痛牵引右睾丸，气攻于胃，吞酸作嗳，厥疝之候。拟温中散寒。

当归　青陈皮　白芍　茯苓　川楝子　吴萸　法半夏　乌

药　炙草　荔枝核　小茴　肉桂　煨姜

邱左，二十二岁　脾肾两亏，寒客厥阴气分。腹痛腰疼，左睾丸偏坠，又有喉蛾，两耳时闭，阴伤气不和也。当调气养营，以泄厥阴。

当归　白芍　川断　补骨脂　丹参　北沙参　乌药　川楝子　炙草　炙荔核　青皮（盐水炒）

广东，某　脾肾虚寒，真阳不旺，腹痛怯冷，不嗜干物，由来已久，屡进温养，诸恙较减。宗原方进治。

党参　白术　肉桂　甘草　白芍　小茴香　黄芪　杜仲　故纸　鹿角霜　杞子　陈皮　姜　枣

二诊：进补命肾以生土，精神饮食较增，腹痛已减。还宜温养下焦，俾谷食畅进，诸恙自安。

党参　白术　黄芪　小茴香　肉桂　杜仲　故纸　鹿角霜　甘草　当归　杞子　白芍　姜　枣

又膏方：原方加菟丝子、桂圆、红枣肉。

广东，某　脉细虚，寸濡尺弱，脾肺肾三经亏损。气血俱虚，浊阴凝聚下焦，腹痛已久，胃气受伤，不思纳食，神疲气短乏力，颇有羸弱之虑。拟温脾益胃，胃开食进，方能生长气血，精神自复。

党参（藿香炒）　於术（芝麻炒）　白芍（炒）　甘草　淮山药　当归　小茴　黑料豆　谷芽　砂壳　佩兰　陈皮　姜　枣

二诊：脾肾虚寒，腹痛已久，过投攻克，脾土受伤。食干物则痛而难运。进扶脾益肾，精神稍振，肢冷稍和，谷食稍馨。胃为卫之本，脾为营之源，精神气血悉由此出。仍宗前方进治。

党参　谷芽　於术　归身　黑料豆　白芍　炙草　广皮（盐水炒）　淮山药　煨姜　小茴　红枣　益智仁

三诊：脾阳较旺，能食谷物，腹不痛，惟仍怯冷，命门真阳不足。拟用益火生土。

党参　杞子　黄芪　煨姜　归身　破故纸　白芍　小茴　炙草　於术　茯神　陈皮　鹿角霜　红枣

某　脾阳不运，湿浊凝聚于中，肝木克之，当脐作痛，胸脘不舒，大便或溏或结，脾气不和。当温中化浊。

白术　当归　茯苓　青皮　小茴香　煨姜　苡仁　木香　乌药　砂仁　炒山楂

某　脾肾阳衰，浊阴凝滞下焦，厥气上升，少腹痛攻胃脘。当温中以泄厥阴。

全当归　乌药　吴萸　肉桂　茯苓　荔枝核　青皮　小茴香　法半夏　延胡索　白芍　煨姜

复诊：气分稍舒，阳明湿痰素盛，肝气又多拂郁，小腹气逆，膜胸作痛，呕吐汗出肢冷，当温中理气。

白芍（桂枝炒）　半夏　延胡　茯苓　川朴　蔻壳　当归　陈皮　乌药　丹参　佛手　蒺藜　生姜

某　久病伤阴，二气不和，不相维护。胸腹气撑作痛，寒热间作，咳呛痰多作恶，苔黄而燥。汗出溱溱，汗为心液，肾主五液，阴液外泄，心气不宁。当营卫并调，以和肝胃。

人参　首乌　白薇　陈皮　半夏　郁金　洋参　於术　当归　白芍　炙草　乌梅

某　荣阴不足，肝木克脾犯胃，气不展舒，肚腹作痛，攻胸作吐，胃不下递，腑气不爽。当以通阳泄浊。

半夏二钱　青皮一钱　薤白头一钱五分　乌药一钱五分　茯苓二钱　桂枝四分　延胡二钱　小茴香二钱　丹参二钱　降香一钱　白芍（吴萸三分拌炒）一钱五分　砂仁一钱　姜二片

十九、肝气

某　脉象缓大而滑，两尺甚长，古稀七五之年，禀赋犹厚，然缓大之脉，乃气阴不足，烦劳过度，肝肾之气少藏，阳明胃火夹有湿痰，肝乘于胃，则气升胸闷，上嗳下泄则舒，胃不和则卧不安。拟和中抑木，兼摄下元。

当归　半夏　陈皮　白芍　丹参　沉香　神曲　佩兰　郁金　枳壳　蔻壳　合欢皮　潼白蒺藜　荔枝核

某　肝脾不和，气滞于络，胁背腹走窜作响，静坐则安。拟用乌药顺气散。

乌药　当归　桂枝　青皮　木香　小茴香　延胡　白芍　郁金　丹皮　檀香　白蒺藜　生姜

二十、痞证

某　前哲以塞而不开谓之痞，有邪滞为实，无邪滞为虚。湿土司令，气滞中州，邪着心下，按之有形，大如覆杯，饮食不进，邪滞作痞。拟平胃散加味。

厚朴一钱　苍术一钱半　广陈皮一钱　炙草五分　枳实一钱　云茯苓三钱　木香五分　姜一片

某　胃阳式微，阴寒凝结，嗳噫吞酸，胸痞不饥不食。脉来细数，非食停中脘，乃阳气不伸，阴翳凝滞。议理中主治。

人参一钱　冬术三钱　炮姜八分　归身三钱　炙草五分　陈皮一钱

某　中土素弱，过服克伐之剂，重伤脾胃，传化失常，食饮少思，胸腹若满，病名虚痞。宜资化源。

东洋参三钱　茯苓三钱　炙草五分　广陈皮一钱　归身二钱　木香五分　炮姜五分　冬术一钱半

某　胸腹为脏腑之廓，膻中为阳气之海，胸次痞塞不开，按之有形，如心积伏梁之状，饮食减少，脉来细数。素本木不条达，中虚清气不展，离光不振，阴霾上翳，矧以高年，非佳候也。

大洋参三两　茯苓三两　冬术三两　炙甘草五钱　半夏一两半　橘皮一两半　广木香五钱　枣仁二两　远志一两半　细青皮一两　藿香根一两半

为末蜜丸，每早晚服三钱。

某　浊气在上，则生䐜胀。操劳过度，中土受伤，无以运化精微，食饮少思，胸中痞满，按之不痛，非停滞可比，乃升降失常，变生痞象。法当苦以泄之，辛以散之，甘温以补之，咸淡以渗之，偏消偏补，均非正治。

川黄连一钱　枳实一钱　川朴一钱　制半夏二钱　炮姜七分　人参一钱　云茯苓三钱　冬术二钱　泽泻一钱半

某　服调气药，痞反甚，痞不在气分无疑。东垣谓痞从血中来，长沙言病发于阴，而反下之，因作痞。盖皆荣分受伤。血属有形，当治以有形之药。

人参一钱　川连一钱　干姜一钱　炙草五分　当归三钱

某　时感病后绝不思食，时或知饥，食入则痞，调治半载方痊。近劳忧太过，复不思食。脾胃为中土之脏，仓廪之官，赖肾火则生。火素不足，中州不振，胃虚卫不外护则寒，脾虚荣失中守则热，非外感可比。脉来胃少弦多，原当益土，现在春木上升，宜先崇土培木，拟治中汤加附子。

人参一钱　冬术三钱　炙甘草五分　炮姜一钱　橘红一钱　细青皮一钱　附子一钱　南枣二枚

复诊：服附子治中汤四十余剂，化机复健，饮食日增，中土已得平调。肾火久亏，治中虽然益火，未能达下，益火之本，以消阴翳，中病下取，古之法程，每日仍服附子治中丸三钱。

熟地八两　丹皮三两　东洋参三两　泽泻三两　淮山药四两　山萸肉四两　枸杞四两　归身三两　云茯苓三两　冬术三两　附子一两半

为末，蜜丸桐子大，每晚服四钱。

某　嗳腐吞酸，胸痞不食，寒滞中焦，脾阳不运，脉来小驶于迟。法当温暖中土。

东洋参三钱　冬术三钱　炙草五分　广陈皮一钱　炮姜一钱　青皮一钱

二十一、湿证

某　形丰脉滑，湿胜中虚，肝胃不和，气痰交阻，胸脘胀闷，食入不舒，气陷下焦，魄门坠胀，腰半以下，重着难移。先为运脾调营，和胃化痰。

全当归　法半夏　佩兰　焦白术　茯苓　薄橘红　广木香　枳壳　丹参　香砂仁　煨姜

二十二、呕吐

塘头，周某　痰气蕴于胃府，胸闷嗳腐吞酸，呕吐食物，有热辣之气，腑气不畅，势成关格。拟养阴和胃，理气化痰。

法半夏　泽泻　枳壳　石斛　橘红　甘草　竹茹　芦根　麦

冬　茯苓

二诊：昨进养阴清胃，以降痰热，嗳逆呕吐已见减轻。胸闷未舒，口干作渴，食难下膈，胃阴大伤。从原方进治。

原方加北沙参、枇杷叶、粳米。

三诊：肝胃之热较清，惟气机未舒，呕吐上嗳未除，阴伤而胃逆未降。宗原方进治。

北沙参　竹茹　枳壳　茯苓　枇杷叶　金橘叶　郁金　泽泻　青盐半夏　粳米　麦冬　广皮　石斛　佩兰叶

后服方：原方去泽泻、竹茹、枳壳，加淮山药、黑料豆、毛燕。

泰兴，周左　肝木犯中，胸胁胀闷作痛，食饮呕吐，甚则夹红，嗳气稍舒。拟抑木和中。

丹参二钱五分　郁金一钱五分　法半夏一钱五分　合欢皮一钱五分　青皮五分　橘叶十片　左金丸四分　木香三分　枳壳四分　乌药五分　香附一钱

某　脾肾不足，胃气不和，夹有湿痰，胸腹作痛，甚则呕吐。当和中理气化痰。

法半夏　陈皮　茯苓　枳壳　木香　香砂仁　焦白术　谷芽　厚朴　佩兰　全当归

某　王太仆曰：食不得入，是有火也；食入反出，是无火也。胃有积饮，肝木上犯，食入作恶，顷即吐出，中阳不足，降令失司。拟温中降逆。

沉香　姜半夏　白芍　茯苓　陈皮　郁金　炙草　川椒　吴萸

另服乌梅丸一钱。药后有效，去郁金，加白术、谷芽。

某　脾以升为健，胃以降为和。脾胃升降失常，食入作吐已久，生气伤残，损及奇经，冲任之气不固，坠胎三次，每在三月，肝虚显著。先为养胃调中，吐止之后，再进培养肝肾。

台参须　野於术　川石斛　淮山药　法半夏　茯苓　炙草　陈皮　白芍　焦谷芽　甘蔗浆

丸方：

参须　淮山药　於术（藕汁炒）　茯苓　陈皮　白芍　炙生地　法半夏　炙草　合欢皮　芡实　红枣　石斛煎汤泛丸

某　痰湿停中，脾胃不和，吞酸作恶，甚则大吐，腰痠乏力。当温中和胃化痰。

白蔻壳　制半夏　陈皮　枳实　枳椇子　茯苓　吴萸　甘草　木香　川朴　干姜　川椒

某　肺主胸中，胃主脘中，胃之上口名贲门，饮食之道路。痰湿停中，肺胃之气不展，胸膺不畅，食入不舒，汤水下咽则呕吐顿作，头晕目痛。经云：无痰不作晕。乃饮邪随气上升，卧则气平，而晕痛亦止。拟舒肝胃以展气化，佐以涤痰。

半夏　陈皮　苏梗　蔻仁　沉香　枇杷叶　茯苓　枳实　蒌皮　薤白　竹茹

某　经谓脾升则健，胃降则和。釜底无薪，不能腐熟水谷，中寒停饮作吐，冷涎时泛，脉弱而细，中阳衰极。急为温中化饮，佐以和胃，再若迟延，恐成反胃。

半夏三钱　蔻仁四分　陈皮一钱　干姜六分　肉桂四分　於术（枳实五分炒）一钱五分　茯苓三钱　炙草四分　丁香四粒　伏龙肝一两

某　环口肉䐃，四肢常冷，初则气升至咽，久则懒食脘痞，呕胀吐酸。阳明胃府，以通为宜。

人参　熟附子　半夏　茯苓　粳米　宣木瓜　制军

某　脾阳不运，命火式微，食下停滞，甚至呕吐，二便不利，精神萎顿。有反胃噎膈之象。

党参　广木香　谷芽　陈皮　佩兰叶　半夏曲　枳壳　香砂

仁　当归　煨姜

某　脉来左弦右沉，血虚木郁于中，胸脘不舒，甚则呕吐痰涎，干物难入，为日已久，中土受亏，颇有反胃、噎膈之虑。当抑木和中，兼养营血。

当归　广陈皮　沉香　合欢皮　谷芽　佩兰叶　郁金　法半夏　白豆蔻　茯苓　紫丹参　金橘叶

某　胃气不降，脾有湿痰，肝气上升，胸脘不舒，气升作恶，腑气或通或胀，胃不下递之明征。拟和中降逆。

陈佛手　半夏　蒺藜　陈皮　茯苓　枳壳　白蔻仁　佩兰　郁金　炒干姜　焦谷芽

某　寒湿入脾，脾阳不能转运，肚腹不舒，脘痛作吐。当温中理脾，以化寒湿。

厚朴　焦白术　桂枝　干姜　青皮　法半夏　白蔻仁　杭白芍　吴茱萸　延胡索　茴香　炙甘草　生姜

某　中寒脘痛吞酸，甚则作吐。拟温中和胃。

丁香　焦白术　茯苓　肉桂　炙草　陈皮　法半夏　白蔻仁　木香　生姜

某　脾阳不运，痰湿停中，胃气不降，以致胸脘不舒，食入即吐，腑气不爽，虑成反胃。宜和中降逆之品。

白蔻仁　陈皮　枳壳　木香　法半夏　川郁金　佩兰　炒谷芽　茯苓　陈佛手　淡干姜　藿梗　竹二青　橘饼

二十三、噎膈

某　中虚营损，肝木上犯，脘痛，食难下膈，大便艰，噎膈堪虑。拟抑木调中。

参须　野於术　法半夏　白蔻　上沉香　合欢皮　丹皮　韭菜汁　茯苓　佩兰　生姜

云阳，左　血虚气郁，贲门不利，食入脘痛，祇能饮粥，痛膈症也。拟调气养营。

全当归一钱五分　淮山药三钱　橘叶十片　郁金一钱五分　大丹参二钱　木香三分　乌药四分　枳壳四分　香附一钱五分　南沙参三钱　青皮一钱五分

爵家，朱左　木郁伤中，肺胃干槁，气不展舒，会厌梗噎，祇堪饮粥，时吐痰涎，大便艰解，精神萎顿，胃气大伤。已成三阳结病。

参须八分　於术一钱　淮山药二钱　法半夏一钱五分　新会皮五分　佩兰一钱五分　茯苓二钱　谷芽三钱　枳壳三钱　枇杷叶二片

金坛，王左，六十岁　气郁痰滞，胸膺不舒，便艰，干物难食。噎膈堪虑。

北沙参　枳壳　杏仁　陈皮　半夏　橘叶　佩兰　郁金　佛手　谷芽　合欢皮　茯苓　枇杷叶

某　肝胃不和，痰气郁结，食入气升痰壅，不嗜干物，势成膈疾。急为抑木和中。

法半夏　上沉香　茯苓　陈皮　制香附　炒谷芽　佩兰　川郁金　白蔻仁　枳壳　金橘叶　生姜

二诊：经治后，肝平胃起，气郁较舒，惟干食尚未能入。拟养胃生阴，化痰舒郁。

参须　当归　法半夏　佩兰　蔻仁壳　於术　山药　陈皮　合欢皮　人乳　茯苓　炒谷芽

某　噎膈之症，噎症在肺，膈症在胃。经云：三阳结而成膈。

三阳者，膀胱与小肠也。缘肠胃津液干枯，肾不吸胃，气从中逆，以致食入作梗，痰涎上泛，便艰，舌苔中剥，脉见虚涩，阳明中虚。拟半夏汤加味其中，早进长寿丸，滋液润肾，更须静养节劳为吉。

法半夏　柏子仁　党参　远志　镑沉香　焦於术　白蜜　生姜汁

某　发热口干，胸满中痛　滴水不得下咽，水入即吐，脉左弦数且涩，右脉细数而涩。此是郁结所伤，而成津枯气滞之症，肺胃肝三经受病也。盖有郁结，则火起于胃，淫气及肺，肺受火邪，淫气伤肝，肝暴不受邪，必复转而伤其胃。二脏一腑互相克贼，而气愈郁，气郁则热、则乱，太虚之府，云雾不精，中和之气，驳劣有加。水不下咽者，肺金受邪，清肃不行也；水入则吐者，木邪横肆，胃气上逆也；发热口渴者，肝风内鼓，兼以外风入而增其势也。然肝气虽暴而治肝无益也，夫木之刚由金之柔，金之柔由火之炽也。惟滋其燥，则火立解，而金复其刚，则木不得不转柔矣，由是而胃气和，则肺气清、肝气平，何出纳之不自如哉！

瓜蒌仁　紫菀　枳壳　桔梗　半夏曲　川贝　杏仁　苏子　黄连　芦根

继与：

人参　石斛　川贝　茯苓　制首乌　生地　芦根　橘红

某　恙由饮冷起见，阳为阴遏，浊痰胶固于中，以致吸门、贲门窒塞，咯痰不爽，腑气不通。叠进温胃通阳，脉较流畅，腑气较爽。还宜通阳化痰之法。

姜半夏　干姜　川厚朴　木香　茯苓　熟附子　白芥子　青皮　细辛

某　肝脾不和，湿痰浊气，互结于中，胃阳不司通畅，以致胸咽梗塞，食入不舒，腑气不爽。拟通阳化痰泄浊。

制半夏　广皮　厚朴　茯苓　陈佛手　薤白头　旋覆花　干

姜　木香　枳壳　川郁金　生姜

二十四、关格

某　痰气交阻，食不能下，关津不利，便不能解，中州失运，升降失司，乃高年逆候也。

大生地八钱　橘皮一钱　淮山药四钱　制半夏三钱　东洋参二钱　川蜜(冲)二两　五味子一钱　麦冬三钱

某　脉来洪滑，气郁填胸，汩汩有声，隐隐作痛，食不能入，二便俱阻。长沙以小便不出谓之关，饮食不入谓之格，阴阳偏胜谓之逆，虑难奏捷。

大熟地八钱　丹皮三钱　泽泻三钱　淮山药四钱　茯苓三钱　制半夏二钱　冬葵子三钱　冬瓜子三钱　车前子三钱　郁李仁五钱　火麻仁五钱　松子仁五钱

某　饮食不入谓之格，溲便不通谓之关。脘痛，食不能入，大便旬余一解。自秋及春，有增无减。肝乘于胃，胃失下递，阴阳有所偏胜，关格之症已著。当和肝平胃，以降浊阴。

半夏　瓜蒌仁　薤白头　郁金　陈皮　干姜　黄连　白蒺藜　枳壳　茯苓　旋覆花　陈香橼

某　右脉沉细而弦，左部沉洪兼滑，气郁痰滞。上年晕厥之后，常常呕吐，半年未止，头目如蒙，下部乏力，便艰，数日一更衣。肝脾两伤，胃不下降，浊痰蒙闭于上焦，颇有关格之虑。拟和中降浊。

半夏　白芍　茯苓　陈皮　代赭石　沉香　炙草　生姜　竹茹　乌梅丸

二十五、泄泻

某　胃阴稍复，饮食亦顺，逐日嗜荤，腹痛便薄。调脾和胃。

参须　野於术　茯苓　陈皮　法半夏　淮山药　佩兰　广木香　白芍　谷芽　黑料豆　金橘饼

金坛，冯右　木旺土衰，胸腹不畅，由来已久。客夏腹痛便泄，迄今未愈。脾肾气陷，门户不藏，阴火上升，口舌红碎，食则痛，难饮食，胃纳虽强，而脾气日渐下趋，恐有土败木贼之虑。清则碍脾，燥则助热，甚难着手。拟用扶土兼养胃生阴之法治之。

参须　淮山药　佩兰　黑料豆　牡蛎　茯苓　芡实　鸡金　於术　神曲　石斛　橘饼　干荷叶

二诊：脾泄稍减，惟腹胀后重不松，口糜如故。清阳下陷，脾之阴火不藏。拟养胃生阴，升举脾阳。

参须　广皮　醋炒柴胡　山药　益智仁　牡蛎　荷蒂　於术（枳壳一钱五分炒）　云苓　神曲　芡实　霍石斛　黑料豆

三诊：脾元较固，腹胀后重亦松，口舌红碎，痛难饮咽，右脉已平，左关尺浮大不敛，阴损阳浮，清燥两难。拟甘平养胃生阴，以敛虚阳。

淮山药　参须　茯苓　霍石斛　北沙参　川贝　牡蛎　黑料豆　荷蒂　生地炭　粉草　广皮白　炒丹皮　毛燕

四诊：泄泻虽减，而脾土未和，腹鸣气窜，肺胃有热，呛咳咽痛，口舌红碎。脾喜温燥，肺喜清润，清则碍下，燥则碍上，极难用药。仍拟甘平扶土，兼清肺胃。

北沙参　淮山药　川贝　黑料豆　丹皮　蔗皮　麦冬　石斛　甘草　芡实　大生地　玄参

另：生附子一钱、麝香三厘，合捣烂贴足底。

五诊：左脉浮大已减，龙雷之火稍平，口舌红碎稍清，大便如旧，夜分呛咳，又复见血，阴虚火浮于肺。拟滋水制阳，兼清肺胃。

生地　丹皮　北沙参　石决　大贝　麦冬　川石斛　淮山药　玉露霜　青黛拌蛤粉　玄参　广皮　藕

六诊：叠进滋水制阳，左脉已平，肺胃游火较退，舌鲜绛已清，破碎未痊，大便较实，俱属佳兆。仍养阴以清肺胃。

原方加羚羊角五分，去石决明。

范　湿胜则濡泄，恙起痢后，转为溏薄，腹痛，小便不利，舌心间有辛辣之状，脉沉细，推之不静。积湿在中，脾阳已馁，久延防有跗肿腹大之虞。当调脾渗湿。

白术　车前子　乌药　茯苓　泽泻　枳壳　陈皮　小茴香　炙草　砂仁　煨姜　荷叶　生熟苡仁

顾　泻利二月未止，脾土大伤，积湿生痰，中阳不运，痰嗽，面浮足肿，胸腹不畅。慎防脾败，急为调脾肃肺。

焦冬术　砂仁　扁豆衣　茯苓　土炒当归　广木香　半夏　生苡仁　杏仁　炒枳壳　广陈皮　生姜皮　荷叶

马　脉象左弦右滑，脾有湿痰，胃气不和，夹有肝热，胃呆，多食则泻，四肢时冷时暖，缘脾阳不运。只宜调脾和胃，以化湿痰。

半夏　苡仁　丹皮　当归　砂仁　川贝　茯苓　丹参　陈皮　神曲　佩兰　生姜

某　洞泄反复，身热时作。

白蔻壳一钱　赤猪苓各一钱五分　炒麦芽三钱　焦山楂三钱　炒泽泻二钱　大豆卷四钱　生姜一片　六一散(包)三钱　白芍(桂枝四分煎水炒)一钱五分

某　泄泻完谷不化，兼以腹膨，舌光绛而中黄刺。正虚湿滞不化，重候也。

西洋参（元米炒）五分　煨葛根二钱　煨木香五分　广皮一钱　藿梗一钱五分　猪茯苓各二钱　焦谷芽三钱　制半夏一钱　车前子三钱　炒枳壳一钱　泽泻二钱　炒六曲三钱　姜竹茹五分　干荷叶一钱

二十六、水肿

吕城，曾左　水肿自下而上，遍体俱肿，两足木硬。拟分消之。

厚朴　泽泻　大腹皮　防己　五加皮　连皮苓　冬瓜皮　陈皮　桑皮

三、四服后，另服金匮肾气丸，每早二钱。

某　风与湿邪，合而为胀，始病面肿，继及四肢胸腹，小溲不利。拟疏风利水。

厚朴　杏仁　苡仁　枳壳　荆芥　桑皮　前胡　腹皮　陈皮　泽泻　姜皮

石楠叶煎汤代水

某　风与邪合而为胀，胀自面起，次及胸腹四肢，咳嗽足冷，小溲不利，脉沉细紧。拟疏风利湿。

前胡　杏仁泥　桑白皮　桂枝　茯苓皮　大腹皮　姜皮　姜半夏　薄橘红　泽泻　赤豆　冬瓜皮

某　脾有湿痰，肺气不降，咳吐饮食痰水，经今一年，或轻或剧。月前感冒，身热发疹，气促痰鸣，肢面浮肿，囊茎肿大，小便短少，混浊不清。肺不行水，土不制水，水湿泛溢肌肤，致成脾湿之候，症势不轻。拟分消肃肺，俾湿邪由前阴而出，庶斯减矣。

法半夏　滑石　茯苓皮　琥珀　冬瓜皮　杏仁泥　桑白皮　大腹皮　泽泻　通草　甜葶苈

某　烂喉痧愈后，遍身发毒，脾土败坏，腹胀面浮肢肿，谷少便稀。当先理脾和胃。

於术　山药　神曲　冬瓜子　砂壳　鸡内金　苡米　五谷虫　贝母　谷芽　参须　茯苓

某　脾湿胀症，腹膨面浮肢肿，咳嗽气逆，症非轻。急宜肃肺分消。

苏子　法半夏　苡米　青皮　泽泻　江枳壳　茯苓　桑白皮　杏仁　大腹皮　前胡　炒莱菔子　姜皮

靖江，朱左　水肿，发热气急，遍体浮肿，小溲不利，腑气不通，重症也。

紫苏　杏仁泥　炒枳壳　葶苈子　车前　腹皮　通草　连皮苓　泽泻　冬瓜皮　桑皮　陈皮　姜皮

某　稚年当风而卧，曾下凉水，盛暑之时任受，秋末冬初腠理渐收，内邪欲达，蕴于肺胃，致气逆作喘，遍体皆浮，发热肢冷。先开鬼门，宣肺降逆之治。

麻黄　葶苈子　旋覆花　杏仁　桔梗　桑皮　前胡　制半夏　苏子　橘红

某　泄泻两月未止，脾土大伤，积湿生痰，中阳不运，痰嗽，面浮足肿，胸腹不畅，慎防脾败。急为调脾肃肺。

焦冬术　砂仁　扁豆衣　茯苓　木香　当归（土炒）　苡仁　枳壳　制半夏　杏仁　陈皮　生姜衣　荷叶

二十七、臌胀

大路上，某　湿浊阻滞于中，脾阳受困，气机不利，以致肚腹膨硬，食入不舒，便溺不利，防成胀满。急宜宣中泄湿。

莱菔子　腹皮　青皮　车前　枳壳　茯苓　厚朴　乌药　槟榔　神曲　泽泻　椒目　姜

二诊：腹胀已消三、四，惟脘中未畅，食入未舒。仍以前方加鸡内金、郁金。

三诊：大腹膨胀已减三、四，惟食入艰运，脾阳未振，湿困于中。用温脾饮主之。

干姜　川朴　黑丑　青皮　车前子　茯苓　山楂　鸡金　莱菔子　福曲　木香　生姜

四诊：腹胀稍松，饮食较增，痞块未消，神尚困倦。

前方去黑丑、木香、车前子、莱菔子、鸡金，加熟附片、焦白术、苡仁、泽泻。

五诊：腹胀已消大半，跗肿亦松。惟食入难于运化，浊阴不尽，脾阳不能升举。当温运和中，以化浊阴。

熟附子七分　干姜五分　焦白术一钱　三棱一钱五分　福曲三钱　苡仁五钱　郁李仁三钱　砂仁八分　川朴八分　茯苓三钱　青皮一钱　香橼皮五分

六诊：腹胀已退八、九，惟食入难化，腹痛，大便作薄，头眩乏力，脾土受亏。当健运和中。

白术　木香　川朴　谷芽　当归　苡米　砂仁　青皮　神曲　佛手　焦楂　煨姜

七诊：经治以来，胀消，食入已适，惟下部乏力，脾肾气弱，余湿未清。当养营调脾，佐以淡渗。

当归　黑料豆　白术　巴戟　苍术　陈皮　茯苓　苡仁　木香　怀牛膝　砂仁　煨姜

丸方加党参、附子。

某　积瘀成胀，复加臍郁，腹胀日增一日，形如抱瓮，大便不爽，小便有时觉热，足踝肿胀，为血分之候，症势不轻，急宜流气消瘀。

郁李仁　桃仁　粉丹皮　赤苓　青皮　石竹花　江枳壳　泽兰　紫丹参　琥珀　乌药　五灵脂　藕节

某　便血之后，脾土受亏，肝木侮土，浊阴之气，凝聚下焦，少腹䐜胀，气窜作响，大便艰难，势成胀满。宜和肝脾，以化浊阴。

当归　全瓜蒌　乌药　青皮　川楝皮　郁李仁　茯苓　枳壳　泽泻　大腹皮　薤白头　香橼皮

复诊：投和肝脾，泄湿化浊，小便较畅，胀亦较松，惟厥气未和，昨晚气逆，心胸懊憹。仍和养肝脾，以化湿浊。

当归　紫丹参　泽泻　川楝皮　冬瓜子　瓜蒌仁　青皮　台乌药　姜皮　茯苓　枳壳　柏子仁

某　湿自下起，漫延于上，胸腹膨硬，脉来虚疾，舌红无苔。浊饮气逆，阴气已伤，积湿积热不化，肺气有升无降，慎防喘满，流为败症。

南沙参　琥珀　黑丑　川连　沉香（磨汁）　炙鸡金　桑皮　茯苓　通草　泽泻　陈皮　莱菔子　冬瓜子

某　肝木克脾，脾不转运，气血交阻，胸腹膨硬，腰平背满，饮食便溺如常。胀在脏腑之外，迄今二年，正气已亏。当攻补兼施。

党参　白芍　丹参　三棱　蟾皮　黑丑　乌药　当归　青皮

干姜　郁金香　橼皮　川楝皮

敷方：

三棱　莪术　五灵脂　延胡　乌药　青皮　官桂　槟榔　南星　艾绒

研末，用布袋装盛，铺平，扎于腹部。

某　营血不足，肝气太强，犯胃克脾，清浊交混。胸腹膨硬已久，年甚一年，脐突筋青，小溲短浑，食入不运，舌尖红而无苔。肝脾两伤，气血交阻，中满大症。抑木宽中，兼扶脾化浊之治。

鸡内金　当归　砂仁　郁金　沉香　茯苓　福建曲　冬术　丹参　车前　冬瓜子　香橼皮

某　持重努力，气血交阻肠胃，始则口鼻血溢，继之肚腹膨胀，二便艰难，不饥少食，渴饮，头颅胀痛，舌苔边白中剥，气阴俱伤，肠胃瘀浊蒸腾于上，势成蛊疾。急为宣中化瘀，兼养胃气之阴。

麦冬　丹皮　刘寄奴　丹参　泽泻　木通　小蓟草　牛膝　赤芍　郁金　枳壳　藕节

某　禀赋先后两天均属不足，音低气怯，客冬肚腹膨硬作痛，春来虽眠食如常，形神日见羸瘦，面目萎黄。右脉沉细弱涩，不任循按，左关肝部弦长带数，舌苔满白。经谓脏寒生满病，脾虚生湿胀。脾胃阳衰，阴寒湿浊凝聚于中，肝木又从而侮之，相火不能宣扬，生气伤残，慎防脾败。拟扶土温中，以化浊饮。

人参　於术　陈皮　当归　白芍　肉桂　茯苓　葫芦巴　益智仁　小茴香　霞天曲　生姜　红枣

某　形丰，脉沉细而涩，苔满白，素属湿体。湿为地气，肺为天气，湿困于里，气道不利。肺气不能周行于身，湿由脏腑而外廓，胸胁皮肤，无处不到，现下遍体疮痍已愈，惟胸背胁肋胀痛，大便不利，小溲涓滴，肚腹渐膨，能坐而不能卧，颇有胀满之虞。膀胱为州都之官，津液藏焉，气化则能出矣。天气不降，地道不行。拟肃肺泄浊，小溲行，是为要着。

琥珀　冬葵子　牛膝　茯苓　通草　蒌皮　萆薢　福泽泻　沉香　蟋蟀

二诊：肿由乎湿，胀由乎气，肿胀之症，不越脾肺肾三经。气不行水，土不防水，以致水湿泛滥，胸腹胀满，腰背胁肋作痛，不能平卧。日昨服药后，大便两次，小溲依然涓滴，腰痠腿肿而乏力，不能任步。少腹硬坚，按之作痛，湿积膀胱内胞。拟通阳泄浊，冀小水畅行为要。

血珀　滑石　沉香　茯苓　椒目　槟榔　萆薢　泽泻　牛膝　桑皮　川楝子皮

三诊：昨晚肚腹胀势较甚，气冲胸肋，不能平卧。黎明下体发现红点，胀势略松，是湿热外达之机。大便一次觉热，小便色赤。湿蕴生热，上焦气化无权，以致膀胱不行。脉象较昨流利，惟右寸尚带细涩，肺气不能宣布也。拟肃肺以通利三焦，三焦通，则上下之气皆通矣。

全瓜蒌　滑石　萆薢　沉香　茯苓　通草　煨黑丑　泽泻　牛膝　琥珀　冬葵子

四诊：脉象细缓，按之有神，细为血少，缓为气虚。湿困于脾，清阳不能舒展，以致浊气不得下降。少腹痛胀虽减，而腰如束带，气升则痛。四日未得更衣，小溲依然涓滴，脾气壅滞，积湿不行，左足肿甚，不能任步。舌中腻苔已化，只有薄白一层带燥，底现红色，阴阳气化无权。拟养阴舒气，兼理二便，勿进攻味，缓缓调治。

沙参　茯苓　萆薢　郁李仁　郁金　当归　黑丑　泽泻　薤

白　全瓜蒌　陈香橼皮　川楝子

某　肺司皮毛，脾主肌肉，脾为湿困，肺气壅遏，不能周行于身，以致遍体肤腠作胀，胸腹不舒，掺摩按捺，气泄则松。当用六磨饮加味。

当归　乌药　茅术　枳壳　槟榔　青陈皮　干姜　茯苓　川朴　香附　黑丑　大腹皮　桂枝

某　湿肿病延四年，发于夏、衰于秋、愈于冬。今值辛丑，太阴湿土司天，湿令早行，肿病举发，腹胀腰满，少腹坚硬，腿足肿而木硬，成为石水之症。小溲数而不畅，似觉不禁，动则作喘，脾肾阳衰，气不化湿。姑拟东垣天真丹温下法，以逐寒湿。

肉桂心　小茴香　沉香　破故纸　萆薢　葫芦巴　巴戟天　杜仲　琥珀　煨黑丑

某　诸湿肿满，皆属于脾。脾土亏残，湿邪深入，肾气因伤，脾肾交病，精华日败，湿势益彰，譬如土为水漫，物何以生，势已危笃。拟方挽之。

大熟地四钱　东洋参二钱　茯苓三钱　怀牛膝二钱　熟附子八分　炮姜七分　车前子一钱半　福泽泻三钱

某　木乘土位，健运失常，清阳无以展舒。阴霾上翳，以致食入反吐，胀痛频仍，脉来弦数无神，久延有三阳结病之虑。治病必求其本，《金匮要略》曰：见肝之病，当先实脾。爰以归脾、六君加截，资坤顺之德，助乾健之功。仍须宣抑郁以舒神志，方克有济，否则徒恃药饵之能，一暴十寒无益。

大洋参三两　茯苓三两　白术二两　炙甘草五钱　半夏三两　陈皮一两半　当归身三两　柴胡五钱　升麻五钱　广木香一两　佩兰一两

为末，水泛丸，早晚服三钱，用白蜜三钱，和开水送下。

某　三疟未痊，遍身浮肿，脐突腰平，食少作胀。脾土大伤，水甚侮土，症属不轻。勉方冀幸。

腹皮　益智仁　冬瓜皮　茯苓皮　茵陈　椒目　附子　姜　枣

复诊：勉投药三剂以来，似乎浮肿稍退，原法调治。

姜皮　椒目　附子　益智　苍白术　腹皮　猪茯苓　冬瓜皮　茵陈　泽泻　陈皮　枣

某　病起肝郁不舒，是以始而胸胁作胀，继而腹膨腿肿，日渐如臌。书云：木乘土衰，水无克制，外溢肌肤。所谓诸气湿肿，不外乎肝脾肾三经。女子四十九，天癸该绝，今反不按月时来，色带紫，衃血瘀经。脉来左弦似硬，右按沉细，木困脾虚。先以廓清，使上中清肃之气下降，再以五苓淡渗，能以小便通调，则浮肿可退。

琥珀屑　独活　腹皮　苓皮　桂心　泽泻　桃仁　车前　苍术　姜皮　椒目　冬瓜皮

某　停饮吐水，水湿由脾而至胃，胃不降则便溲不行，水由内腑泛溢肌肤，腹膨足肿，脐突青筋。决水之后，消而复肿，又加喘急，谷少神疲，小便不利，症势极重。姑拟肃肺分消。

东洋参　半夏　黑丑　琥珀　茯苓　炒干姜　赤小豆　陈皮　泽泻　椒目　镑沉香　冬瓜皮

二诊：胸腹内胀较松，已能纳谷，小溲稍利，喘疾亦平，似有转机。宗前法进治，不再反复乃佳。

东洋参　茯苓　半夏　泽泻　陈皮　川萆薢　西琥珀　沉香　牛膝　赤小豆　椒目　冬瓜皮子　生姜皮　黑丑

三诊：胸腹腰胁胀势稍松，少腹依然膨硬，胁痛足痠，二便不畅，幸内腑胀松，饮食渐增。还宜分消主治。

归须　冬葵子　黑丑　郁李仁　防己　赤小豆　青皮　牛膝　延胡索　大腹皮　桃仁　江枳壳　陈瓢子

宜兴，许左　肝脾不和，湿浊滞于气分，少腹膨硬，气逆膜胸，甚则作呛，大便旬余一解，兼带白垢，虑延成胀。当宣中利气，以化湿浊。

乌药一钱　丹参一钱五分　薤白头三钱　云苓二钱　炒莱菔子三钱　青皮一钱　苡米三钱　炒枳壳一钱　炒半夏曲一钱五分　炒小茴香八分　全瓜蒌三钱　香橼皮二钱　姜二片

复诊：气逆较平，少腹膨硬亦减，二便欠利，时常嗳逆，口鼻觉闻尿臊之味。乃浊阴凝聚下焦，阳不斡旋。宜温通达下，以泄浊阴。

熟附子一钱五分　杏仁二钱　青皮一钱　吴萸一钱五分　乌药一钱　炒枳壳一钱五分　法半夏一钱五分　炒小茴一钱　云苓三钱　降香一钱五分　姜二片

张都，司右　脾湿成胀，腹膨，按之作痛，小溲黑色，足肿而亮，症势极重。当分利之。

橘皮　腹皮　黑丑　赤芍　苡仁　青皮　车前　枳壳　萆薢　丹参　厚朴　姜皮　酒炒防己

张都，王右　肥气腹膨，食入不舒，小溲浑浊，四肢乏力。当运脾化湿。

焦白术　川朴　丹参　砂仁　云苓　车前　炒枳壳　鸡内金　炒神曲　苡米　青皮　姜

通州，周左　水亏木旺，土受其制，脾不运则胃不和，湿自内生，少腹䐜胀，食入不舒，已将三月，火升颊赤，头晕耳鸣，动劳气促，大便燥坚。阴损阳浮，浊阴窃踞下焦。当运脾温中，以化浊阴。兼进肾气丸，早晚各服二钱，午服资生丸一钱，一助坤顺，一资乾健。

台参须　炒白芍　熟附子　葫芦巴　归身　薤白头　淡吴

芪　云苓　青皮　茴香　川楝皮　煨姜

二诊：进运脾温中化湿，肝火较平，脾阳亦复，惟少腹膜胀未松。仍温脾以泄厥阴，兼服半硫丸一钱。

原方去川楝皮、薤白头，加炙草、白芍。

三诊：经治后肝阳渐平，颊赤头晕亦减，谷食稍增，食后亦不觉胀。惟少腹肿势未消，晚间稍甚，按之略坚。

原方加乌药八分、巴戟一钱五分，参须改党参三钱。

海州，孙右　寒气客于肠外，与汁沫凝结，致成肠覃，大如覆碗，业已数年，防散成蛊。当温通气血，缓缓取效。

当归一钱五分　黑炮姜一钱　楂肉(红糖拌炒)三钱　延胡一钱　青皮一钱　白术(土炒)一钱　三棱一钱五分　怀牛膝一钱五分　丹参一钱五分　肉桂(去粗皮切)四分　小茴香一钱　红枣三枚

丸方：当归(酒炒)一两五钱　焦白术一两　瓦楞子三两　乌药(酒炒)一两　青皮一两　水红花子(酒炒)二两　黑姜一两　桃仁一两五钱　三棱一两五钱　延胡索一两五钱　楂肉(红糖炒)三两　肉桂(去粗皮切)五钱　小茴香(酒炒)一两　五灵脂一两五钱

上药为末，降香(劈)二两、姜二两，煎汤泛丸，每早开水送下三钱。

二十八、积聚

某　肝脾两伤，气血凝滞，左胁下有积，经闭腹胀，咳嗽，纳谷不香，脉弱细，颇有脾败之虞。急为养阴调脾和胃。

当归　杏仁　参须　川贝　冬术　枳壳　法半夏　橘红　谷芽　生姜　佩兰叶

某　脉来沉细虚涩，左关带弦，肝木郁而气血已损。少腹结瘕，脾气陷而肛坠不收，食后有时痞闷，五旬有五，天癸当止，今夏忽来三次，肝脾两伤，冲任之气亦乏。拟用归脾加减，盖症瘕胀聚，不宜峻攻，以伤真气，所谓扶正而积自除也。

党参　於术　当归　白芍　枣仁　木香　茯神　远志　炙草　煨姜　红枣

某　胃之容纳，脾之运化，一纳一运，皆赖中气为之斡旋。脾肾素亏，胃阳不能旷达，以致胸痞不饥，嗳气作恶，痰湿因气而滞，脐两旁结硬成痞，胃浊不降，腑气不爽，已延半载。拟宣中化痰，理气降浊。

半夏　旋覆花　乌药　槟榔　枳壳　青皮　干姜　白芥子　茯苓　煅瓦楞　陈海蜇　荸荠

某　脾积曰痞气，在右肋下，痰气凝滞，胃脘左旁作痛，食后反饱，脉象左弦右沉。脾阳困顿，肝木克之，形寒怯冷，腰腿疲乏，营血已亏，中阳不能旷达。法当温中理气。

焦白术　干姜　半夏　当归　茯苓　砂仁　参须　木香　神曲　陈皮　鸡金　小茴香　生姜

某　脾之积曰痞气，心下按之如梗，屡经反复，发时饮食不进，大便不解，脉细数无力，由气郁中伤所致。服畅中和气之剂，梗硬虽消，根株未尽。仍以归脾、神香加减为丸，杜其来复之患。

东洋参三两　茯苓三两　冬术三两　煨木香五钱　炙草八钱　枣仁三两　白豆蔻一两　远志一两半　丁香五钱　当归身三两　橘皮一两　水红花子三两

为末，水泛丸，每早晚服三钱，开水下。

某　脉象弦小而涩，肝脾不和，气血凝滞，肚腹结瘕，胸胁撑胀，食入不舒，虑延成胀。急为和畅肝脾。

当归　丹参　乌药　厚朴　香附　砂仁　青皮　茯苓　泽泻　枳壳　郁金　生姜

某　脉来左部细弦，右部沉涩，荣血不足，肝气不调，气血与汁沫凝结肠外，结为肠覃，状如怀子，幸月事仍以时而来。法宜养荣，兼流气化凝治之。

怀牛膝　丹参　川楝子　桃仁　青皮　上肉桂　当归　乌药　香附　延胡索　瓦楞子　降香片

某　肝脾不和，大腹结癖，攻窜作痛，甚至发厥。数年来痛势频作，块以益大，虑散则成胀。拟温通化癖。

延胡索　当归　小茴　肉桂　白芍　楂炭　五灵脂　炙草　乌药　丹参　姜

某　当脐痃癖有年，胸肋作痛，口干呕恶，舌腻苔黄，寒化为热，胃气不降，腑气不通。拟用苦降辛通之法。

左金丸　干姜　法半夏　陈皮　木香　郁金　竹二青　佛手　枳壳　白蔻仁　茯苓

某　胃脘稍舒，精神亦振，惟痞积硬大，不易消除。仍宜运脾化痞法。

党参　法半夏　茯苓　青皮　瓦楞子　焦白术　荆三棱　江枳壳　厚朴　木香　全当归　延胡索　生姜

某　寒气凝滞，腹瘕攻痛，春间败血，大便艰难。宜理气调荣。

当归　丹参　白芍　小茴香　炙草　台乌药　党参　淡吴萸　冬术　生姜

二十九、怔忡、惊悸

常州，郁左　肾水不足，不能涵木。君相之火上升，心神不安，惊惕，卧不成寐，头眩肉瞤，胸闷作恶，舌苔灰黑。浊痰在胃，胃失下降。养阴和中，以安君相。

南沙参　麦冬　黄连（酒炒）　石斛　玄参　竹茹　石决　茯神　枇杷叶　合欢皮　青果　丹皮

二诊：惊惕稍定，君相之火稍平，舌苔灰黑未化，胸咽不舒，肺胃之气不展，浊痰不清，溺后混浊，澄澈有底。此败精宿于精关，变而为浊。养阴清肝，兼舒肺胃。

南沙参　麦冬　黄连　丹皮　石决　石斛　枳壳　甘草　枇杷叶　竹茹　山栀（鸡子黄炒）

三诊：脉数较缓，阴火较平，肝部犹弦，厥气未和，上干心胃，则心胸烦闷，肉瞤筋惕。舌苔前半已化，后灰黑而腻，阳明浊痰未清，吞吐粘痰酸水。阴分虽亏，未便滋补，还宜养阴清肝和胃。

南北沙参　茯苓神　天麦冬　西血珀　甘草　枳壳　川贝　石决　丹皮　山栀　竹茹　龙齿　鸡子黄　河、井水各半煎

朱　先天不足，水不涵木，肝阳上犯于胃，左胁动跃，胁骨胀痛久延，身背软弱。当养营平肝，兼和脉络。

当归　白芍　合欢皮　茯神　丹参　郁金　牡蛎　沙参　柏子仁　陈皮　橘络　佛手

郑　恙由惊恐而起，旋即不寐，心胸热辣，咽嗌气痹，呃逆，甚则昏厥。《内经》云：惊者，心与肝胃病也。心气强则触之不动，心气虚则触之易惊。肝属木属风，风木震动，故病发惊骇。胃为多气多血之经，胃气壅则生热，故恶人与火，闻声则惊。心主藏神，惊则神恐，阳明痰热内踞心包，神不归舍，故见症如是。拟养心和

胃平肝，以安神志。

沙参　法半夏　茯神　丹参　远志　当归　佛手　柏子仁　龙齿　竹茹　合欢皮　白蒺藜　鸡子黄

某　季胁之旁，是虚里穴，跳跃如梭，阳明络空也。身前冲气欲动，胀痛一无形象，冷汗跗寒，食入恶心。仲景于动气篇中，都属阳微，仿以为法。

人参　熟附子　桂枝　茯苓　杜仲　小茴香　真艾　紫石英

某　思虑过度，心脾受亏，脾郁生痰，木郁化火，胸腹不舒，肉瞤心悸，左乳根动跃，食不甘味，痰涎如沫，梦泄耳鸣，心脾肾三脏皆亏。拟养心脾以和肝胃。

当归　紫丹参　法半夏　茯神　远志肉　北沙参　枣仁　陈皮　合欢皮　山药　木香　秫米

某　肝肾阴亏，心气不宣，头眩腰痠足乏，心神惊悸。育阴调荣，兼养心气。

归身　炙生地　枣仁　白芍　川断　茯神　丹参　怀牛膝　参须　金毛脊　柏子仁　夜交藤　红枣

某　肝营本亏，心脾不足，夹有湿邪，入暮神疲，肢痠体困，胸脘不舒，心神不安。当养心调脾，以和胃气。

当归　丹参　合欢皮　茯神　川断　怀牛膝　炒苡仁　黑料豆　陈皮　金毛脊　柏子仁　夜交藤　红枣

某　心怯神伤，兼有痰火，恐惧如丧神守。

东洋参三钱　茯苓三钱　飞丹砂三分　大麦冬二钱　冬术二钱　石菖蒲五分　灵磁石三钱　远志二钱

某　心为一身之主宰，所藏者神。曲运神机，劳伤乎心，心神过用，暗吸肾阴，木失敷荣，肝胆自怯，神不安舍，舍空则痰火居之，心悸多疑，情志不适，腹中澎湃如潮，嚏则稍爽，心病波及肝胆，天王补心丹、酸枣仁汤皆是法程。姑拟阿胶鸡子黄汤加味，然否请政。

阿胶三钱　鸡子黄二枚　半夏二钱　茯苓三钱　枳实一钱　竹茹一钱　甘草五分　橘红一钱

某　忧思抑郁，最损心脾，神不安舍，惊悸多疑，少寐，肢战食减，容色萧然，脉见双弦，殊为可虑。

东洋参二钱　冬术三钱　归身三钱　远志一钱　枣仁三钱　木香五分　茯苓三钱　炙草五分　熟地八钱　桂圆肉三枚

某　惊则气乱伤心，恐则气怯伤肾，二气偏久致损，损不能复，病势益甚，而致气不生阴，阴不化气，木乘春旺，中土受伤，水精不布，揆度失常，面色如妆，肉山已倒，生机残矣。今拟一方，高明斟酌。

熟地八钱　人参一钱　牡蛎五钱　淮山药四钱　归身二钱　广皮一钱　茯苓三钱　枣仁三钱　远志一钱

某　真阴不足，五液下亏，阴不敛阳，宗气上僭，虚里穴震动，头眩汗出，气为汗衰，阳蒸阴分。议进当归六黄法，待血热清平，再议补阴可也。

归身三钱　生熟地各二钱　炙黄芪一钱半　赤苓三钱　川黄柏一钱　西洋参二钱　黄芩一钱　川连八分

某　心血不足，肝火有馀，火伏营中，肝阴不静，致多惊恐。经言东方青色，入通于肝，其病发惊骇是矣。

大生地三钱　归身二钱　川黄连八分　飞丹砂八分　甘草五分

某　肝有风热，脾蕴湿痰，痰热上乘胸膈，致生惊恐。

赤苓三钱　炙甘草五分　半夏二钱　陈皮一钱　细枳实一钱　竹茹一钱半　丹砂三分　白石英三钱　金钗石斛一两

某　胃弱脾虚，湿痰中蕴，上迷心窍，惊悸不安。

茯苓三钱　炙甘草五分　半夏一钱半　陈皮一钱　飞丹砂三分　枳实八分　竹茹一钱半　制南星一钱　沉香五分　冬术一钱半

某　真阴不足，心肾不交，宗气上浮，虚里穴动，心烦意乱，莫能自主，脉数无神。当培其下。

方佚。

二诊：脉体渐平，症势渐减，水火渐有既济之机。第久恙阴亏阳亢，心肾不交，宜间服养心之剂。

熟地四钱　东洋参一钱半　茯苓三钱　归身二钱　柏子仁一钱半　炙草五分　枣仁二钱　五味子五分　麦冬二钱　远志一钱　紫丹参二钱

三诊：肾水下亏，心火上炽，水火不济，神志不安，宗气上浮，虚里穴动。前进都气法，壮肾水以制阳光，继服养心法，抑心阳以清其热，怔忡较减。然治上者必求其本，滋苗者必灌其根，仍以壮水主之。

熟地八钱　丹皮三钱　党参三钱　淮药四钱　萸肉二钱　茯苓三钱　龙齿二钱　紫石英三钱　五味子一钱

某　年甫二十五，脉来软数，二天不振，心肾交亏。瘰疬虽痊，二气伤而未复，虚里穴动，中虚作呕。先养心脾，兼滋肝肾。

熟地四钱　丹皮三钱　党参三钱　淮药三钱　茯苓三钱　萸肉四钱　归身三钱

某　肾虚精不化气，肺虚气不归精，宗气上浮，动于脐左，殆越人、仲景所谓肾气之所发耶？

熟地八钱　丹皮三钱　泽泻三钱　淮山药三钱　茯苓三钱　萸肉四钱　归身三钱

三十、不寐

某　忧思抑郁，最损心脾，心主藏神，脾司志意，二经俱病，五内乖违。以心为君主之官，脾乃后天之本，精因神怯以内陷，神因精却而无依，以致神扰意乱，竟夕无寐，无故多思，怔忡惊悸。

洋参三钱　归身三钱　赤茯苓三钱　枣仁三钱　远志一钱　炙甘草五分　黄芪三钱　冬术三钱　广陈皮一钱

某　脾肾不足，肝胃之气不和，阴气不能上承，心阳又亏，夜卧不寐，胸腹气升作嗳，精气有时不固。拟养阴育肾，以和肝胃。

炙草　炙生地　龙齿　黑料豆　柏子仁　法半夏　当归　北沙参　茯神　山药　酸枣仁　合欢皮　秫米　大红枣

某　脉来弦疾，左关独大，木旺水亏，右寸关小滑，脾有湿痰，肝火上升，君主不安，卧不成寐，头旋作眩，耳鸣，下部怯冷。总之阴损阳浮，不宜思虑烦心。拟育阴柔肝，兼养心神。

北沙参　丹皮　穞豆衣　玄参　柏子仁　生石决　女贞子　龙齿　麦冬　茯苓　紫丹参　杭菊花

二诊：头目稍清，寐亦稍安，脉弦，惟左关前一分滑大，滑脉为阳，主司痰湿，痰浊在中，气道不利，咯之不爽，且心胸嘈杂，痰之为祟。拟养阴和中化饮。

当归　北沙参　法半夏　大白芍　川贝母　秫米　橘红　茯苓　合欢皮　左牡蛎　枳壳　姜竹茹

某　心脾营损，肾阴又亏，屡屡不寐，食少便溏，腰腿痠痛。拟归脾汤加减。

党参　淮山药　龙齿　酸枣仁　百合　杭白芍　於术　紫丹参　茯苓　炙草　莲子　龙眼肉。

马　素是湿体，肺气不利，鼻塞不闻有年。今春脐下动气上振于心，卧不成寐。脉细、左关弦硬，舌苔满白。肝肾不足，阳明湿痰不清，痰结于中，清阳之气不能上升。拟用温胆汤加味主之。

法夏　枳壳　丹参　川贝母　甘草　藿梗　秫米　茯苓　白术　合欢皮　竹茹　北沙参

二诊：脐旁动气已久，脾湿上腾，清阳不展，阴气不能上乘。舌苔满白，胃为痰阻，彻夜不寐，拟用十味温胆汤加味主之。

半夏　远志　枣仁　枳实　茯苓　沙参　石斛　黑料豆　白术　陈皮　炙草　竹荊

三诊：不寐之症有十数条，《灵枢》以阳气不得入于阴，故目不暝。腹有动气，上及心胸，卧不成寐。肝肾阴亏于下，冲阳扰动于中，面有油红，阴不敛阳，水火不能交济。拟培肝肾，以摄冲任。

南北沙参　生熟首乌　川连　生熟枣仁　川钗石斛　红绿豆　生炙草　百合　肉桂　赤白芍　龙齿　龙骨

四诊：脉象细而缓，沉候带弦，缓乃脾之本脉，土虚生湿，沉候弦者，阴伤气不和也，脾处中州，为化生气血之脏，脾虚不能布精于胃，子令母虚，神不归舍，彻夜不寐。始进和胃，继交心肾，均未得效。拟从心脾进治。

孩儿参　山药　白术　陈皮　蔻仁　归身　夜合花　白芍　佩兰　红枣　生熟枣仁　浮小麦　益智仁（盐水炒）　远志（甘草水炒）

觉翁　右寸脉虚，是气之不足，两尺沉细，命肾皆亏，两关小而带滑，肝脾二经夹有湿邪，欲小便，大便亦随之而下，有时气坠于囊，精凝成粒，此气虚挟湿，肾元不固，虚阳上浮，头目眩晕，卧不成寐。拟益气固阴，以敛浮阳。

党参　丹皮　菟丝子　生地　淮山药　萸肉　白芍　归身　益智仁　沙苑　泽泻　枣仁

杨　投养肝肾以宁心气，阴气稍复，舌干较润，夜寐较安。仍养肝肾，俾阴精上承，而阳光渐敛，不必见病治病，更宜静养为要。

大生地　北沙参　麦冬　白芍　女贞　淮山药　乌贼骨　黑芝麻　丹皮　萸肉　沙苑　牡蛎　红枣

某　卫气昼行于阳，夜行于阴，行阳则寤，行阴则寐。泄泻后寤不能寐，呕吐痰涎，阴伤胃不和也。

拟《灵枢》半夏秫米汤。

某　精血素虚，龙雷震荡，心神不安，竟夜不寐。

大生地六钱　当归三钱　川连八分　飞丹砂八分　甘草五分

夜服《灵枢》秫米汤。

某　思虑耗伤精血，痰火扰乱神魂，夜卧不安，倏寐倏醒，怔忡惊惕，莫能自主。法当专培精血，不可寻火寻痰，未识高明以为是否？

洋参二钱　黄芪一钱半　茯苓一钱半　归身一钱半　茯神一钱半　枣仁二钱　远志一钱　陈皮一钱　炙草五分　湘莲肉二钱

复诊：服秘传酸枣仁汤，竟得酣睡，连宵达旦。前议专补精血，不寻痰火，已合机宜。第病两月之久，势深药浅，以致怔忡惊悸等症未能悉退，宜加温补三阴之品。

大洋参二钱　黄芪一钱半　冬术一钱半　炙甘草五分　归身一钱半　茯苓一钱半　酸枣仁二钱　远志一钱　茯神一钱半　淮山药二钱　熟地四钱　枸杞二钱　萸肉二钱

某　心肾素亏，七情不节，骤加惊恐，二气渐消。惊则神伤，恐则精怯，神因精怯以无依，精为神伤而不化，是以神摇于上，精陷于下，阴阳不交，终宵不寐。

生地四钱　大洋参二钱　冬术二钱　炙草五分　当归身二钱　枣仁二钱　远志一钱　黄粟米四钱　半夏二钱

某　心火妄动，心血耗伤，口渴咽干，虚烦不寐，由思虑焦劳所致。

熟地四钱　洋参三钱　茯苓三钱　归身二钱　天冬一钱　麦冬二钱　丹参一钱　枣仁二钱　远志一钱　五味子八分　柏子仁一钱半　桔梗一钱

某　思为脾志，心主藏神，神思过用，心脾交困。心君无为，相火代心司职，相火不静，肾水渐消，水不济火，心阳独亢。脾之与胃，以膜相连，胃者卫之源，脾乃营之本，胃气旋于营，脾气还于卫，脾伤则不能为胃行其津液，营气不谧，则卫气独卫其外，行于阳，不得入于阴，阴虚故目不瞑。拟七福归脾汤，从乎中治。

熟地四钱　东洋参一钱半　冬术二钱　归身二钱　炙甘草五分　枣仁二钱　远志三分　广木香三分　茯苓二钱　黄芪一钱半　龙眼肉五个

某　痰火扰乱心神，不寐。

茯苓三钱　炙草五分　半夏一钱半　陈皮一钱　黄芩一钱　竹茹一钱半　枳实一钱　姜汁一钱

某　脉虚如丝，左关稍弦，不任寻按，心、脾、肝、肾四脏皆虚，阴火易升，头眩心怯，夜不成寐，忽寒忽热，腰痠足乏，气血俱虚。当养心脾，柔肝肾。

北沙参　淮山药　当归　茯神　龙齿　白芍　生地（蛤粉炒）　黑料豆　女贞子　红枣　潼沙苑　合欢皮

某　大产后气血交亏，心脾并损，素多痰火，乘虚内扰，心神不安，不寐。

大生地四钱　东洋参三钱　茯苓三钱　新会皮一钱　炙甘草五分　半夏三钱　酸枣仁三钱　细枳实一钱　远志一钱　竹茹一钱半　丹砂三分　黄粟米一两

某　肾水不足，阴不上承，心阳上亢，竟夕无眠。

熟地八钱　丹皮三钱　泽泻三钱　淮山药四钱　萸肉四钱　茯苓三钱　半夏二钱　黄粟米二合

三十一、郁证

某　悲哀伤中，气火扰动，阳明胃经素有湿痰，以致神志恍惚，胸痛，卧不成寐，腿足肿而乏力。急宜开畅胸怀，怡情静养为要。

丹参　枳壳　郁金　半夏　陈皮　柏子仁　茯神　炙草　远志　秫米　黑料豆　合欢皮

何　脉象沉弦且细，沉者郁也，弦为气滞，细为血衰，心脾郁而不遂，气亘于中，脘中迷闷不畅，不嗜米谷，只餐面食，麦为心谷，米为脾谷，子虚求助于母也，谷米不食，则形神日羸。拟养心调脾，以苏胃气。

藿梗　於术　远志　法夏　谷芽　益智　郁金　茯苓　陈皮　佩兰　参须　煨姜　红枣

复诊：养心脾以舒郁，苏胃气以生阴，脘中较畅，饮食稍增，仍不甘味。口渗清涎，脾虚不能收摄津液，前法进步。

人参　远志　当归　淮山药　佩兰　茯神　於术　陈皮　益智　炙草　白蔻

李　心脾郁而不遂，气化为火，浮越于上，以致头面烘热，欠寐，心神不安，下部怯冷。拟养心脾以舒郁。

淮山药　沙参　远志　当归　法半夏　郁金　合欢皮　白芍　陈皮　秫米　柏子仁

复诊：养心脾以舒郁，郁火较平，惟疑虑不决，心脾气馁，不能自主。情志内伤之病，全在自己开畅胸怀，心君泰和，诸病自已。

北沙参　丹参　远志　当归　茯神　秫米　柏子仁　郁金　石斛　广皮　合欢皮　白芍（沉香三分炒）　鸡子黄

情志抑郁不伸，肝木横乘脾土，土不生金，脾伤及肺，脾为生痰之源，肺为贮痰之器，脾虚不能运化水谷精微，津液凝结成痰，上注于肺，喉为肺系，是以痰塞喉间，咯不能上，咽不能下，胸次不舒，饮食日减，痰随气以流行，痰自脾经入肺，经过包络，心神外驰，莫能自主，悲不能止，涕泣沤襟，非癫狂可比，脉来弦数无神，有三阳病结之虑。法当宣补中州为主。

东洋参三钱　冬术（枳实炒）二钱　炙草五分　半夏一钱五分　归身二钱　新会皮一钱　茯苓三钱　淮小麦三钱　木香三分　南枣肉四枚

某　郁损心脾，木不条畅，胸咽作梗，心悸腹鸣作痛，食不甘昧。拟调畅心脾，以舒木郁。

党参　山药　远志　枣仁　郁金　白术　佩兰　煅龙齿　龙眼肉　当归　炙草　金橘叶　红枣　木香

复诊：进养营合妙香散，养心脾以开郁，心神较安，胃亦较苏。前法进治。

党参　炙草　白术　木香　枣仁　陈皮　茯苓　龙齿　远志　麦芽　当归　佩兰　红枣　龙眼肉

膏方：潞党参三两　炙草四钱　淮山药三两　白芍一两　沙苑二两　龙眼肉三两　茯神二两　枣仁三两　当归一两五钱　白术一两五钱　木香四钱　香附一两　佩兰一两五钱　煅龙齿三两　合欢皮一两五钱　红枣四两

煎汁三次，冰糖八两收膏。

某　脉象沉细而弦，两尺下垂，肝肾自亏，心脾郁而不遂，气血偏阻，左偏头汗，胸脘不舒，精神困乏，欠寐耳鸣。当养心脾以舒郁。

参须　陈皮　法半夏　当归　沙苑　远志　丹参　茯神　合欢皮　淮山药　白芍

卢州府，姚左　胃之大络，名曰虚里，入于脾而布于咽。恼怒动肝，肝阳上升，虚里受病。始则会厌作梗，似有物阻，继之胸闷嗳气，食入不舒。拟抑木畅中。

蒺藜三钱　法半夏一钱五分　砂仁六分　茯苓二钱　当归一钱五分　佛手五分　郁金一钱五分　丹参三钱　苏梗二钱　乌药八分　枳壳一钱　陈皮一钱五分　金橘叶十片

二诊：嗳逆已减，会厌亦舒，胸脘又复作痛，厥气未和。治宜宣泄。

当归　蒺藜　法半夏　镑沉香　茯苓　木香　槟榔　佩兰　乌药　陈皮（盐水炒）　枳壳

三诊：原方去槟榔，加玫瑰花、南沙参。另以生姜一两煎汤泛丸。

泰兴，右　肝气上升，胃气不能下降，胸痞食入不舒，气升作嗳，头目眩晕。拟平肝和胃治之。

蒺藜　法半夏　陈皮　茯苓　木香　藕节　福曲　丹参　薤白　枳壳　郁金　佛手

复诊：胸痞稍舒，嗳逆稍减。惟食入难消，睡觉口干，头目眩晕。气壅于上，胃不下递。拟抑木和中。

丹参　蒺藜　神曲　法半夏　陈皮　郁金　金橘叶　薤白头　木香　云苓　南沙参　合欢皮

膏方：加北沙参、当归、玫瑰花、沉香、潼蒺藜、冰糖，去南沙参、神曲、橘叶。

萧　郁之一症，共有六条：气、血、痰、火、湿、食也。脉象虚弦，左细，右关浮弦滑疾。郁损心脾，肝胃不畅，痰火阻滞于中，胸脘不舒，饮食入胃，则气闭神昏，牙紧肢冷，背俞作胀，吞酸作吐。脾阳不升，浊痰上蒙清窍，左目红丝，瞳神缩小，视物不明，胃浊不降，大便艰难，目眶青黑，痰滞于脾，经来腹痛，木郁不达。拟和畅肝脾，化痰舒郁。

丹参　半夏　郁金　枳壳　茯苓　竹茹　菖蒲　橘红　蒺藜　山栀　远志　佛手

三十二、癫狂

某　痰火上忤心包，神志不清，糊言奔走，虑成痴癫。拟养阴清火化痰。

沙参　茯神　麦冬　丹皮　贝母　川黄连　远志　黑山栀　生石决　竹茹　青果　天竺黄

某　脉弦左大，心脾肝郁不遂，气化为火，液变为痰，痰火上升，神志有时不清，默默不语，虑成癫疾。宜通神以清痰火。

紫丹参　丹皮　贝母　茯苓　法半夏　薄橘红　川郁金　石决明　菖蒲　瓜蒌仁　远志肉　竹二青　橄榄膏

二诊：痰火较平，惟神智尚未全爽。仍清通神明，兼制肝阳。

大麦冬　法半夏　郁金　琥珀　粉丹皮　紫丹参　薄橘红　贝母　茯神　远志　石菖蒲　粉甘草　南沙参　龙齿

上药共研细末，用清水煮橄榄斤余、石决明八两，取汤泛丸。

某　恙由思虑烦劳，心脾受亏，心郁化火，脾郁生涎，肺气不能展舒，鼻不和，志意不定，谋虑不决，心胆自怯，虑成癫痫之疾。夫情志内伤之病，必须开畅胸怀，善自调摄，郁火泄，痰火降，渐可向安。拟调畅心脾，化痰舒肺解郁，徐徐图之。

北沙参　远志　石菖蒲　橘红　法半夏　合欢皮　丹参　柏子仁　郁金　生苡仁　云茯神　炒竹茹　琥珀

张　思劳抑郁，心脾受亏，木郁不达，气化为火，心主被扰，恍惚不宁，言语不清，精神疲惫，四肢惊惕，虑成癫痫之症。急为养营，以舒肝郁，开畅心脾。

丹参　沙参　半夏　郁金　蒺藜　石菖蒲　白芍　当归　远志　陈皮　柏子仁

某　恙由惊恐起见。惊则气乱，伤乎心也；恐则气下，伤乎肾也。心胆气偏，痰涎沃乎心包，神志瞀乱，寤不成寐，或歌或笑，或悲或泣，饮食倍于曩昔，阳明痰火有余，成为癫症。拟用泻心合温胆法。

朱麦冬　黄连　琥珀　川贝　郁金　枳实　石菖蒲　粉甘草　玄参　石决明　猪心血　竹油　橘红

祝　思虑过度，心脾受亏，木郁不达，气化为火，中土受其克制，以致胸腹作胀，食少无味，心胸烦闷，恍惚不安，神志不灵，言语欲出忽缩，虑成癫疾。拟养心脾、舒肝郁。

沙参　麦冬　佩兰　郁金　远志　合欢皮　丹参　陈皮　茯神　山药　琥珀　柏子仁　半夏

某　七情不适，气失冲和，举动失常，言语错乱，自服景岳服蛮煎无效，非癫疾可知。木性条达，不畅则抑。肝主谋虑，胆主决断，谋决不遂，但屈无伸，怒无所泄，郁阳化火，炎上入心，心神外驰，莫能自主，故动作云为，异乎平昔。病名阳厥，拟清镇法主之。

大生地四钱　归身三钱　茯神三钱　制南星一钱半　半夏二钱　川连八分　净青黛一钱　龙齿一钱半　竹沥三钱　飞朱砂一钱　姜汁一钱　萎仁三钱　生铁落一两

服四剂后，以十剂为末，用生铁落一两煎汁，入竹沥三两、姜汁一两叠丸，每早晚服三钱。

某　肝志为怒，暴怒伤阴，怒动肝火，木反侮金，清肃不行，气不下降，气有余便是火，火郁痰生，上扰心包之络，言语不清，呢喃不止，气粗不寐，嗳噫不舒。先拟进泻心法。

川连五分　橘红一钱　半夏二钱　甘草五分　茯神二钱　枳实一钱　竹茹一钱半　山栀一钱半　黄芩（酒炒）一钱　龙胆草一钱

某　语出于肾，机发于心，语言不清，机变不灵，精神不振。心肾交亏，七情伤于惊恐。每早服天王补心丹三钱。

龙齿二钱　远志一钱　茯神三钱　麦冬三钱　龟版三钱　菖蒲五分　生地四钱　沙苑三钱

某　思为脾志，肝主谋虑。曲运神思，谋虑不遂，思则气结，谋深木屈，木郁生火，土郁生痰，痰火扰乱神魂，故动作不经，语言无次。阴不胜阳，脉流薄疾。法当寻火寻痰，加以清镇之品，每早晚服犀角六黄丸一钱五分。

川连八分　半夏二钱　制南星一钱　龙齿二钱　瓜蒌仁三钱　归身三钱　黄芩一钱半　青黛一钱　龙胆草一钱半　竹沥三钱　姜汁一钱　生铁落一两

犀角六黄丸：

犀角三两　川黄连一两　黄芩一两　大黄一两　大生地三两　牛黄三钱　明雄黄五钱

竹沥叠丸，每早晚服一钱五分，开水下。

某　思劳过度，心荣受亏，肾水下耗，神志少藏，木火之气上升，虚痰藉以上扰，神明为之蒙蔽，如痴如狂，语无伦次，彻夜不寐，溺少便难，两目上视，风火交煽，脉象虚细，左关较弦。宜养阴柔肝，兼清神明，以定神志。

麦冬（辰砂拌）　丹参　瓜蒌仁　石决明　川贝　西珀（冲）二分　生草　丹皮　南沙参　竹如　濂珠（冲）二分　青果　黑山栀

二诊：药后二便已通，阳明痰热稍降。脉亦较静，左关弦象未退。肝阳不平，相火内寄于肝，风火内煽，神不安舍，狂妄无知，时多喜怒。还宜养阴柔肝，以清神志。

原方去山栀，加羚羊角、龙齿、钩藤、麦冬（用青黛拌）。

三诊：二十七日改方，已能安睡，神志较安。

原方去珠粉，加茯苓、灯草。

四诊：叠进柔肝息风，兼通神明之剂，已能熟睡，神识较清，痰火已降。当进清心育肾，佐以柔肝。

北沙参　柏子仁　龙齿　丹参　川贝母　马料豆　大麦冬　茯神　甘草　法半夏　生地（蛤粉炒）　炒竹茹　青果

陆　脉沉细弦急，思虑过度，心肝郁而不遂，气化为火，神思恍惚，志意不乐，不能自如，卧不成寐，防成癫疾。拟养阴清气，解郁宁神。

沙参　百合　麦冬（辰砂拌）　远志　郁金　生草　琥珀　川贝　山栀　茯神　鸡子黄（冲服）　合欢皮　金器一具　柏子仁

三十三、痫

某　肾水不足，不能涵木，阳化内风，脾经又有湿痰，溲便如膏，溺出作痛，又有痫疾，春来频频举发，浊病伤阴，肾少闭藏，以致风木鸱张。拟养阴柔肝，兼化痰湿。

炙生地　北沙参　淮山药　络石藤　牡蛎　法半夏　石菖蒲　陈皮　蒺藜　黑料豆　乌贼骨　龙齿　莲子

复诊：膏淋痛减，溲溺渐清，脾湿渐楚，惟肝风未平，头眩泛恶。当以柔息。

炙生地　当归　法半夏　女贞　牡蛎　杭菊炭　龙齿　白蒺藜　黑料豆　茯苓　北沙参　红枣　陈皮

季　肝脾不遂，木郁化火，脾郁生痰，痰滞于中，气道不利，壅闭昏厥，肢搐痰鸣，逾时而醒，已成痫厥之症。宜解郁化痰，兼熄风阳。

蒺藜　半夏　丹参　菖蒲　郁金　竹茹　天麻　茯苓　枳壳　橘红　香附　生姜

王　风痰痉厥，发时神昏肢搐痰鸣，甚至遗溺不知，脉来弦滑而数。痰积于中，气逆不降，厥少之风阳鼓动，已成痫疾。拟柔肝熄风，和阳明以清痰气。

半夏　蒺藜　菖蒲　石决明　茯苓　枳壳　天麻　胆星　钩藤　天竺黄　川贝　竹茹

某　水亏肝旺，阳化内风，痰气上升，神志有时蒙蔽，厥逆肢搐，近年来不时举发，已成痫症，脉弦细数。拟养阴柔肝息风，兼清痰气。

南沙参　丹参　白蒺藜　郁金　法半夏　石决明　川贝　柏子仁　茯苓　石菖蒲　广橘红　竹茹

复诊：风阳较平，惟湿痰未楚，痫厥一月未发，日来咳嗽而痰不爽，右脉沉细，微受寒邪。当以宣达。

前胡　橘红　法半夏　苏子　光杏仁　川贝　桑叶　苦桔梗　枳壳　云茯苓　生姜

某　脉沉弦细左涩，肝脾两亏，肝郁化气，脾郁生涎，痰气郁滞于中，痫逆有年，腹痛便溲不利，下体时生疮疖。肝足厥阴之脉，循阴器，系廷孔。肝郁气滞，不能遂其疏泄之性，脾湿因之留滞。拟养营和畅肝脾，以化湿痰。

丹参　香附　白蒺藜　乌药　郁金　当归　茯苓　泽泻　法半

夏　小胡麻　石菖蒲　竹茹（姜水炒）　佛手　薄橘红

某　气虚挟痰，内风上扰，昏晕，四肢拘急，小水自遗，日作数次，痫厥重症。当培脾肾，兼熄风化痰。

参须　白术　当归　白芍　远志　炙草　蒺藜　菖蒲　陈皮　法半夏　柏子仁　红枣

某　肝郁化火，脾郁生痰，痰滞于中，气道不利，壅闭昏厥，肢搐痰鸣，逾时而醒，已成痫厥之症。宜解郁化痰，兼熄风阳。

蒺藜　法半夏　丹参　菖蒲　郁金　竹茹　天麻　茯苓　枳壳　橘红　香附　生姜

某　水亏于下，木失敷荣，土为木侮，中枢少运，致令水谷精微不归正化，凝结成痰，蔽障于中，脉络为之间断。人身之气血流贯，如环无端，痰伏于中，则周流气血失其常度，是以卒然仆地，神昏如醉，痰涎上溢，四肢瘈疭，良久方甦，间断而发，病名曰痫痓。补正则伏痰愈结，攻痰则正气重伤，偏补偏攻，均非所宜。症本虚中夹实，法当补泻兼施，拟安神补心丸加减。

紫河车一具　东洋参三两　大熟地六两　云茯神三两　大麦冬二两　瓜蒌皮三两　炙甘草一两　石菖蒲一两半　制半夏三两　当归身三两　广木香一两　檀香一两

为末，水泛为丸。

复诊：痫症有五，其原不离脏虚痰阻，其治不越补泻兼施。面载阳色，肾虚可知。前议安神补心丸加减渐稀，原方加降真香一两、制南星一两五钱。

某　抑郁伤肝，思虑伤脾，痰气痹郁于中，痫厥气闭痰壅，头目眩晕。还宜疏气解郁。

郁金　白蒺藜　天麻　香附　杭菊花　法半夏　茯苓　栝蒌仁　橘红　远志　石决明　金橘叶

三十四、消渴

某　肺胃阴亏，脾有积湿，渴而多饮，溺频色若米泔，肚腹不畅，鼻红烦劳即发，阴损阳浮，脾不转运，虑成消症。当养胃调脾，以渗湿邪。

合欢皮　橘白　莲子　北沙参　淮山药　茯苓　苡仁　牡蛎　芡实　黑料豆　石斛　女贞子

某　经以二阳结谓之消，谓手足阳明，胃与大肠经也。胃为水谷之海，大肠为传送之官，二经热结，则运纳倍常，传送失度，故善消水谷，不为肌肤，名曰消中。诚危候也，谨防疽发。

生地　石膏　木通　怀牛膝　知母　麦冬　甘草　滑石

三十五、遗精

某　心营肾阴不足，龙雷之火不藏，夹有湿痰，掩于精窍，有梦自遗，腰俞作热，精得热而动也。拟滋水养阴，以制龙雷。

北沙参　淮山药　茯苓　黄柏（盐水炒）　丹皮　牡蛎　黑料豆　女贞子　生地　旱莲　莲子

常州，吴左　阴虚肝旺，阳明胃经夹有湿热，火掩精窍，频频滑泄，小溲数而不畅，甚则出而忽缩，此气化不及州都。拟养阴清气化湿。

北沙参　黄柏　淮山药　丹皮　茯苓　黑料豆　女贞子　甘草　泽泻　麦冬　玉竹　络石藤

合肥，李绍成　精、气、神为人生三宝，精藏于肾，神藏于心，气藏于肺，实根于肾。脉象虚涩，血少精伤，全赖后天补助，谷食健旺，方能生长气血，荣养肢体百骸，故脾为生身之本。咳嗽滑泄，精气外出，业已有年，经外感之后，中气亦虚，神疲乏力，谷食不香，微寒恶酸，胃阳不振。胃为卫外之本，脾为养营之源。拟温养脾胃，兼建中阳。

别直参三钱　炒淮山药二钱　益智仁一钱　茯神二钱　枣仁三钱　白芍一钱五分　炙草三分　小茴一钱　木香五分　芡实三钱　焦於术　佩兰一钱五分　煨姜　红枣

某　脊背微疼，时时遗泄，督肾交亏也。

沙苑子二钱　茯苓三钱　金樱子一钱五分　远志八分　黄柏三钱　归身二钱　牡蛎三钱　山药三钱　萸肉一钱五分

某　梦泄频频，心肾不交故也。宜清心寡欲为要。

制半夏一钱五分　米仁三钱　枣仁二钱　穞豆衣三钱　茯苓三钱　橘白三钱

金樱子三钱　牡蛎四钱　远志(炒)一钱　莲子七粒

某　脾肾两亏，精气不固，频频梦泄，业已数年，头眩目花，四肢乏力。拟调脾胃，固摄下元。

生地　淮山药　芡实　麦冬　茯神　潼蒺藜　女贞子　东洋参　龙齿　黑料豆　牡蛎　金樱子　莲子

某　脾肾两亏，精气不固，梦泄数年，腰足痠楚乏力。当清心育肾，益固下元。

生地　女贞子　当归　山药　龙齿　茯神　芡实　川续断　黑料豆　牡蛎　莲子　金樱子

某　梦泄多年，间无梦而滑，当责心肾之虚，且饮食无味。拟从心脾肾三经调治。

参须　法半夏　於术　茯神　女贞子　金樱子　山药　乌贼骨　黑料豆　牡蛎　莲子

某　肾之阴亏则精不藏，肝之阳强则气不固，频频梦泄，业已有年。下午火升，闻声惊惕，下部怯冷，冷则囊茎俱缩，气升亦缩。缘肾水耗竭，上不制君火，中不能润肝，下不能滋肾，故相火上炎，以致精关不固，清滋不应。书云，实火可泻，虚火可补。龙雷之火不藏，肾气不能上交于心，君火无由下降。拟通心肾，安其魂魄，五藏安和，而精自固矣。每早间进肉桂七味丸三钱，去泽泻，加麦冬。

大生地　山萸肉　茯苓神　当归　白芍　苡米　五味子　上肉桂　白芥子　冬术　枣仁　黄连

井、河水煎。

某　藏精于肾，肝为之约束，气为之固摄，无梦而泄，责之肝肾之虚。宜固摄下元。

熟地黄　山药　党参　沙苑　乌贼骨　花龙骨　全当归　冬术　鱼肚　枣仁　杜仲　左牡蛎

丸方：

熟地黄　萸肉　枣仁　党参　焦冬术　杭白芍　茯苓神　当归　杜仲　龙骨　菟丝饼　香砂仁　潼沙苑　山药　黑料豆　陈皮　枣肉　生地

水泛丸。

某　肾水不足，不能涵木，肝阳煽动，相火随之。精关不固，腰痠胁痛，肝木布于两胁，厥阴气扰动于中。拟滋水柔肝，以固精气。

大生地　黑料豆　女贞子　当归　左牡蛎　潼沙苑　北沙参　山药　龙齿　白芍　丹皮　红枣

某　男子精气生于命门、固于肾藏、达于廷孔。心阳鼓动，相火随之，精得热而动，恙已数年，腰痠胁肋作痛，面部粟颗，舌下起瘰，阴亏于下，心火肝阳浮游于上。拟滋阴制阳。

北沙参　当归　黑料豆　旱莲　山药　女贞子　茯神　生地　龙齿　丹皮　鱼肚

某　心主藏神，肾主藏精，精也者，神依之如鱼得水，气依之如雾覆渊。心神过用，肝阳下吸肾阴，阴不上承，龙雷之火不藏，以致心神振荡，欠寐滑精，诸虚叠现。夫水火，人之所赖以养生者也，少火生气，壮火食气，火归水中，才能既济。脉弦细微数，左关较大，水火交亏，龙雷不潜。法宜养心益肾，宁神志兼制肝阳。

大生地　生熟甘草　东西洋参　粉归身　生熟枣仁　红饭豆　黑料豆　陈皮　龙齿骨　淮山药　白芍　赤白茯神　黄鱼肚　海参　河、井水煎

某　心主藏血，肾主藏精，肾阴久亏，心神过用，下吸肾阴，以致精气不固，心阳鼓动，相火继之，动辄不寐，心胸辣热，脉弦细涩数，久延非经。宜养心调脾育阴，兼制肝阳。

大熟地　大生地　东洋参　冬术　龙齿　茯苓　淮山药　归身　炒枣仁　红枣　炙草　潼沙苑　乌贼骨

刘　相火寄于肝胆，湿热注于下焦，梦遗精滑，自幼而起。两腿麻痹，虑成痿恙。当清肝火，兼化湿热，以固精气。

生地　黄柏　龟版　芡实　北沙参　女贞子　麦冬　丹皮　莲子　龙齿　金樱子

丁　脉来两寸虚疾，两尺空大，龙相之火不宁，梦遗精滑，久延不已，内热食减。宜培脾肾，以制龙雷。

孩儿参　山药　芡实　石斛　龙齿　旱莲　女贞子　黑料豆　龟版　黄柏　枣仁　莲子

萧　心主血而藏神，肾属水而藏精。久病遗泄，肾水不足，则肝火沸腾。神不内守，闻声惊惕，汗出湊湊，津液蒸变为痰，肺气

不展，胸膺窒塞，咽干，喉际作痛，鼻有秽气，痰凝为粒，咯之不爽，肺燥气伤。拟养心益肾，润肺化痰。

北沙参　白薇　玄参　蛤粉　石斛　全瓜蒌　玄精石　麦冬　贝母　竹茹　丹皮　枇杷叶　毛燕

复诊：滋水养心润肺，内热自汗较减，痰亦较少，浮阳渐敛。惟肾阴久亏，复之不易，肺气不舒，胸膺尤痛，口舌仍干。还宜养肺润燥清金。

沙参　贝母　生地　天麦冬　白薇　女贞子　玄参　丹皮　石斛　玄精石　毛燕　枇杷叶

王　心肺属阳在上，天道也；肝肾属阴在下，地道也。冲行身中，督行身后，二脉皆隶于肝肾。久病滑精，此下元根蒂已亏，冲阳上僭，自少腹盘旋而上，横绕腰际，上冲脑顶，遍身惊惕。面红颊赤，甚于夜晚戌亥二时，正值阳明气衰，厥阴肝旺时也。气火下降，则逮及前阴作痛，下至足底，则足心燥热。脉弦细而数。肝肾不足，龙雷之火不藏，中虚不能砥柱。拟摄纳肝肾，以建中气。

菟丝子　熟地　黄肉　归身　灵磁石　冬术　炒沙苑　白芍　青铅　炙草　西洋参

另服肉桂七味丸。

杨　阴虚肝旺，精关不固，无梦而遗，谓之滑精。经以有梦治心，无梦治肾。左关弦大，肝阳下扰精窍。拟滋水柔肝，合丸常服。

生地　龟版　淮山药　黄肉　党参　菟丝子　茯神　黄柏　於术　丹皮　沙苑　紫河车　旱莲　鱼肚

汪　精生于坎，运出于离。久病遗泄，心脾交亏，气有不固，阳道即兴，兴而易泄，精不充其力。拟育阴以固精气。

炙生地　淮山药　杜仲　麦冬　茯神　乌贼骨　潼沙苑　党

参　女贞　黑料豆　龙齿　莲子

某　溲血之后，肾失闭藏约束，小溲勤短，夜卧则遗，脉数而细，口干而燥，动劳气急，阴伤及气，颇有羸弱之虞。急为益气养阴。

西洋参　生地　当归　龙齿　白芍　左牡蛎　女贞子　麦冬　茯神　陈皮　淮山药　炙龟版　毛燕

沈　精藏于肾，肝为之约束，气为之固摄。脾肾两亏，肝阳偏旺，以致精关不固，无梦而遗。血不营筋，腿足痠楚乏力，胃欠冲和，食入停中不运。拟培补脾肾，兼之柔肝和胃。

参须一钱　於术一钱五分　当归二钱　淮山药三钱　潼沙苑三钱　茯苓神各三钱　佩兰二钱　黑料豆三钱　芡实三钱　桑寄生二钱　连壳砂仁八分　红枣二钱

李　风入阳明血分，心肝气火不宁，遍体疹块有年，频频举发，胸闷肋牵，多食则吐，寝汗遗精，心神不安。拟养阴凉血，以宁君相。

合欢皮　牡蛎　沙参　大胡麻　黑荆芥　赤绿豆　丹皮　茯神　玄精石　陈皮

胡　失血后阴伤，龙雷之火不潜。阴不敛阳，夜分燥热，频频滑泄，脉虚微数。当滋水制阳。

生地　阿胶　北沙参　麦冬　地骨皮　黄柏　龟版　丹皮　女贞子　秋石　金樱子　淡菜

三十六、淋浊

某　便秘、小溲淋沥，尻骨作痛，口干作渴，阴虚肺气不降，膀胱气化无权。拟肃肺开脾。

北沙参　萆薢　紫菀　枳壳　麦冬　冬葵子　大生地　车前子　杏仁　黄柏　泽泻　推车客（炙灰冲服）

某　肾精不足，肝胃蕴热下移小肠，膀胱不利，溺管痛如刀割，溺后澄澈有底，业已有年，防成淋闭。拟养阴清火腑。

天门冬　丹皮　犀角　甘草　川黄柏　天花粉　肥知母　赤苓　象贝　车前子　细生地　猪溺器

某　由淋转浊，迄今一年。心脾肾受亏，胃气不和，肝阳偏旺，胸脘不舒，精神疲乏，有时梦泄，下损及中，气阴皆亏。宜养心肾，兼和胃气。

北沙参　女贞子　芡实　茯神　合欢皮　柏子仁　左牡蛎　络石藤　莲子　黑料豆　龙齿　山药

某　理气化湿，小溲稍畅，色亦较淡。惟肠鸣作胀，按之则痛，水积胞中，气化不行。拟分清降浊。

北沙参　黄柏　丹皮　枳壳　茯苓　络石藤　白通草　乌药　菖蒲　川萆薢　郁李仁

某　小溲茎痛溺血，赤白不清。

鲜生地三钱　黑山栀一钱　川萆薢三钱　赤芍一钱　川怀牛膝各三钱　淡秋石三钱　血余炭三钱　粉草梢五分　连翘壳一钱五分　茜草二钱　黄柏二钱　鲜萹蓄三钱

某　白浊之症，乃胃中湿浊，下趋膀胱。半年未止，有时堵塞马口，小溲时清时赤，肚腹不畅，耳鸣、腰背作痠，脾肾不足，肝火不平，肠胃湿热未尽。拟和中化浊，兼清肝火。

北沙参　半夏　萆薢　苡仁　陈皮　黑料豆　当归　炒枳壳　泽泻　淮山药　络石藤

某　脾肺气虚，加以湿热下趋小肠，膏淋便溺，腰痠足乏。当益气和脾，兼化湿热。

党参　白术　淮山药　益智仁　茯苓　甘草　炒苡仁　菟丝饼　乌贼骨　草薢　莲子　两头尖　黑料豆

卢　败精瘀腐，蓄于精关，肝火湿热，又复下注，淋浊稠而色黄，溺出作痛。脉象细数。当清肝渗湿，佐之化瘀。

黄连　瞿麦　木通　丹皮　山栀　甘草梢　大贝　花粉　西珀　黄柏　桃仁　车前子

某　脾肺气虚，加以湿热下趋小肠，膏淋便溺，腰痠足乏。当益气和脾，兼化湿热。

党参　茯苓　益智仁　甘草　黑料豆　炒苡仁　白术　淮山药　菟丝饼　草薢　莲子　乌贼骨

某　湿热下注，小便后白浊点滴。法以分消。

川草薢三钱　黄柏（淡盐水炒）八分　赤芍三钱　炒知母一钱五分　远志八分　泽泻（盐水炒）二钱　茅术八分　石菖蒲五分

另服威喜丸，每服三钱。

某　久患小便淋沥，近带白浊绵绵，气化失职，湿热下坠。拟开太阳法。

桂枝三分　白术八分　猪苓二钱　赤苓二钱　泽泻二钱

某　淋浊不止，阴头不时破碎，肾虚湿热不化，满身筋骨微痛。

大生地四钱　茯苓三钱　淮山药二钱　泽泻一钱五分　丹皮一钱五分　益智仁八分　五味子（炒）四分　麦冬五钱　萸肉一钱五分　莲子五粒

某　湿热下注，小便浑浊如膏，遇劳即发，五淋中之劳淋是也。

黄柏八分　知母一钱五分　赤白苓各二钱　海金沙三钱　泽泻二钱　石菖蒲五分　田字草

泰兴，某　阳明湿浊下趋小肠膀胱，便溺如膏，有时阻塞不通，此五淋中之膏淋是也。拟分清降浊。

北沙参　象贝母　川萆薢　泽泻　黄柏（盐水炒）　苡米　粉甘草　丹皮　茯苓　络石藤　陈皮

三十七、便秘

江阴，林左　脾肾两亏，木邪克土，胸腹腰胁走窜作痛，大便个月未解，粪坚如栗，谷食少减，脉沉右弱。阳微，浊阴窃居下焦，阴液干涸，症势非轻。当以温润通幽。

当归一钱五分　小茴一钱　云苓三钱　柏子仁三钱　淡苁蓉三钱　潞党参二钱　炒白芍一钱五分　广皮一钱　炙草四分　煨姜二片　饴糖三钱

二诊：进温润通幽，胸腹痛止。惟大便个月未行，谷食又减，脾乏生气，阴津不布，肠胃燥干，颇有关格之虑。还宜温润。

原方加柏子仁（研）三钱，再服半硫丸二钱，开水过口。

三诊：胸腹痛愈过半，大便亦畅。惟脾肾之虚未复，仍当温养。

大熟地三钱　潞党参二钱　当归二钱　炒小茴三分　枸杞子三钱　炒白芍一钱五分　淡苁蓉三钱　炙草四分　炒杜仲三钱　云苓二钱　广皮一钱　煨姜二片　红枣三枚

三十八、癃闭

某　疮疡后，热毒闭结膀胱，小溲点滴不通。脉虚数，内热，舌光无苔，阴伤，肺气不能下降。急为养阴清气化热。

南沙参　天冬　石苇　草梢　生地　地骨皮　冬葵子　桑皮　通草　琥珀　车前子　藕

另服五香丸，车前子汤送下。

王　癃闭有年，小水时通时塞，脉濡细沉小，气虚夹湿。肺主气，为水之上源，膀胱主气化，与肾为表里。天气不降，则地道不行，湿蕴下焦，脉络壅滞。且悬痈外溃两月，溺从外出，湿与精混，气不固摄，梦遗频频。拟益气固阴，以滋气化，进补中益气汤。

黄芪　党参　柴胡　升麻　陈皮　茯苓　当归　冬术　生姜　甘草　红枣

某　痿躄，小便结涩，或点滴不通。

鲜菊花梗一尺　木通(酒炒)二钱　石竹花(即瞿麦)三钱　乌药二钱　通草五分　萆薢三钱　车前子三钱　琥珀屑(研冲)五分　麦冬二钱　郁李仁二钱　冬葵子二钱　五加皮三钱　木瓜二钱　苍术炭一钱　防己二钱　桑寄生三钱　金毛脊三钱　石楠叶三钱　木香槟榔丸三钱

三十九、尿失禁

某　年近古稀，阴气向衰，肝阳偏旺，阳明又有湿热，内热头眩，口干心悸，小溲短数，甚则不禁，脉弦间息，气分亦亏。当肝肾两培。

西洋参　玉竹　茯神　龙齿　马料豆　女贞子　全当归　红枣　生地　山药　白芍　左牡蛎　莲子

某　跌伤尿胞，流溺不已。补脬饮加味主治。

生地　象牙屑　当归　山萸肉　杭白芍　茯苓　甘草　猪尿胞

广东，黄左，二十三岁　肾司二便，膀胱为藏溺之府，肺为水之上源。肺肾两亏，膀胱之气焉能自足？小便频数，起自幼年，下部乏力，气虚于上，蛰藏失职。拟益气固阴。

党参　淮山药　益智仁　牡蛎　炙草　菟丝子　冬术　萸肉　茯神　沙苑　白芍　黑料豆　鱼肚

二诊：气虚阴虚，肾少蛰藏，小溲频数有年。膀胱为州都之官，与肾为表里，主于气化。肺虚于上，肾虚于下，而气又不固。拟金水并调，以摄下元。

炙生地　沙苑　牡蛎　玉竹　桑螵蛸　鱼肚　山药　萸肉　党参　麦冬　茯神　黑料豆

三诊：今日自觉咽干口苦，食后仍难消化，脾弱而阴气不升，肾水又亏。拟养阴和胃。

淮山药　新会皮　芡实　佩兰　黑料豆　於术　茯苓　炙生地　沙苑　鱼肚　谷芽　党参

四诊：咽干较好，食入稍舒，平素小溲短数，掌心汗出如洗，气虚阴虚，脾湿胃热郁蒸，旁达四末。拟养阴和胃，兼清湿热。

藿香　党参　淮山药　黑料豆　黄柏　生地（炒）　陈皮　牡蛎　炒於术　芡实　佩兰　沙苑　茯苓　鱼肚

四十、脚气

某　脚气多年，加以操劳怫郁，厥气乘脾，腹痛气攻腰膂，络湿不清，脾阳不能达于四末，股冷作痠，膝踝浮肿，谷食减少，以之湿胜阳虚，气机不利。温脾肾，泄厥阴，以化寒湿。

焦白术　炒小茴　黄芪皮　怀牛膝　白附子　巴戟　煨姜　乌药　桂枝　淫羊藿　五加皮　胡桃肉　当归　川断　陈酒（冲）二两

卢州，季左　脾肾两亏，阴津无以上供，口干作渴，谷食不旺，腰痠乏力。拟养阴调胃。

炙大生地　女贞子　黑料豆　潞党参　茯神　石斛　淮山药　当归　柏子仁　麦冬　红枣

复诊：阴气较复，脾肾双培。

原方加沙苑、旱莲草，去柏子仁。

某　脚气一症，乃风寒湿袭于足三阴之络。两投通络之法，恙已渐减，但两足屈伸不利，舌苔滑腻而黄，口甜粘腻，脉象左弦右滑，荣血亏虚，湿邪留滞脉络。还宜昨法进步主之。

当归　丹参　萆薢　苡米　独活　川牛膝　天麻　橘络　秦艽　法半夏　茯苓　石斛　夜交藤　桑枝

某　三阴不足，寒湿痹着经络，致成脚气，左右膝踝作痛，甚则肿热，迄今五载，甫发六日，腿肿，痛难转动。宜养荣温通经络。

当归　五加皮　桂枝　续断　白茄根　萆薢　黄柏　川怀牛膝　苡米　桑枝

另服：大蒜、陈酒煨淡鳖鱼。每日一只。

某　左湿脚气，经治肿势渐退，惟肤热不解。前法增损。

焦苍术一钱　生苡米四钱　归尾三钱　黄柏三钱　萆薢三钱　木瓜二钱　花槟榔一钱　川牛膝二钱　香附二钱　陈皮一钱　腹皮二钱　苏叶一钱　泽兰叶一钱　桑枝三钱　茅根四钱

四十一、痿证

常州，李左　经以三阴三阳发病为偏枯痿易。三阴之病偏于左。恙起去秋，左肢不遂，不能言语。冬初以来，手足已能自如，语言亦爽，惟欲出忽蹇，似觉难续，下部乏力，小溲有时不禁，饵荤则大便溏薄，遇事健忘。年近八旬，天真之气已衰，心脾气馁，肝肾之阴亦弱。幸脉象迟缓，为是病所喜。惟两关嫌其滑大，虚中夹痰，阳少潜藏。拟养心脾，培肝肾以强精力。

大生地　於术　牡蛎　归身　法半夏　台参须　白芍　柏子仁　黑料豆　远志肉　西洋参　茯神　潼沙苑　川杜仲　桑寄生　红枣

广东，陈左　肝藏血主筋，肾藏精主骨，位处下焦。肝肾阴亏，湿邪袭于经脉，腰背股腿作痛，不能转侧，下部乏力，频频梦泄，齿牙无力，咀嚼维艰。精血内亏，虑成痿恙。拟培肝肾，舒经脉。

丹参一钱五分　金毛脊二钱　络石藤三钱　大生地三钱　黑料豆三钱　女贞子三钱　旱莲草三钱　桑寄生二钱　当归一钱五分　黄柏一钱五分　川续断二钱　丝瓜络三钱　红枣三个

某　肝藏血主筋，肾藏精主骨，脾统血而主肌肉。三阴不足，精血内夺，气血不能荣运，以致两足麻痹乏力，足踝内外筋脉牵掣，上及股胯，小溲涓滴，有时不禁，行步蹒跚，势成痿恙。当温养下焦，兼培阳明，以和气血。

生黄芪　当归　熟附片　五加皮　续断　熟地　厚杜仲　党参　巴戟天　桑寄生　天麻　枣仁　淫羊藿

二诊：进培气血，温通达下，行步稍觉灵便，麻痹如故，营卫未和。原方加炒白术、宣木瓜，去酸枣仁进治。

三诊：脉象细缓，右关尚带弦涩，血少精伤，无以营养筋脉，以致足弱难行，经治二便较好，步履亦见轻松。宗前法进治。

熟地　鹿角　党参　牛膝　熟附片　巴戟天　淫羊藿　木瓜　当归身　冬术　炙黄芪　厚杜仲　五加皮　续断

某　营卫不和，夹有湿邪，两足痿软，二便不畅，痿躄重症。拟和营理气，以化湿邪。

当归　丹参　萆薢　黄柏　牛膝　五加皮　枳壳　台乌药　茯苓　秦艽　车前子　石菖蒲

某　经曰，诸痿起于肺，治痿取阳明，阳明束筋骨而利机关者也。阴虚热蕴阳明，肺受炎蒸，阴精不能下输，带脉拘急，腰如束带，二便不利，腿足麻而无力，痿躄已成。拟养阴而兼清肃肺胃。

北沙参　黄柏　石斛　全瓜蒌　丝瓜络　大麦冬　云苓　萆薢　车前子　枇杷叶

二诊：进调金水之剂，足膝筋脉渐强，已可步履。中土犹弱，脾之健运失常，少腹作䐜，清阳不展。拟从肺脾肾三经调治。

大生地　茯苓　当归　洋参　於术　玉竹　寄生　女贞子　黑料豆　怀牛膝　白芍　沙苑　续断　红枣

三诊：痿躄渐可步履，尚觉乏力。脉犹带微数，络热未清，营阴未充，谷食不香，少腹时而作胀，气犹未和。仍宜养胃生阴，以强筋力。

洋参　淮山药　旱莲草　牛膝　当归　石斛　女贞子　黑料豆　炙生地　陈皮　茯苓　桑寄生　红枣

某　脉象寸关滑数，两尺弱细，肾水亏于下，肝肺之热浮于上，阳明胃经又有湿痰，肺气不能下行，两足软弱无力。遇事惊心，溱溱汗出，有时痰嗽夹红，阴虚络中有热。法当养阴以清肝肺。

沙参　麦冬　石斛　女贞子　生地　淮山药　黑料豆　丹皮

茯苓　旱莲草　玉竹　毛燕　藕

某　肝肾阴亏血少，风与湿热入于足少阳之经，右腿足外廉经脉作痛，痛如针刺，大肉渐瘦，下部乏力，而有遗泄之患，防有瘫痪之虑。拟培肝肾，以清少阳。

生地　柴胡　黄柏　蚕沙　鳖甲　丝瓜络　当归　白芍　冬术　秦艽　丹参　桑枝

某　经云：肺热叶焦发为痿躄。夫肺受热蒸，清肃不降，湿热陷于下焦，入于经隧。始则两便闭胀，旋即两足痿软，不能运动。经今二年，虽能步履，而筋脉缓纵，小水不多。肺胃两亏，风阳夹痰，扰乱心脏，以致狂妄不休。脉来躁疾，防有厥逆之虞。急为镇摄虚阳，兼清痰火。

柏子仁　茯苓　阿胶　沙苑　枣仁　半夏　川郁金　当归　龙齿　丹参　川牛膝　琥珀　童便

服两剂，病去大半。加鸡子清，去郁金、童便。

某　阳明湿热内蕴，溢于脉络，营卫不和，四肢痿麻，腰胁如束，便坚，小便不利，痿躄大症。当养阴化湿，宣通经络。

北沙参　麦冬　当归　牛膝　续断　茯苓　火麻仁　生地（红花炒）　加皮　乌药　丹参　桑枝

复诊：痿躄渐可步履，近因扑跌受伤，足踝肿而作痛。当活血去伤。

当归尾　赤芍　牛膝　秦艽　川断　三七　炙乳没　独活　加皮　木通　地鳖虫　自然铜　桑枝　陈酒

某　阳明湿热，下趋于络，腿足麻痹痠胀，小便短赤，欠寐作恶，痿躄大症。当和荣理湿。

法夏　藿香　枳壳　黄柏　加皮　川萆薢　苡仁　秦艽　泽泻　丹参　桑枝　丝瓜络

某　阳明湿热下注，溢于脉而留于经隧，始则两足浮肿，继之软弱乏力，筋纵不能自持，湿痿大症。急为养阴清络。

当归　苡仁　牛膝　丹参　川断　黄柏　加皮　夜交藤　黑料豆　秦艽　桑枝　红枣

某　寸关滑数之象已减，上焦浮热渐平，惟两足依然乏力，肺金清肃之令不能下降。仍肃肺养阴，俾金能生水，子受母荫，足自强矣。

北沙参　麦冬　生地　黑料豆　贝母　山药　女贞子　丹皮　茯苓　石斛　毛燕　旱莲草　枇杷叶

某　本属湿体，前年下痢之后，积湿不清，脾之健运失常。下肢时浮，腿膝转动不灵，步履乏力。湿邪由络入经，防成痹痿之患。当养营调脾利湿。

白术　当归　茯苓　加皮　怀牛膝　陈皮　续断　黑料豆　苡仁　丹参　半夏　桑枝（酒炒）

某　肝脾肾三经亏损，损及奇经，带浊淋漓，阴精脂液暗耗，足痿不能下榻，头眩耳鸣，上实下虚，冲阳不时煽动。宜乙癸并调，兼固奇经。

东洋参　淮山药　茯苓　淮牛膝　白芍　芡实　焦白术　当归　牡蛎　鱼肚

太平州，王　痿躄二便不利，肚腹胀痛，得暖小溲始通。气滞下焦，当理气分消。

北沙参三钱　麦冬二钱　黑丑一钱五分　琥珀屑（研冲）四分　萆薢一钱五分　沉香四分　云苓二钱　炙甲片八分　怀牛膝一钱五分　车前子二钱　川楝子一钱五分　小茴香四分

另服滋肾丸一钱

卢州，杨左　肝肾阴亏血少，督脉乏运行之气。腰痛背驼脊突，大便艰解，两足麻木不能任步，势将成痿。拟培肝肾以荣经脉。

大生地三钱　女贞子二钱　旱莲一钱五分　怀牛膝一钱五分　桑寄生三钱　当归一钱五分　北沙参三钱　柏子仁二钱　狗脊三钱　丹参一钱五分　黑料豆三钱　络石藤三钱　猪脊筋一条

复诊：经以肺热叶焦，发为痿躄。大便艰解，数日方得更衣，络热显著。仍原方进步。

龟版五钱　地骨皮三钱　石斛三钱　当归一钱五分　甘菊四钱　女贞三钱　桑寄生三钱　玄参三钱　旱莲二钱　大生地五钱　车前（盐水炒）三钱　北沙参三钱　天冬三钱　怀牛膝一钱

西湾，谢左　营卫不和，湿痰入络。始则四肢麻痹作痛，继而腿足软弱，不能站立，颈背似有物压，胸舵不舒，谷食不运，脉来两关弦滑。络痰不清，阳明之脉不荣，不能束骨以利机关，痿躄大症。当和营卫，宣通经脉。

天麻三分　当归一钱五分　橘红一钱　怀牛膝一钱五分　桂枝木四分　黑料豆三钱　丹参一钱五分　秦艽一钱五分　陈皮一钱　白蒺藜三钱　法半夏一钱五分　竹茹（炒）一钱五分　续断一钱五分　云苓二钱　桑枝三钱　豨莶草一钱五分

六州，朱左　湿热蕴于下焦，膀胱之气不利，胞痹胀痛，小溲点滴不畅，汤饮作恶，腿足麻痹不仁，上焦气化无权，肺胃均失下降之旨，痿厥重症。当养阴肃肺，以渗湿邪。

北沙参　炒枳壳　竹二青　云苓　冬葵子　乌药　车前子　石菖蒲　萆薢　怀牛膝　葱

另以淡豆豉、麝香，共捣烂涂脐中，外面贴膏药。

太平府，陈左　心肝之火，熏灼肺金，脾湿下陷，溢于脉络，以致上热下湿。心神烦扰不寐，下体重着，麻木战慄，小溲数而不畅，便结、粪如猪屎。抱恙有年，补剂还防热蕴，胶固难期速效。当养阴清肺，俾天气得以下降，二便可调。

北沙参　象贝　玉竹　玄参　黄柏　麦冬　丹参　云苓　杏仁泥　萆薢　枇杷叶

某　渴饮渐减，而肺阴消烁，不能下荫于肾，肾虚足膝乏力。尚宜养阴清肺，佐以化痰。

陈皮　半夏　牛膝　西洋参　熟石膏　知母　甘草　天麦冬　花粉　鲜芦根　石斛　象贝　黄连　藕汁

四十二、痹证

黄桥，黄左　伤湿，左足外踝痛至腿膝，麻冷难于任步。拟养血温经。

当归　桂枝　巴戟　秦艽　加皮　附子　独活　怀牛膝　生地　木瓜　狗脊　红枣　陈酒

罗市湾，左　肝肾两亏，风与湿邪袭于经络，左股胯筋脉强痛，转动不利，防有痿废之虑。拟养血荣筋，宣通血脉。

大生地二钱　当归一钱五分　甜瓜子三钱　黄柏（酒炒）一钱五分　炒白芍一钱五分　丹皮一钱五分　金狗脊三钱　桑枝二钱　鳖甲三钱　秦艽一钱五分　地龙（酒洗）二条　川牛膝一钱五分　丝瓜络一钱五分

黄桥，阚右　营血不足，肝脾之气不和，胸腹作胀，食入不舒，足跗浮肿，肢节作痛，夹有湿邪，流窜经络。拟养营和畅脾肺，兼利节络。

当归　青皮　香附　胡麻　怀牛膝　茯苓　丹参　黑料豆　苡仁　川断　秦艽　桑枝　佛手

二诊：肢节痛减，胸腹未舒，或嘈或胀，外而面浮，下则足肿，血虚脾不转运，湿邪随气上下。拟运脾养营，以渗湿邪。

原方去胡麻、香附、加厚朴、乌药。

三诊：肢节痛愈，胸腹内胀渐松。惟肢面之肿未退，湿犹未清，脾气犹滞。仍宜运调一法，脾运而湿自轻。

当归　桑皮　怀牛膝　丹参　穞豆皮　苡仁　川断　北沙参　加皮　佛手　青皮　茯苓　姜皮

每早仍服资生丸二钱。

江北，天星桥　血虚风入节络，四肢筋节作痛，十指尖肿如鼓槌，头目眩晕。拟养血祛风，兼利节络。

当归　芍药　蒺藜　桑枝　川断　桂枝　天麻　丹皮　牛膝　秦艽　独活　白茄根　陈酒

海安，王左　脉弦大而虚，肝脾肾三经不足，营卫不和，时恶寒热，肩背筋脉不舒，足膝痠乏，得于去秋时病之后，营血未充。当补三阴。

当归　牛膝　川断　首乌　茯苓　淮山药　冬术　党参　沙苑　黑料豆　女贞　芍药　枣

宜兴，宋左　脉浮弦而缓，风与湿邪入于经络，左股腿作痛，卧难转侧，势成痹患。

当归　川牛膝　苍术　川桂枝　炙乳没　桑枝　苡米　威灵仙　五加皮　防己　独活　陈酒

北山，右　营卫两虚，夹有湿痰，左肢作麻，筋节作痛。拟养营利节。

川芎　秦艽　苡米　生地　当归　丹参　川断　茯苓　白芍　五加皮　桑枝

某　肝郁气滞，营卫失于流行，胸肋作胀，左肩臂走注作痛，肌肤木硬不和。拟养营疏肝。

当归一钱五分　丹参一钱五分　秦艽一钱五分　川郁金一钱五分　枳壳一钱　木香四分　青皮一钱　法半夏一钱五分　乌药八分　云苓二钱　甜瓜子三钱　橘叶十片

江西，赵左　经以三阴发病偏于左。左肢不用而痛，指节拳挛，足跗肿而木硬，已逾半载。脉象数细，左关较弦，肾水不能涵木，阳化内风，阳明湿痰，趋走于络，此偏于中经之候。夜分小溲短数，口角流涎，气阴两亏，内风不靖，阳明痰热不清，凝痹于络。拟养阴柔肝，化痰通络。

北沙参　橘红　丹参　法半夏　当归　甜瓜子　桑枝　竹二青　麦冬　川贝　云苓　秦艽　夜交藤

常州，吴左　肝肾不足，寒风湿邪袭于下焦，留于脉络，股腿痹痛，连及足踝，时发寒热，业已有年。当养营温通经络。

当归　白术　巴戟天　五加皮　牛膝　秦艽　丹参　续断　萆薢　苡仁　桂枝　陈皮　桑枝

外用：姜皮　祁艾　木瓜　红花各三两　丁香十四粒

上药煎汁两大碗，用紫花布十方，剪如护膝样，浸于药汁内，日晒夜浸，收干为度，每层用硫黄细末，掺少许夹好，以黑布一尺作面，再用细辛三钱、荜拨二钱、草乌二钱、官桂三钱，共研细末，撒包布内层中，着肉扎贴。

奔牛，张左　膝为筋府，足三阴所过之地。脾肾不足，湿邪逗留经络，左膝膑肿胀数年，不甚作痛，湿痹症也。当利湿通络。

全当归　防己(酒炒)　独活　炒苍术　萆薢　川桂枝　秦艽　桑枝　炒黄柏　五加皮　法半夏　川牛膝　苡米

贴麝香散洋冰膏药。

杨柳埠，薛左　湿痹，两足跗肿痛数年，不时举发，筋脉抽掣，阴虚络中有热。当养营利湿通络。

当归　萆薢　黄柏　赤芍　炙必甲　牛膝　秦艽　防己（酒炒）　桑枝　陈酒　独活

二诊：原方去当归、牛膝、独活、秦艽；加玄武版三钱、玄参一钱五分、地骨皮二钱。知母一钱五分、天冬一钱五分、羚羊片一钱。

三诊：足跗肿痛已减，跟踝肿热未退，夜分痛甚，痛如火燎。仍养荣清络。

川黄柏　防己　鳖甲　独活　秦艽　木通　参三七　忍冬　丝瓜络　知母　萆薢　牛膝　络石藤

另服滋肾丸、知柏地黄丸各一钱。

洗药方：紫苏叶三钱　白芷一钱　没药一钱五分　独活三钱　木瓜三钱　葱一两　煎水洗。

段家桥，某　气血不和，湿邪入络，遍体痹痛。当和营化湿。

全当归　苍术（炒）　桂枝　麻黄　羌活　秦艽　海风藤　延胡索　川芎　片子姜　威灵仙　乌药　桑枝

某　风湿相搏，上下四肢流走作病，古称周痹，恙已数十年，不易速愈。新邪宜急散，宿邪当缓攻，拟以动药搜剔之。

蜣螂虫　全蝎　地龙　穿山甲　川乌　麝香　乳香　蜂房

无灰酒煮黑豆汁为丸。

小河，王左　痰湿不化，肌肤木厚，耳鸣，腰肋如束。流气化痰。

半夏三钱　杏仁三钱　南沙参四钱　川贝母一钱五分　磁石三钱　橘红一钱　苡米八钱　枳实一钱　竹茹五钱　云苓三钱

某　肾藏精主骨，肝藏血主筋，肝肾血液内亏，虚而生热，筋脉无血荣养，则骨痿筋挛，动则作痛，卧则抽掣，尾闾骨凸出，腰膂作痠，督脉亦虚，脉象虚弦带数，弦为肝阴之亏，数为营血之耗，肌肉销铄，大便艰难。拟养肝阴，滋肾液，俾阴充血旺，恙可渐痊。

大生地　川断　怀牛膝　归身　阿胶　女贞　菟丝饼　参须　旱莲草　白芍　桑寄生　黑料豆　鹿啣草　红枣　猪蹄筋

某　历节风痛，四肢骨节肿胀。

羌独活　秦艽　防风己　当归　麻黄　威灵仙　晚蚕沙　苍术　黄柏　五加皮　川牛膝　红花　桑枝　活地龙　乳没

某　中土素亏，木不和畅。现下左肩臂痛，举动维艰。阳明为十二经络之长，主束骨而利机关，臂痛当责之阳明。拟培气血以荣经脉，是否请酌。

黄芪　炙草　白芍　续断　木瓜　陈皮　白术　当归　桂枝　秦艽　威灵仙　桑枝

某　经以身半之下，湿中之也。湿之中人也缓，其为疾病，或痿或痹。经治两足行动大为轻便，多行足乏，究系高年，气与血亏之故。仍培气血，通经络以走湿邪。

黄芪皮　五加皮　白芍（桂枝炒）　独活　木瓜　附片　苡仁　当归　炮姜　牛膝　巴戟　秦艽　桑枝

某　肝脾肺三经不足，风寒湿三气下袭。髀枢穴痛，大肉渐瘦，痛得热较安，久延防成瘫痪。急宜培补三阴，以通经络。

中生地　羌活　当归　鹿角霜　防风　菟丝子　木瓜　枸杞子　白芍　巴戟　川断　牛膝　桑枝（酒炒）

某　背之中行属于督脉，旁开两行属足太阳，肝肾不足，太阴阳明积有饮邪。向有呃逆吞酸之患，饮邪入于太阳，流于脊之募俞，督脉乏运行之气，脊背痠痛，有如负重。脉象双弦，双弦曰饮。拟和营卫，兼开太阳，以逐饮邪。

当归　半夏　白芍　橘络　枸杞　川断　丹参　桂枝　天麻　蒺藜　秦艽　姜竹茹

某　太阳为寒水之经，行身之后，寒湿乘之，腰股尾间作痛，经气不行，积湿日甚，腰腿作痛，小水不利，防其入腹。拟开太阳，以走湿邪。

苍术　猪赤苓　萆薢　苡仁　陈皮　姜皮　桂枝　泽泻　川牛膝　车前子　秦艽　桑枝

某　经曰："腰半以下，肾所主也。"肾虚湿着，太阳经气不司流行，阳明主润宗筋，以束骨而利机关，湿流经隧，太阳阳明开合不利，以致下体重着，腰膂如束，二便欠利，阴晦之日尤甚，脉沉小而滑，虚中夹实，的确无疑。抱恙两年，难冀速效，络中之病，药力难以直达，宜和营卫，宣通经络，徐徐调治。

苍术　怀牛膝　五加皮　萆薢　黄柏　防己　丝瓜络　当归　苡仁　丹参　续断　桑枝

某　腰脊以下，肾所主也。肝肾不足，血不荣筋，脾有湿邪，流窜经络，荣卫之气不利，腰腿痛痹。数年来足膝麻木无力，是由痹成痿之象。宜填下焦，兼和营舒络之法。

生地　当归　怀牛膝　杜仲　川断　天麻　加皮　黄芪　金狗脊　鹿角霜　木香　丝瓜络　桑寄生　红枣

某　形丰脉濡，气血皆亏，肝肾之气，又少约束，血脉不营，腰半以下，坠胀作瘘，经行尤甚。当益气养营，以培肝肾。

党参　白芍　杜仲　茯苓　陈皮　淮山药　红枣　归身　续断　乌贼骨　黑料豆　炙草　潼蒺藜

某　肝肾阴亏于下，肝阳浮越于上，腰半以下重着无力，头目作眩，理当填补下焦。但舌苔黄滑，中夹湿邪，腻补未宜，拟育阴清上。

生地（红花炒）　牛膝　杜仲　陈皮　女贞子　菟丝饼　红枣　当归　川断　半夏　苡仁　加皮　黑料豆

某　肝肾血液内亏，肺气又虚，督脉乏运行之象，背之八、九、十椎作痛，震动心胸，不堪受凉，督阳亦虚。经云：督脉为病，脊强反折。虑有痿躄之患，当肝肾两培。

熟首乌　鹿角霜　金毛脊　白芍　川断　菟丝子　猪脊筋　杞子　党参　当归　杜仲　木香　焦冬术

某　药进后呕止寐安，溺仍短赤，四肢麻木，腰痠腹胀，湿热不清，仍宜前法加减。

丹参　黄柏　萆薢　丝瓜络　加皮　牛膝　苡仁　茯苓　秦艽　南沙参　泽泻　陈皮　桑枝

某　体丰之质，外强中干，营卫之气交衰，夹有痰湿，逗留营络，右肩臂麻木痠楚，巨指指节间，肌肉壅肿，筋结成瘤，延防偏枯类中之虞。宜营卫并调，兼利节络。

当归　白术　牛膝　蚕沙　橘红络　甜瓜子　天麻　生地　淮山药　黄芪　续断　丹参　半夏　丝瓜络

某　风寒湿三气杂至合而为痹，风胜则动，寒胜则痛，湿胜则肿，数年来时作时止，防成残废。急宜和营通络。

豆卷　秦艽　丝瓜络　白茄根　桑枝　蚕沙　橘络　海风藤　归尾　防风　牛膝　防己　忍冬藤

某　脉象两关小滑而数，两尺沉细，营阴不足，脾有积湿，生痰聚饮，肝阳化风，驱脾经湿痰，走窜经络，四肢骨节作痠，下部乏力，肤腠并发斑疹，色红微作痛痒，乃湿外达之机，是佳兆也。然虑络湿久羁，酿成痹患。拟养阴柔肝。

当归　牛膝　秦艽　丹参　竹茹　苡仁　菊花　丝瓜络　狗脊　生地　丹皮　桑枝　白术　橘络　五加皮　半夏　晚蚕沙

某　肺司皮毛，脾主肌肉，阳明湿热，行于肌表，血脉不能荣润四肢，肌肤干燥作痒，有时发疹，腿膝骨骱痠痛作响，伏风伏湿，逗留经络。宜和营利湿，以逐伏风。

黄芪皮　大胡麻　秦艽　生地　络石藤　紫草　当归　丹皮　玉竹　豨莶草

某　中虚之体，受不正之风气，袭于手三阳经络，而致气血不调，筋节不利，左胯拘挛，骱间不能举动，系湿热风气不泄。宜清泄疏风。

当归二钱　秦艽二钱　怀牛膝二钱　海风藤三钱　川独活（酒炒）二钱　桑寄生二钱　木防己二钱　新红花五分　延胡一钱　木香五分　广橘皮白各一钱　甜瓜子（研）三钱　桑枝四钱　生熟苡仁各三钱

某　左膝肿痛，不能行走卓立，大便泄泻，脉来弦紧。此脾虚有湿热，凝于经络，流于下部也。古谓肿属湿，痛属火。当参而治之。

苍术　黄柏　猪苓　桂枝　五加皮　甘草　防风　木通　米仁　泽泻

二诊：肿消泻止，宗原方加减，以丸缓图。

苍术　乌药　杞子　杜仲　苍耳子　米仁　黄柏　丹参　归身　五加皮　酒糊为丸。

某　下痢之后，湿邪入络，四肢骨节作痛。拟和营利湿通络之品。

当归　川黄柏　苡米　防己　苍术　川独活　丹参　川萆薢　五加皮　秦艽　桑枝

某　手足肿痛，痛处觉热，饮食减少，面青肌瘦，脉弦细数。此血虚受寒，营不营于中，卫不卫于外，营卫不行，肢节肿痛，病名周痹是也。治当养血舒筋，疏风化湿，俾筋络通畅，则肿消热退而痛止矣，痛止后当大补阴血，实其下元。

五加皮　苍术　当归　防风　黄柏　羌活　紫荆皮　红花　米仁　苍耳子

二诊：肿痛已减，肝肾阴血未充，湿热未清。

生地　龟版　牛膝　苍术　黄柏　蚕沙　米仁　当归　秦艽　苍耳子　海桐皮

调理丸方：

人参　熟地　枸杞　鹿角胶　黄柏　桂心　泽泻　苍耳　虎骨　怀牛膝　仙茅　蚕沙　茯苓　秦艽　蜜丸。

某　肝藏血主筋，肾藏精主骨，肝肾阴亏，寒风湿邪客于太阳，腰股作痛数年，或轻或剧，夏秋以来，腿膝腰胯足强不荣，已成残废。宜培肝肾，以利筋络。

生地　续断　旱莲　女贞子　宣木瓜（炒）　白芍　狗脊　当归　络石藤　怀牛膝　桑枝

复诊：肝肾阴亏之质，脾湿下流于络，腰膝股腿足筋脉僵硬，不能屈伸，脉来两部滑数，遇重寒尚不觉冷。其中伏热伏湿不尽，补剂暂缓。拟和血气以通经络，缓缓调治。

北沙参　苡仁　秦艽　牛膝　当归　木瓜　苍耳子　大白芍（桂枝炒）　五加皮　白术　女贞子　桑寄生

洗方：当归、艾绒、木瓜、威灵仙、红花、桂枝、桑枝、五加皮。

某　六脉大而无力，手足肢节肿痛，肌肉消瘦，日进粥一碗，月汛两月一行，此名行痹。

人参　白术　米仁　当归　枸杞　杜仲　附子　秦艽　防风　甘草　黄柏　龟版　苍耳子　晚蚕沙

二诊：痛止肿消。

改用六君子加：当归　白芍　米仁　丹参　红花　紫荆皮　石斛

某　手足拘挛，指节不能屈伸，由气虚血弱，邪乘虚入，不能束筋骨而利机关，不可误作风治。当大补气血。

人参　鹿角胶　虎骨　当归　丹参　地黄　炙龟版　苍耳子　生姜　红花　生米仁　加皮

某　气虚夹痰，肝血又亏，右手足作麻，胸胁作痛。拟和荣理气化痰。

当归　丹参　白蒺藜　法半夏　制香附　橘络　茯苓　炒白芍　姜竹茹　桑枝　红枣　豨莶草（蜜水炒）

某　痛痹手足瘛疭，周身尽痛，不能转侧，口干烦躁，其脉弦数且涩。此阳明津液不足则生热，热胜则生风。手足瘛疭者，风淫末疾也；口干烦躁者，火邪内炽也。治宜滋燥清热，不治风而风自熄矣。

生首乌　生地　黄连　秦艽　半夏曲　桔梗　枳壳　黄芩

某　右手疼痛，右脉滑于左手。此湿痰生热，热生风。治宜化痰清热，兼流动经络。

二陈汤加威灵仙、黄芩、僵蚕、秦艽。

某　痹症有因于风，故附在风懿、风痱之后。病以外风入络，四肢走窜作痛，继之血少肝虚，脉络不荣，肩臂、手指拘强，心悸头目眩痛，迄今二十年，防有痿痹之虑。拟养阴血，兼利节络。

大生地　白芍　毛脊　鳖甲　丝瓜络　牛膝　全当归　续断　蚕沙　桑枝　甜瓜子　柏子仁　紫丹参　红枣

某　思虑烦劳，心脾受亏，木气怫郁，夹有湿邪，入于脉络，二气不能周流，始则寒热，继则腹痛，四肢麻痹，筋脉作痛，足乏力不能任步，口甜谷食少香，肝脾两病。拟养阴和畅肝脾，以化湿热。

全当归　秦艽　牛膝　薄橘红　竹二青　桑枝　紫丹参　茯苓　法半夏　络石藤

某　白虎历节风，两手腕肿热作痛，防成残废。急宜疏风解毒一法。

羚羊　京赤芍　蚕沙　石膏　淡黄芩　左秦艽　羌活　丝瓜络　粉甘草　地龙　汉防己　大木通

某　阴痰愈后，腿膝常作肿痛，足弯筋强，络湿不清，营血不能流贯。拟和营利湿通络。

当归　丹参　苍术　黄柏　苡米　川萆薢　牛膝　宣木瓜　茯苓　秦艽　桑枝　五加皮

某　血不养肝，肝风内动，气机不利，脘闷呕吐，左肢走注作痛，上及头颈，蒂固根深，难以速效。拟养营柔肝。

当归　紫丹参　白芍　黑料豆　天麻　川续断　合欢皮　牛膝　蒺藜　红枣

某　阴虚络热，痛自足踝，上及环跳，肉瘦膝肿，虑成瘫痪。急当养阴，清通经络。

沙参　生鳖甲　当归　丹参　羚羊角　川黄柏　玄参　女贞子　麦冬　丹皮　丝瓜络

某　右指麻固是气虚，而精神脉象，不见衰弱，放心可也。

西洋参三钱　枣仁三钱　当归二钱　茯苓神二钱　丹参二钱　山药五钱　桂圆肉三枚　谷芽四钱　杞子三钱　黑芝麻三钱　首乌四钱　红枣五枚　桑枝五钱

过左　经云：掌得血而能握，今指屈而难伸，此血不荣于脉络。但补血、血不能骤生，还当先补气，所谓无形者能生有形也，然绝欲为嘱。

酒炒黄芪六钱　酒炒当归六钱　木瓜二钱　秦艽二钱　鹿筋（炒）二

钱　红枣三个　向阳桑枝(酒炒)一两

此方六、七剂后，加炒冬术三钱、陈皮一钱、茯神中木一钱、帽纬屑一钱、凤仙根三钱、忍冬藤五钱。

某　舌苔滑白，脉至迟软，肩痠麻。犹有湿痰不清。

桑枝(酒炒)一两　松节六钱　苡仁五钱　茯神中木一钱　半夏一钱　秦艽二钱　炒白术二钱

更溪，冯左　痛风，四肢骨节作痛，筋脉挛缩，虑成残废。

当归　羌活　秦艽　白芍　蚕沙　川芎　丹参　川续断　小生地　风藤　川牛膝　麻黄四分　川乌一钱　桑枝

西崦，杨光裕　风寒湿三气入络，四肢遍体无形麻而且痛。当调和营卫，宣利关节。

全当归(酒炒)　左秦艽　粉丹皮　川桂枝　生赤芍　广郁金　泽泻　丝瓜络　络石藤　茯苓　防己

（原注：此症由于冒风雨以致痹，而医者以为流注而治之，膏药贴身殆遍，终不愈。就诊马先生，先生一笑去之，饮以此方，两剂而痊。）

某左　面青色暗，左足不伸，脉至沉迟，此寒邪入于厥阴、少阴。宜温通养血，佐以舒筋活络。

当归一两　怀牛膝二钱　木瓜二钱　苡仁一两　川独活一钱　杜仲一两　续断三钱　忍冬藤五钱　肉桂四分　凤仙梗四钱　陈酒一杯(冲)

陈左　两足痠痛，既不能伸，又不能屈，医药数年不愈。今面色萎黄，六脉细数无力，不独伤阴，气亦亏矣。而寒湿沉痼于筋骨之间，非急切可愈，缓缓图之可也。但饮食寒暖，均宜小心，否则恐有人事不慎之变。

熟地一两　杜仲一两　宣木瓜二钱　秦艽二钱　麦冬一钱　全当归五钱　杞子三钱　苡仁一两　金银藤五钱　续断二钱　血竭一钱　没药

（去油）四分　冬术一钱　洋参二钱　茯神中木二钱　熟附子八分　金毛狗脊二钱　羊脚骨四钱　鹿筋二钱

某左　两足痠痛，屈伸不便，脉细数，左关尺尤甚。此肝肾不足，风寒湿乘虚内袭。用独活寄生汤加减。

独活一钱　牛膝二钱　厚杜仲八钱　续断三钱　木瓜二钱　全当归一两　苡仁一两　萆薢一钱　赤茯苓三钱　防风一钱　秦艽三钱　虎胫骨四钱　没药　茯神中木　桑节

四十三、疝

某　疝有七症，寒、水、气、血、筋、狐、癞是也，子和论之最详。左睾丸胀硬，木不作痛，日渐胀大，至横骨之旁。脉象细缓，舌苔腻黄，小水不清，湿邪入于肝络。防成癞疝。拟辛温达下，以化湿浊。

苍术　白芍　炙草　萆薢（盐水炒）　金铃子　乌药　桂枝　当归　青皮　泽泻　黄柏（酒炒）　生姜

某　湿疝已大如升，按之内坚，遇热则痒而作痛。小溲勤短，气阴两亏，湿化为热。当养阴理气化湿。

北沙参　当归　黄柏　萆薢　橘核　乌药（酒沙）　煨黑丑　苍术　泽泻　茯苓　青皮　生姜　川楝子　荔枝核

广东，某　肝足厥阴之脉，循阴器而络睾丸。气虚湿寒下袭，狐疝坠痛。拟益气养营，温泄厥阴。

生黄芪　升麻（醋炒）　焦白术　炙草　泽泻　当归　白芍　肉桂　炒小茴　法半夏　云苓　潞党参

二诊：昨进益气温下，狐疝坠痛已减。原方进步治之。

原方加巴戟天、青皮。

三诊：气疝坠胀已减其半，而痰嗽又发，二者皆寒湿为患，湿痰随气升降也。仍以昨法参以肃肺。

生黄芪　潞党参　焦白术　白芍　茴香　肉桂　白前　炙草　云苓　橘红　半夏　破故纸　青皮　杏仁　姜　枣

四诊：气疝较平，夜半痰嗽未能尽止，积饮未清，用苓桂术甘加味。

茯苓　白术　党参　黄芪　青皮　小茴　杏仁　甘草　白芍　姜　破故纸　苏子　肉桂　制半夏

五诊：益气温下，诸症均减，饮亦渐化。前方进治。

云苓　白芍　旋覆花　白术　肉桂　苏子　半夏　红枣　青皮　白芥子　破故纸　炙草　小茴　党参　煨姜　炙芪

六诊：益气温下，颇合法度，痰嗽已止，气疝坠胀已减其半。从前法治。

原方去青皮，加杞子。

七诊：气疝已愈六、七，咳嗽止，惟湿热未清，痰即火之湿也。火原不足，脾乏健运。仍温养下焦，三阴并治。

原方去旋覆花，加当归。

丸方：别直参三两　上黄芪三两　胡芦巴一两五钱　杜仲二两　茯苓三两　上桂六钱　破故纸一两二钱　炙冬花一两五钱　杞子二两　苏子二两　制半夏二两五钱　炒小茴一两二钱　白芍一两五钱　炙草六钱　广木香六钱　当归一两五钱　杏仁二两　陈皮一两

上药为末，生姜二两、红枣四两，煮烂为丸，每服三钱。

八诊：痰嗽已止，气疝又微坠胀，中气又弱，肝肾尚少固摄。拟调中温摄下元。

炙黄芪　潞党参　陈皮　肉桂　炙草　煨姜　杜仲　炒小茴　红

枣　制半夏　杞子　焦白术　白芍　破故纸　当归

九诊：经治以来，疝平喘止，坠气亦好，小溲长而色赤，气化已行，湿邪下达，均属佳兆。仍以原方进治。

潞党参三钱　甘杞子一钱五分　木瓜一钱　炒小茴一钱　杜仲（盐水炒）三钱　炙芪三钱　肉桂四分　茯苓三钱　红枣二枚　炙草四分　当归一钱五分　新会皮一钱　法半夏一钱五分　破故纸（盐水炒）一钱　白术一钱五分　白芍一钱五分　煨姜二片

某　肝肾阴亏，挟有湿邪，滞于气分，左睾丸偏坠，卧则入腹，不耐烦劳，已成狐疝。迩来小溲不清，赤涩作痛。先为养阴清气化湿。

北沙参　茯苓　苡仁　青皮　生地　泽泻　黑料豆　川楝子　甘草　丹皮　当归

扬州，左　脉细缓，气虚挟湿，中阳不运，湿邪流于经络。右腰外侧热辣作痛，气疝坠胀，胸脘不舒，恶寒咳嗽。当温中养营，理气化湿。

潞党参三钱　当归一钱五分　草薢一钱五分　焦白术一钱五分　川楝子一钱五分　木香五分　法半夏一钱五分　泽泻一钱五分　云苓二钱　苡仁三钱　陈皮钱　煨姜二片

某　脾肾两亏，兼受寒湿，右偏气坠。拟温脾化湿。

党参　炒杞子　焦白术　白芍　炙甘草　川桂枝　当归　葫芦巴　小茴香　茯苓　吴茱萸　煨生姜　红枣

某　肝肾不足，营卫不和，寒入厥阴气分，致成气疝，阴囊两旁肿如蛋大，劳则胀坠，寒热胀痛。当养营疏肝渗湿。

全当归　白芍　炙草　泽泻　青皮　台乌药　软柴胡　小茴香　白术　桂枝　生姜　红枣

丸方加：党参、枸杞子、黄芪、上肉桂、葫芦巴、云茯苓，去柴胡、泽泻。

四十四、阳痿

某　勉强摇精，致阳缩囊纵，不但形弱伛偻，肛门，脐窍皆为收引，咽喉牵绊似垂，食物渐渐减少，由精血之伤有形，最难自复。少阴厥阴脉循喉咙，开窍二阴，既遭损伤，其气不及充注于八脉，见症皆拘束之状。上年进柔剂阳药，服后头巅，经脉皆胀，耳窍愈鸣，想脏阴宜静可藏，试以乘舆身怖，必加局促不安，宜乎升阳动药之灵矣。夫少阴内脏，原有温蒸诸法，厥阴相火内寄，恶暖喜冷。潜阳坚阴，仿丹溪法，仍候高明定议。

玄武版　黄柏　知母　柏子仁　阿胶　远志肉　生地　茯苓

调入盐秋石，食前逾时服。

某　肾为水脏，而真阳寓焉，水弱肝虚，真阳不旺，精不充其力，阳事不兴，已经四载，有时咽干，头痛齿疼。拟养阴中之阳，清肾中之火，俾精来化气，气来生阴，阳自能起。

麦冬　全当归　黑料豆　杜仲　大生地　潼沙苑　枸杞　菟丝饼　茯神　山药　潞党参　小海参

二诊：阳痿之症，有精不足者，有由命门火衰者，有湿热伤肾者。脉象右部平平，惟右关小弱，缘脾肾两亏，精气不足。进益气生阴之法，甫服四剂，脉症平平。抱恙有年，难以骤效，宗前方加减。

党参　菟丝饼　沙苑　生地　甘枸杞　全当归　车前　黑料豆　女贞子　麦冬　远志肉　小海参　杜仲

三诊：男子以八八为数，年逾六旬，阳事不兴，理之常也。正在壮年，阴痿四载，缘先天禀赋之薄。叠进益气生阴之法，肝火较平。拟填精益水，交合心肾为治。

党参　潼沙苑　杜仲　当归　菟丝子　枸杞子　远志　炙生地　麦冬　女贞子　山药　淡黄芩　广皮　车前子　鹿筋

奎　六脉缓和有神，惟右寸尺两部，推之乏力。政务操劳，气阴不足矣。精神生于坎府，运用出于离宫，心劳则神耗，水火不相济，阳事欠兴，偶一作劳，气机即形不续。昔亚圣有善养浩然之功，诚以吾身藉一气以周流，气旺则阴自生而精自足矣。拟益气强阴，交通心肾。

九制首乌　杞子　杜仲　当归　白芍　菟丝子　炙茯　茯苓　炙草　黑料豆　黑芝麻　桑椹子　茯神　远志　桂圆　枣仁

某　精藏于肾，肝为之约束，气为之固摄。滑泄有年，加之烦劳，心脾受亏，肝肾之气不旺，阳事欠兴，兴而易泄，举而不坚，心有余而力不足。拟益气固阴，以培肝肾。

黄芪　归身　淮山药　党参　茯神　山萸肉　於术　鹿茸　首乌　杜仲　陈皮　菟丝子　炙草　沙苑　金樱子

妇 科

一、月经不调

溧阳，史右　产后未经百日，经事已行两次，心嘈头目空痛，饮食不甘。扶土养营。

当归　制香附　酸枣仁　茯神　生地　冬术　炒白芍　淮山药　川续断　陈皮　佩兰　红枣

小河，王右　营分受寒，经来肚腹胀痛。当温经调气养营。

当归一钱五分　乌药八分　炙草三分　炮姜三分　肉桂三分（去粗皮切）　丹参一钱五分　小茴香（炒）一钱　延胡索一钱五分　续断一钱五分　白芍一钱五分　艾叶七张　小胡麻二钱　云苓二钱

某　营分受寒，胃气不和，腰痛腹疼，月事后期，谷食减少。当调肝脾，以和气血。

当归　杭白芍　续断　乌药　粉甘草　紫丹参　白术　熟地　山药　黑料豆　杜仲　香砂仁　红枣　生姜

某　脉弦细涩，血虚气滞，肝脾不和，胸脘不舒，面浮肢肿，腹痛腰痠，月事后期且少，卧而少寐，心营亦亏。拟养营和畅肝脾。

当归　合欢皮　枣仁　於术　黑料豆皮　丹参　香附　川续断　茯神　红枣　广木香　远志肉

某　脉右弦、左部虚涩，肝脾不足，血海虚寒，胃气不和，经行脘痛欠寐，谷食减少，久未孕育，冲气已衰。拟调养肝脾，兼和胃气。

当归身　白术　酸枣仁　陈皮　茯苓　川续断　参须　白芍　荞饼　丹参　制香附　合欢皮　红枣

某　肝脾气血不和，寒入营分，经来腹痛，胃脘不舒，甚则作吐。当温中和胃。

当归　台乌药　厚朴　延胡索　白蒺藜　丹参　炮姜　香砂仁　青皮　小茴香　小胡麻　降香

某　气血不和，经事淋漓，少腹结胀，二便不利，胃呆食少，午后发热。宜养营调中。

全当归　丹参　炒白芍　粉丹皮　五灵脂　香附炭　软柴胡　砂仁炭　淮山药　生地　鲜藕

某　营血久亏，夹有肝郁，气不摄阴，肝脾失藏统之职，经事崩淋，欠寐，腰疲足乏，冲任亦衰。当调养肝脾，以固奇脉。

潞党参　生地　阿胶　艾绒　全当归　杭白芍　黑料豆　茯神　桂圆　红枣　酸枣仁　黑附子

某　心主血，脾统之，肝藏之。注于冲脉则经至。恙由产后失调，居经两载，食入作胀，清晨干恶，心荡火升。脉沉细而濡，心脾受亏，不能化生新血，木郁于中，脾阳不能旷达，以致四肢不和，微有恶寒发热。胃为冲之本，脾乃营之源。只宜调养心脾，兼和胃气，俾谷食健进，则诸恙可悉除矣。

参须　当归　陈皮　茯神　枳壳　炒谷芽　於术　法半夏　佩兰　丹参　山药　合欢皮　煨姜

某　停经三月，神疲嗜卧，肢体作痛，脉象涩数，恙由肝脾两亏，冲任之气不旺，筋脉少血营养。拟调养肝脾，以培气血。

归身　党参　於术　佩兰　狗脊　夜交藤　白芍　川断　黑料豆　淮山药　杜仲　陈皮　红枣

某　肝肾血亏，脾气不和，月事不调，腰疲带下，头眩乏力。

当调养肝脾，以和气血。

党参　续断　杜仲　菟丝子　红枣　白芍　乌药　白术　煨姜

某　肾司五内之精，肝藏诸经之血，归之血海注于冲脉，带脉横于腰间，为诸脉约束。肝肾不足，血海空虚，带脉不固，经事后期且少，带浊淋漓，奇经受伤。夫经事之来，必由阳明充旺，化生新血，藉诸路之血，汇集而下行血海。拟养心脾，培肝肾，兼固奇经。

归身　淮山药　茯苓　白芍　党参　红枣　冬术　芡实　苡仁　乌贼骨　续断

某　血藏于肝，赖脾元以统之，冲任之气以摄之。肝脾两亏，伤及奇经，经事断续，甚则淋漓。左半身作痛，少腹坠胀，脉来尺弱，寸关沉涩，便溏、谷食不旺，阴伤气亦不固，防其崩漏。急为调养肝脾，以益奇经。

党参　白术　杜仲　香附　杏仁　菟丝子　黄芪　炙草　川断　白芍　红枣　桂圆

另服归脾丸，每晨服三钱，开水送下。

某　肝脾营血不足，筋无血养，肢体筋脉痠楚，天癸当止之年，经事一月两至，防其血崩之虞。拟归脾汤加减。

党参　白术　当归　远志　枣仁　木香　艾叶　桂圆　黄芪　炙草　白芍　茯神　陈皮　寄生　红枣

某　脉弦涩，肝脾不足，血虚气滞，经少而不调，先腹痛、中脘不舒。腰痠白带，损及奇经，血海虚寒。拟调养肝脾，和中理气。

当归　丹皮　香附　川断　砂仁　茺蔚子　乌药　延胡　白术　茯苓　生姜

某　血海虚寒，肝脾不足，血虚气滞，经少不调。经事先期而行，腰痠头眩，中脘窒塞不畅。当拟养血调经，理气宽中。

当归　白芍　滁菊　白术　川断　杜仲　青陈皮　木香　茺蔚子　延胡索　炮姜炭　月季花　砂仁

某　肝肾血亏，脾气不和，月事不调，腹痛腰痠，带下，头眩乏力。当养肝脾以和气血。

党参　白芍　川断（酒炒）　乌药　白术　杜仲　菟丝饼　煨姜　红枣

二诊：肝为藏血之经，脾为生血之脏，月事之来，藉诸路之血，汇集血海。而脉象涩数，肝脾两亏，冲任之气不旺，经脉少血营养，居经两月，肢体作痛，神疲嗜卧。宜调养肝脾，以培气血。

归身　白芍　党参　川断　於术　黑料豆　佩兰　毛脊　淮山药　陈皮　杜仲　夜交藤　红枣

三诊：经通之后，行而忽止，缘冲任之气未旺，不足为患。秋季以后，傍晚微寒恶热，胸脘不舒，食入作胀，脉弦数右滑，舌白根腻，是有伏邪，脾胃不和，湿痰停滞。拟和中达邪，伏邪愈后再为调经。

当归　柴胡　茯苓　半夏曲　川贝　陈皮　神曲　砂仁　苡仁　枳壳　荷叶　姜

某　脉象细弦，细为血少阴亏，弦为气滞，肝阴亏而脾气不和，经事后期，肚腹不畅。当调气养营。

当归　香附　丹参　川芎　川断　乌药　青皮　茺蔚子　黑料豆　白芍（红花拌炒）　生姜　红枣

某　营卫不调，气机不畅。宜培养宣化法。

乌贼骨三钱　焦白术一钱　砂仁壳一钱　杜仲二钱　茜草二钱　当归二钱　川断三钱　陈皮一钱　木香八分　川芎八分　补骨脂一钱　福

曲二钱　焦谷芽三钱　生姜一片　红枣三枚

二诊：前投四乌鲗一蔍茹法，服后下瘀血颇畅，痛止，带下尚甚，六脉均起，尺部微弱。系营卫皆亏之候。调之当可嗣育也。

西党参三钱　制冬术一钱五分　炙升麻三分　陈皮一钱　炙草五分　酒炒独活一钱　柴胡六分　川断三钱　补骨脂一钱　炙芪三钱　当归二钱　姜一片　红枣三枚

某　营血不足，肝胃之气不和，月事不调，胸腹不爽，腰痠夜热，谷食减少。当以养营和畅肝脾。

当归　丹皮　香附　砂仁　佩兰　白蒺藜　丹参　续断　淮山药　陈皮　谷芽　佛手

某　脉象细弦，细为血少阴亏，弦为气滞肝郁，营亏而脾气不和，经事后期，脘腹不畅，当调气养营。

当归　香附　川芎　乌药　茺蔚子　生姜　白芍（红花炒）　丹参　青皮　川断　黑料豆　红枣

某　营气不足，肝气怫郁，横梗于中，胃欠冲和，脘中不畅，胸闷内热，居经两年。拟养营调气畅中。

当归　紫丹参　郁金　陈皮　香砂仁　小胡麻　香附　黑料豆　生地　茯苓　川续断　红枣　藕

附：崩漏

安徽，瞿右　四十岁　脉沉细带涩，肝脾两伤，波及奇经。腹痛，经事淋沥成块，腰痛带多，头晕，谷食不馨，防成崩漏。当调气养营，以固奇经。

党参二钱　白术一钱五分　白芍一钱五分　炙草三分　黑料豆三钱　茯神三钱　枣仁二钱　淮山药二钱　川断一钱五分　炙生地三钱

广木香三分　红枣五枚

二诊：调养肝脾，以固奇经，恙已轻减。宗前法治。

黄芪　党参　白芍　生姜　当归　枣仁　木香　红枣　川断　杜仲　生冬术　炙草　茯神

三诊：漏下已止，惟腰痠带多，头目眩晕，心悸少寐。心脾不足，血少肝虚。益气养营，以固奇经。

归身　潞党参　炙黄芪　煅龙齿　杜仲　炒白芍　煨姜　枣仁　茯神　木香　冬术　炙草　炙生地

丸方：加大熟地、菟丝子、乌贼骨，去生地、煨姜、龙齿。

某　肝为藏血之经，脾乃统血之脏。肝脾两伤，藏统失职，崩漏腰痠，带下，头眩心悸，入暮作烧，左胁肋气痛，脉细而弦，防其血脱之虞。拟养心脾以固奇脉。

党参　归身　续断　杜仲　冬术　熟地　桂圆　香附　白芍　茯神　砂仁　枣仁　炙草　红枣

北沙上，王右　败血有年，时作时止，脉虚软，面无华色。当养血归脾。

当归一钱五分　党参(藿香炒)一钱五分　大砂仁(打)六分　川芎八分　炮姜炭五分　丹参一钱五分　焦白术(土炒)一钱　香附炭一钱五分　白芍一钱五分　上肉桂(炙、研、冲)三分　木香四分　艾绒(醋炒)一钱　红枣五枚

二诊：脾土较充，脉数亦平。仍从前意加减。

炙黄芪三钱　上肉桂(研，冲)三分　党参(藿香四分炒)一钱五分　香附炭一钱五分　当归一钱五分　炮姜炭八分　艾绒(醋炒)一钱　大白芍一钱五分　砂仁四分　白术一钱　川芎八分　杜仲二钱　红枣三枚

二、带下

某　肝肾素亏，腰瘗带多，内热。夏秋以来，脾受湿侵，胸腹作胀，食入不舒，头颈胀痛，白带腥秽。先为养营和中利湿。

当归　苡仁　砂仁　建曲　椿根皮　蒺藜　茯苓　枳壳　陈皮　菊花

某　肝脾两亏，夹有肝气，头昏腰痛，脘中作痛，带下频频。当调养肝脾，以固带脉。

当归　白术　续断　乌贼骨　芡实　黑料豆　白芍　茯苓　丹参　潼白蒺藜　红枣

三、胎前

某　居经两月，胸闷呕恶，脉象滑利，恶阻之象。宜保生汤加减。

归身　白芍　醋柴胡　谷芽　赤苓　陈皮　左金丸　半夏曲　砂仁壳　竹茹　佛手

某　妊及半身，呕恶不止，发热咳嗽，先咯血而后大便下血，血止，下痢积垢。阴伤胃损，无血养胎，胎元受损，势难两全，症势极重。姑拟养阴和胃，佐之化浊。

参须　淮山药　茯苓　於术　白芍　陈仓米　半夏曲　麦冬　陈皮　炙草　石斛　甘蔗皮

某　妊及半身　脾元不统，感邪作泻，泻久不已，脾胃之阴俱伤，虚阳外越，以致发热渴饮，舌光无苔，肚腹隐痛。急为扶脾养胃，以清虚热，速效乃吉，否则恐有坠胎之虞。

於术　山药　谷芽　苡仁　煨葛根　黑料豆　参须　石斛　茯苓　炙草

某　心主血脉，脾为生血之源，肝为藏血之脏，又当冲脉，即血海也。肝脾营血久亏，木不敷荣，气又偏胜，而有肝胃气痛。目今怀甲六月，腿足作痠，血少肝虚，夫血即养胎，无以旁流于络。宜调养肝脾，以荣经络。

当归　党参　杜仲　金狗脊　夜交藤　菟丝子　白芍　续断　白术　生地　桑寄生　红枣

四、产后

卜弋桥，何右　胎赖血护，三月而坠，肝经血不养胎。自坠之后，阴气大伤，冲阳上僭，头眩心惕欠寐，食减内热。冲阳不敛，心肝肾三脏皆亏。姑拟养阴调心脾，兼摄肾气。

当归　白芍　龙齿　白术　决明　枣仁　牡蛎　茯神　法半夏　陈皮　远志　炙草　黑料豆　枣

某　正产后，营血受亏，而脾土又弱，湿浊留滞肠胃，腹痛便溏，里急不爽，心悸头眩，谷食顿减，夜分作烧，久泻伤脾，脾伤不能化生新血。急为扶土调中，泻止精神乃复。

党参　白芍　淮山药　小茴　白术　杜仲　茯神　乌梅　苡仁　枣仁　炙草　煨姜　红枣

某　产后百脉空虚，瘀浊未尽，致发肠痈。刻虽完固，寒热时作，脉象虚细，势成损症。拟逍遥散加味。

归身　白术　柴胡　乌梅　青皮　生姜　白芍　炙草　薄荷　延胡　丹皮　红枣

某　正产后百脉空虚，内风萌动，陡然昏晕肢搐，逾时苏醒，肝厥之证。拟养阴清肝息风。

当归　柏子仁　白芍　龙齿　左牡蛎　菊花　陈皮　制半夏　生地　红枣　明天麻　白夕藜　乌芝麻

某　客秋正产，恶露未清，气血日渐凝结，始则少腹作痛，继而膨硬，势成蛊疾。急为温通。

当归　延胡索　青皮　肉桂　丹参　茯苓　楂炭　乌药　桃仁　泽兰　牛膝　枳壳　生姜

某　正产后，肝肾血液内亏，加之膑郁，木不条达，气动于中，冲阴又复上僭，脐有动气，跳跃如梭，上撑心胸，君主不安，寤而少寐，胸胁作痛，气攻脉络，遍身肉瞤，上澈空窍，则眼目眩。夫肝为心母，脾为心子，血少肝虚，心脾亦亏，心主血而藏神，心虚则神不归舍，脾虚则化源乏运。谷食无味，卧病经年，不能起坐，血脉无以荣养，则汗出不休，阴不内守，气不卫外，虚损之候，脉象虚弦小滑，苔微带灰色，气血俱虚，虚中夹实。未便腻补，先为调养心脾，以敛逆散之气，俾阴平气和，再调肝肾。

当归　白芍　合欢皮　橘白　茯神　法半夏　丹参　牡蛎　淮山药　龙齿　参须　佩兰　秫米

某　产后早劳，儿袋下坠，至二胎五载，仍然下注，脉来虚软。急急调补升阳，勿致劳怯。

潞党三钱　桂枝尖八分　炒白芍二钱　炙黄芪三钱　煅龙齿二钱　绿升麻六分　川断三钱　陈皮一钱　制冬术一钱　柴胡八分　当归二钱　炙草四分　桑枝三钱　红枣三枚

某　分娩八朝，营卫皆亏，而作寒热，恶露不少，大便结燥，盗汗不寐，舌红，脉浮数。治当去瘀生新，调和营卫。

柴胡八分　炮姜四分　麻仁三钱　茯神三钱　川芎八分　黄芩一钱五

分　桂枝八分　焦楂肉三钱　延胡索三钱　当归二钱　茜草二钱

某　产后血晕，用清魂散。

泽兰一钱　人参三钱　川芎八分　荆芥一钱　甘草五分

某　胎前咳嗽肿满，脾肺气虚，产后肝肾血亏，风阳夹痰，扰乱心包，以致狂妄不休，脉来躁疾，防有厥逆之虞。急为镇摄虚阳，兼清痰火。

杞子　茯神　沙苑　杏仁　半夏　当归　龙齿　郁金　丹参　牛膝　琥珀　童便

某　正产后肝肾血亏，虚而生热，脾气不旺，手足心热，谷食不香，头肿腰瘦足乏。当养心脾，调肝肾。

归身　中生地　参须　川断　黑料豆　白芍　炒谷芽　淮山药　陈皮　女贞子　红枣　藕节

某　劳倦内伤，而致三月小产，淋沥崩漏，将届五旬不止，头晕心悸，腹痛连及肋骨，自盗汗多，脉来虚软。治宜益气养营，兼交心肾。

西潞党三钱　炙草五分　柴胡五分　广艾绒炭八分　炙绵芪三钱　炙升麻四分　炒当归一钱五分　二泉胶（蒲黄拌炒）二钱　炒麦冬一钱五分　陈皮一钱　川断三钱　炒白芍二钱　血余炭二钱　藕节三枚

某　肝肾两亏，亏及奇经，半产两次，白带频频，心神恍惚。当培心肾，固带脉。

党参三钱　淮山药三钱　杜仲三钱　菟丝饼三钱　茯神三钱　芡实三钱　归身二钱　白芍一钱　炙生地三钱　煅牡蛎三钱　海螵蛸三钱

儿 科

疳 臌

黄桥，八岁　脾阳胃阴两亏，夹有痰滞。发热，腹大青筋肢瘦，脉细数，已成疳臌之候。拟养阴清热和脾。

南沙参　五谷虫　丹皮　使君肉　神曲　枳壳　青蒿子　冬瓜子　云苓　炒楂肉　鸡内金　青皮（盐水炒）　胡黄连（猪肝一块剖开，将连入肉，线扎）

二诊：疳臌热势已缓，而胀未松，腹鸣作痛，便泄。阴伤脾弱，清阳不展。拟养阴和脾，理气化浊。

原方去沙参、青蒿子、胡黄连、鸡内金，加孩儿参、扁豆皮

三诊改方：

党参　冬术　木香　炮姜　砂仁　炙草　乌梅　淮山药　茯苓　焦谷芽　灶心土

马培之外科医案

目 录

骨槽风 ·································· 229

盘槽痈 ·································· 231

牙 菌 ··································· 232

牙 癌 ··································· 232

舌 菌 ··································· 233

舌 癌 ··································· 233

舌 疳 ··································· 233

舌根痈 ·································· 234

咽喉症 ·································· 234

喉 风 ··································· 235

急喉风 ·································· 235

慢喉风 ·································· 237

喉 蛾 ··································· 237

喉 闭 ··································· 238

喉 痈 ··································· 238

喉 痹 ··································· 239

烂喉痧 ·································· 240

锁喉毒 ·································· 241

眼胞痰瘤 …… 241
脑疽 …… 242
对口 …… 245
瘰疬 …… 245
失荣 …… 246
马刀疬 …… 247
颈核 …… 248
乳癌 …… 249
乳核 …… 251
乳脱 …… 253
漫心痈 …… 253
鸡胸 …… 254
龟背 …… 255
发背 …… 258
肾俞发 …… 259
少腹痈 …… 260
缩脚痈 …… 261
肛漏 …… 262
肾癌 …… 262
脱囊 …… 263
肢节痛 …… 263
白虎历节风 …… 265
串臂漏 …… 265
伏兔痈 …… 265
鹤膝风 …… 266
附论 …… 266

穿踝疽	269
足根疽	270
脱　疽	270
井　疽	271
肝　痈	271
附　论	272
肺　痈	274
胃脘痈	275
脾肚发	275
肠　覃	275
肠　痈	276
痈疽疮疡用药禁忌	277
疔　疮	279
流　注	282
风　注	283
蔽骨疽	284
多骨疽	284
附骨疽	285
阴　疽	285
石　疽	286
痰　疽	288
血　痣	289
疮　漏	289
麻　风	290
烫　伤	293

骨槽风

古书骨槽风之治法甚略，其言病因有二条：一谓得于忧愁思虑，肝脾受伤，以致筋骨紧急，肌肉腐烂。一谓少阳、阳明二经风火凝结。独未有风寒客于经脉一证。大致初起即牙关肿痛，憎寒恶热，腮颊颐项俱肿。三五日槽牙尽处溃脓，外肿渐消，而颊车肿硬不退。十余日外腐溃，脓秽齿摇，久而不敛。内生多骨，甚则齿与牙床骨俱落。此缘肠积热及过食炙煿，外风引动内热而发。亦有耳下项间先起小核，继之牙关紧痛腮颊浮肿者，此二经风热痰热交结于上，久亦内外串溃。初起均宜清散：

黄连　黄芩　天花粉　菊花　桔梗　银花

其有牙关微紧，颊车隐隐作痛。渐至坚肿硬贴骨上，口不能开，经久不溃，溃后仍硬，不能收口者。此阳明气血不足，风寒乘虚侵贼筋骨。始觉，急宜温散：

白芷　牛蒡　当归　防风　生甘草　荆芥穗　连翘　蒺藜

兼用艾灸。日久可与以阳和汤：

熟地一两　白芥子二钱,炒研　鹿角胶三钱　炮姜五分　麻黄五分　肉桂一钱　生甘草一钱　酒水各一杯

煎服。

溃后，中和汤：

白芷酒炒　桔梗　人参　黄芪　甘草　土炒白术　川芎　当归　白芍各一钱　藿香　肉桂　麦冬各五分　生姜三片　大枣二枚

酒一杯，水二盅，食远服。

十全大补汤

人参　熟地　黄芪　白术　当归　白芍　肉桂　川芎　茯苓　甘草

均可兼投。又有长牙症，牙槽肿痛出脓，二三月一发，发则肿痛，三五日始敛愈。不治亦愈。必俟牙槽尽处，新长之牙与槽牙平，龈肉不盖齿上，则愈而不复发矣。

腮颊为手阳明所过之地。骨槽风症，缘阳明湿热，与外风迫结而成。其来必骤，盖火性急故也。今外溃已久，牙关不开，缘颊车中坚硬未消，开阖不利。古之用中和汤者，因从病久脉虚，故用黄芪之补托，四物之养血，桂心、白芷以散结邪，银花、花粉、玄参、贝母之清化蕴毒。前方所议极是，但阳明多气多血之络，温补过施，恐有偏弊之患。拟照古之中和汤，不增不减可也。

川芎　当归　白芍　生地　肉桂　黄芪　花粉　粉甘草　桔梗　大贝　银花　红枣

骨槽风，颊车内外俱肿，内溃流脓，宜清胃解毒，自主外溃为要：

川连　石膏　玄参　花粉　羚羊角　丹皮　赤芍　银花　甘草　黄芩　淡竹叶　芦根

骨槽风溃后，筋脉急缩，以致牙关紧强。兼之余蕴未清，腠理结核。两耳作鸣，耳音不聪，厥少不和，阳浮于上。拟养阴清肝，兼和脉络：

北沙参　菊花　当归　白芍　广皮　石决明　白蒺藜　夏枯草　泽泻　丹皮　甘草　荷叶

丸方

川芎　当归　半夏　僵蚕　大贝　陈皮　茯苓　白蒺藜　北沙

参　夏枯草　玄参　白芷　甘草　海螵蛸

蜜水泛丸。早膳后，服三钱。

骨槽风症，始则牙痛，颐肿面肿，上过太阳。继入阳明，则由项及胸。初时先下于前，嗣又漫补于后，以致毒火蕴遏，伤阴耗气，不能去毒化脓，散漫无定。脉象左部散大，右部濡小。舌喎目定，阳缩，头面无华，汗多，气血两败，已成陷症，非人力所能挽也。拟方尽人事而已。

西洋参　茯苓　甘草　银花　花粉　川石斛　麦冬　大贝母　绿豆

昨晚进汤药，虽有转机，脉仍未起，未可为恃。原方中加生地五钱。

骨槽风溃久，牙骨已损，完功不易，当以补托：

黄芪　当归　党参　甘草　白术　白芍　川芎　肉桂　大生地　花粉　红枣

盘槽痈

盘槽痈月余，自左及右，间溃流脓，腮外坚肿硬势，又将破溃。发热便闭，食少哕恶。脉细神疲，阴伤胃热不化，症属不轻，拟以甘寒清解：

鲜石斛　贝母　银花　桔梗　丹皮　使君子　玄参　甘草　连翘　天花粉　橘红　茯苓　枳壳　芦根

盘槽痈，腮外肿势难消，究须外溃。精神虽起，而热渴哕恶未减，饮食未增，阴分大亏，症非轻候，姑拟养阴清胃：

鲜石斛　怀山药　麦冬　茯苓　银花　花粉　白扁豆　北沙参

毛燕　使君子　象贝母　谷芽　糯稻根

牙　菌

牙菌，落而复生。肝阳火郁不解，幸软而不坚，可无足虑。

惟营血素亏，肝阳化风，左半头痛。脾土又弱，腹痛便溏。右脉较起，脾肾渐有充旺之机。肝气虽强，水足而木自柔和，虚阳自不上僭。仍从脾肾进治：

潞党参　白术　归身　白芍　枸杞子　杜仲　炙甘草　破故纸　黄芪　广皮　煨姜　红枣

牙　癌

肝火上升，致发牙癌。内外穿溃，肉翻峥嵘。高年得此恶候，极难调治。姑拟养阴清肝胃积热：

羚羊角　大贝　甘草　玄参　连翘　细生地　丹皮　花粉　石斛　麦冬　芦根

脉神较起，惟肉翻峥嵘，左腮上腭，出血数次。火郁阴伤，仍当养阴清肝：

生地　西洋参　玉露霜　川石斛　白芍　南沙参　左牡蛎　黄柏　蒲黄　怀山药　山萸肉　黑玄参　坎炁人中黄

胃火上升，牙癌溃腐，肉翻且坚。难治之症，勉立一方：

羚羊角　花粉　连翘　大贝　鲜生地　麦冬　甘草　玄参　桔梗　生石膏

此方服四剂后，痛定肉平颇效。复诊：加黄柏、芦根。

舌　菌

舌为心苗。肾阴不足，心火肝阳上升，发为舌菌。舌尖肉翻如豆。内热呛咳，头眩，心神不安，肺肾亦亏。当滋水制阳，兼清肺肾：

鲜生地　川贝　桔梗　玄参　蒲黄　连翘　沙参　麦冬　丹皮　茯神　川石斛　藕

舌　癌

心脾之火，夹痰上升，舌癌坚肿破碎，饮咽不能。症非轻浅，拟清火化痰：

麦冬　蛤粉　海藻　大贝　玄参　僵蚕　桔梗　橘红　生甘草　连翘　蒲黄　地栗　竹茹　丹皮　羚羊片

吹人中白、生蒲黄、月石、黄柏、青黛、琥珀、橄榄灰、冰片配成之柳华散，已渐软。

舌　疳

肾阴不足，心火肝阳上亢，发为舌疳，舌根破碎成窟，不时内热。舌为心苗，肾脉贯肝膈，循喉咙，侠舌本，肾阴不升，心火不

降,未济之象也。恐酿成舌疳大患,法当滋水制阳为治:

生地　石斛　玄参　麦冬　女贞子　象贝母　甘草　桔梗　丹皮　玉露霜　甘蔗

心脾火郁,致发舌疳。舌根肿溃,连及咽喉。症非轻候,宜养阴清解:

细生地　丹皮　大贝　连翘　玄参　生蒲黄　蛤粉　麦冬　甘草　桔梗　黄柏　竹茹

舌糜于左。心火上盛,肾水不足,谨防舌疳之患:

西洋参　麦冬　甘草　青果　六味丸

舌根痈

舌根痈,硬痛,大便闭,通降法。

生军　牛蒡子　僵蚕　赤芍　连翘　橘红　风化硝　玄参　薄荷　竹叶

咽喉症

咽者胃脘水谷之道路,主纳而不出。喉者肺脘呼吸之门户,主出而不纳。喉主天气,咽主地气。自喉咙下通五脏,为手足之阴。自咽门下通六腑,为手足之阳,而肺之叶与络系焉,故谓之肺系。风寒暑湿燥火之邪,痰热气郁之变,皆得乘之而生喉风、喉闭等症。有用刺者,有用吐者,有疏泄者,有通利者。如会厌梗硬,咽中似有物塞,言语咽唾妨碍,饮食则如常者曰梅核间气,多得忧思郁结，或动怒肝火，痰气阻结咽喉，甚则肺胃之气不展，胸膈闷塞不畅，治宜顺气化痰解郁。切忌刀针。常见有将会厌割截，后又烙之，血出不止，翌日血尽而毙。夫会厌即舌根小舌，形如新月，无病则紧贴舌根，病则梗起，故咽中如炙脔，或如絮团，卡于咽喉，此气分之病也。咽气通于地，会厌管其上，以司开阖，掩其厌则食下，不掩其喉则错入矣，俗云气管之盖是也。生来之物而去之，焉得不毙。必须察形观色，审病因，防病变，因症施治。而针刺尤宜详辨，如红而肿痛者，风火痰之实症也，可刺。痛而不肿、色淡不红者，虚火虚痰也，不可刺。肿痛色白者，风与痰热交结也，不可刺，刺亦无血。肿而不痛者，湿与痰也，亦不可刺。悬雍（即蒂丁）不可刺。会厌不可刺。

喉风

缘积热在中，风痰煽动，骤然上涌，才觉胸膈不利，旋即紧痛，咽塞项肿，汤饮难入，势极险暴。急用开关散，吹鼻取嚏。嚏则肺气宣，而壅可开也。兼用桐油，或土牛膝根（俗称臭花娘子）探吐稠痰，吹以秘药。汤药能入，即可议治。若至痰声粗急，额汗鼻掀肢冷，则为肺绝，药方已不及。大法起势速者为急喉风，属实。起势缓者为慢喉风，兼虚。虚实各殊，治法亦宜分别。

急喉风

风热痰涌，不能食，几经气闭，用土牛膝根捣汁一杯，加陈醋少许（约一调羹）。即用以漱喉，吐去，痰即涌出。俟痰出后，再用汁漱喉。吹以秘药，另服下药：

牛蒡子三钱　蝉衣一钱　桔梗一钱　连翘二钱　杏仁三钱　赤茯苓三钱　桑叶三钱　薄荷八分　丹皮钱半　大贝母三钱　天花粉三钱　茅根三钱

开关散：

川芎五钱，研　牙皂一两，焙　麝香一分

各研细末，吹鼻取嚏。

喉风秘方：

蜗牛八两　咸黄梅四十个，去核

同捣如泥，入研瓶内，松香封口，埋土中半年，即化为水。凡遇喉风喉闭，用此水半酒杯，噙于口内。仰头令水入喉，再吐出此水。喉即开而不闭，极效。

郁矾散：治喉风，能开闭豁痰。

明矾　郁金

各等分，每用五钱，泡汤噙，极其简便。

皂角散：治喉风喉外肿胀，能消肿开闭。

皂角一荚

瓦上焙脆，研末，好醋调敷喉外。

喉症秘药：喉症要药，预为修合，陈者愈佳。

黄连　黄芩　黄柏　栀子　黄芪　防风　荆芥　连翘　细辛　白芷　川芎　羌活　独活　山柰　槟榔　苦参　甘草　木通　半夏　川乌　苍术　麻黄　赤芍　升麻　大黄　桔梗　射干　葛根　皂刺　桑皮　牛蒡　麦冬　杏仁　生地　归尾　花粉　薄荷　玄参　厚朴　草乌　僵香　车前　银花　川牛膝　五加皮　山豆根　生南星　参三七　川槿皮　地骨皮各一分　车前草　骨牌草　金星草　五爪龙草　土牛膝草　紫背天葵草　地丁草各四分

用新缸一只，清水浸之，日晒夜露四十九日。如遇风雨阴晦之日，用盖盖之。晒露须补足日期。取出滤去渣，铜锅煎之，槐柳枝搅之。煎稠如糊，再加后药：

明雄黄五钱　青礞石童便煅七次　乳香去油　没药炙　熊胆焙　龙骨煅　血竭　石燕醋煅七次　海螵蛸纸包，焙　炉甘石童便煅七次　青黛各五分　枯矾　儿茶各一钱　轻粉　黄丹各三分，水飞　月石七分　桑枝炭三钱

上为细末，入煎膏内，和匀，做成小饼，如指头大。晒露七日夜，放地上，以瓦盆盖之。一日翻一次。七日取起，置透风处，阴干，收藏瓦罐内三个月，方可用之。用时为极细末，每饼二分，加后七味：

冰片　珍珠　珊瑚各四分，研水飞　麝香二分　犀牛黄二分　轻粉一厘　月石二分

为细末和匀，密收小瓶，封口弗令泄气。每以铜吹一个，取药少许，吹患上。咽喉诸症，无不神效。

慢喉风

杨梅结毒，喉烂项肿，治以内服再造丹，外吹秘药。

再造丹

麦冬　甘草　桔梗　黄芩　贝母　土茯苓　夏枯草　寒水石　连翘

喉蛾

生喉之两旁。一边曰单蛾，两边并起曰双蛾。红而肿突作痛，或起白腐斑点，不溃不脓。初起刺血即平。日久不消，可用烙法，

间二三日烙一次，不到三次可除。否则结硬难消，且易举发。是症乃少阴肾亏，肺肝痰热互结。浮火易平，而结痰难化。故假火烙之热气以解之。初宜痰泄，久则养阴，而兼散结化疏自愈。

喉蛾初起，肿痛发赤：

荆芥钱半　生地二钱　薄荷一钱　桔梗二钱　牛蒡子八分　甘草四分　连翘八分　丹皮八分　灯芯二十寸

又方：

桑叶二钱半　菊花一钱　连翘钱半　薄荷八分　甘草八分　玄参一钱　赤芍一钱　丹皮一钱　茯苓三钱　泽泻三钱

喉蛾已久，肿痛发赤不退：

桑叶三钱　杏仁三钱　天花粉钱半　天冬三钱　麦冬三钱　大贝母三钱　薄荷叶八分　炙前胡钱半　马兜铃钱半　北沙参三钱

喉闭

痛而不肿，亦是积热，或风寒壅遏，寒热相持，卒然闭塞。音声嘶哑，不能饮咽，或风阳鼓动，痰热风热交乘，咽喉壅闭。色白而脉沉细者为寒，色红而脉浮数者为热。并宜取嚏探痰，兼刺少商穴，或用郁矾丸，泡汤噙之，吹以秘药。其属寒者不可误投凉剂。当辛散（荆芥、薄荷、牛蒡、连翘）以开其闭，或先泡姜汤饮之。

喉痛

乃胃中痰火上壅，生于咽关，或左或右，肿而作痛。初觉即宜针刺，血出渐消。不刺不过五七日，必然脓腐，头有白色，用刀点之，脓出自愈。

喉痹

有虚有实，均属痰热。痛而咽门微肿，或淡或红，或起粟粒，或生白点，或有痰或无痰，咽门或紧或宽，饮食难咽，最易缠绵，不宜针刺。经云一阴一阳结，谓之喉痹。一阴者少阴君火也，一阳者少阳相火也。心脉挟咽，肾脉循喉，真水下亏。或忧思忿怒，君相之火上犯于咽，痰涎藉以上升，凝结成痹。亏甚则肿，热甚则痛。或起白腐斑点。治宜清心利咽：

防风　荆芥　薄荷　桔梗　黄芩　黄连各钱半　栀子　连翘　玄参　牛蒡子　生甘草各七分　金银花一钱　淡竹叶二钱　大黄七分　朴硝七分

色淡红而脉数细者属虚，又当滋水清金：

生地　天冬　麦冬　当归　花粉　杏仁　桑叶　枇杷叶　玄参　贝母　白蒺藜　黄芩

若夫嗜酒过度，痰热停留胸膈，郁久上凌，而红肿作痛，宜清膈利胃：

黄连　黄芩　全栝楼　白茯苓　淡竹叶　大黄　厚朴　山栀　连翘

兼噙漱探吐之法。又有虚寒下伏，隔阳于上，咽痛微肿，色淡不红，痰涎壅塞。舌白滑润，肢冷脉沉，或寸浮尺弱，为阴毒喉痹，非姜附二陈不能开：

陈皮　姜半夏　茯苓各二钱　甘草一钱　生姜七片　乌梅肉一个

同煎服。另用附子一枚，放口内，啮之碎，徐徐自然而咽下。此喉痹只须嚼附子咽下，不必吹敷他药。按寒痹若用凉药，入口即毙。

烂喉痧

温热流行，金受火灼，发而咳嗽咽痛，即起白腐烂斑。面红目赤，甚至咽痛发黑，即不可救。比户传染，北地为盛。是症咽门肿而色淡，满喉痰护，宜先用郁矾泡水噙之。后用秘药吹入。内服清肺利膈药：

黄芩　麦冬　山栀　知母　天花粉　玄参　贝母　金银花　淡竹叶

以上喉症，若无寒热头疼颈肿，最忌发汗。以积热在中，火动痰生，风痰上壅，天气闭塞也，宜降不宜升。古谓喉痹不刺血，喉风不倒痰，喉痈不放脓，喉蛾不针烙，皆非治法。出血即出汗之义。色白者宜辛凉，色红者宜清凉，淡红者当清养，见白腐烂斑者宜苦降，不宜再以辛散。至时行疫症，当兼解毒。属气者当顺气开痹。此治法之大略。喉症过五日为重，三日内可消。总之，表里寒热虚实，全在临症时，察脉辨色，庶不致误。

喉卡推法：一老人年近七旬，晨起吃黑枣一枚，肉已吃尽，核含口内。偶不警意，核卡于喉，吞吐不得。服骨梗诸方无效，已三日汤饮不入。喉内外俱肿，求救于余，寻思良久，而用推法顿下，当食粥一碗。法以铁丝尺四寸长，烧热，双环曲转如弓式，一头如钓鱼钩样，裹以黄蜡，围如桂圆核大，套于钩上，再以丝棉薄包一层于蜡上，插入喉中，往下推之，其核下喉矣。

缠喉风治验一则：缠喉风已延半月，咽门肿而色白，痰护于咽，颈项浮肿。平昔嗜酒，痰热蕴于阳明。又受外风交相迫结，脉沉细而数。用：

麻黄　前胡　橘红　半夏　皂角　栝楼仁　枳壳　竹茹　桔梗　甘草

外嗅开关散。另用牙皂角研末，醋调敷喉外，两剂而愈。

又咽痛治验一则：咽痛三日，喉痒作呛，痰多，饮食难进。诊其脉沉迟且细。咽喉色白，咽门两条红筋，体虚，寒克肺系，用温开之法：

前胡　半夏　橘红　枳壳　杏仁　苏子　牛蒡子　栝楼皮　桔梗　枇杷叶

一剂痛减半，色亦转红。原方两剂而愈。凡遇此等症，不可因其痛，疑其为火，而投凉剂者必毙。咽痛属火者多，此症系属寒者，百中难得一二。

锁喉毒

锁喉毒，外肿内闭，痰鸣气促，险症也：

羚羊片　栝楼仁　牛蒡子　橘红　玄参　射干片　桑皮　僵蚕　连翘　竹油

锁喉毒，外肿已退，痰鸣亦减，仍从前方加减。

照前方去连翘，加桔梗、丹皮。

锁喉毒，渐能哺乳，哭声不出，喉外尚肿：

牛蒡子　杏仁　栝楼仁　桑皮　贝母　橘红　苏子　僵蚕　竹油

眼胞痰瘤

眼胞属脾。脾气呆钝，湿痰浊气上升，滞于膜里。眼胞痰瘤数年，日渐肿大，下垂，将来定须外溃，宜和荣化痰泄浊：

川芎　当归　南星　桃仁　清半夏　僵蚕　茯苓　陈皮　海藻

大贝　玄参　姜

痰瘤渐松，前方加白芥子、毛慈姑、荸荠。

脑疽

头为六阳之首，六阳者，手足之三阳也。风为六淫之长，阳经蕴热，风邪从巅而入。入则荣卫不利，血脉凝泣，始生疙瘩，或正或偏，或红根白头，三两日间即作燉痛，甚作寒热，只宜清散：

连翘　桔梗　黄芩　黄连　山栀　薄荷　赤芍　丹皮　银花

已成，清热解毒：

黄连　山栀　连翘　当归　白芍　生地　银花

溃则养阴清托：

南沙参　麦冬　白芍　贝母　丹皮　玄参　生甘草　银花　连翘　当归　天花粉

始终禁用人参、黄芪。参芪甘温补气。气为阳，阳经伏热，必损其阴，阴伤则热愈炽。又耳后（对口）为少阳一经，少阳乃胆与三焦，二经常多气少血，参芪咸在所禁。以上脑疽耳后对口等症，皆外感风热湿热之症，乃伪症也，非真症也。若初生疙瘩，麻痒木而不痛，颈项作强，此得于膏粱厚味，或嗜色欲，脏腑邪热蕴结，七日后始作燉痛，痛亦不甚。肥人必兼湿痰。始宜疏通腠理，以冀汗解。

防风　川芎　赤芍　荆芥穗　全当归　白芷　僵蚕　陈皮　甘草　独活　桂枝　薄荷

如疮势将成，内坚外肿，形色紫黯，不可敷凉药。治当温托：

白芷　肉桂　川芎　天花粉　当归　白术　白芍

溃当大补：

人参　熟地　黄芪　白术　当归　白芍　川芎　白茯苓　肉桂

以上脑疽耳后对口等症，乃内因之真症也。以真伪之别者，一外感一内因而已。若外感而作内因，内因而视为外感，误人非浅。又有暑湿热之症，与内因相似。疮平漫肿，肿而不坚，不甚作痛，内兼胸闷舌白、口渴作恶，只宜清其暑湿：

黄柏　苍术　生白术　茯苓　泽泻　黄连　甘草　淡竹叶　木瓜　木通　橘皮

参、芪亦当慎用。凡此全凭眼力手法，以脉合参，庶无差误。

脑疽（正对口）两旬余，疮平肉紫，热如火燎，日夜疼痛不止，连及头巅两耳，是乃阳症。误服参、芪、肉桂，致风热之症，引动肝火，非败症也。随用猪眼睛肉加冰片同捣贴之，立时痛止。用疏风清热：

防风　荆芥穗　白芷　菊花　川芎　赤芍　僵蚕　甘草　当归

加黄连，一剂痛减其半，肿热亦退。又一剂脓渐来。后用养血化毒：

当归　白芍　川芎　生地　甘草　穿山甲　木通　僵蚕　白薇　银花　调理而愈。

脑疽（正对口）五日，似有白头，硬如白果大，木不知痛，此阴症也。其体素丰，喜食炙煿。脉沉小不见数象。用蟾酥饼贴之。

蟾酥酒化　没药去油　乳香去油　明雄黄　巴豆霜各二钱　潮脑朱砂各一钱　轻粉五分　麝香三分

各为细末，用蟾酥酒和丸，如绿豆大，或为饼，贴疮上，以膏盖之。

服疏通腠理之剂：

防风　川芎　赤芍　荆芥穗　全当归　白芷　僵蚕　陈皮　甘

草　独活　桂枝　薄荷

两帖，硬如钱大，尚不知痛，用阳和汤两帖，略知痛痒，已大如酒杯。随点刀，初下一分，继之二分，犹不知痛，直下至四分，方才知痛。插入蟾酥条（即蟾酥饼配法，不过搓饼为条）。次日肿高，稍见微脓，仍插二日，脓渐来，肿痛日甚，用托里消毒，加肉桂，服二三剂：

银花　当归　生黄芪　天花粉　连翘　黄芩　白芍　牡蛎　生甘草　枳壳　香白芷

腐肉如酒杯口大，肿亦渐收，始终温补：

人参　白术　川芎　当归　白芍　熟地　肉桂　木香

两月而愈。

脑疽（正对口）十日，疮平顶起蜂窠如钱大，四围平板，如茶碗口大，微红微热，不甚知痛，胸痞，舌苔白腻。此乃暑湿热交蒸于上，非阴疽也。始用疏散两剂：

荆芥　赤芍　当归　防风　川芎　菊花　山栀　薄荷　柴胡　连翘　银花　生甘草

肿仍不收，四围大寸许，用蟾酥条插入蜂窠内，以红膏贴之，四围以铁箍散：

芙蓉叶　黄柏　大黄　五倍子　白及

等分研末，清水调敷。

内服：荆芥、防风、厚朴、滑石、藿香、枳壳、赤芍、当归、陈皮、薄荷。两剂，根脚收定，胸次渐舒，原方去荆防。又二剂，渐腐渐脓，换服养阴解暑化湿：

生地　麦冬　白芍　天花粉　藿香　厚朴　薄荷　黄柏　知母　苡米　泽泻

又二剂，疮势渐退，仍不甚痛。稍用党参则胸闷，直至腐脱生新，均以养阴养胃之品，沙参、怀山药、当归、白芍等，两月收功。

对 口

对口，由七情发者宜补，六淫发者宜散宜发。素有湿，与热相搏，致发偏脑疽。溃久脓多，而硬不消，当以清化：

南沙参 丹皮 苡米 连翘 大贝 甘草 银花 赤芍 藕功劳叶

对口，脓已渐清，肿亦渐消，似可收敛，仍以前法加减。

前方加当归，去功劳叶。

风湿热，交熏于上，偏对鬓疽，肿硬有头。惟对口疮根散漫，均非小恙。腑气不爽，宜内疏黄连汤加减：

薄荷 黄连 赤芍 当归 连翘 陈皮 银花 生甘草 桔梗 大贝 黑栀 淡竹叶

瘰 疬

肝气夹痰凝滞，颈左右瘰疬丛生，中脘不畅，当养阴清肝化痰：

川芎 当归 香附 夏枯草 陈皮 海藻 茯苓 广郁金 僵蚕 大贝 佩兰 橘叶

肝火瘰疬颈项，发热脉数，遍体经络掣痛，宜逍遥散加减主之：

当归　薄荷　南沙参　连翘　粉甘草　赤芍　僵蚕　丹皮　柴胡　大贝　夏枯草

失　荣

肝郁不舒，气火夹痰凝结，颈左失荣坚肿，筋脉攀痛，宜清肝解郁：

川芎　当归　白芍　生地　夜交藤　僵蚕　蛤粉　大贝　钩藤　夏枯草　丹皮　金橘叶

失荣坚肿，痛攀肩背，原方加黑山栀三钱，去夜交藤、钩藤。

操劳思虑，郁损心脾，木失畅荣，气化为火，阳明浊痰，藉以上升，致颈左坚肿，成为失荣，焮热刺痛，痰火交并络中。投剂以来，肿势略减。惟动则气升，饮咽作阻，卧则渐平。肺为气之主，肾为气之根，水不养肝，蛰藏失职，肝逆直奔肺胃，职是之故。宜滋水柔肝，纳气归肾。但舌苔白滑，而两边尖渐绛，阴分固伤，上焦痰气积郁，似宜先清其上，兼平肝木，俾郁解痰消，饮食畅进，嗣后再商补肾。

炒生地　象贝母　清半夏　青陈皮

肝郁夹痰，颈右失荣坚肿，经今五月，胸背颈项攀痛。肝脾两伤，气血并损。姑似益气养荣：

当归身　党参　冬术　白芍　川芎　清半夏　陈皮　炙甘草　炒生地　佩兰　红枣　煨姜

马刀疬

劳倦致伤,加忧思郁结,颈左右发为马刀,坚肿如石,痛掣头脑,脉细软。气血两亏,生气日残,极难调治。姑拟养营扶土,以化坚结:

川芎　当归　白芍　熟地　白术　党参　炙甘草　茯苓　陈皮　大贝　香附　肉桂　煨姜　红枣

复诊:原方加牡蛎。

血虚,肝火夹痰,凝结颈右,发为马刀结核,坚肿硬如石,发热脉细,症势极重。宜和荣化痰,缓缓取效:

当归　怀山药　党参　香附　北沙参　大贝　石斛　茯苓　佩兰　制半夏　广皮　红枣

脉弦右滑,左关且劲。荣阴不足,厥阴气火内动,夹痰上升,凝结少阳之分。颈右发为马刀结核,坚肿。治调不易,拟养荣清肝化坚:

川芎　当归　白芍　生地　制半夏　僵蚕　广皮　香附　大贝　北沙参　左牡蛎　橘叶

复诊:加山慈姑。

木郁较舒,马刀结硬稍松软,宗前法治:

川芎　当归　白芍　生地　人参须　陈皮　香附　大贝　牡蛎　山慈姑　半夏　远志　橘叶

郁怒伤肝,思虑伤脾,痰气郁结,颈右马刀疬坚肿,头半掣痛,症势非轻。宜养荣清肝化痰。更宜屏去尘情,勿怒勿劳为要:

当归　香附　茯苓　川芎　白蒺藜　白芍　半夏　大贝　牡蛎　杭菊　僵蚕　陈皮

马刀疬,为疡科要候。连投解郁清肝,头痛已平,目能启视,似有转机。但午后微恶寒热，痰疬坚肿如故，木郁不达，宜逍遥散合化坚汤主之：

　　当归　白芍　半夏　香附　白蒺藜　柴胡　陈皮　大贝　牡蛎　橘叶

　　肝气夹痰，凝结左腋，挟瘿马刀，胀及乳房，焮热作痛，防其破溃，溃则难愈。宜清肝化痰：

　　栝楼　大贝　清半夏　泽兰　赤芍　僵蚕　夏枯草　当归　香附　连翘

　　复诊：加海藻、青皮、橘叶。

　　少阳相火，夹痰上升，颈右马刀肿硬，误施针砭，焮肿益甚，掣痛不休，血出头晕，症属不治，勉立一方：

　　鲜生地　玄参　黑栀　大贝　赤芍　羚羊角　麦冬　丹皮　连翘　知母　侧柏叶　黄芩

颈　核

　　颈核在方书中，名目繁多，有十数以上，瘰疬其一也。而外内诸方，效者甚少。甚至出核用冰片、田螺、白砒、明矾，追蚀用斑蝥、巴豆，内服用全蝎、蜂房，尤近卤莽灭裂。尝见有用白砒等法，核出而根不化，且有头项俱肿，发热不食而败者，其猛烈盖可知矣。近行《外科全生集》，谓子龙丸常服可消。夫大戟、甘遂，乃行水劫痰之峻品，即炮制得宜，亦大损气，故有呕吐、泄泻，甚至不保其生，则此法不可行也。考此症属虚多，肝火盛者则痛，气与痰凝者则不痛，推之可移者易治，附结经脉不动者难治。若生项侧核坚而大者是为石疽，恶寒与失荣相等，项侧乃少阳部分，多气多火少血之经。缘忧思恚怒而怒，《全生集》用阳和汤亦不可轻投。禁忌针刺。针必散大，不可救药。今时治疬，率用海藻、夏枯、昆布等味，较之全蝎等固已妥贴平和。然苦于旷日无效。博考前方，惟逍遥散合二陈，标本兼施，最为可恃。

如肝火盛加丹皮、山栀。肝脾郁结加香附、川芎。肾水亏损加生地。肺气虚弱加北沙参、麦冬。咳嗽去柴胡，加栝楼皮、贝母。脾虚加党参。如风痰凝结，又当疏散：

赤芍　防风　羌活　白芷　荆芥　薄荷　黄芩　当归　甘草　白蒺藜

已溃者益气养荣汤：

人参　茯苓　陈皮　贝母炒　香附酒洗　当归　川芎盐水炒　黄芪酒拌　熟地　炒白芍各一钱　炙甘草　桔梗各五分　炒白术二钱　生姜三片

各随其症加减，庶有效验。若专治外患，不审本原。气血既衰，变即蜂起，可不惧乎！若夫男子太阳见青筋，潮热咳嗽；女子眼内起红丝，经闭骨蒸。败象已见，终不可治。

外搽如意磨刀散：

昆布酒炒　海藻酒炒　三棱酒炒　莪术酒炒　烟刀泥晒干，各五钱

研末，用醋调敷。

乳　癌

乳头属肝，乳房属胃，胃与脾相连。乳癌一症，乃思虑抑郁，肝脾两伤，积想在心，所愿不得，志意不遂，经络枯涩，痰气郁结而成。两乳房结核有年，则攀痛牵连。肝阴亦损，气化为火，阳明

郁痰不解，虑其长大，成为癌症。速宜撇去尘情，开怀解郁，以冀消化乃吉。拟方候裁：

西洋参　童便制香附　青皮蜜炙　川贝母　全栝楼　赤白芍　毛菇　陈皮　夏枯草　清半夏　当归　佩兰叶　红枣头

乳癌破溃，乳房坚肿掣痛，定有翻花出血之虞。难治之症，姑拟养阴清肝：

中生地　当归　白芍　黑栀　生甘草　羚羊片　丹皮　栝楼　大贝母　连翘　蒲公英

乳癌一年，肿突红紫，甫溃两日，筋脉掣痛。难治之症，勉拟养阴清肝：

北沙参　麦冬　大贝　丹皮　当归　羚羊片　黑栀　连翘　甘草　泽兰　夏枯草　藕

肝郁乳核，气化为火。抽引掣痛，恐酿成乳癌大症。宜清肝汤主之：

当归　栝楼　丹皮　夏枯草　连翘　大贝　黑山栀　泽兰　北沙参　白芍　金橘叶

血不养肝，肝气郁结，右乳胀硬，乳头掣痛，势成癌症，急为清肝解郁，冀消化为要：

全栝楼　青皮　甘草　白术　薄荷　当归　柴胡　白芍　黑栀　丹皮　蒲公英　橘叶

暴怒伤阴。厥阴气火偏旺，与阳明之痰热，交并于络，以致乳房坚肿，颈项连结数核，或时掣痛，已成癌症。脉数右洪，气火不降，谨防破溃，急为养阴清肝：

羚羊片　天门冬　全栝楼　大贝　丹皮　黑栀　鲜石斛　连翘　泽兰　赤芍　黑玄参　蒲公英

气虚生痰，阴虚生热。气火夹痰，交并络中。乳癌甚肿，痛如

虫咬。此阳化内风,动扰不宁。每遇阴晦之日,胸闷不畅。阴亏液燥,宜养阴清气化痰,缓缓图之:

天冬　羚羊　夜合花　橘叶　郁金　海蜇　栝楼仁　茯苓　川贝母　泽兰　连翘　荸荠

乳核掣痛已减。肝火未清,脉尚弦数,仍以前法:

全栝楼　白芍　当归　丹皮　夏枯草　连翘　北沙参　大贝　黑栀　泽兰　合欢花　橘叶

肝气夹痰,左乳房结核三月余。幸未作痛,可冀消散。宜清肝散结:

当归　柴胡　连翘　赤芍　香附　僵蚕　青皮　大贝　夏枯草　栝楼　蒲公英　橘叶

乳　核

乳癌、乳核,男妇皆有之,惟妇人更多,治亦较难。乳头为肝肾经二经之冲,乳房为阳明气血会集之所。论症核轻而癌重。论形核小而癌大。核如颈项之瘰疬,或圆或扁,推之可移。癌如山岩之高低,或凹或凸,似若筋挛,皆肝脾郁结所致。痰气凝滞则成核,气火抑郁则成癌。核则硬处作痛,癌则硬处不痛,四围筋脉牵掣作疼。治核宜解郁化痰:

山栀_{盐水炒}　香附_{姜汁炒}　川芎　桃仁　生地　白术　当归　桔梗　天冬　麦冬　天花粉　远志　半夏　贝母　木通

治癌宜解郁清肝:

香附_{姜汁炒}　桃仁　川芎　当归　薄荷　山栀　青皮　白芍　丹皮　牛膝　羚羊角　木瓜　柴胡　龙胆草_{酒炒}　白术　木通　贝

母　黄芩　泽泻　天花粉　昆布　海藻

再察脉之虚实，体之强弱，虚者略兼平补：

沙参　远志　麦冬　柏子仁　山药

以扶其正。陈正宗欲用艾灸针刺，此治乳痈之法，非乳癌、乳核之治法也。乳癌、乳核断不可刺，刺则必败且速。《全生集》欲用阳和丸，此治虚寒之病，非郁火凝结之病也。郁火方盛，断不可以阴疽例视。最妙乳癌初觉即用消散：

僵蚕　白芍　蒲公英　全栝楼　连翘　夏枯草　川贝母　玄参　山栀　香附　当归　羚羊尖　毛慈姑　青皮　橘叶　泽兰　柴胡　蜀羊泉^{即漆姑草}

消散不应，必须宽怀怡养，随症调治，犹可暂延。若抽掣作痛，即属郁火内动，急进清肝解郁。外用清化膏敷贴。

清化膏：

生地半斤　菜油一斤　黄蜡一两

先以生地在菜油中熬枯，去渣，入黄蜡融化收膏。然医药虽尝，终无济于情志之感触也。

再论乳癌乃七情致伤之症，以忧思郁怒，气积肝胃而成。气滞于经，则脉络不通，血亦随之凝泣。郁久化火，肿坚掣痛，非痈疽可用攻补诸法。奈医以乳痈为实，乳癌为虚，泥用参、术以滞其气，气盛而火愈炽，焉得不溃。历年见是症破溃者，非补剂，即阳和汤败坏者居多数，故复申言为后学者戒。

乳 脱

男子脱囊之症,先贤论治已详,虽一囊尽脱不致伤身。女子乳脱一症,方书未之载也。余临症六十余年,仅见一二。有一乳尽脱者,有腐去大半者。乃肝胃郁火,热逼营分,血凝毒聚。初起寒热肿痛,色红而紫,三五日后,皮肤日紫而黑,血水渗流,四围裂缝,烦热口干作恶,毒将内陷,不可救药。宜大剂清热解毒:羚羊、犀角、牛黄、石膏、熊胆、黄连、银花、天花粉、人中黄等。如烦热定,肿势退,犹可挽回。急进大剂养阴:

石斛　麦冬　生地　沙参

兼扶元气:

人参　白术

亦有可愈者。如腐脱后,肉不红活,白而板者,决不收功。妇人之乳,是性命之根。女以肝为先天。溃腐之后,根本不立,气极肝伤而败矣。

漫心痈

悲哀伤中,气凝血结。脐上脘下,结硬作痛,已成漫心痈。寒热泻黄,脉弦,夹有暑邪,殊非小恙。姑拟宣畅气血,散结化痰之治:

柴胡　葛根　薄荷　郁金　赤芍　川贝　枳壳　白芍　青皮　通草　制半夏　荷叶　佛手

鸡 胸

鸡胸、龟背，古方书列于一门，未能条分缕析，治法甚略。予按鸡胸发于肺，龟背则肝、脾、肾、胃皆有之。肺位最高，处于胸中，为五脏华盖。吮热乳感受外风，酿成痰滞于胸膈，积而生热。肺气上浮，胸骨高起，是为鸡胸。咳嗽或无，气粗必见。日久羸瘦，发热毛焦，唇红面赤，即成气疳之候。气疳者，即肺俞疳也。宜清降肺气。气降痰消，胸骨自平。又有鸡胸、龟背并发者，肺有痰热，客风从风门而入于肺俞，其背驼于脊之第三椎，乃肺气壅遏，胸背之骨，撑凸而起。有单脊凸而胸不高者，其喉短气头低，兼咳嗽，腰背板强，久则两足软弱，甚至不能站立。肺为肾母，肾为肺子，清肃不降，肾水不生，肺虚不能荣运脏腑，灌溉经络，上源竭而下源急。经云，所谓肺热叶焦，为痿躄是也。虽然，下枯还当治上，肺气清肃，金来生水，子受其荫矣。古方之龟胸丸，用硝黄，未免伤其正气。龟背之用六味鹿茸，奈地黄之滞腻，鹿茸之助阳，非不中病，必致增剧。且肺为清虚之脏，病在上者，只可轻清。余经验数方录后，以为后学者参考，非可云法，聊补前人之未备耳。

枇杷叶膏（自制）：治鸡胸及龟背、肺俞脊突，发热咳嗽，气粗喘促，呼吸有痰音者。其叶气味俱薄，肺胃二经之药，清肺降气，开胃消痰。鲜枇杷叶五斤，拭去毛，煎浓汁，去渣，滤清，熬至稠厚，加冰糖十两，溶化收膏。

清肺饮（自制）：治鸡胸，内有痰热，兼受外风者。

杏仁二钱　苏梗一钱　栝楼皮三钱　川贝母一钱　橘红一钱　桑叶一钱　枳壳八分　枇杷叶三钱，去毛　牛蒡子二钱　桔梗一钱

加味泻白散（自制）：治鸡胸，气粗身热。

桑白皮二钱　苏梗一钱　川贝母一钱　橘红一钱　甘草三分　栝楼皮三钱　杏仁二钱　地骨皮钱半　茯苓二钱　雪梨三片

加味白薇汤（自制）：治肺胃痰热，壅于膈上，身热咳嗽，气粗痰鸣，口干作渴。

白薇二钱　栝楼仁三钱　橘红一钱　杏仁二钱　象贝二钱　丹皮钱半　桑白皮二钱　青蒿一钱　竹茹一钱　浮石三钱　雪梨三片

麦冬汤（自制）：治肺虚有热，胃有湿痰。

南沙参三钱　麦冬二钱　橘红一钱　栝楼皮三钱　蛤粉二钱　清半夏一钱　川贝一钱　茯苓二钱　苡米三钱　竹茹六分　枇杷叶三钱，去毛

补肺清金饮（自制）：治鸡胸、龟背，脉虚数，身热食少者。

怀山药三钱　北沙参三钱　麦冬二钱　甜杏仁二钱　栝楼皮三钱　茯苓二钱　橘红一钱　川石斛三钱　毛燕二钱　莲子十粒，去心　大贝二钱

金水平调散（自制）：治鸡胸、龟背，内无痰热，短气脚弱不能站立。

麦冬二钱　茯苓二钱　女贞子三钱　料豆三钱　玉竹三钱　当归钱半　毛燕三钱　怀牛膝钱半　旱莲草钱半　北沙参三钱　怀山药二钱　寄生三钱　红枣三个

龟　背

龟背，乃先天肾亏，冷风入脊；或痰饮攻注；或闪挫折伤；或肾肝虚热；婴儿脊骨柔脆，强坐太早，皆能致之。背之中行，属于督脉。旁开则足太阳膀胱，与肾为表里。腰为肾之外廓，肾脏亏虚，膀胱之腑，焉能自定。督脉为阳脉之海，其为病也，脊强而腰厥。膀胱为寒水之经，其病也，脊痛腰似折，髀不可以曲。督脉

与膀胱之经，皆取道于脊，一着风寒湿邪，则经气不行，腰脊板强，渐至脊突，成为龟背。突于脊之第三椎者，肺脏受病，已详于前。突于第五椎以下者，厥阴肝经受病。十椎十一椎者，属太阴脾经。受病十二椎以下者，足少阴肾经。受病其在肝者，脊背强痛，牵引胁肋，肝脉布于两胁也，疏肝流气饮。若兼咳嗽气粗，必兼治肺。在脾经者，始在则悠悠腹痛，始所不觉，三日五日一作，三五月后，腰背渐强，脊渐凸，行则伛偻，温脾饮主之。亦有腹不痛者，和脾通络。散在肾者，腰脊强痛，痛引股腿，日久精血衰夺，筋骨不荣，两足瘫软，独活汤、安肾丸主之。若痰饮攻注，留于经隧，而脊凸者，久之必发流痰，脊两旁作肿，或串腰腿漫肿不痛。脉象双弦，或兼缓滑，二陈竹茹汤。虚羸食少发热者，六君子汤合何首乌鳖甲煎。若肝肾虚热，阴精被耗，骨枯髓减，宜以地黄汤合二至丸。闪挫折伤，必瘀血凝滞经络，当活血通经络。但此症治之贵早，用药得宜，犹可保全。若成疾外溃，十无一愈。今之治者，见脊突腰背作强，总属虚寒，不分何脏，不究所因，一概温补。邪留不去，痰湿不行，变成残废，枉致夭亡者多多矣。惟嗜欲伤肾之人，精衰血惫，腰痛脊突者，非温补三阴不可。然宜辨阴中水亏火亏。盖肾为水脏在卦为坎，而真阳寓焉。水亏者，补元煎、左归丸之类。火亏者，归肾丸、赞化血余丹之类。填精养血，俾精来生气，气来生阴，精血充旺，庶无瘘废之虞。

疏肝流气饮：治风冷，着于肝俞，五六椎两旁作痛，牵引胁肋。
当归二钱　丹参二钱　白蒺藜三钱　乌药八分　茯苓二钱　秦艽钱半　川断肉一钱　红花五分　橘络八分　老姜一片　白芍钱半　桂枝四分

清肺和肝饮：治肝俞脊突、胁肋痛兼咳嗽者。
杏仁二钱　橘络八分　云茯苓二钱　枳壳八分　佛手钱半　栝楼皮二钱　丹参钱半　蒺藜三钱　当归钱半　秦艽钱半　川楝子钱半，切温脾饮：治寒客太阴，或痰滞于脾，肚腹悠悠作痛，腰酸伛偻。

当归钱半　焦白术一钱　茯苓二钱　乌药八分　小茴香八分　延胡钱半　姜半夏一钱　白芍钱半　炙草四分　川厚朴八分　川续断钱半　煨生姜二片

和脾通经汤：治脾俞脊突，两旁作痛，行则伛偻，腰脊板强。

当归　木香　丹参　秦艽　焦白术　独活　川续断　红花　怀牛膝　桑枝　姜

独活汤：治寒客肾与膀胱之经，腰脊突痛引股腿。

独活一钱　秦艽钱半　炙没药八分　怀牛膝钱半　五加皮钱半　当归钱半　丹参钱半　巴戟肉钱半　川续断钱半　狗脊三钱　广木香四分　红枣三个　桑枝三钱

安肾丸：治肾虚脊突、足痿疼痛。

鹿角霜三钱　焦白术钱半　肉桂三分　当归二钱　川续断钱半　独活八分　怀牛膝钱半　杜仲二钱　大生地三钱　菟丝子三钱　巴戟肉钱半　红枣三个　桑枝三钱

导痰汤：治湿痰攻注背俞、脊突作痛、脉小滑者。

制半夏钱半　陈皮一钱　木香四分　当归二钱　独活一钱　五加皮钱半　生白术钱半　怀牛膝钱半　川芎八分　竹茹八分　生姜一片

首乌鳖甲煎：治龟背虚羸、食少发热者。

生首乌三钱　焦冬术钱半　茯苓二钱　炙鳖甲四钱　生姜二片　甘草四分　洋党参钱半　姜半夏钱半　陈皮一钱　红枣三枚　木香四分　黑料豆三钱

活血通经汤：治闪挫折伤、腰痛脊突者。

当归二钱　延胡钱半　生地二钱　威灵仙一钱　丝瓜络钱半　木香四分　独活一钱　桃仁钱半　炙没药一钱　红花五分　怀牛膝钱半　桑枝三钱

地黄二至汤：治肝肾阴虚生热、背突足弱、小溲不利者。

大生地三钱　女贞子三钱　泽泻钱半　怀山药二钱　当归钱半　怀牛膝钱半　旱莲草钱半　丹皮一钱　川断钱半　桑枝三钱　茯苓二钱

加减左归饮：治真阴不足，不能滋养荣卫，腿腰酸痛。

大熟地四钱　龟版胶钱半　山萸肉钱半　云茯苓二钱　菟丝子三钱　鹿角胶钱半　怀山药二钱

加减右归饮：治三阳不足，腰腿冷痛，脊突足弱。

熟地黄四钱　杞子二钱　肉桂三分　杜仲三钱　当归二钱　菟丝子三钱　萸肉五钱　怀牛膝钱半

赞化血余丹：此丹大补气血，壮筋养骨，有培元赞育之功。

血余三钱　熟地黄四钱　鹿角胶五钱　桃肉二枚　小茴香八分　杜仲三钱　杞子二钱　老台人参三钱　云茯苓二钱　巴戟肉二钱　苁蓉三钱　菟丝子二钱　生首乌三钱　当归二钱

发　背

气虚挟痰，疽发于背，盆大脓少，脉象细软：

黄芪　甘草　白术　茯苓　银花　大贝　桔梗　陈皮　当归　熟地　白芍　川芎　肉桂　地丁　连翘

外用发背夹纸膏化去腐肉。

发背夹纸膏：

乳香四两　血竭四两　没药四两　儿茶四两　铅粉四两　东丹四两　铜绿四两　银朱四两

研细末，用菜油摊平油纸上，以细针刺小孔无数，将油纸隔肉贴之。次日，一切腐肉尽落纸上。

发背肉色紫黯作黑，坚硬而痛，用发背止痛丹。

发背止痛丹：

桑螵蛸二两　益母草二两

焙干为末，加麝香二钱，掺上，立时止痛。去腐血甚效。不论已溃未溃，均可应用。如不痛，则不用之。

背疽旬余，脓出而肿不消，脉数而大，舌绛口干，苔黄便结。日进参、芪、熟地、于术等品，助其火毒，势将内攻。病家医家，悉不研究脉理，但知托补，不辨疮之形势，与火毒之甚，良可慨夫。后余不忍其为庸医所误，嘱其改服黄连、生地。俟其火毒退后，再进养阴清托：

石斛　天花粉　麦冬　白芍　贝母　丹皮　连翘　沙参　玄参　甘草　银花　当归

一月而瘥。

肾俞发

黄芪　当归　首乌　苡仁　花粉　丹皮　绿豆

肾俞发，漫肿不能转侧，呼吸作痛，理气化痰：

乌药　五灵脂　半夏　延胡　赤芍　当归　桂枝　独活　秦艽　桑枝　好黄酒

少腹痈

少腹痈症，有气血凝滞者，有湿热流注小肠者，有寒湿郁结而成者。恙起去夏，少腹梗硬，攻冲作痛。少腹乃广肠部位，肝脉游行之所。肝气拂郁，寒邪乘之。肠胃之气火失利，血随气阻，日久正虚，邪凝愈甚。自冬及春，愈形高肿，色红而软，内脓已成，定须外溃。然肠膜受伤，恐粪秽并赤。且饮食少进，溲出便闭，内热舌干，脉数，阴伤热郁。倘大脓后，胃气不苏，元气不续，深为可虑。若论疡科治法，当补托化毒之剂，然虚不受补，补则碍脾，治当舍外而从内，议调胃育阴。阴充便自通，胃和而食自进矣：

生首乌　怀山药　柏子仁　茯苓　谷芽　北沙参　广皮　当归　玉竹　毛燕

肠痈外溃，已得微脓，且秽从孔出，浊气外泄，大非所宜。脉象难和，食难渐进。惟虑正气与浊气并出，有上下交脱之虑。急当原方加白芍、参须、熟地。

腑气已通，原方加党参、石斛，去柏子仁、生首乌。

肠痈溃后，脓少气多，肿平一半，脉静身凉，一夜神安熟寐，是属佳兆。黎明之际，外患复增肿痛。卯时气虚，滞于大肠。邪正交攻，肠膜损伤，恐难完固，当阴阳并补，兼以护膜，保无更变乃佳：

潞党参　怀山药　炙甘草　象牙屑　茯苓　广皮　当归　玉竹　大熟地　白芍　参须　黄丝绢

肠痈一月，少腹内硬，拘挛作痛，小溲浑浊如脓，宜化瘀利湿：

草薢　茯苓　怀膝　赤芍　泽泻　车前　黄柏　延胡　归尾　杏仁　栝楼仁　藕节

气血凝滞，少腹硬痛，小溲不爽，寒热，势成肠痈。急为流气化痰：

归尾　桃仁　延胡索　青皮　山楂肉　枳壳　乌药　五灵脂

肠痈一年，内膜已伤。形衰脉弱，难治之证。

十全大补丸，又服琥珀蜡矾丸。

肠痈外溃，秽从孔出。肠膜穿破，极难收口。宜十全大补加味主之：

十全大补丸加木香、萸肉、黄丝绢。

肠痈内硬较松，脓亦较清，尚宜前法加减：

当归　鹿角胶　怀牛膝　泽泻　萆薢　甘草　蒲公英　肉桂　苡仁　赤苓

缩脚痈

缩脚痈两旬，右胯掣痛，兼恶寒热，急为疏解：

独活　防风　桂枝　川牛膝　左秦艽　全蝎　五灵脂　赤芍　当归　半夏　陈酒

缩脚痈三月，右胯掣痛，筋掣，大肉渐瘦。阴分已亏，络中寒湿不解，势成残废。当养荣温经通络：

生地　当归　独活　怀牛膝　炮姜　木瓜　天麻　附子　鹿角屑　桑枝　陈酒

湿瘀滞于肠胃，致成缩脚肠痈。右胯拘掣作痛，少腹肿硬，势将成脓，宜利湿化瘀：

归尾　赤芍　怀牛膝　茯苓　延胡　桃仁　青皮　生首乌　丹皮　半夏　金银花　藕节

缩脚痈，腿痛筋吊，急为和荣通络：

归尾　川牛膝　桃仁　秦艽　威灵仙　桂枝　丝瓜络　赤芍　红花　独活　桑枝　陈酒

肛　漏

肛漏一年，阴气耗泄于下。阳伤于上，冬春咳嗽恶寒。肝气拂郁，肚腹作痛。入夏以来，呛咳益加，咽痛妨食，痰多作恶，腹痛频频，大便时溏。脉来尺寸弱而急。肺肾并亏，肝木侮土，势入损门，殊属重候。拟养荣柔肝，兼补肺滋肾：

东洋参　白芍　当归　炙甘草　冬虫夏草　怀山药　莲子　沙苑子　甜杏仁　大生地蛤粉炒　橘红　大麦冬

肛有漏卮，阴气先亏于下。子病及母，致生喘咳。宜金水并调：

北沙参　女贞子　全当归　马料豆　沙苑子　怀山药　怀牛膝　大麦冬　茯苓　杏仁　莲子

肾　癌

肾癌，乃疡科恶候，鲜有收功。经治以来，翻花肿硬，虽见松轻，究未可恃也。仍宗前法进步：

红枣　藕　怀山药　当归　黄柏　泽泻　茯苓　知母　麦冬

肾癌，肿势较平，慎防出血。拟方多服，保守而已。

怀山药　当归　川连　生地　黄柏　赤白芍　泽泻　龟版　茯

苓　知母　乌贼骨　丹皮

玉茎者，即宗筋也，乃肾脏之主，又十二经络之总会。马口，专属手少阴心经，肾脏阴虚，火郁心肝，二脏之火，复会于此。始时茎头马口痒碎，渐生坚肉，业已年余。今夏破溃翻花出血数次。火郁日久，必致外越，血得热而妄行。经云：实火可泻，虚火可补，且龙雷之火，不宜直折。脉细数，阴分大伤，急当峻补真阴，兼介类潜阳之法。俾龙雷之火，得以归窟，而外患方保无虞。

西洋参　麦冬　丹皮　天冬　小生地　龟版　粉草　泽泻　白芍　藕

脱　囊

脱囊黑腐，温邪内逼，哕恶泄泻，脉细舌白。高年重症，慎防呃脱。先为和中止泄：

川朴　葛根　枳壳　车前子　左金丸　茯苓　藿梗　广皮　半夏　大腹皮　炙甘草　荷叶　灶心土

肢节痛

肢节痛，《素问》谓之痹，《金匮》名历节。因风寒湿三气集合而成。是历节风痛，四肢骨节肿胀，治宜疏散：

羌活钱半　麻黄六分　苍术钱半　木防己二钱　当归三钱半　姜黄二钱　独活钱半　防风二钱　川黄柏三钱　晚蚕砂钱半　桑枝三钱　秦艽三钱　威灵仙二钱　五加皮二钱　川牛膝二钱半　泽泻二钱

饮邪流窜经络，误认风寒湿三气而治，始投疏散，继服补剂，永无痊期。《脉经》云：脉沉者留饮。偏弦者饮也，沉弦细滑皆为饮症。若得涩脉，则不易施治。盖痰胶固其间，脉道因之阻塞也。是症寒热似疟，或三日一作，或五日一作，或十余日一作，经络疼痛，小便不利，缘饮积于中，脾胃乖和，治宜温运，俾脾气升而胃气降，饮浊下行，自能痊愈。

陈皮　姜半夏　茯苓　甘草　枳壳　乌药　当归　秦艽　川牛膝　竹茹　栝楼仁　桑枝

四肢腰背强直作痛，指节伸而难曲，足跟吊起，行走如跃。魄门上缩寸余，粪如猫屎，已七八年。遍觅医治，有谓为痹症者，有谓为肝肾血虚者。然诊脉沉弦有力，留饮症也。饮蓄经隧，经气不行，以致大筋较短，小筋弛长。肺主气，管摄一身，与血脉循环、大肠相表里。饮浊阻格，肺气不能下输，故魄门紧缩而不达，此非急逐其饮不济。用化痰流气通经法：

枳壳　乌药　当归　秦艽　牛膝　独活　竹茹　栝楼仁　嫩桑枝　青皮　姜半夏　茯苓　甘草　指迷茯苓丸

一臂作痛，日久酿为外疡，前医误为风寒，又指为气血虚弱。三五月后漫肿坚大，始知为外疡，而脓毒已成矣。夫四肢属脾，而转输食饮及津液者亦脾也。气血寡薄之人，脾弱不能速运，饮浊旁流经络，臑臂因受其害。始时骨中隐痛，渐肿渐坚，肩节脱离，不能抬举，而外疡起矣。盖即方书之蝼蛄串症。

枳壳　乌药　当归　人参　白术　秦艽　牛膝　独活　竹茹　桑枝　陈皮　姜半夏　茯苓　甘草

白虎历节风

风名白虎历节者，因来之迅速，手腕骤然肿痛，如虎之咬，呼号不已。医者每视为疡毒，最易错误。此乃手三阳经风火湿邪，伤于血脉。火性急速，忽然而来。久则经脉拘滞，伸曲不利，成为残废。症虽名风，不可以风药例治，反增肿痛。忌投温剂，并忌艾灸。只宜清其络热：

秦艽　独活　威灵仙　五加皮　黄柏　苍术　晚蚕砂　当归　桑枝

痛肿退后，再以活血通经：

桂枝　酒制黄柏　葛根　升麻　炙甘草　当归　人参　芍药

荣卫贯通，自能复旧，否则终身不为用矣。

串臂漏

串臂漏久，肌肉僵硬。体质亏弱，不易速愈。煎剂培养气血，兼清湿热。晚进丸药（炙琉璃、炙指甲、象牙、蝉蜕、乳香、没药、枯矾、蜡丸），退管化坚，缓缓调之：

生首乌　苡仁　当归　槐角　丹皮　皂角刺　金银花　大贝　生甘草　茯苓　红枣

伏兔痈

伏兔痈，漫肿内硬，已延两月。发热口干，脉虚数，宜养血温通经络：

中生地　怀牛膝　肉桂　当归　陈皮　炙甲片　黄柏　制半夏　赤芍　甘草　桑枝

伏兔痛，溃久。湿热上升，腮龈、口舌糜腐，先为清解：

玄参　川连　桔梗　连翘　花粉　粉丹皮　甘草　黄芩　芦根

鹤膝风

鹤膝风，肿痛稍减，宗原治法。

当归　没药　川黄柏　桂枝　怀牛膝　苡米　五加皮　独活　丝瓜络　苍术　川萆薢　白茄根　桑枝

附　论

鹤膝风症，前贤以足三阴亏损，风寒湿三气袭于经隧。其治皆以辛温开发，宣通经络。予谓又有不然。若肝肾阴亏，夹湿热者，岂可以辛温例治。如的系三气杂成，宗上法。又有湿痹一症，与鹤膝风相似，不可不明辨也。痹则两膝肿痛，或足踝不肿，虽三月五月之久，而腿肉不消，筋脉不拘。鹤膝则二月后，大肉枯细，屈不能伸。以此为辨，而治法亦殊。痹症属实；鹤膝夹虚，有单有双。如肝肾阴亏，阳明湿热下注，膝肿热痛，若进辛温，是助其热，亏其阴，必致肿溃为败症。始宜通络利湿，继以养阴清络。若初起肿痛，按之不热，虽寒热者，以万灵丹汗之，用独活渗湿汤、防己桂枝汤；日久腿足枯细者，古之大防风汤、胜骏丸、三痹汤等方选用。

脉见细数，虽风寒湿之症，过饵温热，恐湿寒化热，亦致酿脓。凭脉用药，认症分湿与热，最为得当。至外治者诸方，详载于后。

一方：通络利湿汤。治鹤膝肿热作痛。

大豆卷　防己　赤芍　秦艽　川牛膝　川萆薢　干地龙　归须　黄柏　白茄根　桑枝

二方：养阴清络饮。治鹤膝肿热日久，夜分痛甚者。

炙鳖甲　秦艽　黄柏　炙龟版　地龙　川石斛　独活　赤芍　川牛膝　当归　川萆薢　苡米仁　桑枝

三方：独活汤。治鹤膝风，因风寒湿初起，肿痛寒热者。

独活　防风　苍术　黄柏　当归　秦艽　防己　萆薢　赤芍　川牛膝

四方：防己桂枝汤。治寒湿鹤膝，初起肿痛无热者。

桂枝　川萆薢　独活　秦艽　川牛膝　白茄根　木防己　赤芍　苍术　炙没药　全当归　炒桑枝

五方：大防风汤。治三阴不足，风邪乘之，两膝作痛，膝肿而腿细。

潞党参　黄芪　熟地　木防己　怀牛膝　熟附子　桑枝　羌活　川芎　生白术　全当归　川杜仲

六方：独活寄生汤。治肝肾虚，风湿入络，足膝挛痛痹。

独活　云茯苓　防风　大生地　桑寄生　细辛　秦艽　川芎　大白芍　桂心　人参　杜仲　当归　怀牛膝　生甘草

七方：三因胜骏丸。治鹤膝风，膝肿腿细，手足寒挛，走注疼痛。三阴不足，寒湿为侵者。

熟地　附片　当归　苁蓉　破故纸　苍术　全蝎　槟榔　怀牛膝　萆薢　乳香　木香　射干　炙没药　木瓜　防风　天麻　枣仁　川羌活　巴戟肉

上药为末，炼蜜泛丸。

八方：三痹汤。治寒湿痛痹，膝踝肿胀，三阴不足。

川芎　当归　白芍　生地　防风　秦艽　黄芪　茯苓　党参　牛膝　独活　川杜仲　桂心　细辛　羌活　续断

九方：史国公药酒。治手足拘挛、半身不遂、鹤膝痹痛等症。养血祛风，壮骨健脾渗湿。

羌活二两　防风二两　白术二两　当归二两　川草薢二两　杜仲二两　松节二两　虎骨二两　杞子二两　蚕砂二两　秦艽四两　鳖甲二两　茄根八两　苍耳四两　川牛膝二两　酒三十斤

洪宝丹：治膝盖肿痛而热，皮色不变，用葱汤调敷。

天花粉三两　姜黄一两　白芷一两　赤芍一两

地骨皮散：治鹤膝肿热痛甚者，用车前子草打汁调敷。

无名异一两　地骨皮四钱　乳香二钱半　麝香一分

冲和膏：治膝肿而潮热者，用醋调敷。

紫荆皮五两　独活三两　赤芍二两　白芷一两　石菖蒲一两五钱

鹤膝散：治鹤膝，因受风湿肿者。白芷四两，陈酒二十两煎稠，去渣，以笔蘸酒涂。

香桂散：此散治一切风寒湿气，筋骨疼痛，温经通络，掺膏药上贴之。

生附子二钱　麝香二分　川乌二钱　细辛二钱　木香二钱　炙没药二钱　肉桂二钱　草乌二钱　丁香二钱　樟冰二钱

共为细末，随症听用。

穿踝疽

陈正宗谓三阴湿热下注足踝，则生穿踝疽。有头者属阳易破，无头者属阴难溃。不知是疽不仅由阴经，亦不以有头无头分阴阳也，初起即憎寒恶热，红肿作痛如痈。在外踝者属足三阳，乃阳明胃经湿热下注；在内踝者属足三阴，乃太阴脾经湿热下流，此属阳症，易溃易敛。初起内踝骨骱作痛，渐肿渐硬，不热不红，串及外踝，此属阴症。由本体不足，脾湿下注，血脉凝泣，或外受湿寒，三月五月肿处焮热，内脓渐生，里外穿溃，易生多骨，虽久不愈。大法初起，即谋内消活血，通络利湿：

当归身　白芍　甘草节　连翘　贝母　天花粉　金银花　白芷　僵蚕　乳香　没药　红花　白术　苡米　泽泻　黄柏　知母　皂角刺　穿山甲

若至溃腐，即不易治。又有童稚先后天亏者，初起不觉，三两月后，渐肿渐疼，且至外溃，晡热潮热，羸瘦毛焦，流为败症。治法初起，当固脾元，化痰湿，温经通络，不得过于清利：

白术　扁豆　炮姜　上肉桂　白芍　乌药　茯苓　橘红　苡仁　连翘　姜半夏　栝楼仁　吴茱萸　泽泻　丝瓜络

若皮现红色，湿寒化热，内脓将成，略用养阴清利：

石斛　生地　天花粉　黄芩　山栀　丹皮　滑石　赤芍　芦根　麦冬

溃后宜培养脾肾：

人参　白术　当归　川芎　牛膝　萆薢　杜仲　蒺藜　菟丝子　肉苁蓉　破故纸　肉桂　胡芦巴

调治得宜，犹可望痊。然则关节转动之处，疮口虽敛，筋脉已伤，残废终难幸免矣。

穿踝疽外涂药：凡穿踝疽（又名瓜藤缠）得系久年疮毒，烂穿足踝骨，百药无效。用黄鼠狼（即鼬）之四脚爪，烧炭存性，和冰片少许，研细末，干涂穿踝上。连涂一月，收口痊愈。

足根疽

恙由折伤，瘀血凝滞，足跟疽外溃两月，肿胀不消，防成多骨，宜养血化毒：

当归　赤芍　大贝　川草薢　苡米　陈皮　泽泻　忍冬藤　生首乌　怀牛膝　甘草　桑枝

足跟疽溃久，窜及内踝，又将破溃，夜分发热，汗出即解。虚中夹邪，先为和解：

生首乌　炙鳖甲　当归　川贝母　威灵仙　云茯苓　制半夏　广皮　青蒿　柴胡　炙甘草　生姜

脱　疽

古书谓丹石温补，膏粱厚味太过，脏腑燥热，毒积骨髓，则生脱疽，盖富贵之疾也。然农夫童稚，间或有之，岂亦得于丹石温补膏粱厚味乎？有湿热为患者，有感温疫毒疠之气而成者。其人肾水素亏，温热乘虚下陷，滞于经隧，营卫之气，不能下达。又感严寒涉水，气血冰凝，积久寒化为热。始则足趾木冷，继现红紫之色，足跗肿热，足趾仍冷，皮肉筋骨俱死，节缝渐次裂开，污水渗流，筋断肉离而脱。其感瘟疫而成者，夏秋之间，暑湿温病，兼旬不解。邪陷下焦血分，流传于络，两足痛而足趾冷，入暮为甚，不能站立。人以为痹痿也，迨至趾跗红紫，而脱疽已成矣。有落数趾而败者，有落至踝骨不败者，视其禀赋之强弱，要皆积热所致，以养阴清火为主：

山栀　生地　石斛　丹皮　天花粉　当归

胃气虚者加平补以扶正：

厚朴　陈皮　柏子仁　山药　远志　麦冬

弗过寒凉，而参、芪、肉桂，助阳劫阴，均非所宜。

井疽

五脏之尊，心为之主。以肾过用，肾水下亏，水不制火，心阳扰动，营不内守，则腰痛咯红。继患井疽，外溃已久，不时嘈杂，气馁中虚。当营卫并培，兼以养心：

党参　茯苓　参须　远志　牡蛎　甜冬术　怀山药　归身　白芍　陈皮　柏子仁　生地　红花

肝痈

肝痈背肋肿痛。一月尔来，咳嗽气急痰腥，肢冷汗多，或作蜕热，脉虚细。症势极重，拟方以望转机：

首乌　半夏　茯苓　北沙参　杏仁　栝楼　蛤粉　麦冬　川贝　橘红　梨

肝气夹痰，凝结于络，左肋结硬，漫肿势成。肋痛发热，胸痞不舒。宜疏肝化痰解郁：

　　生首乌　香附　赤芍　半夏　僵蚕　新绛　枳壳　泽兰　茯苓　青皮　郁金　葱管

　　胁痛，硬痛发热，胸脘阻隔，半月未得更衣。宜疏肝和胃，兼以通幽：

　　广郁金　栝楼仁　枳壳　赤芍　旋覆花　山栀　藕根　桃仁　通草　青皮　半夏曲　佛手　荸荠

　　胁痈，即肝痈也。乃痰气血滞于肝络，肝胀成痈。外溃两月，肉腐外紫，胸背骨胀。内热咳嗽，短气脉数。肝肺两伤，荣阴大损，势入损门，姑拟清养：

　　北沙参　杏仁　丹皮　怀山药　大贝　川石斛　麦冬　栝楼仁　茯苓　藕　枇杷叶

　　胁疽溃久，肋骨伤损，不易完功。宜内托：

　　生地　当归　白芍　怀山药　粉甘草　茯苓　玉竹　料豆　陈皮　象牙屑　红枣

附　论

　　《素问》曰：肝痈，两胠满，卧则惊，不得小便。又曰：期门隐隐痛者，肝疽。其上肉微起者，肝痈。未能详言，后陈远公曰：人素多郁怒，致两胠胀满，发寒发热，继而胁疼，手不可按，火盛烁乎肝血。此肝叶生疮，在左不在右。左胁之皮，必见红紫五色，以化肝消毒汤。丹溪治以复元通气散、柴胡清肝汤。溃后，八珍、六味滋补脾肾。治法虽稍备，究未详明确当。夫肝之脉，从股阴入毛中，环阴器，抵少腹，上贯肝膈，布胠，至期门而终。肝气壅滞，故胠满不得小便。肝病发惊骇，魂不藏，故卧则多惊。肝气盛则两胠痛。怒火动则烁肝血，血凝气壅，则肝胠生痈，手不可按，毒聚而未成。若皮现红紫之色，内脓已成，发越于外之象也。嗜酒之人，每多此患。酒入于胃，则肝横胆浮。肝既横，则气血不能顺行，胃中痰浊，亦旁流于胁。痰气血交混，结而为痈。又有闪气之人，亦生此患。闪则气滞而血亦滞，久而不愈，亦发痈疡。小儿亦见有之。小儿之生，乃因痰热入于肝络，先咳嗽而后胁肋肿胀。但此症初生，病者固不知痛，而医者总云肝气。十有八九，一派辛香耗气，迨至胁肋肿胀，始知生痈。必呼吸不利，转侧不能，手不可按，症明且确。医者岂可自恃万能，按脉即晓，以肝气治，贻误匪浅！肝火甚者脉必弦数，挟瘀者脉弦涩，挟痰者脉弦兼滑，治与肝气迥殊。伤于此者，不知几何，故谆谆辨论。临症之时，不可不审也。用特列方于后，并录治验数则，以便参观。

一方：化肝消毒汤。

当归　白芍　银花　黑栀　甘草

此用归、芍入肝滋血，甘草缓肝，栀子清肝，银花解毒。火平血生而痛自止。

二方：柴胡清肝汤。疗治怒火上升，憎寒恶热，肝胆风热疮疡。

柴胡　黄芩　甘草　南沙参　川芎　黑栀

三方：复元通气散。治闪挫，气血凝滞，腰胁引痛。

小茴香　延胡　陈皮　甘草　炙甲片　白丑　木香

四方：六味地黄汤。疗治肝痈溃后，发热，虚羸脉数，服此以滋肝肾。

茯苓　大生地　山萸肉　泽泻　丹皮　怀山药

五方：八珍汤。治肝痈溃久，气血俱虚，脉弱。

当归　川芎　白芍　生地　党参　白术　茯苓　炙甘草

六方：清肝活络汤。治闪挫胁痛，瘀凝于络，肋骨肿胀者。

当归　赤芍　新绛　桃仁　青皮　广郁金　参三七　枳壳　苏梗　泽兰　瓦楞子

七方：疏肝流气饮。治肝痈初起，左胁肋痛，呼吸不利。

苏梗　枳壳　通草　广郁金　延胡　青皮　佛手　当归　乌药　香附

八方：舒郁涤痰汤：治肝痈，六七日后，胁肋微肿，或兼咳嗽，大便不利。

香附　当归　佛手　橘红　栝楼仁　广郁金　茯苓　苏梗　枳壳　参三七　半夏　竹茹

九方：加味金铃子散。治肝痈肋痛。

川楝子　延胡　青皮　赤芍　甘草　黑栀　枳壳　通草　橘红

肺　痈

肺痈一年，咳吐脓血，发热脉数，势入损门。当养阴清痰热：

南沙参　杏仁　苡米　橘红　象贝　鲜百部　蛤粉　麦冬　丹皮　花粉　栝楼仁　梨片

肺痈，咳吐脓血之后，而夜分呛咳不止，入暮作寒，肢冷体痛。肺胃荣卫皆虚，肝阳不降，宜养肺胃兼以柔肝：

当归　炙甘草　首乌　怀牛膝　北沙参　杏仁　橘红　蛤粉　茯苓　紫菀　怀山药　榧子

风邪外受，肺胃之痰热内蕴，咳嗽发热，胸胁作痛，防成肺痈。急当清降：

薄荷　杏仁　桑皮　通草　茯苓　橘红　枳壳　川贝　苏梗

栝楼仁　枇杷叶　茅根

痰气蕴结，肝肺咳嗽，发热痰腥胁痛，防成肺痈。当以清降：

南沙参　杏仁　百部　蛤粉　川贝　丹皮　橘红　通草　栝楼皮　枇杷叶　竹茹

胃脘痈

胃脘痈，硬于石，呼吸转侧不能，已半月余。势将外溃，宜理气化痰：

炙甲片　制半夏　延胡　赤芍　生首乌　白茯苓　陈皮　青皮

脾肚发

脾肚发，外溃烂势大，当以托里：

当归　甘草　连翘　银花　大贝　花粉　黄芪　赤芍　陈皮　绿豆

肠覃

脉来左部细弦，右部沉涩。荣血不足，肝气不强，脾气不利，气血与汁沫凝结肠外，结为肠覃。状如怀子，幸月事仍以时来。法宜养荣，兼流气化凝治之：

怀牛膝　丹参　川楝子　桃仁　青皮　上肉桂　当归　乌药

香附　延胡　瓦楞子　降香片

肠痈

　　有以腹痛而进谒于方家者，或曰寒也，积也，肝气也，气血凝滞也。久之结硬，则又曰痞也。人人俱言，屡变而屡穷。迨二便流脓，皮现红色，始瞿然知其为痈也，而痈已成矣。腹之中行属任脉，旁开二寸，足太阴分也。少腹两旁属厥阴肝经。昔肾有云，天枢（心口也）作痛，大肠生痈，关元（腹下也）作痛，小肠生痈。在大肠则大便闭，在小肠则小便涩，腿足屈伸不利。若在肠外，则二便如常。要之业医者宜知经穴，辨其内外，对症下药，方无贻患。安可遇相似之症，指鹿为马，浑然无别，以误人也！夫痈之初生，腹中痛甚，手不可按者，即是生痈。脉形必数，实是积热在中。其始也，或膏粱厚味，毒蕴肠中，或湿热留滞，或产后恶露不清，或感寒而气血凝滞。因火与湿热者，其来也疾；因瘀与寒者，其来也徐。肠胃传送不利，气道壅阻，则痈脓成。内外治法，明陈实功撰《外科正宗》已备。治少腹痛有艾灸一法，未为尽善。余思大小肠，为火腑郁热之症，似不宜灸。若灸之恐速其成。而因寒者可灸之。惟其专主补托，未免有所偏倚。凡痈疽之始，无论阴阳，宜以胃气能食为佳。不能食之中，又有因火毒炽而不能食者，但清其毒：

　　连翘　山栀　桔梗　丹皮　赤芍　甘草　苡米仁　茯苓

　　而胃气自醒，若骤用补益，毒火留阻，胃既不安，疮亦难愈。大法初患之时，属热者清以通之：

　　山栀　竹茹　麦冬　茯苓　天花粉　贝母　桔梗　黄芩　玄参　黄连　连翘　甘草　赤芍　生地　银花

因寒者辛温以通之：

独活　防风　桂枝　当归　炮姜　附子　赤芍

溃则补托：

潞党参　熟地　人参须　当归　黄芪　白芍　茯苓

而溃后肿痛不减，脓色稠厚，湿热尚炽，亦未便施补。如肠胃毒火充斥，大便秘结，通下之剂：

生首乌　桃仁　枳壳　杏仁　栝楼仁　山楂肉　柏子仁　谷芽

疑不敢试，以致肠膜烂穿，粪随脓出，患延终身。

痈疽疮疡用药禁忌

痈疽不外乎内因外因。内因者，喜、怒、忧、思、悲、恐、惊七情郁结之火也。外因者，风、寒、暑、湿、燥、火六淫之气也。人之禀赋各有不同，气血各有强弱。六淫伤于外，七情动于中，各随其脏腑之偏胜而中之。即内恙亦然。今之业疡医者，每执《外科正宗》一书，攻消托成法。然其论治，似偏于补，有禁用针刀并追蚀之药。如乳癌、瘰疬、瘿瘤、痔漏，近世惑其说，而施此法。至初溃已溃之症，毋论疔疮、时毒、鬓疽、肛痈等，均执旧方，一概托里消毒，八珍、十全大补、补中益气，而误于补。此总缘视症之未明，脉理之未究，经穴之未详，虚实之未辨，以致胸无把握，依旧画葫芦耳。夫症之现于外，要之即微芒癣疥，无一非脏腑经脉所发。所谓有诸内必形诸外也。凡疮疡破溃，补早则留住毒邪，毒即火也。溃后脓多及腐不脱，或由正气之虚，或由毒火不尽。须观其脓之厚薄，薄者是虚，厚者火之不尽。腐脱之后，新肉不生，或由气血之虚，或受风寒袭于疮口，气血不能荣运。补虚之中，又当夹用温和之品：

  白芍　肉桂　厚朴　木香　陈皮　甘草　干姜

  且疔疮尽是火毒，黄芪断不可投。至十二经络有多气多火少血之经，如少阳一经（三焦与胆），耳前后上下胁肋等处是其部位，如生疮疽，参、芪亦宜慎用。总之，凡业疡科者必须先究内科，《灵枢》《素问》不可不参，张、刘、李、朱四大家尤不可不研究。假如内外两症夹杂，当如何下手，岂可舍内而治外乎？至如内痈初起，中脘痛者，误为胃气；胁肋痛者，误为肝气；痛在腹者，误为滞气；寒气及结成块者，误为痞积，不知其内脏生痈，直至破溃不起，是内科方脉家误人之处往往有之，其罪岂浅鲜哉！

  痈疽之阴阳及内外两因，《外科正宗》已详其说。再参脉之虚实，应何汤散，投之自无错误。至外用之丹散，亦当详审。看症辨症，全凭眼力。而内服外敷，又在药力。药性不究，如何应手；假如火毒疮疡，用辛燥之药外治，立增其痛，立见腐烂。凡人之疾苦，痛最难忍。痛则伤脾，饮食顿减，形神顿清。故疮疡以止痛为要。而疔疮发背，又欲其知痛。如湿痰流注、附骨疽、鹤膝风，若能止痛，可冀内消。至瘰疬、马刀、失荣、石疽、乳癌，又不可作痛。痛则焮热，皮现红紫，势必穿溃。古方之消散膏丹，用蟾酥、蜈蚣、全蝎，取其以毒攻毒，而瘰疬、马刀、失荣、乳癌等症，以蟾酥等外治，每每起泡皮腐。盖七情火郁于里，不得以辛温有毒之品外治。即如风火热毒，湿热疮痍癫癣，古方有用轻粉、雄黄、硝、矾、花椒等药，用之反增痒痛，肌肤疡腐。总之皮色红热及色白，而皮肤燥裂者均不宜温燥之药敷搽，只可辛凉之品（薄荷）。今时误于此者不知凡几！病家每责之疡科，实辨症之未明，投药之未审耳。

疔 疮

疔疮名目甚繁，先贤以青、黄、赤、白、黑五色分别五脏之疔已尽之矣。其治法刺法，宜汗宜下宜清，亦已详备。惟艾灸毋论何部断不可施。疔疮尽是内腑积热，搏于经络，血凝毒聚，各随脏腑而发。见于头口角心胸之处，最为凶险，且易杀人。其背上必现红紫斑点。五脏皆系于背，见于上者发于心肺，见于中者发于肝脾，见于腰者发于肾。色红者轻，色紫者重，急用针于斑点上挑刺，约入一二分，挤去毒血，一日挑一次，多则三次，少则二次，重者转轻，轻者散矣。又有暗疔，人所不晓，如耳底作痛，外无形迹。心窝刺痛觉烦闷，四肢拘紧恶寒，亦观背上，如有斑点，即是生疔。速为挑刺出血，服清透解毒：

薄荷　连翘　紫花地丁　菊花　大贝母　赤芍　玄参　花粉　银花　黄芩　甘草　丹皮　竹叶

或蟾酥丸以汗解之。切忌寒凉抑遏。溃后芪、术亦不可误投。惟暗疔最易忽略，偶不经意，即至伤身。谚云：走马看疔疮，不待少顷也。可不慎欤！

《外科正宗》之天蛇毒，即蛇头疔，谓心火旺动攻注而成，用艾灸五壮可消。既是火发，焉可再用艾灸？岂不背谬！夫疔生于指面者最重，皮厚难穿，生于指背、指肚、爪甲旁者较轻，其皮薄易溃易愈。指面之疔，每见皮肉紫黑干烂，痛则连心，即挑破外面亦无脓水，此等最恶，指头必落，此与足指脱疽相等。诸疔皆内腑积热，邪搏于经，血凝毒聚，各随脏腑而发，切不可以艾灸，助其火势，肿痛益增，亦不可轻易动刀。如脓未成，只用刀剔破外皮，或用针刺入分许，使药性可以入内，冀其止痛消散。若刀深入则努肉突出，溃脓之后，脓不能消。脓为火烁，内生多骨，迁延时日，非虚而不敛之谓。又龙泉疽、虎须毒二症，龙泉生于人中之间，虎须生于地角之上，均生于壮实之人，不服药自愈之说。龙泉即人中疔最险之处，有关生死，每有走黄，致毒陷神昏殒命者，岂可轻视？虎须较人中稍轻，然亦不可不药。法须照疔疮施治。然《正宗》之治疗，项以下者用艾灸，红丝疔之刺血，插蟾酥条，溃后用参、芪、白术、五味子，均不可为法。红丝疔多生于脉门，形如米粟，或有白泡，霎时即起红丝，一二时即走至云门天府（近肩处）。治法依红丝一路刺血，最妙外以鲜菊叶捣烂和拔毒散（石膏、红升等配成）涂之。人中疔亦宜针刺出血，可插蟾酥条以拔泄其毒。疔头最宜高起，四周红肿，为有护场。若无护场，疔头陷软，是将走黄，当用清透之剂：

菊花　地丁草　薄荷　大贝母　连翘　赤芍　生甘草节　炙僵蚕

不可过用寒凉抑遏，毒反难出。然凭脉，如数实有力，凉解（黄芩、丹皮、玄参）之中，亦必兼透。蜡矾丸、护心散、败毒散甚验，亦不可进补。有云疔毒忌表，古方之夺命丹、夺命汤，服之盖覆取汗，非透发之谓欤？其毒散于经脉间者，遍体作痛，亦必发毒，如同流注。无论穴道，随处结肿，或六七处，或三五处不等，皮色不变，消者甚少，因疔毒未有原处发泄，故易成脓。宜服蟾酥丸，兼进连翘败毒散：

连翘　羌活　独活　荆芥　防风　柴胡　升麻　桔梗　甘草　川芎　牛蒡　归尾　红花　苏木　花粉

虚者加党参，十中可消三四。已成，托里消毒散：

人参　生黄芪　白术　茯苓　白芍　当归　川芎　银花各一钱　白芷　甘草　连翘各五分

溃后用养营汤：

当归　白芍　生地　熟地　赤芩　山栀　麦冬　陈皮各一钱　人

参　甘草各五分　乌梅一个　大枣二枚

不宜过用补剂，以恋其毒，迁延难愈。

黄鼓疔走黄，疔毒散漫，肿及胸颈，内热便闭，防其内陷，拟化疔解毒：

地丁草　银花　赤芍　大贝母　连翘　黄芩　花粉　人中白　玄参　薄荷　桔梗　淡竹叶　野菊花头

外搽鲜菊叶汁调拔毒散。

拔毒散

煅石膏五钱　红升钱半　轻粉钱半　蓖麻子二钱半，去油　广丹一钱　制乳香一钱　琥珀五分

研末外用。

疔红肿，便闭脉实者，必须用鲜生地、黄连、木通、生军之类，如下方：

鲜生地　黄连　木通　生大黄　紫地丁　白菊花　金银花　连翘　栝楼仁　贝母　赤苓　草河车　蒲公英　黑山栀　丝瓜络　赤芍　粉丹皮　泽泻　梅花点舌丹四粒，分二次服

外搽药在疔未破时，用石碱与醋入猪胆中，裹在指疔上，一夜十二时，疔取消去。

已破时用茄蒌虫即苍耳虫，打碎搽，立即止痛。将愈用小升丹（即三仙丹）收功。蛇头疔破溃，指节须脱，急宜清解火毒：

连翘　银花　甘草　黄芩　丹皮　花粉　赤芍　地丁　大贝母　菊花

外搽清宝丹或用王瓜草之叶。此草高离地约半尺，生墙脚。用指搓之，有王瓜之味。即以此叶捣汁，涂蛇头疔，立即止痛且愈。

清宝丹：

大黄一斤　姜黄半斤　黄柏半斤　白芷六两　血竭四两　花粉二斤

陈皮四两　甘草二两　青黛四两

研末，用冷茶或甜茶、丝瓜络、芦根、菊花汁调敷。

锁口疔疮，头不硬，致毒气走散，急为清散：

牛蒡子　甘菊　银花　赤芍　连翘　地丁草　大贝　草河车　淡竹叶　野菊花头

流　注

脉象两关细弦，而右兼涩，脾有湿痰，肝气大旺，营卫不利，以致胸腹不舒，腰髀作痛，不能转侧。左肋痰注成漏，间日必服通利之剂，而胸腹顿舒然。取快一时，恐伤胃气。宜和荣卫化痰，兼平肝木：

当归　茯苓　黑丑　川楝子　青皮　苡米　陈皮　丹参　怀牛膝　半夏　郁李仁　丝瓜络

素本木旺水亏，脾多痰湿，肝风晕厥之疾数年。去冬渐至卧床不起，肝肾血液俱疲。春分后木挟相火用事，湿痰随风火之气，充斥三焦，眩晕发热，遍体作痛，疑系旧恙复萌。讵知楗骨之旁，结为痈毒，约半月有余。是穴乃肝经部位，火湿凝聚络中所致。肝热最易上升，湿火熏蒸胃腑。始则发热谵语，后渐热退神安。乃湿热之邪，归并下焦，是外患之见端，非旧恙之复萌也。现已成脓半月，未得更衣，齿干苔燥，阴伤而湿火不化，症虽属外，而药饵尤当治内。幸脉冲和，而关微弦象，似可无虞。拟用甘寒育阴，兼和中润下之治：

南沙参　麦冬　川石斛　大贝　柏子仁　栝楼仁　苡米仁　茯苓　天花粉　藕　青皮　甘蔗

流注臂臑已成，右肾俞穴结肿，痛难转侧，为患最剧。急为和气化痰：

苍术　乌药　半夏　全蝎　当归　川芎　桂枝　苏叶　赤芍　陈皮　独活　酒

背俞痰注痛，脓从肋缝而出，难以速愈。兼之发热面浮，胸腹饱胀，泄泻，脉滑数。痰湿滞脾，症非轻候，当先治其内：

小川朴　茯苓　神曲　砂仁　鸡内金　苡米仁　麦冬　枳壳　青皮　生首乌　鲜荷叶

风　注

风注一症，古书未载。头额间忽然肿起，软似绵，大如馒头，木不知痛，按之似有痒状。此风入腠理，卫气滞而不行，有肿及头半者，宜以万灵丹汗之。内服疏风流气饮，外以洪宝丹敷之，五七日即消散而愈。予见有肿而日久不消者，医者疑其脓，遂用刀针窜空，半年未能收功。凡遇此者，禁用刀针，极宜慎之。

疏风流气饮

青防风一钱　川抚芎八分　陈皮一钱　炒僵蚕钱半　甘草五分　赤芍一钱　荆芥穗一钱　全当归钱半　白芷八分　菊花钱半　乌药八分　葱白头三个

洪宝丹：治诸般热证，痈肿金疮。

天花粉三两　姜黄一两　白芷一两　赤芍药一两

研末外敷用。

蔽骨疽

肝气夹痰，凝滞蔽骨，发为痰疽。已溃，一头肿硬不消，又将破溃。脉来两尺弦数，营血已亏，阳明痰气不清，宜养营和卫，兼化痰软坚之治：

当归　清半夏　陈皮　茯苓　栝楼仁　广郁金　大贝　左牡蛎　苏梗　佛手

外敷：乳香、没药等分，研制之海浮散。

蔽骨疽，肿硬较松，脓亦较厚，仍和营化坚。

前方去苏梗，加泽兰、连翘、藕节。

蔽骨痰疽，脓或将溃，当以清托：

南沙参　大贝　陈皮　连翘　甘草　川石斛　当归　茯苓　栝楼仁　藕节

多骨疽

多骨症有疮疡溃久脓水结成者，有先骨胀而后破溃出骨者。《外科正宗》治以肾气、十全、固本、养营诸方，盖皆已溃之治，非初起之治。考是疽生于胫骨或于足跗，而臂与头额亦间有之。身半以下者，湿兼热也，身半以上者湿兼痰也。荣卫不利，脾气不从，以致湿痰停壅，郁蒸化热，而为腐骨。初起隐痛之时，张仲景所谓多骨疽生于湿热，湿热之症乌可徒用温补？宜以川芎、当归、二陈、赤芍、羌活、秦艽、僵蚕、竹茹等消散。在臂者加桂枝、桑枝，兼进指迷茯苓丸；在头者加防风；日久不消，加人参须、白术扶脾；在下者胫骨肿痛，宜化骨至神丹加知母、黄柏，以利湿清热；如溃之不敛骨不出者，始可与肾气、养荣等方补托。若夫霉疮之头额骨胀，则当于毒门求之。

歧天师化骨至神丹：

金银花三钱　当归三钱　白术三钱　茵陈一钱　白芍一钱　龙胆草一钱　甘草一钱　柴胡四分

水煎服。

出多骨方：乌鸡足胫骨一对，实白砒于骨内，黄泥包裹，炭火煅红存性。研末，用米饭为丸，如绿豆大。以一丸纳入疮内，直抵多骨上。外以膏盖一夕，其骨自出。

附骨疽

附骨疽，破溃成漏。

大生地　山萸肉　当归　远志　泽泻　甘草　鹿角胶　怀牛膝　白芍　茯苓　白术　红枣　桑枝

阴　疽

昔贤以痈生六腑，疽发五脏，有阴有阳，有顺有逆，固已反复详明。近《全生集》复以色之红白分痈疽。宜服阳和汤：

熟地一两　白芥子二钱，炒研　鹿角胶三钱　姜炭五分　麻黄五分　肉桂一钱　生甘草一钱

此不究病因，不辨疑似。凡色未变者，概指为疽，而与以阳和汤方，以致溃败肿起。不知虚寒凝锢之疽，固非阳和汤不效，然症

类不一，有初如粒米，顶白而根红大，或痒或痛者，乃脏腑积热所致。其毒之浅者发于腠理，其毒之深者发于肉里。初起知痛轻，不知痛者重。又有暑湿热三气混杂之疽，始终亦不高肿者，非暑热之不能焮肿也。暑伤气，热伤阴，气阴既损，兼以湿邪，故浸淫而类阴象，与阴寒之疽大异。况皮色白者最多痰症，生头项者风兼痰也，生胸背腹胁者气兼痰也，生腰以下者湿兼痰也，当各因所兼而论治。然又有伏热在内，火从水化而转白者，有七情之火郁结而色不变者。若不细心体会，一概视为阴疽，投以姜桂，适足助其热，涸其阴，速其脓耳。大抵皮色虽白，按之烙手，愈按而愈热者，此即阳症。初按则热，按久之反不甚热，或初按不热，按久之即觉热者，此阴阳参半也，皆不得作阴症论。必按之全不热者，方可指为阴症。

石　疽

石疽，乃气血冰凝，成此恶疾。起自左腋结硬，渐次硬及乳房，肩臂颈项木肿，日夜掣痛。气血俱虚，难治之症，姑念远来，勉方冀幸：

党参　大熟地　上肉桂　焦白术　大白芍　全当归　川芎　茯苓　香附　炙甘草　桑皮　红枣头

抑郁伤肝，思虑伤脾，肝脾荣损，气动于中，木火夹痰，上升少阳。经气郁结，颈左发为石疽，硬坚如石，肩项酸胀，牙紧喉痹，脉细神羸，已入沉疴。势难挽救，姑念远来，拟方回家调理：

党参　冬术　当归　川芎　白芍　香附　大贝　清半夏　陈皮　茯苓　甘草　煨姜　红枣

心肝抑郁不遂，气化为火。火与痰升，颈左发为石疽，坚肿色红，势将外溃，溃则难愈。姑拟养荣清肝化坚：

北沙参　川芎　白芍　玄参　香附　清半夏　大贝　当归　连翘　中生地　左牡蛎　橘叶

肝脾郁结，气与痰滞，石疽坚肿，咽肿喉痹，牙紧颈酸项胀。厥少不和，经络壅塞，七情至伤之病，治调非易。脾胃又薄，便溏，食入作呕吐，慎防脾败。姑拟扶土和中，冀其纳谷为幸：

焦白冬术_{枳实二分同炒}　佩兰　木香　枳壳　砂仁　陈皮　潞党参_{藿香炒}　半夏　郁金　谷芽　炙甘草　茯苓　金橘

呕吐已止，饮食加增，石疽肿亦较退，似有转机。但牙紧未松，喉痹未舒。脉沉弦涩，阴伤木郁，痰气凝痹于上，尚在险途，恐未为可恃，姑从原法治之：

党参　冬术　川芎　当归　半夏　砂仁　陈皮　枳壳　佩兰　广郁金　白芍　橘叶　青皮　茯苓

石疽肿硬稍松。七情至伤之病，究难消散。因日来饮食加增，精神稍复，姑拟原方进治：

党参　当归　清半夏　佩兰　冬术　白芍　陈皮　炙草　川芎　茯苓　大贝　老姜　橘叶

日来精神、饮食倍增，石疽坚肿，亦见收束，是万亿之幸也。宜香贝养荣汤主之：

党参　当归　白芍　陈皮　白术　川芎　茯苓　清半夏　大贝　香附　炙甘草　牡蛎　红枣　橘叶

恙势日见起色，宗前法治：

生地　炒蒲黄　当归　陈皮　大贝　白芍　潞党参　川芎　茯苓　香附　清半夏　牡蛎　远志　金橘叶　红枣　姜

石疽肿势稍加，且作胀痛。肝火复升，宜和荣化坚，兼舒肝郁：

前方去生地、远志，加夏枯草。

石疽复肿，又复作吐。心胸懊侬，肝胃气逆。极虚之体，攻补两难，属在险途，姑拟香砂六君汤加味主之：

党参　冬术　当归　佩兰　广皮　茯苓　谷芽　木香　砂仁　清半夏　炙草　郁金　生姜　枣

痰气血积于肝络少腹两旁，石疽坚肿，木不知痛。姑拟温消，冀其不溃乃吉：

当归　赤芍　桃仁　茯苓　肉桂　清半夏　陈皮　甘草　延胡　瓦楞子　生姜

湿瘀凝滞经络，委阳穴石疽坚肿，色紫，焮及内侧，足肚木肿，夜分热痛。将来难于收敛，急为利湿化凝，以冀收束为要：

生首乌　归尾　甘草　没药　连翘　川萆薢　赤芍　桃仁　黄柏　泽兰　怀牛膝　广皮　桑枝

郁怒伤肝，气滞于络。络血因之留阻，胸胁作痛继之。乳根坚肿，石疽大症。脉来弦强，动劳喘气，自汗盗汗。肝阴已伤，肾气不摄。症势极重，拟育阴柔肝以化坚结：

北沙参　牡蛎　当归　大贝　白芍　远志肉　泽兰　茯神　丹参　广皮　橘叶　栝楼仁　藕节

疵疽

疵疽，右膝漫肿而热。疡科重症。姑拟利湿化凝，保其不溃乃吉：

归须　赤芍　川牛膝　没药　川黄柏　防己　桃仁　白芷　甘草　制半夏　泽兰　茯苓　桑枝　藕节

血痣

额颅血痣翻花，上及囟门，下至眼胞，肉翻峥嵘，振动出血。脉数细，左弦。阴伤，心肝火旺，宜犀角地黄汤治之：

犀角　鲜生地　连翘　赤芍　玄参　粉甘草　象贝母　粉丹皮　知母　侧柏叶　藕节

疮 漏

疮久不敛，脓水常流，多成漏症。若脓孔屈曲生岔者最为难治。方书有九漏之名，曰气漏、血漏、风漏、冷漏、阴漏、鼠漏、疮漏、蝼蛄漏、痿思漏九种。皆缘气血亏损，服托里退管，煎丸化服，肌生方愈。

漏管丸

苦参八两　生明矾四两　旧羊毛笔头切去松毛,炙存性,一两　威灵仙四两　五倍子五钱,炒　炙乳香六钱　陈侧柏叶一两,炒　象牙屑一两,晒研　炙没药六钱

研末，取猪大肠头一段，洗净，将苦参、明矾、威灵仙三味，入肠内煮烂，捣泥，所余大肠汁同后药和匀。加陈老米粉，糊为药，为丸如桐子大，每早晚服二钱，陈酒送下。治偷粪鼠痔漏有管。

退管外用方：用食盐一块，炭火内烧红，将盐块塞疮洞内，其管自化，新肌渐生。治痈疽溃后成管。盖盐能化管也。

退管生肌散

血竭一钱　枯矾一钱　轻粉一钱　乳香炙,一钱　没药炙,一钱

研末，外用。

麻 风

麻风，古称疠风。疠者，荣气热腑气不清，故使鼻柱坏而色败，皮肤溃疡，其风寒客于脉而不去，名曰疠风。方书俱以风药混治，又无先后之分，并有蕲蛇、虎骨、山甲走窜，蜈蚣温而有毒，服之未有不燉发者。予阅历多多。是症风湿、湿毒、毒疠诸种，有肌表经络之殊。肺司皮毛，胃生肌肉，肺虚则腠理不密，胃气薄则肌肉疏豁，易于触受。或暴露阴湿晦雾，或坐卧湿地，气血凝滞而不行。初起肌肤一点麻木，不知痛痒，毛窍闭塞，汗孔不透；渐次延及遍身，斑如云片，微微扛起，或白或红。其在上者多风，风为阳邪，阳从上受，白而红者，风兼热也。在下者多湿，湿为阴邪，阴从下袭，红而扛者，湿兼热也。毒疠则由口鼻吸入，阳明独受其邪，血壅热蒸，初起身面疙瘩成块扛起，日久脚指穿。手掌起疱，鼻柱坏，节脱气秽，肌肤疡腐。治时均宜汗解，开通腠理，用万灵丹汗之。风胜者消风散、蒺藜丸，湿胜者苦参丸、渗湿汤，毒甚者双解散、通圣散、羚羊角散、解毒汤，俱可选用。以上皆发于肌表，肺胃受病居多。若在经络，则四肢指节作麻，拘挛肉削，日久足破掌穿。上部面颊麻木，口㖞目泪，眼翻，皆风湿入于经络之见证。初起亦宜汗解，次以蒺藜丸、苦参丸、消风散、利湿通经汤选用。忌辛辣炙煿酒醋等物。避风雨，戒房帏，十中犹可保全六七。病者勿以初起而忽诸。

万灵丹：治痈疽诸发等疮。初起憎寒壮热，浑身拘急疼痛，并治疠风麻木不仁。

茅术二两　何首乌二两　羌活二两　荆芥二两　明雄黄六钱　甘草一两　川石斛一两　川乌二两，姜汁炒，去皮尖　全蝎炙，一两　防风一两　细辛一两　全当归一两　朱砂六钱　麻黄一两　明天麻一两

上药细末，炼蜜为丸，朱砂为衣，每服一钱，用葱头两枚，豆豉三钱，煎汤下。服后，进以稀粥，助令汗出，避风寒，忌生冷，戒房事，孕妇忌之。此方屡试屡验，故有万灵之名。

防风通圣散：此足太阳阳明药也。外为六淫所伤，气血怫郁，表里丹斑瘾疹，疬风肿块红热服之。

防风二两　荆芥二两　连翘二两　麻黄二两　薄荷二两　川芎二两　归尾二两　赤芍二两　白术二两　山栀二两　大黄二两　芒硝二两　黄芩四两　石膏四两　桔梗四两　甘草四两　滑石八两

上药为末，蜜水泛丸，服三钱，开水下。

双解散：治阳明吸受毒疬，颧面四肢肿起块，垒唇翻目红多泪，用此发表攻里，大便实者宜之。

大黄三钱　金银花三钱　玄参二钱　防风一钱　荆芥一钱　甘草一钱　连翘二钱　熟石膏四钱　花粉二钱　甘菊花三钱　黄芩钱半　赤芍钱半　淡竹叶三十片

水煎服。

羚羊角散：治肺胃吸受毒疬，斑红作肿，目赤泪多，四肢筋脉作痛，体虚者宜之。

羚羊片钱半　玄参二钱　知母钱半　川黄柏一钱　连翘钱半　马齿苋三钱　赤芍一钱　甘草五分　杭菊钱半　蝉衣钱半　白蒺藜三钱　荆芥一钱　浮萍三钱

水煎服。

育阴化疬汤：治阴虚湿热，毒疬蒸于阳明，斑红肿，脉虚数，不胜攻表者。

南沙参三钱　当归钱半　甘草五分　大胡麻三钱　赤芍一钱　甘菊钱半　白蒺藜三钱　薏苡仁四钱　荆芥一钱　浮萍钱半　川石斛三钱　马齿苋三钱

水煎服。

苦参丸：治麻风发于腿足，云斑麻木，或红或白。

苦参一升　大胡麻一升　川牛膝四两　苍术四两　荆芥六钱　当归四两　甘草二两　浮萍四两　豨莶草四两　枫子肉二两，炒黑　糊丸，每服三钱。

渗湿汤：治麻风下部发斑，或踝跗肿胀，指掌起泡，漏蹄等症。

苍术钱半　当归二钱　川牛膝钱半　苡仁四钱　草薢二钱　甘草八分　黄柏钱半　泽泻钱半　五加皮钱半　苦参钱半　桑皮三钱　大胡麻三钱

利湿通经汤：治四肢麻木，指节拘挛。

威灵仙一钱　桑枝三钱　当归二钱　秦艽钱半　蚕砂三钱　豨莶草钱半　甘草八分　苦参一钱　苍术一钱　苡仁三钱　大胡麻一钱　五加皮钱半　川牛膝钱半　川续断钱半

养血祛风汤：治麻风块斑退，汗孔未透。服之和营顺气，以达肌表。

川芎八分　乌药八分　秦艽钱半　甘草八分　大胡麻三钱　当归二钱　丹参钱半　云苓二钱　川断钱半　豨莶草钱半　苍耳子钱半　白蒺藜三钱　白术一钱　桑枝三钱

解毒汤：治麻风面肿，腥而出水，掌穿臭秽，足跗肿胀者。

黄柏一钱　丹皮二钱　云茯苓二钱　川草薢二钱　川牛膝钱半　泽泻钱半　花粉二钱　赤芍钱半　小生地四钱　粉甘草一钱　大木通一钱　马齿苋三钱　桑枝四钱

消风散：治疠风，身面白斑，麻木，汗孔不开，起于面者，乃肺经受病。

荆芥一钱　当归钱半　防风一钱　苦参一钱　白芷八分　川芎五钱　甘菊钱半　蒺藜三钱　浮萍一钱　大胡麻三钱　蔓荆子钱半

蒺藜丸：治疠风，身面白斑，或微红扛起，肺胃受病。

白蒺藜一升　苡米四两　防风四两　干浮萍四两　苍术四两　川牛膝四两　黄芩四两　大胡麻一升　荆芥四两　当归四两　苦参一升　赤芍四两　甘菊四两　枫子肉二两,炒黑

上药研末，水泛为丸，每服三钱，毛尖茶送下。

烫　伤

烫火之伤，忽然而来，为害最烈，有人被火药炸伤，头面肿腐，咽肿气粗，汤饮难咽。又一妇人被火焚，遍身几无完肤，两臂发黑，呼号不已，医治罔效。予用雷真君逐火丹遂应。二人俱投二剂而愈。外治以麻油扫于患处，以陈小粉拍之，即止痛生肌。

雷真君逐火丹：

当归四两　生黄芪三两　茯苓三两　大黄五钱　甘草五钱　黑荆芥三钱　防风一钱　黄芩三钱

水煎。服此方大有意义，当归为君，以之和血。黄芪为臣，托其正气，使火邪不致内攻。茯苓泄肺金之热。大黄、黄芩泻阳明之火。甘草解毒定痛。荆、防使火邪仍从外出。屡用屡验，分量不可丝毫增减。至外用之药，莫过于小粉（小麦之淀粉也），且最简便，较诸汤火伤方胜多多矣。切不可内饮冷水，饮则必死。若外用冷水淋洗，涂以凉药，毒火逼入于里，亦令杀人。

务存精要

目 录

外感门 ··· **299**

 感　冒 ·································· 299
 风　温 ·································· 299
 春　温 ·································· 302
 暑　温 ·································· 303
 湿　温 ·································· 308
 伏　暑 ·································· 316
 秋　燥 ·································· 320
 霍　乱 ·································· 322
 疟　疾 ·································· 323
 痢　疾 ·································· 325

内伤门 ··· **328**

 中　风 ·································· 328
 咳　嗽 ·································· 329
 吐　血 ·································· 329
 支　饮 ·································· 330
 肺　痨 ·································· 331

胃　痛 …………………………………………332
泄　泻 …………………………………………332
食　积 …………………………………………334
痿 ……………………………………………335
臌　胀 …………………………………………336

外感门

感　冒

感冒夹滞

某　身热两日，其势未定，一散而解，方免时症。

杜苏叶　前胡　豆豉　郁金　光杏仁　莱菔子　枳实　薄荷　麦芽　桔梗　霜桑叶

感冒夹痰夹滞

某　大便大下之后，浊滞不阻于上，方得膈间清旷，窍开神清。刻虽热退不清，苔尚黄厚，按脉象右大，余留积滞痰浊，仍未清彻。急当谨慎，以冀霍然。

法半夏　上川朴　豆豉　前胡　莱菔子　霜桑叶　杜苏叶　连皮槟　麦芽　建神曲　薄橘红　磨青皮（冲）　磨枳实（冲）

风　温

风温逆传心包

某　风为百病之长，温为阳化之邪，此为清邪，每中于上。人之表分，太阴太阳所主。风温为病，太阴居多。盖太阴为上焦首领，专司皮毛，外合为病，肺经内虚，是以先咳后热，无汗舌干，午后已见糊语，咳嗽痰不易出，脉右大，面目红油，气逆嗜卧，二便通调。此属风化为阳，温变为热，已现逆传心包之象。心包乃代君用事，心为君主之官，宫城渐为贼困，主宰虑其震动。神为其扰，必见昏厥；肺被逆逼，定变喘促。姑拟辛凉甘寒之属，以清其肺；幽芳安护之品，预护宫城。若能热从汗泄，痰自咳出，方有转机。备方。

射干　桔梗　光杏仁　前胡　象贝母　牛蒡子　胆星　郁金　天竺黄　薄荷　淡豆豉

另：陈胆星、九节菖蒲、真川贝、上西黄同研末服。鲜雅梨一只、白莱菔半个，同打绞汁冲。

复诊：南属丙丁，北属壬癸。一为热火，一为寒水，在地即是燕、吴之分。是以正伤寒多于燕而少于吴，圣人所谓：北方风气刚劲，南方风气柔弱是也。反寒为温，名曰冬温、春温。温邪上受，必先犯肺，夹风则热而且咳，变化燥火则津液成痰，既不顺传，自然逆行。前之神昏请语，舌干尖红，咳嗽不扬，无汗口渴，脉象浮数而右大，小溲虽有而绛赤，故用辛凉幽芳开窍之品。今诊脉象，似有一线之转机，第险重若此，乌足以把持？所谓有燎原之势，津液欲涸绝之象，杯水车薪，不克胜任。当此之际，药力犹乎排阵，列势宛对劲寇，虽无搴旗大将，然已挫其锋锐。再当益我甲兵，振我队伍，以望一战而捷为幸，未卜胜负如何？

鲜石斛　苦桔梗　天竺黄　郁金　上犀尖　象贝母　牛蒡子　豆豉　泡射干

风温夹痰火积滞

某　昨进五汁饮合犀角地黄，复入清通开窍一法，庶得神识清慧，腑道宣通，似属痰火从上而出，痰积从下而降，中宫一团之郁结，谅可得以外越。谁知得便之际，神识虽清，胸脘略痛，不及数时，病势转盛。良由所蕴之痰火邪滞，实属盘根错节，当时不过稍有出路，以后居然散而复聚，病之险重，不待言而可喻矣。姑拟一方，再观动静。

乌玄参　肥知母　蝉衣　连翘　生石膏　象贝母　生山栀　牛蒡子　薄荷　山豆根　犀角尖（磨汁冲）

二诊：既透瘀点，应从痧症为主，所夹痰火积滞，亦属局内之事。盖痧本时邪，痧点即时邪之形征，内蕴之邪，多出一分，亦是外达之佳兆。服药后便虽得行，而汗出极微，所吃紧者，点虽密而细小，指着隐约皮肤之间，邪未能尽从外达，仍然化热蒸痰，无怪其神识迷糊，语狂无主，喉间痰声漉漉，脉亦不爽。其势虽定，未出险路，拟方备商。

荆芥　天竺黄　牛蒡子　川芎　象贝母　薄荷　嫩前胡　净蝉衣　犀角（磨汁冲）　茅根　桑叶

三诊：大抵温热之病，必然先气后血。入血者舌为霉黑，在气者必燥伤津液。津液被火所炼则成痰，血阴为热所灼则烦躁。始欲热从外达，使其汗解。今则渐入心营，宜于清泄。治法：犀角与石膏同用，可以从营分而达。然营血乃心肝主藏，热邪深入，不入于肝，即入于心，入心则昏闭不免，入肝则痉厥立至。是势虽未甚，而入夜四肢有搦搐之象，稍微有谵讠之语，自气走血，传肝过心，微露圭角。不得不预为之计，得免昏痉为幸。

磨犀尖（冲）　知母　豆豉　象川贝　牛蒡子　鲜生地　郁金　杏仁　益元散（包）　竹茹　芦根　竹叶心

风温窍闭音哑

某　时痧未足而回，已见窍闭音哑。风温痧火，皆逼于太阴之经。窍闭则惊厥立至，音哑则喘胀不远。姑拟辛香甘寒合方，参入自里达外之品，备商。

泡射干　郁金　牛蒡子　苦桔梗　九节菖蒲　象贝母　橘红（蜜炙）　净蝉衣　光杏仁

另，灵宝如意丹八粒，用鲜薄荷五钱，鲜雪梨一只，绞汁过服。

春　温

春温夹湿

某　症恰旬日。始起恶寒，今则独热，热有起伏，汗不通体。舌苔尖色虽绛，边尚白腻，固罩灰霉，扪之犹湿。脉象左手反大，右部浮数，寸关尤甚，两尺亦数。口虽渴而不能多饮，饮则哕恶；神识清而有时见糊，糊则谵语。齿垢唇燥，胸闷烦躁，红疹固透，宛如晨星，气虽不逆，常似见噫。此名春温夹湿。夫温乃热之渐，湿为阴之类，温必袭肺，湿必碍胃，胃气不和，肺气不肃，一派氤氲熏蒸之气，弥漫于中，清旷之地，变为尘雾之天。心居于内，包廓于外，义不受邪，受则自然神糊识乱，懊憹不定矣。为势之急，昏暗瞬息。姑拟一方，专治气分。俾得肺气上升则邪达，胃气下降则湿化，所谓湿与温合，必使分泄，未识得能弋获否。

黑山栀　薄荷头　光杏仁　牛蒡子　竹茹　香薷　朱滑石　苦桔梗　朱灯心　佛手花　连皮槟

另：九节菖蒲、磨广郁金、上西血珀各三分，研末服。白残花露、鲜佩兰露代汤。

暑 温

暑温夹湿痰积滞

某　暑化为火，湿炼成痰，由胃及肺，热势起伏。烦闷暴躁之外，又见口舌为之白腐，面为之赤疿。初诊专清内热，热乃稍减；复诊主化痰湿，湿亦渐少。今惟嗳气舌白，夹积则腹痛，夹痰则神迷。今诊热有起伏，但咳无痰，满腹皆痛，舌苔黄白，有汗不解，脉象闷数。的是暑温为湿痰积滞所遏。一病于太阴之络，一病于足阳明之腑。气分被瘅，不得外达，熏蒸于内，水泄于外。是以有病以来，神识似昏如糊，汗出遍体。然既未化火，清之有碍；亦未转燥，养之徒然；积未归聚，下之防陷；表未窒塞，散之无功。当此之际，惟有开泄上焦，俾得肺气流达，胃气和降，以望邪从外出，积自下化，热秽不蒸，痰湿不蒙，得免昏糊闭厥之险为幸。第肺即天也，胃即地也，心居于中。如不应手，必然君主震动，告变在速。今之终日神迷，通宵若寐，乃其渐耳。

射干　郁金　嫩前胡　鲜薄荷梗　象贝母　桔梗　牛蒡　莱菔子　橘红（蜜炙）　石菖蒲

另：陈胆星五分、太乙丹二分，研末服。枳实、花槟榔，二味磨汁冲入。

暑温化燥

某　暑湿虽然并称，但有热重热轻之分。是症也，本属暑多于湿。加以已及三候，即使湿多，亦早化燥。燥则伤阴，暑乃伤气，气伤则液干，阴伤则津涸，自然身热不退，舌板如铿，脉象浮弦而数，神昏谵语而糊，汗无点滴，溲色红赤。肺胃津液既为所耗，心主宫城亦被其困，名曰逆传，最属险危。古人虽有甘寒可回津液，辛凉可以泄热，第恐一杯之水，不足救盈车之薪。勉拟一方，以图万一。

黑栀　连翘心　花粉　胆星　豆豉　竺黄　益元散　苦桔梗　川贝母　万氏清心丸

另：鲜石斛、鲜生地、鲜雅梨、鲜芦根、鲜薄荷，五味打汁服。

暑温内陷

某　夏令时症，因乎暑湿。湿为地之阴浊，暑乃天之阳气，人在气交之中，必从口鼻而入。口窍开胃，鼻窍开肺，是以古人治法，必权暑湿轻重，而有辛凉辛温之分。今症恰交九日，好寐神昏谵语，已经三朝。热势熏蒸于内，冷汗淋沥于外，六脉糊数，舌苔微霉，面色尚不红油，唇齿亦无干燥，呼之虽觉，问之不答，欲咳不扬，稍见哕恶。暑热虽甚，湿痰遏伏，上中之气，皆属闭塞，清空之窍，悉被迷蒙，是名内陷。危笃若此，本无方法，勉拟辛芳微苦之属，以尽治者之心，惟冀彼苍默佑耳。

射干　苦参　杏仁　菱皮　紫菀　佛手　竺黄　郁金　藿香　香薷　滑石　佩兰露（冲入）　荷花露（冲入）

二诊：前因暑为湿遏，热之熏蒸之气，湿之弥漫之邪，不得外达，转而内走。已见好寐昏沉，神糊谵语，热反内炽，汗出肢冷，六脉闷数，舌霉渐见，面不红油，唇不干燥，呼之虽应，问之不答，稍有咳嗽，微见哕恶。两用辛芳微苦之品，诸象并减什六，诚快事也。无如暑湿既经陷里，所谓进之极易，退之难速。苔色化半而根尚霉黄，脉形虽扬而常带濡数，热退不清，溲犹未楚，明是暑湿余留气分。再用苦辛泄化，芳淡分利，俾得热净身凉，苔清脉缓，方为向愈之象。然时症反复，不因于劳，即因于食，古之圣贤，三复此语，诚至言也，余故琐及之！

川连　半夏　黄芩　枳实壳　佛手干　郁金　豆卷　姜渣　赤茯苓　通草　滑石（辰砂拌）　桔梗

三诊：转方去雅连、桔梗、姜渣，加鲜竹叶。

暑温夹湿，逆传心包

某　经曰：先夏至者为病温，后夏至者为病暑。今病在小暑之间，其暑病无疑。暑多夹湿，湿为地气，暑为阳邪，天地覆载，人处其中，入自口鼻，病在气口。况从气而入，是以受之不觉，再由感冒而发，以致始起亦然，先寒后热，头胀无汗，继则邪化为热，自表传里，所以不寒犹热。热甚于里，舌为之干糙心霉，神为之糊迷不醒，谵语喃喃，哕恶频频，面为之油，齿为之燥，脉为之闷数，疹为之隐约，可推而有之。此由暑热之邪，渐欲化燥，湿浊之薮，蕴遏不解，熏蒸于肺胃之间，横冲于心包之界，当此之际，名为逆传。内陷之势，已具七八；外达之象，未见一二。用药之不易且难者，盖因过清则湿遏愈甚，太燥则邪焰更炽。心包乃心之外廓，君主宫城，既为贼困，心主不免损动。汗、吐、下三法，虽属时症之纲领，然施于逆传陷里之症，所谓大将无用武之地。勉拟辛凉微苦，参入芳护之品，使其神清舌润，再商后治，即请高明政用是嘱。

黑山栀　淡豆豉　飞滑石　杜竹茹　牛蒡子　鲜佛手　天竺黄　净蝉衣　石菖蒲　藿香梗　鲜薄荷

二诊：病势依然，加至宝丹二粒，研末过服。

三诊：护君主，清宫城，达表邪，泄内热，神识似清一线。舌黄仍见霉干，汗虽溱溱，斑疹微见，热尚蒸蒸，肢渐觉冷。此由陷里之热邪，熏蒸之痰火，仍然纠集不解，清旷之胸膈，灵爽之心包，还被盘踞也。前论三法无用，而投辛凉芳苦，今则气渐转营，当参咸寒之品。正仿古人血藏于肝，又主于心，心病则昏，肝病则痉。如犀、丹可以凉其营，泄其热；牛黄可以护其君，去其邪；佐入胆星、竺黄、翘、朱等味，以望已陷者复出，已困者乃解，手少阴、足厥阴二经不犯，方能转险为夷，旋凶为吉，未识得随人愿否。

镑犀尖　粉丹皮　鲜生地　淡豆豉（二味同打）　天竺黄　茅根　牛蒡子　淡竹叶　净连翘　朱灯心　益元散（包）　石菖蒲

另用：至宝丹半粒、陈胆星八分，研末同服。

四诊：据述神识稍慧，谵语微见。舌苔化霉见润，四肢转冷为温。

去至宝丹，用万氏清心丸七分。

暑温夹积，热伏内陷

某　症恰半月，始起微寒壮热，中途狂躁痉厥，而今沉迷好寐。视色则呆滞而晦，验舌则霉而淡白，切脉则糊闷而数，问症则间日起伏，闻声则嗳叹，按腹则漫痛，大便日久不行，小溲红赤如血。此属暑湿夹积，欲化热而不果，欲化燥而未能，由阳明而逆传心包。清阳被遏，机窍被蒙，此名内陷。在古圣治方，惟有扶正一法，但此因正虚邪陷而设。是症元气素壮，症属极实，由乎遏伏所致，扶正亦属悖谬。症情殊属棘手，用药困难异常，此时转辗搜索，勉尽肤力，未卜彼苍默佑否？高明酌定。

泡射干　黑栀　枳实　桔梗　佛手　光杏仁　郁金　滑石　胆星　降香屑

复诊：前因湿遏热伏，内陷不达，而上开心气，中开痰热。虽得汗热从外达，大便三行，而无如热仍起伏，神识昏糊。舌苔干霉而底淡红，脘下按之仍痛，汗瘩尚不多见。积仍在内，热还里炽，一股秽热熏蒸之气，游散不定，虽属一线转机；无从把握。再拟一方，以图弋获之幸耳。

牛黄清心丸（研末，药汁过服）　雅连　淡芩　豆豉　芦根　天竺黄　金石斛　苦桔梗　胆星　枳实　薄荷　净连翘　石菖蒲

暑湿二候

某　经曰：夏至以前为病温，夏至以后为病暑。此病虽蹢矩而发，而时症之邪未必随感随发，实属暑湿合病，吴氏早有此论。有积者为之夹食。今恰两候，险势似定，而邪湿痰火尚未扫尽。蔓延于络，蒙阻于窍。虽过崎岖之地，未入康庄之道，小心防护至嘱。

镑犀尖　丹皮　竹茹　雅连　桔梗　泡射干　黑山栀　枳实　薄荷　淡芩　连翘　丝瓜络

暑湿内袭，肝气窃发

某　症将旬日，病本暑湿并见之象，竟有暑为湿遏，欲走于内之势。今朝起坐头昏，自觉神散，舌苔淡黄而霉，热势反甚于里，肝气频发，腹中攻撑。诊脉见弦，右手糊数。仍然暑湿遏伏未达，元正似属不支。窃恐风动为痉，气闭为厥，内陷为昏之险。

豆卷　香附　半夏　滑石　腹皮　淡芩　川朴　钩藤　石英　茯苓神　桑叶　苏罗子　佛手花

痰饮虚体，复感暑湿

某　烟久元伤，饮食成痰，至冬陡患咳嗽，迄今复发寒热，热前微寒，热退有汗。今诊之，右脉弦滑而数，舌苔满布白腻，其为痰饮之躯，而染暑湿之症。湿因痰饮为同气，则蕴遏之力颇大；暑无阳气为同声，则化燥之权不足。暑本伤气，湿亦伤气，痰饮亦伤

气，人之元气几何？是以肺伤则咳甚，胃伤则脘觉寒凝，脾伤则大便泄泻。泻而不复，中土败矣，烟虚之体，加以时症月余，吉凶祸福，不言可喻。虚则当补，实则宜泻，热则宜清，寒则宜温，元伤则难效，古人所谓虚实同途，用药之难，殆其事也。勉承笃敬之情，竭尽肤浅之才，强拟一方，势难断流，惟邀苍天默佑耳。高明商进。

南北沙参　白猪苓　炙草炭　枳壳　苦桔梗　柴胡　范志曲　延胡　川抚芎　羌独活　木香　煨姜　生熟谷芽（荷叶包）煎汤代水

湿　温

湿温内伤气液

某　症经三候，本属极重时症，无怪日愈多，病愈转，愈变愈剧也。正伤则稍动肢体洒震，形消肉脱，邪热起伏，神识昏糊，舌边白腻，舌心干毛，汗多肢冷，便不得行，脉象细数，渴饮胸痞。邪盛则陷，正虚则脱，皆属局内之事也。勉思一方备商。

南沙参　桂枝尖　紫蔻　知母　草果　块滑石　双钩钩　荷叶梗　枳壳　佛手

另用九节菖蒲、天竺黄、上西黄，三味研末，用荷花露调服。

二诊：前因热邪内伤气液，而用扶正泄邪之法，果然热退身凉，肢体痓定，舌苔化而转润，脉象细而不数，痞亦未始不瘥。但气分大伤，则形消而肉脱；津液过乏，则心热而口渴。仍虑内风因虚而动，则痉厥难免，正气欲敛不能，则脱汗接踵。再拟一法，仍循旧章，扩充其间，未卜弋获之幸否。

南北沙参　金石斛　益元散　连翘心　方通草　川贝母　赤茯苓神　荷梗　广郁金　大豆卷

湿温夹积夹风

某　经云：春温夏热，秋凉冬寒，谓之四时之气，加以风湿两字，即名六淫之邪。又曰：风为百病之长，湿土寄旺四时。当此春令已去，夏至未来，温热夹湿，名为湿温一症，当分湿之多寡，温之轻重，温上湿下，湿遏温伏，以至夹风夹积，其病验之以舌，其象证之以脉，自然可辨。用药有辛苦、辛凉、辛温、芳香、淡渗之品，此为湿温治之大概。至于重轻险夷，休咎变迁，难以逆料。总之司命者，须当活泼泼地，如盘走珠，应变无穷，审症的确，方可为治。是症也，今恰九日。热前有洒淅之状，即名起伏。热起为胸痞之象，谓之气瘅。从未得汗，亦无咳嗽，舌色淡黄而满布，脉形右闷而糊数，大便虽得而溏薄，口渴引饮而不多，疹瘖未见，脘下按闷，种种见端，的属湿温夹积。古云：温为天之阳气，首先犯肺；湿乃地之阴浊，必生于脾。脾运肺肃，皆失其权，则所患之症，皆由湿温弥漫，胸中气窒故也。《内经·藏象》论曰：肺为华盖之脏，脾为中流砥柱，心居之中，包络代为用事。顺传则由阳明而出，逆传则从包络而入，是以不得外达，致成内陷。刻下温为湿遏，湿被热蒸。以舌论之，以脉参之，尚在不化燥，不化火，不易退，不易泄之际，姑拟气微辛，味微苦，开肺气，运脾阳之法。苟能天气一展，地气自旋，则邪可徐徐分析，得免内窜宫城等变幸矣。然症交两候，正在紧急之际，病者谨慎，治者小心。

白桔梗　光杏仁　淡豆豉　薄荷　朴花　广郁金　枳实壳　草果　桂枝　芦根

磨花槟榔、磨石菖蒲各四分（冲）。

湿温内陷

某　病情变幻不一，用药殊难着手。刻诊脉形，右手闷数沉细，舌苔满布淡黄微白，鼻尖冷而不温，饮则发呛难纳，呃忒频频，嗳气不舒。热为痰遏，气窒不宣，上中之地，宛如尘雾之天。若此本无方法，勉为搜索，以作背城之计，未卜彼苍默佑否。

至宝丹一粒　猪牙皂二分　陈胆星四分　天竺黄五分

同研末，用上紫蔻二粒、双钩钩三钱、老檀香一钱，泡汤调服。

湿温夹积

某　手足有时不温，小便频圊不出，喉噫若结，胸痞不畅，此皆肺气窒痹之象。舌苔霉浊而干，大便两日未行，脐间按痛，脘中烦热，此由积滞内阻之故。咯痰不易，常见神迷，所谓肺不宣肃，胃不下降，蕴伏于中，聪明智慧之气，悉为蒙蔽，诚非臆说。今恰两候，正在成败关头。成则热退神清，谓之邪却；败则昏糊内陷，谓之正负。细以脉舌症象汇参，当以苦辛开降，芳淡宣泄，复入甘寒之品，预存阴液。然危笃若此，必其应手，否恐变局转眼之中矣。

青盐半夏　光杏仁　淡芩　芦根　川贝母　真上雅连　黑山栀　豆豉　竹茹　石菖蒲　真川石斛　皂荚子　枇杷叶

二诊：温邪一症，已属时病，况又夹之以积，加之以湿，鼎立为患，其为虐也当然。是以既及三候，大势固然已衰，而为余波未平；霉浊舌苔虽化，转为白腐满布；燎原之炽虽衰，犹然暮夜而起。渴饮而觉口腻，小溲之形若粪，汗出至胸，手喜起露，脉象似畅于前，而仍滑数，烦闷轻于前而尚未罢。自畅便之后，腹痛渐定，可见有形之积滞，不为所伍，无质之湿热，还属熏蒸。夫湿为淤漫之邪，热乃氤氲之气，同声相应，同气则相求，自然肺胃之气，难以清泾，温邪必犯于肺，湿浊定注于胃之义也。为今之计，甘苦佐以芳淡，即从内经甘凉以去其热，苦寒以去其湿，芳淡之味横解之，淡渗之气下引之谓耳。小心一切，以防波折，然否，即请高明政用。

寒水石　芦根　泽泻　淡芩　石斛　蝉衣　朱滑石　木通　豆卷　黑栀　郁金　薄荷

三诊：白痦已透，寒热大退，舌苔亦化。去寒水石、木通、蝉衣、薄荷，加竹茹、川通草、青蒿。

湿温夹食

某　春令时症有四：风温、湿温、温疟、温邪是也。今病十有三日，寒热无序，胸闷烦躁，渴喜热饮，舌苔白腻，脉象数实，从未得汗，大便日久不行，脘腹按之硬痛，时作干哕，头痛咳嗽，此名夹食湿温。素有气机常郁，则温邪不易开达，湿滞难于泄化。寒凛而热，胸次不畅，气之痹也；便阻按痛，气之窒也；干哕热饮，湿蕴气分，无汗脉实，表气遏也。夫上气主肺，中气主脾，上焦之气，既不能通，中焦何能无病？古云邪正不两立，人之主正者心也，病不退则邪不衰，外无出路，内窜极易，最怕神昏之变。姑拟开三焦法，以冀弋获之幸。

香附　豆豉　黑山栀　苦桔梗　朴花　杏仁　薄荷　枳实壳　连皮槟　郁金　石菖蒲　达痰丸

湿温内痹

某　今日热起之际，四肢反冷，谓之内痹。是以神识又糊，呼之似觉，此名间日起伏，而见神迷若闭为重。

鲜薄荷　光杏仁　胆星　牛蒡子　石菖蒲　皂荚子　桔梗　钩藤　枳实　莱菔子　郁金

二诊：前日间日起伏，邪伏极深之故，幸而今无大起大落，即是转机之兆，能从此不变，方可徐徐而退。

川桂枝　芦根　光杏仁　桔梗　豆豉　枳壳　石菖蒲　前胡　陈胆星　郁金　花槟榔

湿温正虚，余浊未清

某　时症舌据七八，脉凭大半。舌色淡黄，胸次痞窒，此为余浊。脉象细小，遍体乏力，因乎元虚。前方守多通少，取效一边，今通多守少，以冀两益。

祛半夏　新会皮　香附（研）　腹皮　藿香　檀香屑　云茯苓　功劳叶　香橼　金毛脊　谷芽

湿温月余，昏糊痉厥

某　古云：痰饮湿浊，同源异名。大抵年高者，责之于肾，年青者，责之于脾胃。《内经》所谓，肾为水脏，脾胃属土。土则系之中阳，衰旺则系之命火足乏也。以五饮之征，及脾痹、疸症，不外于此。是症也：始则口味觉甜，呕吐不纳，心悸头晕，耳鸣神糊，倦怠嗜卧，言语不清，延今匝月有余。刻诊肢体震搐，心口俱辣，舌苔黄罩灰色，脉象重按皆弦，二便自通，汤饮难纳，神主紊乱，寐梦纷纭。推原其故，前由奋志芸窗，文闱夺标，未免心、脾、肾三脏因劳而伤。据述未病之前，曾患淋症，而用清心养阴治之获效，由此而论，不为三脏之伤无因。今则水湿皆化为热，神志不守，常时好寐糊语，多梦形呆，即其明征。清气不能上升，秽浊弥漫不降，口出哕气，痉厥已见，危险可待。勉拟一法，以图弋获。

上朴花　淡豆豉　半夏曲　钩藤　竹茹　煅代赭　瓜蒌皮　黑山栀　鲜芦根　枇杷叶

磨郁金、磨檀香、姜汁三味冲服。

湿温内陷神昏

某　古云：七日不食，则伤胃而致涸绝。一月有余之病，元气之虚，不言而喻。是症中途虽曾小瘥，热尚未清，忽为神昏，言语差乱。今日转加舌色干霉，呃逆不止，脉象右部细数欲散，左部数而带弦，口开目定，唇焦齿燥，咳嗽不扬，睡中痰声漉漉。痰热欲从肺经而外达，因之气郁而不果，是以内陷宫城，蒙闭君主，其势之危，未卜可知。勉拟一方，窃恐鞭长不及，得邀彼苍之默佑为幸耳。

西洋参　淡芩　法半夏　陈胆星　广郁金　朱茯神　川雅连　天竺黄　净连翘　石菖蒲

另：制透雄精末一两、净牙硝末六钱，二味熔化拨匀如水，滤去渣，冷凝定收贮。用时取适量，以陈雪水十碗，取出一碗，煎木通一钱、通草三钱，倾入九碗冷水内，取犀尖磨入三分，徐徐调服。

湿温九日

某　邪伏而发，与湿为伍。夏至以前之症，名曰湿温。舌苔淡黄而腻，脉象糊数不扬，胸闷而躁，渴饮而啰。热有起伏，非辛不化，温为阳邪，非凉不解，再参入苦芳之品，古人治法，大概如是。必须上得清肃，中得和解，庶几内窜等变可免。九日当此，必在有进无退之际，须当加意谨慎为嘱。

全苏　上朴　豆豉　光杏仁　薄荷　广藿香　苦桔梗　蔻

仁　佛手　连皮槟　滑石　辟瘟丹（研末过服）

湿热渐解，复冒风邪

某　湿伏时邪，一候而解，似属大快事也。讵知甫退三日，即冒风邪，以致热不外扬，纤汗未得。神识沉迷如睡，幸而呼之可醒，脘腹硬痛，便行不畅，脉来沉滑而数，舌边干黄而心霉。前途之余烬，复因食物不慎，新积又停，盖风为百病之长，内蕴之余烬新积，无不协然从之，酿浊成痰，机窍蒙闭也。为势极险，防其昏闭之变。

射干　竺黄　连翘　鲜生地　胆星　生山栀　桔梗　郁金　象贝　玉泉散（包）　生军　鲜芦根

另：犀尖、菖蒲根、西黄，研末服。

湿温发疹

某　古云：疹属太阴，斑属阳明。入气分则色白，入血分则色赤。大凡时症，一候之外，热走营分，必发红疹。疹为邪热外发于表者，非汗不见。日昨逗泄营分，今则先汗后疹，舌霉已化，热势亦退，脉转和缓。此皆邪火自里达表之象，诚为美事，惟舌尖红，苔淡黄，小溲不爽，余留湿热，尚未悉化。虽为病退之机，然出入关头，齐在于斯，务当小心，以望由渐而安，即为幸甚。

大豆卷　蝉衣　省头草　朱滑石　赤猪苓　川通草　枳壳　朱灯心　黑山栀　干薄荷　白茅根

湿温呃逆

某　症今九日，其势在颠波作浪之际。虽则昨日午后得汗，热势外扬，神识觉慧，似属邪从外越。然热仍蒸痰，痰必内蒙，为逆传膻中之变，加之呃忒三日不平。盖呃则气逆，痰随上升，肺胃之气，升多降少。升则逆，降则顺，肺胃本宜下降，逆则诸气皆逆，各失其职。何也？因肺为三焦首领，而司一身之气，气逆无有不伤生化之权，生长之职，是以日久而气盖伤，其势必至于正不胜邪，为内陷昏糊之变。拟方备商。

豆豉　川朴　桑叶　制军　枳壳实　佛手　竹茹　半夏　郁金　薄橘红　前胡　代赭石

另：丁香、沉香、蔻仁，同研末调服。

湿温痰蒙心包

某　凡人灵爽皆主乎心，心包代君用事，诸病之糊迷语呓，此乃邪热痰秽必在心包。用药难表难下，惟取精灵之品，佐以涤痰之味，护内攘外。症今匝月有余，元正之虚，不言可喻，昨方应而复甚，其为险重可知。至于成败利钝，非余所能逆料也。

镑犀尖　桔梗　黑栀　滑石　淡豆豉　竹茹　川贝　郁金　胆星　连翘　茅根

另：犀黄二分、竺黄一钱、石菖蒲三分、辰砂少许，研末调服。

湿温燥火蒸痰

某　症属肺有燥火，而脾有湿邪，大半为饮为涎，而未成痰，所以一切见症，是火燥中宫，熏蒸浊痰，上不能散，下不能降，壅于胃中，不能开达也。病势极危，慎防不测之变，治上之法已备，当用疏中通下法。

白莱菔一个　鲜薄荷八钱　大荸荠十个　真雅连　广生军三钱　鲜石菖蒲一分

六味共捣为汁，和入风化硝一钱、当门子二厘调服。

湿温余邪未清

某　盖大病如大敌，用药如用兵，可守则守，可战则战，时症之始终，尽在于斯。今则热退身凉，脉缓便通，犹如寇盗旗靡辙乱之后，闾阎已安，则道路流通，理宜货积众聚，民乃安业，则宜乎夙兴夜寐，饮食渐长，元气恢复。何以饥饱不知，夜寐不宁，饮虽不喜，食亦不加？此无他故，在兵则余氛不靖，在病则余湿未清。古云：湿为土化之气，根于脾胃。当此大病之后，中气安得不伤？即是寇经之后，修仓整廪之谓。姑拟芳淡之品，参以微苦之味，望得芳而自化，得淡而下利，苦之一味，可以清余热，可以制肝火。东垣、丹溪诸贤，所谓治土必先安木，俾无盗贼之患矣。

黑山栀　粉丹皮　赤苓神　谷芽　省头草　法半夏（盐水炒）　淡竹叶　新会皮　朱滑石　通草　残花

伏　暑

伏暑夹湿浊

某　前案所言：不寒独热，间日而起，名曰阳明疟疾，乃膜原症也。而用桂枝白虎合达原饮之法，症势递减。无如六脉模糊不伦，胸次自觉未适，舌心淡黄，纳食不馨，咳嗽吐痰，明是伏暑，必夹湿浊。暑为阳邪，邪退较速；湿为阴类，去之似难，理当廓清。第病甚之际，曾用甘寒以清邪热，津液之虚，犹如帷匣；所有之湿，宛如残兵，难任攻伐之师。矧当病后，诸元无有不虚，津液者，亦为人身之主，焉可以一虚再虚？历考古人治湿，有开天气，运地气，益其火而劫之，宣其气而化之。三者既非其时，宜宣化为主，然否？

桔梗　省头草　光杏仁　腹皮　滑石（辰砂拌）　赤猪苓　残花　佛手花　香附　方通草　广郁金　大麦芽

伏暑夹积（汪案）

某　齿垢舌黄，积之剧也；肚热汗少，邪之征也。腹硬而痛，屡圊便少，可以下矣；脉闷而数，肤灼舌干，可以汗矣。症恰七日，伏邪为患，用下不可以承气，发汗不可以麻桂。姑以辛凉开表，微苦通里。若得汗出便畅，或可不致昏闭。

葛根　郁金　连皮槟　佛手　枳壳　杏仁　青萍　淡豆豉　石菖蒲　薄荷梗　滚痰丸（入煎）　玉枢丹（研先服）

伏暑夹湿，中途伤风

某　乳子脏腑迫近，营卫易周，所以六日谓之一候。是症伏暑夹湿，中途伤风，退而复热，病去再来，不恶寒，不汗解，暑湿仍恋于中，熏蒸不解。然面色似白，便泄四五。窃恐足太阴渐虚，足厥阴来侮，所谓慢惊，皆由此致。方候主翁政用。

块滑石　通草　扁豆衣　麦芽　桑叶　生苡仁　泽泻　淡豆豉　佛手　芦根

伏暑夹积内陷

某　伏邪之病，自里达外，六日之症，已见黄苔。暑湿夹积，逾季而发，气分为病，每多起伏。暑怕伏而不起，起而不足，则内走宫城，为昏为闭之险。

黑山栀　淡豆豉　花槟榔　佛手　苏叶　川朴花　葛根　枳实壳　郁金　荷梗

另：磨花槟、磨石菖蒲二味冲服。

伏邪晚发，内闭外脱

某　暑为夏令之邪，至于中秋之后而发，此病伏气。气能开合，合则湿虽凝聚，而异常难过；开则热虽转重，而暴躁不安。古人有云：邪浊痹气不达，则内外不能续。猝然指冷冷汗，神昏不语，此名内闭外脱。是症预揣，恐不免此。姑拟一方，未识得能挽回否！

生香附　郁金　枳实壳　朴花　连皮槟　佛手　藿香梗　前胡

另用九节菖蒲、上紫蔻、老檀香末，同研末调服。

伏暑秋发

某　伏暑秋发，名曰逾季，暑必挟湿，故淹缠。发于少阳，则寒热均平；发于阳明，则不寒独热。经云：阴气先伤，是名瘅疟。先寒后热，得汗退清，即为正疟。今则热有起伏，寒竟不觉，胸痞烦闷，嗳气不爽，汗嗳皆无，渴喜饮少，的是暑为湿遏，气机痹窒。肺之清肃，胃之和降，皆失所司，胸之清旷，气之升降，悉无所握，乃时症本有之象。无如盈口白腐，颊鼻焮红，六脉既闷如无，辄觉烦躁不定，兹为时症之大忌。古云：腐邻于呃，躁则易昏。今恰旬日，其势正炽，姑拟一方，以图弋获！然危笃若此，恐有杯水之叹，高明商进是嘱。

川贝母五分、九节菖蒲三分、真血珀一厘，研末服。

荷花露、佩兰露、佛手露、残花露各二两冲服。

黑栀　滑石　枳壳　郁金　豆豉　桔梗　杏仁　通草

用鲜板蓝根、鲜芦根、鲜淡竹叶绞汁，和入药液服。

二诊：肺之气火，胃之痰浊，互相熏蒸，而为热有起伏，烦闷暴躁，嗳噫不舒，喉间如阻，口中满布白腐，面上焮肿若丹，而用清泄芳淡之药。今切脉象，十退其五有余，白腐未去，暴躁较定，嗳噫未宽，显然秋令湿热皆蕴气分，正合古人秋病在肺，当肃清上中之邪。暑必夹湿，浊邪中病，风热变虽极速，退亦为易，暑湿逾期最迟，变亦不少。为今之计，治里不外乎前法，治外当专治白腐。然腐根有湿热，有内外之分，必使热势退清，湿痰化楚，则免风波。至于服食起居，静躁喜怒，不在药饵之中，务当谨慎为嘱。

黑栀　香薷　佩兰梗　滑石　川贝母　牛蒡子　连翘　淡芩　白通草　郁金　枇杷叶　淡竹茹　马勃　鲜芦根

伏暑内陷

某　大凡时症，不外六淫，风、寒、暑、湿、燥、火是也。燥火与风火，阳多阴少，随感随发；寒湿与暑湿，阳少阴多，能伏能蕴。所以伤寒与痹，都有内伏而发者。季秋之病，由于暑伏，暑必夹湿，湿必伤气，暑亦伤气。是病不寒独热，今恰半月。刻见神识昏迷，言语无音，面色青晦，目有白翳，六脉糊数，而舌苔灰黄似腐，热不外扬，渴不多饮。此由中阳式微，砥柱无权，暑湿不达，以致内陷。古云：陷者举之。东垣所谓补中益气是也。扶正达邪，本属善治，无如邪固可达，湿痰难化，尝思薛、叶两贤，每以辛香解逐由此。今当以扶正为督战之师，达邪为剿贼之将，然危笃若此，百中图一而已！

上明雄精二分　猪牙皂二分　九制胆星二分　当门子二厘研末，用人参五分煎汤调服。

伏暑余邪未尽

某　人身卫气，一日一夜周于身，昼夜各行二十五度。当以起伏之邪，必与卫气并居，至其所则发，过其所则退。现已三日，热势未起，所伏之邪，谅已外解，似属向愈。但不饥不食，苔犹粘腻，中土之湿浊，尚未扫尽，抑恐灰中余烬，不久复焰耳。

丹参　淡芩　制茅术　生石膏　半夏　萹蓄　枳实　桑枝　冬瓜皮　茯苓皮　黑栀　通草

伏暑气阴俱伤（汪案）

某　夏受暑邪，至秋而发，已属隔季为病，病难退者，正由此耳。邪之所伏，必在募原，乃半表半里之乡，去表不远，附近于胃，半表属阳，半里属阴，从阴则寒，从阳则热，邪正交争，阴阳俱病，故寒热作焉。中途转为不寒连热，因其始起有积，邪并阳明，与积合病故也。而今积滞已去，暑湿未化，仍然盘踞阳明，随卫气以出入。卫为阳气，行于周身者也，既为暑湿客于其间，必有聚处，所以至其所则起，过其所则伏，延今十有七日。暑湿之未化，正由汗之不畅，而汗乃阳气阴津所化浊邪而出。际此阴气俱伤，兼化乏力，欲其一汗难矣。姑从暑湿二字着想，且以清泄为主。

西洋参　半夏曲　茯苓神　淡黄芩　黑山栀　益元散　川雅连　天竺黄　净连翘　薄荷头　麻黄汤拌豆豉　姜汁炒竹茹

另用上濂珠、陈胆星、川贝母，三味同研末服。

秋　燥

秋燥血虚脾弱

某　自述患病两旬。然以形色相参，虽为浊邪蔽遏清阳，必无色之萎黄、形之衰羸如是。良由去岁疟伤脾土，今夏产虚肝血也。

一方而热退咳平，谅望向愈有期。

香青蒿　法半夏　新会红　丹皮　象贝母　嫩前胡　广郁金　枇杷叶　桑叶　淡豆豉　光杏仁　淡竹茹

秋燥夹滞

某　秋燥外入，肺病咳逆；积滞内阻，肠病痛泄。五行配金，天干庚辛，可见肺邪肠秽，似与逆泄相等。秋燥从天而降，暑湿内伏而发，有不同焉。

霜桑叶　荆芥　桔梗　象贝　红建曲　连皮槟　前胡　薄荷　郁金　牛蒡子　木香导滞丸

秋燥热势起伏（汪案）

某　第五日起伏与咳嗽并驾，烦渴偕暴躁竟至。无汗哕恶，胸闷便泄。舌苔干白，小溲极少，脉象右手闷数，皮毛扪之火烁，此由秋燥搏病于肺胃气分。盖水出高源，肺胃既病，则五谷不纳，胃液无资，上输无权，布散失职，津液受劫，自然引饮以救，热性急速，直过大肠而出，是以成盆盈碗，亦难制其消渴之势也。季萱仁叔留谕示我，议论卓识，立药高超。夫肺胃为津液之源，既被邪劫，甘寒以救其津，辛凉以去其热，诚先圣遗法。如能应手，方免直犯心包、为昏为闭之险。

鲜薄荷　芦根　苦桔梗　知母　荷花　广郁金　荷叶　牛蒡子　竹茹　佛手

另：九节菖、上犀黄二味研檀香露冲服。

霍 乱

热霍乱

某　昔者操觚莲幕，已经二十余载，心神之伤，不问可知。今则跋涉迎送，屈指三十有余日，肺胃之疏，良有以也。加以天符不正，寒暖不常，设砚中州，梓乡脘地，来此吴下，已属三更，不惟所饮所食之不同，况又斯水斯土之不服，此特语其常也。昨日陡发吐泻，甚至转筋脉伏，声喑肉削，是名霍乱，命义之凶烈，已可概见，何况劣款之毕集乎？此特语其变也。且夫暑为天之气，湿为地之气，秽为物之气。三气相触，必伤人气，所谓同气相求也。经曰：受邪之处，即是最虚之地。心肺二脏，已经久亏，触气必自口鼻。直犯于肺则声喑，由肺传胃则呕吐，由胃传脾则泄泻，由脾传肝则转筋，由肝传心则脉伏，心主本不受邪，包络代为用事，必然烦闷而躁矣。是症之可治不可治，即在痰之多寡。多则邪气胜而正气负，负则脏气闭塞而告危；寡则邪气少而正气旺，旺则腑气通达而转夷。幸而形肉未脱，冷汗未见，神识未糊，两目未陷，可求一线之转机。但药之入口必进胃，胃气未绝，方可引药之气以达病所。既知触天之暑，必归于肺，触地之湿，必归于脾，触物之秽，必归于心包。勉拟通灵幽香之品以逐其秽，辛温芳香之味以去其湿，辛凉轻清之属以散其暑。复以苦能降，咸能润，以使纳而不吐。虽诸法悉备，成否在天，以尽谋事，在人之诚。方请有道之去取。

先用伏龙肝、食盐、竹茹（盐水炒）白荷瓣煎汤，白荷花露、佩兰露代茶

左金丸七分　真老山檀香四分　上紫蔻五分　八宝红灵丹一分　乳体研为细末调服。

寒霍乱

某　便泄三日，又然外不节劳，内不慎食。劳则伤脾，食则伤胃。脾伤则清气下陷，胃戕则浊气上逆，而为吐泻交作。中土大伤，以致肝木顺乘，是以音雌内消，眶陷目露，汗冷肢厥，脉象沉伏，转筋不已，并不暴躁，升降乖违，胸痞溲少，不喜汤饮。秽浊之邪内闭，真阳之气外脱，津因泻而不足，液由吐而难充，此名霍乱属寒。古人每以理中汤为主，甚则加以附子，但忌款咸集，败象均见，窃恐一鞭之投，不足以断流耳。

人参　附子　炮姜　炙草　木瓜香　赤猪苓　郁金　食盐　灶心土　竹二青　泽泻　棠梨花

疟　疾

阳疟（汪案）

某　不寒独热，病在阳明，名曰阳疟。在胃之半表半里，谓之募原。此症伏暑先蕴，秋燥外搏，是以热起之时，势若燎原。昨因大烦大渴、大燥大饮，而用甘寒辛凉之方，今病若失。无如热不退清，脉不安静，舌苔厚腻，二便分晰未楚，热甚本虚，不能作病退之机。考古治法，阳明阳疟，咸宗先圣白虎加减，募原之邪，必取又可达原之方一法商议。

上川朴　黄芩　知母　生草　薄荷头　白桔梗　草果　郁金　芦根　清盐半夏

二诊：症交七日，谓之一侯。起则壮热神糊，烦躁不宁，伏则热退身凉，六脉和平；甚至舌苔亦随热势之轻重而转润燥，此属暑湿交合，因之气分之出入而然也。盖起伏一症，病于阳分之半表半里，虽少阳清净之府，但难汗难下亦属一辙，是以吴氏主达原一法。第起伏过重，营卫偏极，又见神识模糊，逆传之势，已具一斑。脉症相参，犹然达原，如以白虎加桂，止能调和达邪，不足以备直冲心包之险。法当予护宫城，邪热自里达表，得能应手，方有转机。

草果　知母　豆豉　滑石（辰砂拌）　桂枝　桔梗　薄荷　佛手　花槟榔（磨）　芦根　郁金（磨）

疟夹积滞

某　夹食时邪，今恰转候，始而间作，似有准疟之意。因有积滞，邪与积并，同入阳明。故今不寒但热，迩来疟作间日有定时。邪入营分，不与卫气并行。盖卫者阳气，行于脉外；营者阴血，行于脉中。血虽随气行止，然既为客邪内阻，血道不利，不得与卫气并行，故间日作者，较之连日而发者入深一层矣。所以热来异常，烦懊有时，汗不通体，疹瘖不足，按腹板痛，脉来浑滑而数，舌苔黄而灰色。为热正炽，尤虑增剧。

麻黄　生石膏　葛根　黄芩　半夏曲　柴胡　连皮槟　枳实　薄荷　广郁金　光杏仁　桔梗

疟兼咳嗽便泄

某　伏邪始起而为疟，仍然口腹不慎，风寒不避，致加咳嗽便泄，上中下三焦俱病。昏喘两字，不在意表。

薄荷头　豆豉　桔梗　莱菔子　象贝母　嫩前胡　射干　郁金　淡黄芩　葛根　连皮槟　香砂枳术丸三钱

痢 疾

噤口痢

某 苔浮乃腐之根，不食是呃之源，痢之败症，必有之事。何也？盖阴伤则阳亢为腐，中虚则气逆为呃，所以谓之败症也。症既败矣，药何能调？但既操司命之权，虽属临渊结网不及之事，不得不萦思搜索，上挽天机，下尽我心，事固有数存焉者矣。

西洋参　淮山药　陈阿胶　石莲子　猪苓　鲜石斛　白扁豆　樗白皮　野於术　白芍（炒）　陈香粳米　净白燕窝

仲春虚痢

某 经曰：夏伤于暑，秋必成疟。又曰：夏伤暑湿，秋必成痢。可见疟痢之症，为夏令时症。今则仲春，何痢之有？盖温邪上受，必先犯肺，下陷必走肠中。大肠与肺，属庚辛金也，为表里也，有痔疡湿热之可知，是以二症互相而来。刻下所虑者，上则口糜舌绛，白腐满布；下则肛门碎痛，痢不自知。腹中仍觉攻痛，纳食惟粥而已，脉大而弦，暮夜神迷，即此数端，已犯喻、李二氏门户不藏，中气欲撤，胃败起腐，阴涸咽痛，脉大，阴伤木克等败症。当此年逾花甲，烟久元伤，病已久延，忌款叠见。草木之功，势难见长；血肉有情，亦恐无能。勉为搜索枯肠，以尽心力而已。

大西洋参　於术　云茯苓　木瓜　银花　土炒白术　泽泻　金石斛　鲜石斛　坎炁　甘草二分（泡汤）

另：上濂珠、赤石脂、真玳瑁、五谷虫、醋炒木香、石莲子粉，共研末，用黄蜡少许研末调服。

痢疾新积虚中夹实

某　夏秋受暑湿之邪,至秋为痢为疟者,何也?盖暑湿之邪,蕴于阳明则痢,发于少阳为疟。少阳为枢,乃半表半里之界,半表属阳,半里属阴,暑湿内蕴,则阴阳乖违,表里纷争,寒热作焉。若论痢症,是暑湿胶于肠胃,胃伤先为不运,食停为积,与内伏之暑湿合而为一。如从肠胃而发,则泄泻为多;若与太阴并病,则疾痢为甚。此症红而转为黄色者,似属由深而浅,从营出卫,病转轻也。但从脘间而至脐下,仍然板硬而痛,干哕不纳,稍有寒热,舌色干黑而裂,扪之无津,脉来仍涩而数,按之少力。想其前途之湿热本未清楚,近又复感邪积而发,气阴暗已受烁,所以为日未久,身中之阴液竟被劫夺矣。当此虚中夹实,用药殊难着笔,不得已,辗转思维,宜从先贤两虚一实之治,未识然否。

　　生军（甘草二分拌炒）　雅连　淡芩　犀角　竹茹　木香　玉泉散（荷叶包煎）　茯苓　石斛　藿梗　通草　残花

　　二诊:昨进大黄黄连泻心汤合清气化浊一法,服后积势稍爽,兼下积块数枚,未始不美,乃肠中久蕴之湿滞,得药力而下降。昨日案中所云,继又复入新积而发泄,泄由积成,欲其积化而泄减。讵知初下之际,圊数稍少,继则不但无粪,泄数亦复如前,按腹仍呼痛,然较和,苔较昨略化,而仍干霉,手指不温,烦躁不安,恐有厥脱之险。

　　人参　茯苓神　鲜石斛　泽泻　於术　雅连　扁豆　犀尖（磨冲）

暑湿为肝逆触发成痢（汪案）

某　东方正位,青帝乘权,在天为风,在地为木,在人为肝。肝为乙木,木横侮土,乘其所胜,势所必然。脾胃虽皆属土,而阴阳之别，各有所司。夫胃为阳土，而主容纳，下降则和；脾为阴土，而司消磨，上升则健。脾升胃降，阴阳运洽，而成天地，上下相交，自然百病不生。而今脾胃始而有病，实因肝气肆横，充斥上下，犯胃侮脾，无所不至，满腹攻痛，头昏呕恶，便行赤腻，舌色灰黄。内蕴之暑湿，亦为肝逆触发，宛如时令之下痢也，而吴又可所谓肝脾之泄也，辗于时痢，棘手难治。同议梅连煎、缩脾饮，复入重以镇逆一法。

乌梅（桂枝一分炒） 白扁豆 京赤芍 雅连（吴萸二分炒） 代赭石 石英 连皮槟 橘红白 砂仁 草果（磨冲）

疟转痢

某 暑湿为邪，发于少阳则为疟，胶于肠胃则为痢，此两者，乃秋令之正时病也。自病至今，弹指恰及五旬。始起寒热兼作，四次即罢，似属太速。所蕴之邪，断难清彻。是以迁延两旬，加之便泄热甚。少阳为枢，乃半表半里之界，去表不远，邻于胃府。邪既不能外达，自然入里。抑且脾土与胃为表里，胃更为大肠之内府，邪既不化，故胃困则大肠亦困，泄症作焉。盖外客之邪，犹如盗贼，急宜开门驱逐，去之乃安。夫正与邪，势不两立，暑必伤气，湿必碍阴，其化热也最速。泄久脾土必衰，木性如锥，肆横于内，上冲于胃，下侮于脾，从脘至腹，不时攻痛。近又哕恶，谷食不进，胃腑空耗，邪火益炽，口腐苔浮，接踵而至。脉来左部细弦而数，右关已见动而中止，其名曰涩。秋令之脉虽宜毛，然涩与毛，似难同论。又兼脐上动气筑筑，元海之根拨损。当此暑湿交争，气阴两伤，诸款毕集之候，用药殊难，卜其旋元乃吉。

乌梅炭 北五味 车前子 人参 血鹿片 益智仁 菟丝子 青皮（醋炒） 川雅连 白芍药 秫米

内伤门

中 风

中络

某　古人论风,其名不一。总而言之,不外内外两字。南方风气柔弱,地卑多湿,所患中风,不惟外来极少,抑且内起居多,且又夹痰,故名类中。其中也,亦有经络脏腑之别。体肥者气分必虚,形消者阴分必弱。昔贤丹溪、东垣、河间、嘉言,论气论血,言痰言火,皆属独开生面。是症也,始未跌仆,即觉左废,口眼㖞斜,旋加身热。刻虽诸症皆减,仍一食即汗,身热不退。舌苔满黄而浊,脉象右滑而大,久未更衣,小便淋数,此名中络。乃内风夹痰,以致阳明湿热内蕴。虽则肥人气虚,势难遽投补法,姑拟熄风化痰,泄热化湿,俾能胃腑一通,不独汗收热退,且能束筋骨,利机关,纳物加增,并可生气血而杜后中。第操劳节俭,不在药饵之中,务必谢绝一切,以望天随人愿耳。

川雅连（姜汁炒后入）　半夏　淡芩　姜渣　天麻　白蒺藜（盐水炒）　萆薢　新会皮　海金沙　石决明　秦艽　竹叶

二诊:泻心者,泻其胃;脾约者,治在胃。一则实泻其子,一则实治其腑。前因类中之后,痰热食滞交阻,而有不便、自汗身热、苔黄溲数、脉大等象,治以泻心,其症若失。其果何如?所歉乎每至及枕之际,尚有神昏谵语,幸而醒时即愈,此无他故,良由古稀之外,既中之后,心神散越不宅,痰浊尚欲内蒙。据述由劳而然,虚而挟痰,概可见矣。再拟人参涤痰汤加减,参入护正之品。

南沙参　半夏　茯神（辰砂拌）　天南星　天麻（煨）　蒺藜（盐水炒）　新会红络　淮小麦　竺黄　淡竹茹　龙骨（煅）　石决明（煅）

咳　嗽

某　久烟伤肺，形寒伤肺，寒饮亦伤肺。霞癖多年，其伤一也。伤则卫外不固而形寒，寒饮无以御之，是以咳未日久，已见脉细而滑，每晨渐觉气升也。《内经》云：肺欲散，急食辛以散之，肺气上逆，急食苦以降之。脉形如是，宜参顾之一二。

蜜炙麻黄　南沙参　苏子梗　光杏仁　蜜炙细辛　桂枝尖　煨石膏　前胡　法制半夏　郁金　姜汁炒竹茹

吐　血

某　阳络伤则血上溢，吐衄是也。后人分为冲、咯等名，有脏腑之别。是症先觉头痛，继则耳鸣，随致盈口吐出，有成碗之势，后虽稍少，然仍未止。切脉左手三部弦搏而大，舌苔淡黄而干，面色萎黄，微咳不爽。此肝火离体，犯胃冲肺。夫肝属木，时应于春，胃属土，其体恶燥，肺色白，最怕火刑。肺为诸气之脏，胃为多血之乡，是以冲者属胃，吐者属肺。心血则象若天星，肝血则形若绛丝，肾血则沉着不鲜。症虽险而无冲逆有火必动之证，能于应手为佳。

羚羊角　丹皮炭　黑山栀　丝瓜络　石决明　蛤黛散　紫菀炭　冬瓜子　广郁金　川贝母

用杜竹茹、蚕豆花、西瓜子煎汤代水。

又：藕节、茅根、生地三味烘干研末服。

二诊：《内经》曰：阳络伤则血上溢。又曰：阴气者，静则充长，动则消亡。所动指气火也。所以古人治法，不清其火，即降其气。徐之才、缪宜亭所谓气为血舟楫，火能载血上浮是耳。刻则吐血虽止，脉尚带数，阴络固静，气火未熄。今宜安养以待其复，倘仍经营掺搏，必至由伤而损，自损成劳之险。

西洋参一两五钱　紫菀炭一两五钱　大白芍二两　黑豆衣二两　龟版胶二两　淡芩炭一两　蛤黛散（包）三两　川石斛二两　茜草二两　黑山栀二两五钱　陈阿胶二两

共为末，蜜丸服。

支　饮

某　五饮之症，最详仲圣，其名悬、溢、支、留、停是也。始起嗜卧昏沉，呕吐不纳，面肢皆肿，二便短涩。继今咳嗽不畅，转见痰血，左手有震摇之象，言语间谵谚之句，右脉弦滑，甚于左手，气喘不平，动则更甚。是属支饮为主，停、溢兼之。大抵汤水入内，纳于胃而行于脾，输于肺而达于膀胱。所以停而饮成者，皆由中阳不足，运化机迟，入脾则肿，犯肺则咳，蕴于隧道则浮胀，内蒙清窍则神糊，清阳湮没则好睡，震伤阳络则吐血也。得之过于操劳，内伤心脾。脾伤则呕吐泛滥，而失堤防，心伤则君火萤焰，而反水制。古云：肿不可以喘，加喘为忌，既喘而见神糊为再忌。虽非肾纳无权，然心肺二经逆乱，收摄固不可投，肃降最为要法。所虑者，喘与脱邻，痉必易厥，成败自难逆料，变局祸不旋踵。勉拟一法，略仿仲圣，未卜得能转机否。

桑皮　生苡仁　茯苓神（辰砂拌，各）　旋覆花（绢包）　滑石（砂仁拌）　炙白前　紫菀　冬瓜子　川通草

另：葶苈下（黑枣汤浸炒）三分、广郁金二钱，两味研末，用陈粟梗二两、大荸荠二两、枇杷叶三片，煎汤代水调服。

肺痨

肺痨传中

某　咳将一载，中途加泄，近加内热。盖热乃肝之火，咳为肺之伤，泄为脾之虚，五脏已病其三，后天日见其败。当此绮秀之年，本属阳旺阴盈之际，如之何竟有传中之象耶？

白扁豆　山药　茯苓　黑豆衣　五谷虫　益智仁　谷芽　橘红　枇杷叶　粉丹皮　生苡仁（元米炒，煎汤代水）

肺肾阴伤

某　诸象大减，然金遇火必伏，金病被火则伤。当此火炎张空之际，熏风飚飚之时，手太阴经娇脏，其何能堪！虽见寸长，何足为喜。诊见喉痛内热虽属少减，然一鞭之投，曷足以断流，一勺之水，焉能以遏焰？时当火候，节届金伏，肺肾之伤，何可御之。前案屡谢不敏，实非推诿，祇以挽回不及耳。

南沙参　金沸草　白石英（盐水炒）　谷芽　蜜炙橘红　蛤黛散　冬瓜子　川贝母　郁金　杜淡竹茹　鸡子清　枇杷叶（蜜炙）

胃 痛

某　人之五行，胃属土也，人之仓廪，胃也，人之达道，亦胃也。土能载万物，仓廪能贮万物，达道能聚万物，所以胃之为病，倍于他处。即脏腑诸痛而论，则胃病有九。是痛也，位处脘中，上不能纳，下不得便，手按则拒，扪之觉痛，痰吐黄稠，时有寒热，舌苔淡黄而满布，切脉轻闷而重实，正合经旨胃病当心而痛，胃病九窍不和。经云：胃属腑，以通为用，通则可以不痛。日者脘痛，立见冷汗如雨，四肢似冰，其势急矣。倘不推陈，何以致新？既不下通，安望上纳？拙见如是，有道政之。

上朴　枳实　川楝子　全瓜蒌　高良姜　竹茹　半夏　生军　连皮槟　制香

附另：檀香、苏罗子磨冲。

泄 泻

泄泻脾虚肺伤

某　夏秋寒热便泄，罗氏立败毒一法，实则加大黄以去积，虚则佐人参以补正，不食参以陈仓米以治噤，后贤喻氏导其方，以为挽回扁舟于狂澜逆流之中，经腑同治之妙法。是症虚而纳少，寒而且热，咳嗽痰多，便泄腹痛。病机方宜，犹为吻合。三剂以来，热退三舍，泄止两日，诚为美事。讵意今午小溲忽无，大便又泄。脉舌固然如旧，形神自觉稍支，此又肺胃痰饮所困，治节顿失，肃化少司。膀胱为下游，大肠为表府，一则气化无从，一则传导不分，虽有肺病，实脾病也。盖脾为坤土，肺为乾金。天地不泰，则五谷不登；子母不顾，则家室不振。人之元气，源肺而生长在脾，加以癖嗜烟霞，肺伤已甚，纳少痰多，脾虚不堪，固有一线之转机，难定制鼎之勋绩。但扁舟犹未依岸，又经波折，虚中生变，实属意中。再疏一方，帮图转机。

南北沙参　范志曲　泽泻　青蒿　赤猪苓　竹二青　郁金　生姜　炙甘草　桑叶　生熟谷芽（荷叶包煎）　前胡

转方加，豆卷、枇杷叶、木香。

妊振触暑吐泻

某　怀麟四月，手太阳小肠司胎，今因寒暄不时，致令暑邪外束，三焦失和，寒浊内阻。陡然上吐下泻，胸闷烦躁，脉来沉濡而滑，舌苔胖白而腻。虽非天行症气，而怀妊者当此，颇有坠胎之虞。

香薷　川朴　薷梗　苏梗　枳壳　豆豉　砂仁　乌药　茯苓　验方寸金丹（研末过服）　伏龙肝

久泄伤中

某　古云：胃宜降，脾宜升。升降自然，则食物皆成气血，痰滞何由而生，所生者，无非升降失司之故。是以未成便泄之前，脘中痞胀异常。既然下行，自当宽适，理之然也，但有病之人，恐其久泄伤中，而有土败之变，所以纳运中土，皆为至要之处。惜乎多诊手软，窃恐徒为纸上空谈耳。

法半夏　五谷虫　福曲　陈皮　建泽泻　赤白芍　扁豆衣　杜竹茹　生苡仁　瓦楞子　麦芽　谷芽

土虚湿困

某　濡缓之脉，一则属虚，一则属湿。湿为土气，不生于脾，即在于胃。胃不纳，大便欠实，其为湿之不化，气之不振无疑。

南沙参　云茯苓　竹茹　陈皮　生熟谷芽　枇杷叶　白残花　半夏　益智仁　建神曲　焦白术

食 积

脾胃湿热，兼夹积滞

某　《内经》云：湿热不攘，大筋软短，小筋弛长，软短为拘，弛长为痿。此由经络之湿热也，今则脾胃亦困于湿热矣，致见口中有甜有淡，纳少，消运稽迟，小便时利时痓，形容色带油粘，舌亦白腻，痰间见灰杂，推而论之，不外湿之大纲。夫湿者，苟能阳气充足，何从而生？是以古人分渗利燥化之品，又有健运一法。前法几云备矣，再当搜索思维，姑拟宗张易老之法，以观臧否。

炙鸡金　川通草　建神曲　腹皮　五谷虫　猪茯苓（连皮）　川萆薢　块滑石　香橼皮　草果皮　海金沙（包）　橘皮络

另：焦饭滞、陈粟梗二味煎汤代水。

脾虚湿阻夹积

某　脾胃虽曰仓廪之官，而实各司其职，胃司纳物，脾司运化。如胃气和旺，自可推陈致新，所进水谷，无纤阻隔，传至幽门而入大肠。如论脾土，附于胃旁，磨运乏力，俱失其常，是以不但不饥少纳，抑且舌上之苔色，黄白杂见，更变不时。所谓万物土中生，万物土中化之权，实赖乎脾胃，安可舍此脾而从他处立方？

法半夏　橘红　沉香曲　台乌药　穞豆衣　秫米　生苡仁　川贝母　白扁豆　香附　茯苓神（辰砂拌，各）　鸡内金

痿

由痹致痿，兼外疡土败

某　经云：风、寒、湿三气成痹，寒多者名痛痹。痹尚未愈，中途生疡。疡敛未痊，忽为纳食大减，胸高腹瘪，六脉弦滑而细，舌苔干毛淡黄，大便尚溏，小溲涩浊。此由因病而伤，中土大败，谓之腹如仰瓦，忌危之象。夫寒湿成痹，本为阳气不足，饮食入胃，脾不游溢，肺不通调，溢于中州，散于经络所致。自病以来，调治至今，功效虽著，中土重伤，是以文不出题，路仍就熟，致有此象。然脾胃后天之本，气血之源，在国曰大计，在人曰仓廪，乌能颓败及此。左氏云：邪正不两立，一胜必一负。是以所纳之物极微，哕恶痰少。即以脉舌两条，已见土为木克，气阴益伤，胃虽稍能纳受，脾已不能运化。东垣、易老最重于亏，所谓土败则万物不生是也，拙见从此处着笔。但夏令又值气泄阳旺之时，恐药力困难，而已败之土，无从散布耳。

老山东洋参（元米炒）　猪茯苓　宋半夏　橘白　竹茹（姜汁炒）　益智仁　陈香橼　腹皮　金石斛　檀香　香粳米（炒黄，煎汤代水）

二诊：诸痿本取阳明，次治太阴，再治厥阴，末治少阴。盖因阳明主束筋骨利机关，太阴主四肢而司肌肉，厥阴主遍体筋络，少阴主周身骨髓。是先痹后痢，疡则必伤精血，痹则又伤经络，病久不愈而成痿。疡虽收敛，精血必乏，在古圣贤，无有不从脾胃收功。讵言粒米不入，止进汤饮，呕吐涎沫，大便闭结，甚至形消肉脱，腹低胸高，脉细如丝，舌淡无华，脾胃并败，仓廪告匮，后天生化欲绝。治者几无把握。而用益气甦中，佐以五谷引导，方饮食渐进，神气转振。数剂以来，脉舌症象，日有起色，大便亦通，常饥增纳，诚美事也。为今之计，仍当专治后天，所谓万物咸生于土耳。

人参　当归身　萆薢　益智仁　千年健　五加皮　采云曲　桑枝　金毛脊　广皮白　虎胫骨　谷芽

三诊：人之肥瘦，皆系乎气之充馁，况本元悉由脾胃盈亏。所以经云脾胃为营卫之源，仓廪之官，脏腑供应，皆取于此。前贤之张、李辈，近代吴、叶氏，无一不从脾胃为后天也。是症先痹后疡，转辗有伤，以致口不分味，饥不能纳，胸腹有层阶之象，脉形有弦细之意，渴不多饮，饮则易哕，吐出之物，皆属甜痰。后天生气，日就萧条，营卫根源，颓败莫挽。而用益气养液，芳香化痰和胃，不无立竿之效，似有符合之机。所喜数服菡萏之根，多饮传递之汤。一则中伤气液，甘寒为宜；一则鼓舞有机，升降为是。未始不是转机之象。第脏腑真气，既馁不充，必藉谷食涵养而复。苟能胃纳脾运，日渐充足，则气血之复，可屈指而待矣。仍扩充前方，质诸有道。

东西洋参　法半夏　金石斛　川贝　云茯苓　杭白芍　香粳米　杜竹茹　益智仁　檀香　广皮白　淮药

臌　胀

疟成臌

某　症经四月有余，始起寒而战慄，热不退清。刻下寒热虽退，变为肿胀。得食脘痛，手按辄拒。舌苔满布浊腻，脉象右手沉实。小溲不多，大便难行。经曰：先夏至为病温，后夏至为病暑。肇祭屈之令，竞渡之际，其为暑湿无疑，病于少阳、阳明之间，病名是疟。斯时若能药当病情，风食禁忌，何致迄今不愈，反加成臌之险？初湿既不能达，自然假湿为患。内伤脾土，为肿为胀，堵塞中焦，运化之机乃息，清陷浊升为胀，经所谓浊气在上，则生䐜胀是也。为今之计，不用疏逐一法。古人有言，两虚一实，当开一面之实，且是症元伤成损，尚可缓调，喘急预加，危期至速。姑拟先贤刘河间神佑舟车为主，五皮饮泄水佐之，以望有形浊滞从便而去，无形清气由此而升，方可转机，是否？

金沸草　前胡　赤茯苓　连皮槟　姜皮　焦枳壳　上朴　冬瓜子　建泽泻　通草　青皮　神佑舟车丸

疸成臌

某　肿分上下：下属阴，水湿为主；上属阳，风邪居多。盖湿从下起，风性上淫，同气相求，同声相应故也。是症先具黄疸之象，继变水臌之症，不咳嗽，不寒热。显然水湿由下而上，泛滥于皮肤之内，阻遏于二肠之中。仲圣云，上甚者取汗，下甚者取便。后贤子和之磨积逐水，河间之舟车并进，皆祖此意。迄今纳食尚半，即从培土而至溯流濬渠，暂为一着。望其净腑得洁，方有把握，备商。

金沸草　官桂　泽泻　椒目　赤茯苓　冬瓜子　通草　前胡　泽兰　商陆　防己

另，上黑丑二分、甘遂一分、上沉香三分、上西珀四分，四味同研末，调服

气臌

某　营虚则热，气郁则胀，《内经》云：厥则䐜胀，木侮土也，肝木为病，时寒时热，病非外感，图治极难。若不心境廓然，防有癉胀之险。

旋覆花(包)　香附　香橼　桑枝　当归　青陈皮　秦皮　连皮槟　白薇　青蒿

另：沉香化气丸、逍遥丸各二钱

外科集腋

目 录

头	343
面	345
目	350
耳	355
鼻	357
口、唇	359
牙	360
舌	369
喉	371
颈 项	379
背	390
胸 乳	401
腋	406
胁 肋	407
腰	410
腹	411
肩 臂	419
手	420
前阴、后阴	421

股　腿 …………………………………………430

胫　足 …………………………………………436

发无定处 ………………………………………439

皮　肤 …………………………………………443

麻　风 …………………………………………446

　附：麻风论 …………………………………446

　　附：方十二首 ……………………………447

　　　附：麻风病案 …………………………450

梅　毒 …………………………………………452

伤 ………………………………………………455

头

某　百会发。

黄芪六钱　当归二钱　川芎一钱　甘草一钱　银花六钱

复诊：原方加藁本一钱、花粉、角针各二钱。

某　脑疽偏于右半，顶不高，根不束，色带紫，此气血不充之见证，况年近六旬，欲其起发，脱腐生新，收口无变，岂不难乎？速速重剂托解，十日内顶高根束，饮食加增，乃是转机。如蔓延不已，恶症频添，则为害非细。

羌活一钱　川芎一钱　上绵芪一两五钱　荆芥二钱　角刺三钱　金银花一两五钱　当归五钱　香附一钱　焦白术三钱　连翘二钱　广皮二钱　甘草节二钱　甲片一钱　丹皮二钱　炙乳没各一钱　焦谷芽五钱

复诊：原方加洋参一钱

某　脑疽溃烂见骨，饮食不贪，用大剂内托兼以透解，十日内不致神昏，或可挽回。

洋参三钱　枣仁三钱　金银花二两　荆芥二钱　羌活二钱　焦神曲三钱　木香七分　川芎三钱　乳香（炙）五分　冬术一两半　当归五钱　生甘草三钱　赤苓三钱　黄芪三两

另用生谷芽二两，煎汤代水。

某　偏脑疽肿连面目，虽系不避风寒起见，第恐散漫，则为害非细。

绵芪六钱　角刺三钱　当归三钱　防风一钱　川芎一钱　炙甲片二

钱　花粉一钱　荆芥一钱　生赤首乌五钱　银花八钱　羌活一钱　生甘草一钱　广皮一钱　连翘三钱　广木香三分

某　一名偏脑疽，一名燕尾毒，色紫漫肿，发于右半，顶不高而起泡。此发于肝郁，出于太阳部位，太阳为寒水之府，其气不足，易于下陷。故宜以托为先，肝郁者喜条达，兼以疏之为贵。

黄芪二钱　柴胡五分　桔梗一钱　甘草二钱　白芍一钱　炙甲片一钱　银花一两　川芎二钱　角刺三钱　当归六钱　木香五分

某　对口发于督脉，顶虽未起而根脚不散，乃半阴半阳之症。所虑者年高气血已枯，不可不兼护托。

黄芪八钱　炙甲片一钱　木香六分　茯苓二钱　羌活一钱　银花五钱　角刺三钱　大贝母二钱　荆芥一钱　川芎一钱　甘草一钱　生赤首乌一两

复诊：根散矣，究属年高气血衰枯之故，急急大剂托解，投后明日再看再酌，切勿外出劳动受寒，致生他变。

原方加当归一两、红花七分、防风五分、甘菊五分、羚羊角五分、甘草四钱、大力子一钱、滑石一钱。

某　对口由七情发者宜补，六淫发者宜散、宜发。表素有湿，与热相搏，致发偏脑疽。溃久脓多而硬不消，当以清化。

南沙参　丹皮　苡米　连翘　大贝　甘草　银花　赤芍　藕　功劳叶

复诊：对口脓已渐清，肿亦渐消，似可收敛。仍以前法加减。

前方加当归，去功劳叶。

某　胎中蕴热，热极生风，风热引湿上行，头面生疮，浸淫赤烂，屡愈屡发，毒未清也。热甚时何妨寒凉暂服，以清其热。

胡黄连二分　淡黄芩五分　荆芥五分　防风五分　桑白皮四分　地骨皮四分　石菖蒲一分　连翘壳六分　赤茯苓一钱　木香一分　泽泻

四分

复诊改方：

绵芪二钱　当归一钱　苡仁二钱　银花一钱　桑皮四分　防风四分　黄芩五分　砂仁三分　生草五分　鲜侧柏叶三分

某　豆渣瘤

羌活六分　川芎六分　大贝母一钱　半夏一钱　橘红一钱　甘草一钱　姜一片

又方：

紫金锭　生南星　生半夏

醋磨搽

面

某　痄腮。

花粉一钱　大力子二钱　苏薄荷一钱　黄芩一钱　金银花三钱　生甘草一钱　荆芥一钱　连翘壳二钱　竹叶十片

某　风痰凝结，腮颔之右浮肿。

柴胡三分　京赤芍一钱　大力子(炒)二钱　连翘二钱　大贝母一钱　生甘草一钱　玄参二钱　黑山栀八分　僵蚕(炒)一钱　银花二钱　归尾八分　半夏(炒)一钱　白芥子(炒)一钱

某　迎香穴处结疡，即谓之迎香毒，此系手阳明痰火蕴结。现在身怀六甲，攻消难用，顾此失彼，殊非善策。

花粉二钱　苏梗二钱　橘红一钱　连翘二钱　银花二钱　川贝母一钱　甘草一钱

某　面颊红肿，少阳阳明风热之邪有余，清之散之。

升麻四分　黄芩二钱　当归尾三钱　连翘二钱　薄荷一钱　生甘草一钱　银花二钱　防风一钱　大贝母三钱　石膏三钱

某　颧疽色紫，木硬无情，内脓不化，脉至右弦带滑，此肝郁气滞，积久痰瘀所致，急切不易见效，需怡悦情怀，缓缓图治。药忌苦寒，症非实火，恐伤胃也。

真紫檀二钱　制半夏二钱　白芥子(炒)二钱　川郁金七分　川贝母二钱　炙甲片八分　当归身五钱　焦谷芽四钱　生赤首乌八钱　银花二钱　甘草二钱

某　穿腮得脓后，患处坚硬不化，此系气血不足，余邪未尽也。

洋参一钱　川芎一钱　炙甲片一钱　当归三钱　贝母三钱　上银花一钱　甘草一钱

复诊：原方加白芷一钱、半夏二钱、冬术三钱、白芥子(炒)二钱，去甘草、银花。

常州屠左　穿腮毒肿胀外溃，脉细虚数，阴虚夹湿，湿与精混，遗泄小溲不清。当养阴清胃。

南沙参　大贝母　连翘　花粉　酒芩　赤芍　银花　丹皮　桔梗　淡竹叶

某　痰火上升，下颏痛肿硬半月，寒热，形势是实，症势属阳。宜化痰清热。

大力子(炒)三钱　芒硝二钱　赤芍一钱五分　连翘一钱五分　大贝二钱　生军二钱　天花粉二钱　夏枯草三钱　僵蚕(炒)一钱五分　酒芩一钱五分　淡竹叶三十张

某　面无华色，脉来少神，气血亏矣，颐颌结核，牙龈碎烂。不能与寻常外症同例，而肆用寒凉攻伐，以伤生生之气。

白芷七分　半夏一钱　天花粉一钱　当归三钱　川芎七分　金银花

三钱　玄参二钱　川贝二钱　生甘草一钱　洋参二钱

某　面颊浮肿，牙根破烂，颊属少阳，龈属阳明。浮为风宜散，碎为火宜清。

柴胡四分　荆芥一钱　当归尾二钱　防风一钱　银花三钱　牛蒡子(炒)二钱　川芎八分　连翘二钱　天花粉一钱　甘草一钱　薄荷一钱

某　牙龈属胃而右颧属肺，颧痛有内外之分，脓出于外者顺，脓出于内者逆，从牙龈渗出，胃气不醒，纳谷不多。必培土为要。

冬术二钱　砂仁六分　真山药(炒)四钱　白及二钱　半夏一钱　广陈皮一钱　党参三钱　远志五分　炒苡仁三钱　焦谷芽三钱　骨碎补(炙)四钱　建莲三钱

某　面游风。宜清疏肺胃之邪。

苡仁一钱　黄芩四分　生甘草三分　白芷三分　荆芥六分　赤茯苓一钱　防风五分　银花六钱　桑白皮五分

某　肌体素丰，然多悒郁而任劳倦，时觉喉痒如虫行皮中状，阅五载不得愈，两脉浮虚而沉涩。此阳明气血不荣，火动生风之候也。体虽盛而内实亏，加以忧劳过度扰其中，是以气伤而血耗，血耗而风生也。阳明之脉起于鼻之交頞中，下循鼻外，挟口环唇，循颊车，上耳前，其支者，从大迎前下人迎，循喉咙，入缺盆，是皆阳明所循之路。今者血虚风炽，是诸脉不为血所荣，而为风所淫矣。风胜则干，风行则动，故头面作痒，喉间干涩，皆风淫于上之明征也。用药之法，不当治风而当治血，盖风药多燥，转能耗血，血既虚不堪再虚，故必治血为急，血得养而风自熄矣。

天冬　秦艽　白蒺藜　甘菊　蔗浆　芦根　甘草　细生地　当归　赤白芍

某　少阳阳明部位之颊车穴，形色顽硬，不可作虚寒症治，拟消坚清疏治之。但势如劲敌，凶恶异常，剿之甚难，抚之不可，能从一、二剂中药力得胜，吾能治之；倘不应手，无庸见责。

柴胡三分 羚羊角二钱 黑山栀二钱 连翘五钱 当归尾二钱 大力子(炒)三钱 川芎四分 京玄参三钱 白芥子(炒)二钱 甲片二钱 大贝母二钱 制半夏二钱 僵蚕二钱 上银花三钱 夏枯草二钱 甘草一钱

某 锁口疔，疮头不硬，毒气走散，急为清散。

牛蒡子 甘菊花 银花 赤芍 连翘 地丁草 大贝 草河车 淡竹叶 野菊花头

某 额颅血痣翻花，上及颥门，下至眼胞，肉翻峥嵘振动，脉数细左弦，阴伤而心肝火旺。宜犀角地黄汤治之。

犀角 鲜生地 连翘 赤芍 玄参 知母 粉甘草 象贝母 粉丹皮 侧柏叶 藕节

某 疔生于颧右，色紫板硬，面目浮肿，连及颈项，毒散如此，势在难挽。但坐视不援，究非仁者之心，况为其子者，心甚恳切，焉有不用方之理乎？所开方味，不合时宜，无怨即投，有疑勿服。

川芎二钱 银花二两 黄芪一两六钱 乳香二钱 当归二两 生甘草二钱 郁金一钱 生矾三钱

加鲜菊叶打汁一杯冲服。上药浓煎两碗，日尽饮之，初五一剂，初六一剂。

二诊：疮口流血而脓少，乃是气弱，肝脾失统失藏。拟疔毒清神汤加减，以托毒外出，血去者益气。

川芎二钱 当归一两 上黄芪二两 生甘草二钱 洋参五钱 金银花二两五钱 荆芥一钱 砂仁八分 炒丹皮二钱 净连翘二钱 红花四分 天花粉三钱 木香六分 炒谷芽五钱

加鲜菊叶汁一杯，冲服。

三诊：原方加皂角刺二钱、地丁草五钱。

四诊：数日毒邪幸未内陷，疔根已能渐去，但腐必脱尽无变，方可望有生机。目下全仗气血无亏，调理得宜，稍有不慎，极易生变。

陈皮二钱　鲜菊六钱　生熟谷芽各一两　乳香一钱　川芎二钱　炒丹皮二钱　红花五分　当归五钱　地丁草五钱　花粉三钱　洋参一两　炒荆芥一钱　甘草二钱　连翘二钱　银花一两五钱　砂仁一钱　黄芪二两　广木香六分　郁金一钱　扁豆八钱　大生地六钱

五诊：肿处渐平，腐肉日脱，神情清爽，大便坚固，竟有可生之机。但风寒饮食，须加意小心，倘有不慎生变，神丹莫挽。

川芎一钱　荆芥一钱　香砂仁一钱　丹皮二钱　郁金一钱　大生地八钱　红花五分　扁豆一两　炒白芍二钱　陈皮二钱　当归五钱　地丁草四钱　洋参一两　甘草一钱　连翘壳二钱　黄芪二两　木香八分　上银花二两　乳香一钱　鲜菊五钱　生熟谷芽各五钱（煎汤代水）

某　足阳明之脉，起于鼻交頞中，夹口环唇，下交承浆，循颊车入上齿中。心肝郁而不遂，胃气不和，湿痰随气上升，入于脉络。右半面颊虚浮，腮肉壅肿，时起白泡，不甚作痛，气升作呛，脉沉细，虚弦带数，阴亏气弱之质，舌光燥裂作痛。拟舒气柔肝，兼清胃络。

北沙参　橘络　川贝　桔梗　僵蚕　合欢皮　法半夏　郁金　茯苓　海藻　竹茹　海蜇　荸荠

某　心肝气火夹痰上升，滞于脉络，血脉因而凝结，左颊车患瘤，肿突如瓜，痒热则肿势益增，势将外溃，溃后见脓则吉，见血则凶。拟清肝散结。

羚羊片　丹皮　沙参　象贝　连翘　藕节　蛤蜊粉　黄芩　麦冬　生草　赤芍

某　眼胞属脾，脾气呆钝，湿痰浊气上升，滞于膜里，眼胞痰瘤数年，日渐肿大下垂，将来定须外溃。宜养荣化痰泄浊。

川芎　当归　南星　桃仁　清半夏　僵蚕　茯苓　陈皮　海藻　大贝　姜　玄参

复诊：痰瘤渐松，前方加白芥子、毛慈姑、荸荠。

某　眼包属脾，湿痰乘之，结核如豆，虑其长大。拟理脾化痰。

全当归　橘红　法半夏　茯苓　炒牛蒡子　连翘　大贝母　僵蚕　枳壳　竹茹

另：生南星、樱桃核醋磨敷之。

崇明，施　肝脾不和，气滞不化，右颊下结为恶核，状若筋瘤，脉细软。不宜苦寒直折，徒伤正气，惟有调和肝脾，兼养营之品可效。

当归　佩兰　大白芍　党参　云苓　香附　大贝母　牡蛎　陈皮　白术　红枣

目

某　营血久亏，肝气太旺，痰火上蒙清窍，右目迎风流泪，红丝白障，业已失明，左目又现青光，亦成内障。右耳出水痒痛，耳后焮核，头眩胸闷，四肢不和。宜养营柔肝，兼清痰热，耳病愈后，再为治目。

当归　川贝　法夏　僵蚕　夏枯草　甘菊　赤芍　蛤粉　茯苓　陈皮　白蒺藜　荷叶

某　肝开窍于目，五脏六腑之精皆上注于目而为之睛，肾之精为瞳子，肝之精为黑眼。作劳用心，阴火上炎，热郁于目，膏泽被耗，肝肾之精不能上升，以致两目昏蒙，日暮不见，年复一年，且畏阳光，灯火视如盏大，瞳神缩小，隐现青光，如山笼淡烟，恐昏蒙日久，成为内障。经云：肝虚则目䀮䀮无所见，肾虚亦目䀮䀮如无所见。其甚于夜者，木生于亥，旺于卯，绝于申，至戌之时，木气益衰，故晚不见而晓后见也。脉象沉细带数，细为阴亏，数为营液之耗。拙拟培肝肾之阴，兼清心降火，未知当否？

北沙参　生地　黛蛤散　麦冬　谷精草　淮山药　白芍　青葙子　牡蛎　菟丝子　女贞子　当归　乌芝麻

某　不肿不痛，非外风也，无翳、无膜、无胬肉、无红筋，并非火也。其视物不明，至夜尤甚，乃肾水有亏，肝血不足。至于眼包宽纵者，关乎脾气不运，络脉有亏。寒凉发散，决无此理，培补肾水，兼以养血，为一定方法。但培原固本之药，久服自然见功，欲求速效，势是不能。

川芎三分　当归二钱　炒白芍一钱　洋参一钱　炒杞子二钱　生熟地各二钱　炒冬术一钱　炒甘菊一钱　石决明三钱　夜明沙二钱

加不落水猪肝一片。

某　肝窍开于目，其液为泪。今迎风流泪不止，时而干涩，入夜目珠疼痛，此属肝血不足。拟壮水涵木，兼息内风，即子虚补母之意。

熟地一两　萸肉二两　粉丹皮一钱　当归三钱　茯苓二钱　福泽泻一钱　山药三钱　杞子三钱　炒白芍一钱　香附八分　桑皮一钱　炒甘菊一钱　夏枯草二钱

某　两目失明，右目风轮翳起，左目内障瞳神，脉见弦数，肝阴亏而阳亢。

石决明四钱　谷精草三钱　当归二钱　大生地五钱　望月沙一

钱　蝉衣三钱　刺蒺藜二钱　大白芍一钱　甘菊二钱　羚羊角六分　木贼草一钱　蕤仁二钱　夏枯草二钱　川芎五分

潘左　跋涉风尘之中，交游于海内，客到剧谈，兴来豪饮，何莫非伤气劳神？今年逾六旬，右目瞳仁缩细，缘肝阳上亢，左目黄风内障，系胃火熏蒸，更兼湿浊。厥阴之络深受沉寒，狐疝之或出或入；少阳之巅外袭客风，头痛之时发时止。厥疾之久而勿瘳，良由药饵之不能尽善，身心莫得安养耳。脉象无力而数，症属虚中夹实，上下交争。欲疏其风，则偏于散，非阳亢者所宜；欲利其湿，则偏于燥，乃阴亏者所忌。桂附非不利沉寒，胃家有火者，恐增其炎也；芪地但有益于肾水，中宫有湿者，率多腻膈。然则何以为治？拟十子加减，取其轻灵有益，性平无燥，可以长服，缓缓图痊，但须静养，否则无功。

炒甘菊一钱　桑椹子三钱　杞子三钱　沙苑子三钱　川楝子二钱　苡仁三钱　鸡棋子二钱　马料豆五钱　橘核三钱　南沙参四钱

引加红枣三个、决明子二钱、黑芝麻三钱、青桑叶二片。头痛时加蔓荆子一钱，疝痛时加炒延胡索一钱。

某左　黄膜上冲，热逼膏伤，视物不见，脉至右关沉而有力，春间曾患乳痈。此系阳明余火不清，火性上升，害及于目，阳明为多气多血之腑，宜于清降，十日内能见日光，便可调理。

大黄三钱　白芷八分　木贼草二钱　川芎一钱　蝉衣二钱　鲜生地四钱　黄芩一钱　当归三钱　石决明四钱　犀角一钱　滑石二钱　密蒙花三钱　谷精草三钱

某　红筋白膜，满布风气二轮，急宜疏解以理邪，宽怀静养，毋使五志之火时炎，以致变端。

柴胡　羌活　白芷　枳壳　桑白皮　黄芩　川连　连翘　玄参　谷精珠　车前子　刺蒺藜

某　目不因火不病，初起目珠胀痛，白眥有红筋，后又增痛，牵掣脑后、鼻梁、眉骨、两耳。内风招火，火入少阳阳明之络，两目昏蒙，畏阳光灯火，眼皮难于开合。阴分已亏，伏邪未解。宜养阴熄风，以清肝肺。

沙参　净蝉衣　夏枯草　玄参　杭菊花　川石斛　川贝母　青葙子　白蒺藜　桑叶　赤芍　石决明

某　右目向已失明，肝血之亏不待言矣。今左目骤加肿痛，黑珠混浊，视物不见，泪出如糊，左脉全无，内外两症俱有，虚体实邪之恙。眼科一门，亦有虚体实邪之证，此其是乎？宜养血之中，加以辛温疏散之品。

白芷一钱　川芎一钱　全当归三钱　独活一钱　甘菊一钱　北细辛二分　木贼草一钱　防风一钱　刺蒺藜三钱　红花二分　桑叶一钱　大生地三钱　蝉衣五分

朱　热逼膏伤，瞳神散大，视物不明，急宜填精，固摄精光。

洋参三钱　沙苑子二钱　熟地六钱　黄肉三钱　淮山药四钱　当归二钱　炒白芍二钱　五味子三分　煅灵磁石四钱　大麦冬一钱

某　胬肉裹珠，瞳神恐有溃烂失明之剧。

川芎一钱　独活一钱　刺蒺藜三钱　柴胡四分　白芷一钱　净蝉衣一钱　荆芥一钱　赤茯苓一钱　炒车前三钱　全当归二钱　六神曲一钱　木贼草二钱　羌活八分　茵陈草二钱

殷右　环珠色红，风轮起翳，痛甚于夜。此当疏消。

羌活一钱　刺蒺藜三钱　香附一钱　川芎一钱　谷精草三钱　蝉衣二钱　柴胡四分　木贼草二钱　甘菊二钱　红花四分　车前子二钱　当归二钱　荸荠四枚　夜明沙一两　夏枯草一钱

某　前投疏风平肝法，头痛已减，惟风水两轮起翳，有蟹珠渐突之形，脉弦细。拟前法加滋涵之品。

刺蒺藜二钱　天麻五分　穞豆衣三钱　密蒙花二钱　甘菊一钱　川石斛三钱　石决明三钱　蝉衣二钱　车前子二钱　谷精珠一钱　当归二钱　茺蔚子二钱　桑叶一钱

杨左　咳嗽吐血，腰酸腿重，胸腹胀满，日暮视物不清。程钟龄先生《医学心悟》中有此一症，名曰鸡胸雀目，起于脾不健运而有积滞，肝血有亏之故。

焦茅术一钱　炒白术三钱　炒麦芽三钱　炒神曲二钱　石决明四钱　炒当归三钱　夜明沙三钱　谷精珠三钱　引加萤火虫

点药方

真川连二钱，用泉水两茶碗，煎至一茶杯，绢沥去渣，入洁净饭碗内，隔汤炭火熬至酒杯内七、八分为度，另用真犀黄一分、珍珠二分、漂净镜面砂二分、上梅片一分，各研极细末和匀，同入川连膏内搅匀，瓷器收藏，每日二、三次，以少许点之。

某　目为火使，故用五泻心；血瘀生胬肉，故用逐瘀之剂；肝胆龙雷震荡，故用金匮肾气，三法出入加减，共服三十余剂，胬肉已消，龙雷已潜。惟视物不的，泪热生眵，乃脑脂下流，肝风冲上。先宜谦甫还睛散，待秋令木落，再以黄连羊肝丸调之可也。至于五志违和，无方可拟，解在乎上阳子授鲁东门之法也。

川芎一两五钱　龙胆草二两　草决明二两　石决明三两　白蒺藜三两　黑荆芥一两　黄菊一两　茺蔚子二两　楮实子二两　茯苓三钱　木贼草一两　川椒五钱

上药为末，水叠丸，每服四钱，开水下。

羊肝一具生捣烂，入黄米为丸，每服钱半，开水下。

某　五脏之精，皆上注于目，瞳神属肾。水亏木旺，视物模糊，不耐烦劳，劳则益甚，平素食少头眩，气轮红光不退，厥阴肝经有热。拟养阴柔肝。

沙参　紫丹参　生地　丹皮　石斛　女贞子　菊花炭　谷精草　茯苓　玄参　黑芝麻

耳

某　耳为肾窍，少阳附焉，为肿为痛者，惟恐成痈。

柴胡六分　连翘壳二钱　生山栀一钱　黄芩一钱　苏薄荷一钱　上银花四钱　川芎一钱　杭白芍一钱　夏枯草一钱　防风一钱　生甘草一钱

某　耳为肾窍，肝亦寄之，出血流脓作痛，良由肝阳亢逆，火动风生，为此时觉眩晕。法当壮水涵之。

生地四钱　丹皮一钱　淮山药三钱　泽泻一钱　茯苓二钱　杭白芍一钱　桑皮一钱　当归三钱　生甘草一钱　甘菊一钱　广郁金五分　夏枯草一钱

某　痈生于耳，流脓多而气血伤，脉数，牙关不开。柴胡四物汤加减。

柴胡二分　川芎一钱　全当归三钱　红花四分　黄芩一钱　大生地四钱　黑栀一钱　连翘二钱　炒僵蚕一钱　甘草一钱　洋参一钱　大力子二钱　银花五钱　秦艽三钱　粉丹皮二钱　香附二钱　丹参三钱　夏枯草二钱

某　风入少阳、阳明，耳窍流脓，口角歪斜，由来已久，邪未尽彻而气血亏矣。

柴胡四分　川芎一钱　香白芷一钱　僵蚕二钱　当归三钱　西洋参二钱　甘草五分　黄芩五分　全蝎尾一条　银花二钱　鬼箭羽三钱　古文钱十个

某　耳窍流脓，由来数月，痛不减而脉至细数无力。拟归芍六味，加以滋肝肾之阴，兼泄少阳之火。

生地八钱　茯苓二钱　全当归二钱　丹皮二钱　泽泻二钱　杭白芍二钱　黑栀一钱　甘草一钱　淮山药三钱　银花五钱　香附一钱　夏枯草二钱

某　肝脾不足，营卫不和，痰气凝结少阳之分，耳内前后发为痰核，经事愆期，至时作痛，木郁化火。拟用逍遥散加味主之。

当归　柴胡　丹皮　法夏　陈皮　夏枯草　白芍　茯苓　甘草　白术　香附　象贝　红枣

阜宁，某　肝火逼血上行，凝结少阳之分。右耳根血瘤有年，骤然胀大坚肿而红，日夜掣痛，有外溃之势，症属不治。勉拟凉血清肝。

羚羊片一钱五分　丹皮一钱五分　连翘二钱　黑栀一钱五分　赤芍一钱五分　玄参二钱五分　藕节三枚　大贝二钱　细生地二钱　川黄连四分　炒黑蒲黄六分　侧柏叶三钱

某　禀赋阴虚火旺，善嗜炙煿，脏腑暗伤，热入荣分，初时耳后发生细粟，日渐肿溃流脓，迩来毒流颈项，前至结喉，后至大椎，上连脑顶，散漫不收，疮头板腐无脓，势已入阴之象，理宜温托。但脉大虚数，喉舌作干，大便燥结，阴分大伤，毒陷于里，症势极重。急为育阴化毒，以冀收束、得脓为要。

生地　当归　北沙参　麦冬　银花　花粉　大贝　赤芍　陈皮　连翘　甘草　绿豆

某　右耳根恶核有年，迩来胀大作痛，脉弦细而数，水亏不能涵木，心火肝阳扰动于中，欠寐，心胸觉热，痰热结于少阳。拟养营柔肝，佐以散结。

北沙参　粉丹皮　象贝母　粉甘草　黑山栀　石决明　连翘　夏枯草　玄参　蛤粉　麦冬

鼻

周右　疔生于鼻，名曰刃唇，面肿胀连及左肋，心烦呕恶，六脉洪大，业已走黄，势难挽回。以远途而来，不得不勉为图治，以冀万一。

生矾三钱　葱头三个

研烂以陈酒下之，取其澄清，无经不达，即用大剂清解，速速服之。

银花五两　丹皮三钱　天花粉五钱　连翘五钱　甲片二钱　大贝母五钱　甘菊一两　当归一两　鲜菊叶一两　草节五钱　知母四钱　地丁草一两　角针五钱　白及三钱　制半夏二钱　乳香一钱　郁金一钱

原注：此方两日半共服四剂，肿消势减，顶高根束，热退脉平，已有可生之机。

某　肺气窒塞，鼻窍生痔。

白芷一钱　辛夷八分　白桔梗一钱　枳壳八分　紫苏二钱　寒水石二钱　通草五分　桑白皮二钱　地骨皮二钱

荷花池，陶左　肝火湿热上乘清窍，耳鼻生痔，头目不清。当养阴清肝渗湿。

麦冬　丹皮　黄柏　黑栀　石决　泽泻　玄参　甘草　桑皮　菊花　枇杷叶　大贝母

鼻孔内上二消散加冰片，耳孔点巴豆炭少许。

大桥，朱左　鼻瘜多年，胀垂窍外，鼻梁壅肿，头昏耳目不聪，湿火上蒙清窍，阴分已亏。拟养阴以清肝肺。

北沙参　石决　枇杷叶　麦冬　赤芍　甘草　丹皮　丝瓜络　大贝　连翘　玄参　藕节

二诊：阴虚肝肺蕴热，鼻痔壅塞，头目不清。养阴清肺。

生地　沙参　丹皮　羚羊角　石决　玄参　夏枯草　竹茹　赤芍　蛤粉　大贝　黄芩　天麦冬　竹叶

三诊：头目稍清，鼻痔稍缩，午后马口不洁，似有遗沥，气虚阴虚，湿热内蕴。还拟养阴清化。

原方去竹茹，加石膏。

某　阳明湿热，熏蒸于肺，肺气壅遏，致生鼻痔，不闻香臭，头昏耳闭。清肺饮主之。

杏仁　茯苓　大贝　生草　玄参　蛤壳　麦冬　白芷　桔梗　桑皮　石决　枇杷叶

某　脑漏鼻烂，更兼头痛，无非湿郁化火，火动风生，清空之地，受邪为患。宜开泄肺经，以鼻为肺窍也。

川芎一钱　辛夷头八分　赤茯苓二钱　苡米一两　蔓荆子二钱　白桔梗一钱　黄芩一钱　鲜藿香一钱　茶叶子(炒)十粒　近根丝瓜藤一尺　姜一小片

某　脑漏，清气不升，浊气不降。

升麻三分　柴胡三分　炙甘草四分　茯苓二钱　当归三钱　西党参三钱　冬术三钱　川芎四分　上绵芪六钱　藿香一钱　茶叶子三分

汉口，曾左阳明湿热熏蒸于肺，鼻塞浊涕气腥，鼻渊症也。当清肃肺胃。

藿香(猪胆汁炒)　杏仁　贝母　桑皮　丹皮　桔梗　竹二青　蚕沙　枇杷叶　酒芩　知母　粉草

某　疔毒上攻，鼻梁高肿，鼻撑已损。入暮咽哑且痛，颧面陈陈烘热。肝阳内炽，清肝解毒治之。

羚羊片　玄参　生草　丹皮　黄芩　大贝　寒水石　山栀　黄连　连翘　花粉　石膏

姜堰，于左　肺火结毒，致发疔疮，喉鼻破烂，鼻撑已损。当清化郁热。

麦冬三钱　玄参二钱　羚羊角二分　大贝二钱　寒水石（水飞，冲）二钱　天花粉三钱　粉草五分　酒芩一钱五分　连翘一钱五分　夏枯草一钱　芦根五钱

口、唇

某　阳明痰热上升，结于上腭，成为痰瘤，肿大且坚，鼻旁肿突，迄今一年，势须破溃。宜化痰清热泄浊。

昆布　法半夏　橘红　蛤粉　竹二青　大贝母　玄参　赤芍　海藻　僵蚕　连翘　桔梗　荸荠　海蜇

某　肝郁瘀凝，上腭左半结块，大如桃核，硬而无情，破则但有血而无脓，法在难医。商以化坚活血一法，倘得化血为脓，方许可治。

山羊血二钱　绿豆粉一两　犀黄五分　滴乳石二钱　川贝母一两　琥珀二钱　延胡索五钱　乳香一两　没药一两　儿茶五钱　冰片三分　麝香一钱　生矾五钱　甲片五钱　飞面一两

上为末，每服三分，银花汤调送。

某　口舌糜烂，门齿下龈最甚，脉至左关尺较散，法宜清肝火、养肾阴、兼以凉解。

细生地四钱　鲜石斛三钱　丹皮二钱　黑山栀二钱　生甘草一钱　薄荷一钱　连翘壳二钱　玄参二钱　夏枯草一钱　肥知母四钱　滑石二钱　川黄柏八分　灯心三十寸　加竹叶十片

复诊：口疳患处虽未增重，亦未减轻，今左脉散而有力，更兼头痛，又受风热之故也。

原方加川连四分、芦根一两、荆芥一钱，去生地、玄参、丹皮、滑石、知母、夏枯草、灯心。

某　阴虚血少，肝胃热升，唇口破裂作痛，头眩。当拟养阴，兼以清降。

南沙参　麦冬　丹皮　知母　甘草　淮山药　小生地　蔗汁　玉露霜

东河，张　唇疔毒火不清，浸延满面，以及耳项，牙龈流脓，当清火解毒。

羚羊角　丹皮　荷叶　川连　甘草　花粉　酒芩　连翘　竹叶　菊花　小生地　玄参　炒僵蚕

某　胃足阳明之脉，起于鼻之交頞中，入上齿，挟口环唇，下交承浆。肝胃气火上升，与血脉交并，致两唇初起如豆，继大如茧，肿硬翻花，自左口角下唇而至上唇，或凹或凸，破流滋水，坚硬不消。脉沉疾弦数，右部较大。年逾古稀，阴气已衰，厥阴气火偏旺，头晕欠寐，心神不安。苦寒不宜多进，宜养阴柔肝，兼清阳明，以化坚结。

生地　牡蛎　白芍　洋参　龟版　大贝　甘草　蛤粉　茯神　玄参　桔梗　连翘　藕节

牙

某　齿痛上引太阳，因眩晕左肢麻痹而起，金水两脏素亏，眩晕乃肝邪所致。金虚不能平木，水虚不能制火，故肝阳内扰，阴火上升。肝居左位，气虚则麻，兼以酒体，肥甘过度，湿热蓄于肠胃，上壅于经，故见手足阳明、手太阴、足少阴四经之症。夫齿痛属阳明之有余，眩晕麻痹属太少之不足。按《灵枢·经脉篇》：手阳明之脉，其支者从缺盆上颈贯颊，入下齿中。足阳明之脉，下循鼻外，入上齿中。齿痛之由本于此。第久延岁月，病势已深，调治非易。爰以清胃玉女煎加鹿啣草，从阳明有余，少阴不足论治。

熟地五钱　丹皮一钱五分　泽泻一钱五分　知母一钱五分　当归二钱　升麻五分　黄连一钱　鹿啣草一钱五分　石膏三钱　麦冬二钱　怀牛膝二钱

嘶马，顾左　齿痛数年，痛彻头巅，日夜不休，上牙已落，牙齿摇动，不易完固。当滋水柔肝。

石膏　羚羊　麦冬　生地　玄参　白芍　南沙参　丹皮　牡蛎　石决　乌梅

敷穴方：用生附子一钱研末，大蒜两瓣、轻粉四分，同捣烂，敷左手寸部。

段家桥，聂右　血虚风袭，牙颊抽掣作痛。当平肝熄风。

当归　白蒺藜　天麻　白芍　菊花　中生地　生白术　龟版　茯神　枸杞子　乌芝麻　桑叶

某　胃阳上浮，牙龈痛肿，肺络受伤，咳带血丝。且清上焦。

芦根须三钱　川贝二钱　糯稻根须三钱　新绛屑一钱　天冬一钱　扁豆皮三钱　丝瓜络三钱

某　经以齿乃骨之所终。手足阳明之脉，上循于齿，少阴外支，系于冲脉，冲为血海，并足阳明经而行。阴虚无以配阳，水弱不能济火，是以经事先期，不时齿痛。当从阳明有余，少阴不足论治。

熟地五钱　丹皮二钱　泽泻一钱五分　知母二钱　怀牛膝三钱　佩兰一钱五分　麦冬二钱

某　牙痛溃后，龈肉稍缩，齿根宣露，体质素亏，脾肾皆弱，谷少，神疲乏力。当扶土养营。

党参　焦冬术　茯苓　山药　黑料豆　全当归　佩兰　陈皮　白芍　谷芽　砂仁　大红枣

某　牙痈有脓，余肿不消，六脉细弱。以扶正为主，稍兼清解。

西洋参二钱　当归三钱　香白芷一钱　上银花三钱　川芎一钱　天花粉一钱　生甘草五分

某　上门牙属心，牙龈属胃，此处碎而流脓，虽因跌伤起见，而不易收敛者，究属两经之火不清。法当寒折，但苦寒无有不伤脾胃生生之气，况在童体，脏腑薄弱，恐不胜任，改用甘寒，庶乎稳妥。

银花一钱　麦冬一钱　京玄参一钱　甘草四分　骨碎补二钱

某　牙疳碎烂，色紫暗无神，舌滑带黑，六脉软弱，下门齿脱落，此系肾经牙疳，虚症之极重险者，论脉论症，理宜附桂导火归原，但远路而来，不无外感，况时令又在风阳甚时，难以擅投，勉商六味以壮水制阳，佐以去骨中之湿毒。

六味地黄加牛膝、银花、苡仁、骨碎补。

复诊：昨投壮水制阳，兼去骨中湿毒，而烂处色泽稍为明润，脉亦稍为有神。加重扶正解毒之品。

大熟地一两　大生地六钱　洋参二钱　全当归二钱　淮山药三钱　黄柏（盐水炒）八分　山萸肉二钱　云茯苓三钱　牛膝三钱　车前子三钱　上银花八钱　苡仁八钱　生甘草一钱　川石斛四钱　甘菊二钱　骨碎补一两

三诊：左半碎烂，不至于漫延，右半还不能定，方不外乎前法。

原方加茵陈草，去牛膝、甘菊。

某　上、下门牙牙龈碎烂，色带紫暗，脉右大于左，此肝肾之阴不足，阳明湿化为火。

川芎五分　当归三钱　京赤芍一钱　生地四钱　薄荷一钱　车前子二钱　苡仁三钱　细辛一分　粉丹皮二钱　泽泻二钱　甘草一钱　川黄柏八分　滑石三钱　灯心五寸

某　肺胃积热，酿成牙疳，迎香腐缺，鼻准已塌，内外之肿不消，防其崩陷。拟用再造散治之。

麦冬　羚羊片　连翘　玄参　寒水石　京赤芍　酒芩　大贝母　天花粉　夏枯草　芦根　竹叶

某　左半牙龈腐烂，形似翻花，左胁肋胀痛，脉至沉弦，沉为气滞，弦为肝象，此症起于抑郁而成，并非时邪客感可比，最属缠绵，药不易效，须得恬情悦性，耐心静养，一切淡然，或可望不致加重。药饵总宜不伤气血，切忌攻伐苦寒，有碍生生之气。

生赤白首乌各一两　生熟地各五钱　川贝二钱　郁金七分　紫荆皮一钱　草节二钱　银花四钱　刺蒺藜(炒)三钱　紫檀香屑一钱

另用：西黄五分　轻粉五分　人中白(煅)六钱　冰片五分　珍珠二钱　西月石五钱　辰砂五钱　生矾一钱　炙霜梅二钱　贝母二钱　共为细末吹之。

某　牙叉发连咽喉肿胀，口噤难开，饮食难进，煎药缓不及事，先为开导血络，以衰其势，上自百会、颊车、曲池、曲泽、少商，一一按穴用针，当时痛减四、五。方以重剂凉解清疏。

苏薄荷二钱　桔梗一钱　大力子(炒)一钱　上银花一两　川连三钱　黑山栀一钱　大贝母二钱　玄参三钱　山豆根一钱　玄明粉一钱　黄芩八分　春柴胡三分　宣木瓜三分　荆芥一钱　皂角针一钱　灯心一尺　竹叶十片

泥山，马孩　痧后邪热上乘，致发走马疳旬余，红肿溃烂，凶症也。

川胡连　薄荷　大力子　大贝母　羚羊片　玄参　芦荟　人中黄　黑山栀　丹皮　柴胡　淡竹叶

鲜粪蛆淘净捣烂，加冰片敷肿处。

新桥，张左　走马疳肉腐，腮颧红肿，口唇已溃，兼之泄泻，险症也。

酒炒胡连一钱　人中黄一钱　南沙参三钱　马勃一钱　丹皮二钱　鲜生地四钱　羚羊一钱五分　生鸡金一钱五分　五谷虫一钱　天花粉二钱　鲜芦根汁（冲）一杯

口内腐烂处吹赤霜散，外口唇溃处上柳华、清阳、绿枣，三味和匀掺之；腮颧红肿处，敷青宝丹、遇仙丹、生军末。

某　牙菌落而后生，肝阳郁火不解，幸软而不坚，可无足虑。惟营血亏，肝阳化风。左半头痛，脾土又弱，腹痛便溏，右脉渐起，脾肾渐有充旺之机。肝气虽强，水足而木自柔和，虚阳自不上僭。仍从脾肾进治。

潞党参　白术　归身　白芍　枸杞子　杜仲　炙甘草　破故纸　黄芪　广皮　煨姜　红枣

某　阴虚伤元，阳明又有湿热交蒸于上，牙宣渗血，内热头痛，目眥红筋。拟养阴以清肝胃。

生地　龟版　羚羊　决明　黄柏　知母　丹皮　酒芩　玄参　花粉　天麦冬　甘蔗

泰兴，朱左　肝胃痰热上升，门牙上龈发为痰瘤，溃出黄水，举发数次，劳则火升头晕。当以清降。

南沙参　大麦冬　橘红　海藻　蛤粉　丹皮　玄参　连翘　大贝　法半夏　茯苓　竹茹

某　盘槽痈，腮外肿势不消，势有外溃，精神虽起，而热渴哕恶未减，饮食未增，阴分大亏，症非轻候。姑拟养胃阴。

鲜石斛　淮山药　麦冬　茯苓　银花　花粉　白扁豆　北沙参　毛燕　使君子　象贝母　谷芽　糯稻根

某　腮颊为手阳明所过之地，骨槽风症，缘阳明经热与外风结迫而成，其来必速，盖火性急故也。今外溃已久，牙关缘颊车中，坚硬未消，开阖不利。前用冲和汤者，因以病久脉虚，故用黄芪之补托，四物之养血，桂心、白芷以散结邪，银花、花粉、玄参、贝母之清化蕴毒，前方所议极是。但阳明多气多血之乡，温补过施，恐有偏弊之患，照前之冲和汤增减可也。

川芎　当归　白芍　生地　肉桂　黄芪　花粉　桔梗　粉甘草　大贝　银花　红枣

某　骨槽风，颊车内外俱肿，内溃流脓。宜清胃解毒。

川连　石膏　玄参　花粉　羚羊角　丹皮　赤芍　银花　甘草　黄芩　淡竹叶　芦根

某　骨槽风溃后，筋脉拘急，以致牙关紧强，兼之余蕴未清，腠理结核，两耳作鸣，耳音不聪，厥少不和，阳浮于上。拟养阴清肝，兼和脉络。

北沙参　菊花　当归　白芍　广皮　石决明　白蒺藜　夏枯草　泽泻　丹皮　甘草　荷叶

丸方：川芎　当归　半夏　僵蚕　大贝　陈皮　茯苓　白蒺藜　北沙参　夏枯草　玄参　白芷　甘草　海螵蛸

上药研末，蜜水泛丸，早膳后服三钱。

某　骨槽风症，窦汉卿名穿腮，《心法》曰牙上发、牙槽发。两者皆以手少阳三焦、足阳明胃二经风火而成。夫手少阳之经从手走头，足之阳明经从头走足。恙由手经而入，始则牙痛，头肿面肿，上过太阳，继入阳明，则由项及颈，初时失下于前，嗣又误补于后，以致毒火蕴遏，伤阴耗气，不能束毒化脓，散漫无定。脉象左部散大，右部濡小，口喎、目定、阳缩，头面汗多。气血两败，已成危症，拟方尽人事而已。

洋参　石斛　花粉　大贝　绿豆　麦冬　茯苓　甘草　银花

复诊：昨晚进汤药，虽有转机，脉仍未起，未可为恃。方中加生地五钱。

某　病有发于肌表者，有发于筋骨者，肌表者易愈，筋骨者难痊，此名骨槽风，外观似属阳明之表症，其实系筋骨之重疡。为此内连咽喉，下连颐颌，上连发鬓，肿势漫延，虽得脓而根仍不减。法当大补气血，兼以消坚疏利，耐心久投为嘱。

升麻三分　柴胡三分　僵蚕二钱　甲片一钱　洋参三钱　当归八钱　甘草一钱　苡仁一两　川芎一钱　银花六钱　黄芪一两　广皮二钱

复诊：加骨碎补一两　猪牙床骨（炙）五钱

某　肝火上升，致发牙岩，内外穿溃，肉翻峥嵘，高年得此恶候，极难调治。拟养阴以清肝胃积热。

羚羊角　大贝　甘草　玄参　连翘　丹皮　细生地　石斛　麦冬　芦根

复诊：脉神较起，惟肉翻峥嵘，左腮上腭出血数次，火郁阴伤。仍当养阴清肝。

生地　西洋参　玉露霜　川石斛　白芍　南沙参　左牡蛎　黄柏　淮山药　山萸肉　黑玄参　人中黄　蒲黄　龟版

某　胃火上升，牙岩溃腐，肉翻且坚，难治之症。

羚羊角　花粉　连翘　大贝　鲜生地　麦冬　甘草　玄参　桔梗　生石膏

复诊：此方服四剂后，痛定肉平，加黄柏、芦根。

某　营血久亏，又有肝郁，气化为火，火炎于上，致发牙岩，已延五载，虑其翻花出血，下部痠软乏力。拟养阴清上。

生地　丹皮　大贝　连翘　夏枯草　蛤蜊粉　玄参　黄柏　知母　赤芍　黑蒲黄　藕节

新沟，刘右　肝胃火郁，齿痛硬拔之后，出血翻花，半面肿硬，腮颊穿溃，痛彻头额太阳，已成岩症，症势极重。姑拟养阴清肝胃郁热。

南沙参三钱　小生地三钱　麦冬二钱　寒水石三钱　丹皮二钱　玄参二钱　大贝母三钱　花粉二钱　连翘一钱五分　赤芍一钱五分　酒芩一钱五分　淡竹叶三十张　鲜芦根二两

末药方

犀角四分　羚羊一钱　蒲公英一钱　黄柏一钱　人中白(煅)二钱　大贝三钱　琥珀三钱　牛黄三分　冰片一分五厘　寒水石三钱　熊胆(烘)四分　胡连一钱

共研细末、和匀，每日三次，每次五分，开水过服。

吹掺皆用清阳散、柳华散、藕节散、生军末，四味研极细，和匀搽之；红肿处用青宝、解毒丹和匀，冷茶调敷。

靖江，朱右　肝胃火郁，右牙龈肿而木硬，继之破溃内翻，外腮穿溃，肿而色紫，痛掣头项，已成岩症。幸内翻不坚，未曾出血，犹有一、二生机。当养阴清化郁热。

羚羊一钱　玄参二钱　蒲黄四分　花粉二钱　赤芍一钱五分　连翘一钱五分　人中黄四分　丹皮一钱五分　鲜生地四钱　淡竹叶三十张　黑山栀一钱五分　藕节三枚　鲜芦根一两

外翻花处掺藕节、蒲黄，加冰片少许；贴三黄膏；内吹柳华、清阳、冰连，加冰片少许；四围青敷药和遇仙丹调敷。

末药方

牛黄四分　濂珠四分　熊胆二钱　花粉二钱　青黛(水飞)一钱　大贝二钱　冰片四厘　绿豆粉四分　人中黄(煅)四分　琥珀一钱　犀角粉

（或磨、锉）八分　寒水石(水飞)八分　生蒲黄八分

上药共为细末，每服四分，灯心、竹叶汤送下。

二诊：肿势略减，四围高坚不软，掣痛不宁，延防失血。

南沙参三钱　赤芍二钱　青黛四分　麦冬三钱　鲜生地八钱　羚羊片(先煎)一钱五分　生蒲黄一钱五分　玄参二钱　花粉二钱　丹皮三钱　鲜藕节三枚　芦根(捣汁、冲)一两　胡连八分　夏枯草八钱(煎汤代水)

敷药方

熊胆四分　飞青黛四分　生蒲黄八分　冰片一分五厘　麝香一厘　生军末八分

上药各研末。龙胆草四两，用清水两大碗，煎数沸，去渣收膏，约一酒杯，候冷透，将末药和入调匀，用鸡毛扫敷四围。

敷生军末，用活田螺去壳捣浓敷四围，或用田螺水亦妙，或用鲜蛔虫洗尽捣汁，加冰片敷；或用田螺去壳，加冰片捣烂塞孔内。

三诊：肿势渐软，紫色亦退，大见其效。惟夜分咽干舌燥，仍服原方。

用吴萸五钱，研末醋调，敷两足底心；翻花处用绿枣、藕节、蒲黄，加冰片和匀掺之，内用绿枣、柳华、清阳和匀吹之。

四诊：牙岩之症，本不易治。惟安心静养，不动肝火，十中方可挽回三、四。治来稍见松机，迩时因情绪不遂，心火与肝阳复萌，肿势略加，回里调治为是。

羚羊片(先煎)一钱五分　鲜生地八钱　西洋参一钱　丹皮三钱　麦冬(去心)三钱　玄参三钱　花粉三钱　赤芍二钱　蒲黄粉一钱　胡黄连八分　芦根(捣汁)三两　夏枯草八钱(煎汤代水)

吹药方

月石四分　藕节一个　蒲黄粉四分　青黛四分　琥珀三分　冰片三

分　黄柏末三分　真川连三分　红枣（去核包真铜绿豆大一粒，炭火内煅红存性，研末。）三个

各取细末和匀吹口内。

黄连粟壳药油膏方

黄连三钱　罂粟壳一两五钱　麻油四两

共煎枯，绢滤去渣，入白占一两，熔化冷透，摊纸作膏药贴之。

某　恙由气恼郁结，心肝之火，交结于上，致发牙岩。右上侧牙龈肿腐，而肿胀，鼻齆势将穿溃，难治之症。拟养阴清心肝郁火。

麦冬　净连翘　丹皮　大贝　羚羊片　黄芩　蒲公英　甘草　京赤芍　淡竹叶　活水芦根

舌

某　木舌肿连咽喉，脉至滑数，左三部更甚，火炽甚矣，用栀子金花汤，急宜清三焦之火，明晨轻减，方可得生，否则难治。

川连　黄芩　黄柏　山栀　连翘　甘草　银花　车前　竹叶　鲜生地

某　托舌。

京玄参三钱　大贝二钱　川连（后入）三分　当归尾三钱　甘草一钱　大力子（炒）二钱　天花粉一钱

某　偏垫舌连及左半咽喉肿痛，脉虽细弱无力，此属上焦风热夹痰，宜与清疏，当从症不从脉，然宜轻用，重则犯及中、下二焦，初学者此等处留心为嘱。

桔梗一钱　大力子一钱　玄参二钱　半夏一钱　天花粉一钱　川连三分　甘草一钱　苏薄荷一钱　银花三钱　竹叶十片　大贝母二钱　灯心五十寸

某　舌根痈硬痛，大便闭，宜通降法。

生军　牛蒡子　僵蚕　赤芍　连翘　橘红　风化硝　玄参　薄荷　竹叶

某　肾阴不足，心火肝阳上炎，发为舌疮。舌根破碎成窟，不时内热。舌为心苗，肾脉贯肝鬲，循喉咙，挟舌本，肾阴不升，心火不降，未济之象也，恐酿成舌疳大患。法当滋水制阳为治。

生地　石斛　玄参　麦冬　女贞子　象贝母　玉露霜　桔梗　丹皮　甘蔗

某　心脾火郁，致发舌疳，舌根溃烂，肿及咽喉，症非轻浅。宜养阴清解。

细生地　丹皮　大贝　连翘　玄参　蛤粉　生蒲黄　麦冬　甘草　桔梗　黄柏　竹茹

某　舌糜于左，心火上盛，肾水不足，谨防舌疳之患。

西洋参　麦冬　甘草　青果　六味丸

某　舌为心苗，肾阴不足，肝阳上升，发为舌菌。舌尖肉翻如豆，内热呛咳头眩，心神不安，肺肾亦亏。当滋水制阳，兼清肺肾。

鲜生地　川贝　桔梗　玄参　蒲黄　连翘　沙参　麦冬　丹皮　茯神　川石斛　藕

常州，施左　舌菌二年，发在舌尖，幸根蒂不大，尚可调治，非烙不可。先为养阴清心。

小生地三钱　麦冬一钱五分　大贝二钱　生蒲黄四分　玄参一钱五分　赤芍一钱　川连二分　连翘一钱五分　丹皮一钱五分　甘草三分　灯

草五尺

某　心肝郁热，化火生痰，痰火上升，始则舌旁破碎，继则内翻，峥嵘痛掣两耳，舌岩大症。宜清热散结化痰。

羚羊片　丹皮　沙参　山栀　连翘　玄参　夏枯草　象贝　蛤粉　蒲黄　赤芍　海藻　芦根

某　心脾之火夹痰上升，舌岩坚肿破碎，饮咽不能，症非轻浅。拟清火化痰。

麦冬　蛤粉　海藻　大贝　僵蚕　橘红　生甘草　连翘　蒲黄　地栗　竹茹

吹：清阳、柳华散加琥珀、橄榄灰、蒲黄、冰片。

复诊：肿已渐软。原方加羚羊片、丹皮。

喉

某　喉如火焚。

雪梨一两　银花八钱　川贝母三钱　玄参三钱　桔梗一钱　天花粉一钱　甘草三分　红花三分　绿豆一两　刺蒺藜三钱

二诊：加生地四钱。

三诊：生地一两　丹皮二钱　苏薄荷一钱　山药四钱　红花五分　上银花一两　桔梗一钱　玄参三钱　川贝母三钱　蒺藜三钱　天冬一钱　生甘草三钱　福泽泻二钱。

四诊：照前方加川连三分、黄芩一钱，服三帖，再加知母（盐水炒）二钱、黄柏七分，服五帖。

另以大生地二两，冷水浸透，用砖捣烂，分作两饼，将吴萸一钱，研末掺于饼上，扎两足心。

又以霜梅肉一两、玄明粉三钱、柿霜五钱，捣匀作丸如指面大，用一丸含咽。

某 肝火熏灼蒸肺，唇舌咽喉如焚而痛。此当补肝之母，水旺则虚阳自潜。

生地八钱　丹皮二钱　山萸肉二钱　福泽泻二钱　茯苓二钱　苦桔梗八分　京玄参二钱　甘草八分　上银花三钱　灯心二尺

某 操劳过度，五志之火上升，熏蒸灼肺，咽痛年余不已。宜清金制阳，兼以壮水。

北沙参四钱　玄参二钱　丹参二钱　云茯苓二钱　苡仁四钱　丹皮二钱　大生地四钱　泽泻一钱　甘草一钱　川贝母一钱　陈皮一钱　蒺藜三钱　川百合三钱　灯心五尺

某 阴亏者火必上浮，咽喉乃肺之所主，日受火灼，以致咽痛食物艰难。

北沙参三钱　苡仁三钱　丹参二钱　中生地四钱　玄参二钱　甘草四分　川贝母一钱　薄荷四分　灯心五尺　刺蒺藜二钱

某 口喉皆碎，阴不足而火上炽也。

西洋参一钱　玄参一钱　麦冬一钱　大生地四钱　青果二个　灯心五尺　炒白芍一钱　女贞子(炒)二钱　稆豆衣二钱　青桑叶三片

某 咽喉碎烂，甚于右半，即有客邪，为日已久。只用疏解，施于近感风火之症则可，此症色脉已亏，必兼清补。

北沙参　大生地　射干根　薄荷　桔梗　生甘草　京玄参　轻马勃　灯心　竹叶

某 咽喉上腭溃烂，脉弱而细。宜调养气血，兼以甘凉解毒，毋服苦寒。

黄芪三钱　西洋参二钱　生赤首乌六钱　桔梗一钱　射干根二钱　大生地五钱　甘草一钱　生苡仁四钱　上银花三钱

二诊：已得见效，原方加玄参一钱、甘菊一钱、夏枯草一钱。

三诊：溃烂渐次向愈，此得补药之力也。

黄芪三钱　洋参二钱　生赤首乌六钱　射干根八分　甘草一钱　天花粉一钱　大生地四钱　银花三钱　夏枯草二钱

某　水不上承，金被火灼，喉如茅刺。

大熟地六钱　半夏一钱　云茯苓二钱　北沙参三钱　苡仁四钱　苦桔梗八分　广陈皮一钱　砂仁六分　紫丹参三钱　川百合三钱

某　为素有肝气，治痛治呕之药，毕竟燥湿者多，肺液被劫，以致咽如炙脔，脉至右寸关带数。清金保肺，缓缓图之自效，但苦寒之品，亦不相宜。

猪肤三钱　川贝母一钱　北沙参三钱　茯苓一钱　枇杷叶三钱　川百合三钱

加燕窝一钱，煎汤代水；或将燕窝加冰糖一钱，作点心食之。

某　外无六淫见症，脉至似有若无，惟右关隐隐带弦带数，今见咽喉右半络脉红紫，每食物下咽，右半咽喉微微梗痛，此系肝郁气滞，厥阳上亢，络为之瘀，气为之滞，脉不流利，咽喉作痛，此所谓一阴一阳结为喉痹是也。

红花四分　刺蒺藜三钱　马勃五分　玄参一钱　制半夏一钱　鸡蛋白一个　好醋五匙

某　脉弦细涩，血虚气滞，居经不调，内热腹痛，胸脘不舒，喉痹肿痛，甚则破烂。当育阴清火化痰。

沙参　丹参　丹皮　乌药　泽兰　生地炭　香附　江枳壳　黑料豆　小胡麻

周丰岐令媛　经以一阴一阳结谓之喉痹。一阴者，厥阴风木也；一阳者，少阳相火也。夫相火内寄于肝，听命于心肾。阴不足，加以操劳，心火肝阳同移于上，阳明痰热，借以上升。始则喉际作痛，继生白点，咽关肿胀，数年来或轻或剧，兼作咳呛，喉际作梗，此痰气郁结上焦，即经谓喉痹是也。迩来夜热烦燥不寐，寝则汗出，经事后期，脉象虚数，左关弦而右关滑，君相不宁，阳明积痰不清，神不安舍，舍空则痰火踞之。拟养阴清肃肺胃，以安君相。

北沙参　竹茹　蛤粉　龙齿　麦冬　象贝　枇杷叶　蒌皮　丹皮　枳壳　合欢皮　茯神

二诊：当归　淮山药　西洋参　紫石英　枣仁　柏子仁　浮小麦　生熟甘草　红枣　佩兰　生地　龙齿　麦冬

三诊：服前方诸恙较好，惟盗汗尚未全收，夜寐仍未安静。

原方去紫石英，加玄精石、茯神。

又膏方：加川贝、牡蛎、阿胶、女贞子、白芍。

某　肾阴不足，心肝气火上浮，内热喉痹，咽起白腐烂斑，胸闷头眩，症势不轻。养阴清气化痰。

沙参　鲜石斛　玄参　丹皮　合欢皮　贝母　天花粉　细生地　马勃　梨皮　淡竹叶　大麦冬　瓜蒌皮

某　咽喉左半腐烂，脉至浮数有力，风热有余，可清可散。

川连三分　赤薄荷一钱　桔梗一钱　甘草一钱　泡射干二钱　玄参二钱　荆芥二钱　大力子二钱　黑栀一钱　竹叶十片　上银花三钱　灯心五尺

某　咽喉燥而红肿，腰膂痛而遗泄。拟填下清上法。

大生地八钱　山药二钱　丹皮二钱　云茯苓二钱　桔梗四分　玄参二钱　大麦冬二钱

又丸方：

京川贝一钱　薄荷一钱　甘草一钱　青果炭五钱　月石二钱　桔梗一钱　轻马勃五分　青黛三分　儿茶一钱

共为末，用白蜜入药作丸，含咽。

某　咽喉肿痛，咳嗽不已，脉至浮数，此表邪闭结。虽系日久，还宜疏散。

紫苏一钱　苦桔梗一钱　荆芥一钱　前胡一钱　大贝母一钱　射干一钱　牛蒡子一钱　玄参二钱　薄荷一钱　生甘草一钱

某　风寒结闭，咽喉漫肿，脉至迟滞。此宜先为疏散，症非轻浅，小心为嘱。

苦桔梗一钱　薄荷一钱　防风一钱　京玄参二钱　荆芥一钱　大力子(炒)二钱　生甘草四分　半夏一钱　紫苏一钱　灯心五尺

某　风痰上乘，咽喉不能进食，虑成喉闭。拟疏肝化痰。

麻黄　薄橘红　桔梗　杏仁　枳壳　炙僵蚕　法半夏

皂角炭冲，随用金锁匙吹两旁，后用针针委中，再针合谷。

某　内有肝肾之火，外夹时令风温，交结于喉，而成痈肿，艰于纳谷，幸喜痰多，乃是邪之出路，但形势已成，必得出脓方可，多则四、五天，少则两、三日，自然无事，目下倘若增重，不必惊惶，耐心可也。

桔梗一钱　大力子二钱　花粉二钱　荆芥一钱　连翘壳二钱　薄荷二钱　黄芩八分　京玄参三钱　知母二钱　防风一钱　大贝母二钱　角针二钱　川芎四分　上银花八钱　竹叶十片　玄明粉二钱

某　腐不易脱，气血不足也，清解之中，兼以扶正，内外一理，喉症亦同，纯用苦寒，于生生之气有碍，切嘱。

桔梗四钱　荆芥一钱　天花粉一钱　绿豆五钱　葛花二钱　灯心五尺　马勃五分

某　腐不脱，新不生，此非风热喉症可比，清散寒凉，不宜多服，当宗虚症痈疽溃后例调治。

西洋参二钱　黄芪五钱　川芎八分　全当归二钱　生地六钱　桔梗

一钱　生甘草一钱　射干二钱　玄参三钱　上银花三钱　薄荷六分

某　喉羔得脓后而音不扬，咽嗌不利，显系肺金受灼，焉有不补而再用开散之理乎？

北沙参三钱　麦冬一钱　川贝母一钱　京玄参一钱　百合三钱　大生地四钱　竹叶十五片　明天麻一钱

某　喉癣。

甘菊一钱　炙甘草四分　玉竹五钱　当归二钱　川续断二钱　玄参一钱　生地三钱　怀牛膝一钱

某　客邪退去六、七，质本阴亏，常常内热，肝阳上浮，咽喉不时焮痛，头亦因之苦眩。法当育阴涵木，以泄内风。

大生地一两　玄参二钱　甘菊一钱　北沙参一钱　黑山栀二钱　生草四分　夏枯草一钱　薄荷四分　灯心五尺

某　咽喉色如秋海棠叶背，红丝绊满，肩背怯寒，脉至浮弦带滑，平素体质阴亏，多半因房欲后受邪所致。宜清上实下。

大生地四钱　玄参一钱　北沙参三钱　苏薄荷一钱　细辛一分　川黄连一分　生甘草一钱　桔梗一钱　竹叶心十根　灯心五寸

复诊：大生地一两　大麦冬一钱　天冬一钱　京玄参二钱　西洋参二钱

某　此名石鹅，不腐不脓，亦不为害，良由肺气不足，肾水有亏，而诵读声高，气火上浮，虚阳挟痰凝结所致，切不可作实症喉科一门为治，则害非轻浅。拟用清金壮水之剂，肺气旺、肾水足，则不愈而自愈。

北沙参四钱　大生地五钱　丹皮一钱　川贝母二钱　福泽泻一钱　山药二钱　云茯苓二钱　京玄参二钱　苡仁三钱　川百合三钱　青果一个　荸荠三个

某　木火刑金，喉烂成痦，三、四年来，时增时减，今脉象虚数，邪虽不清，难以直攻。拟养血清肺之中，稍兼凉解，然须耐心调理，如欲速则无功。

川芎七分　当归二钱　大白芍一钱　洋参三钱　桔梗一钱　大生地六钱　北沙参三钱　甘草一钱　银花四钱　苏薄荷六分　射干一钱　灯心五尺

复诊：喉内烂处，虽能渐渐长满，但脉来虚数如前，气血犹亏，热邪未尽，图全不易，炎热之令将至，切不可再受客邪。

原方加花粉一钱、炒扁豆三钱、苡仁三钱、广皮一钱，去川芎、白芍。

某　肝阴不足，肺肝亦有积热，两目昏红，能远视，不能近视，头目作眩，喉际粟颗梗痛，内热，脉细微数。当养阴以清肺肝。

南沙参　川贝　麦冬　丹皮　桔梗　蝉衣　菊花　枳壳　夏枯草　石决　桑叶　黛蛤散　乌芝麻

又嗽口方：

土牛膝（捣汁）　臭花娘根（捣汁）　制青梅干（杵烂）　万年青根（捣汁）

某　寒遏热伏，心胸闷闷，咽喉痛而不肿，水谷难进，此漫喉风之重者。先为透解，病势方张，恐其加重。

桔梗一钱　甘草一钱　苏薄荷一钱　防风一钱　荆芥一钱　粉前胡一钱　苏子二钱　半夏一钱　广橘红一钱　山栀八分　连翘一钱　象贝母一钱　竹叶十片　灯心五尺

某　凡咽喉之症，风火居其八、九，去冬曾患喉痛得脓，今咽喉肿痛不已，近因感冒，咳呛见红，脉至浮大，先为清散，继商调理，此饮食寒暖，须要小心，否则非喉痛即喉风，不可不虑。

苦桔梗一钱　玄参三钱　黄芩一钱　云茯苓一钱　橘红五分　荆芥

一钱　黑山栀一钱　薄荷一钱　甘草一钱　粉丹皮一钱　苏子一钱　竹叶十片　灯心五尺　青果二枚

某　咽喉漫肿无形，痛甚于左，脉浮而不甚流利，风寒束缚，热甚于里，不得透达，成则喉风也。

桔梗一钱　大力子三钱　防风一钱　荆芥一钱　苏薄荷一钱　紫苏一钱　玄参二钱　川黄连三分　黄芩一钱　甘草六分　黑山栀一钱　滑石三钱　灯心五寸　淡竹叶五片

某　喉风气喘痰鸣，唇红舌赤，颈粗而肿，喉闭而痛，六脉洪大，汤水不进，大便闭结。此风热有余，内外俱实。用清咽利膈汤全方加进。

大黄二钱　川黄连一钱　荆芥二钱　防风一钱　连翘壳二钱　薄荷三钱　黑栀二钱　淡竹叶二十片　黄芩一钱　桔梗一钱　大力子二钱　玄参三钱　银花一两　生甘草二钱　朴硝二钱　灯心五寸

某　颈项颐颔俱肿，气喘痰鸣，咽喉闭塞，舌底淡白而滑，面色刮白无神，脉至细软，大便溏泄，此虚寒为患。与温通疏解。

紫苏二钱　半夏二钱　炙甘草五分　官桂八分　炮姜一钱　白芥子二钱　生姜二片　桔梗二钱　粉前胡一钱　云茯苓二钱　广皮一钱

（原注：上两方俱一剂而见功，此二症同日进门，势甚危险，用药一寒一热，一散一降，俱能应手而效者，贵乎虚实寒热辨得清楚，时下喉科、外科，无非一派寒凉，实火症遇之则生，虚寒症逢之必死，可不慎哉！）

某　锁喉毒外肿内闭，痰鸣气促，险症也。

羚羊　蒌仁　牛蒡子　橘红　玄参　桑皮　射干片　僵蚕　连翘　竹油

天星桥，高左结喉痛成脓外溃。当清肺解毒。

赤芍　酒芩　玄参　花粉　甘草　大贝　连翘　丹皮　银

花　竹叶　桔梗

新桥，严右　喉蛾年久误砭。

大力子(炒)三钱　荆芥一钱　菊花二钱　粉草四分　僵蚕一钱　薄荷四分　桔梗一钱　麦冬一钱五分　小生地四钱　郁金一钱　明雄黄(豆大)一粒

颈　项

某　血从清窍而出，继见颈侧外疡板硬无情，神形顿改，此谓失荣，独阳无阴者不治，独阴无阳者亦不治，此其是也。远途而来，勉付一方。

玄参一两　生草节一钱　生赤白芍各二两　首乌二两　牡蛎(盐水炒)一两

外用鲜狼毒捣烂，稍加盐敷之，能渐和软，乃是效处。

荸荠、关海蜇、海粉，每日食一两

某　颈侧颐颔之下，结块重重，大小不一，顽硬无情，症由悒郁不舒，肝阳亢逆，痰凝气滞，失治于早，致成棘手。且商调和营卫，咸能软坚一法，若得化脓，方可许医，破后流水出血，非药可治。急早怡悦情怀，乃此症之良方，徒恃药力，难以见功。

小金丹每日服一钱，陈酒送下。

炒当归三钱　洋参三钱　石决明一两　白芥子一钱　玄参(盐水炒)五钱　煅牡蛎一两　甘松节一钱

末药方：紫檀屑二钱　核桃二十枚，每个歧缝破开，将肉取出，和蝉蜕七个捣匀，仍入壳内，外将泥包裹，置于砻糠火内煨一昼夜，取出去泥，中如炭者可用，如未成炭为不及，若已成灰为太过，俱不合用，研细末，能饮者用陈酒送下一枚。

某　肝郁夹痰，颈右失荣坚肿已轻，延今五月，胸背颈项攀痛，肝脾两伤，气血并损。姑拟益气养荣。

当归身　党参　冬术　白芍　川芎　陈皮　清半夏　炙甘草　炙生地　佩兰　红枣　煨姜

某　肝郁不舒，气火夹痰凝结颈左，失荣坚肿，筋脉攀痛。宜清肝解郁。

川芎　当归　白芍　生地　夜交藤　蛤粉　大贝　钩钩　夏枯草　丹皮　金橘叶

复诊：失荣坚肿，痛攀肩背，原方加黑山栀三钱；去夜交藤、钩钩。

某　抑郁伤肝，思虑伤脾，肝脾荣损，气动于中，木火夹痰上升，少阳经气郁结，颈左发为石疽，硬坚如石，肩项痠胀，牙紧喉痹，脉细神羸，已入沉疴，势难挽救。姑念远来，拟方回府调理。

党参　冬术　当归　川芎　白芍　香附　大贝　陈皮　清半夏　茯苓　甘草　煨姜　红枣

某　心肝抑郁不遂，气化为火，火与痰升，颈左发为石疽，坚肿色红。势将外溃，溃则难愈。姑拟养营清肝化坚。

北沙参　川芎　白芍　玄参　香附　大贝　清半夏　当归　中生地　左牡蛎　橘叶

某　肝脾郁结，气与痰滞，石疽坚肿，咽肿喉痹牙紧，颈痠项胀。厥少不和，经络壅塞，七情致伤之病，调治非易。脾胃又弱，便溏，食入则呕吐，慎防脾败。姑拟扶土和中，冀其纳谷为幸。

焦白冬术（枳实二分同炒）　佩兰　木香　枳壳　砂仁　陈皮　潞党参（藿香炒）　半夏　郁金　谷芽　炙甘草　茯苓　金橘叶

二诊：呕吐已止，饮食加增，石疽肿亦较退，似有转机，但牙紧未松，喉痹未舒，脉沉弦涩。阴伤木郁，痰气凝痹于上，尚在险途，未为可恃。姑从原法治之。

党参　冬术　川芎　当归　半夏　砂仁　陈皮　枳壳　佩兰　广郁金　白芍　橘叶

三诊：石疽肿硬稍松，七情致伤之病，究难消散。因日来饮食加增，精神稍复。姑拟原方进治。

党参　当归　清半夏　佩兰　冬术　白芍　陈皮　炙草　川芎　茯苓　大贝　老姜　橘叶

四诊：日来精神饮食倍增，石疽坚硬肿胀亦见收束，是万亿之幸也。宜香贝养营汤主之。

党参　当归　白芍　陈皮　白术　川芎　茯苓　大贝　清半夏　香附　炙甘草　牡蛎　红枣　橘叶

五诊：恙势日见起色，宗前法进治。

生地　蒲黄（炒）　当归　陈皮　大贝　白芍　潞党参　川芎　茯苓　香附　清半夏　牡蛎　远志　金橘叶　红枣　姜

六诊：石疽肿势稍加，且作胀痛，肝火复升。宜和荣化坚，兼舒肝郁。

前方去生地、远志，加夏枯草。

七诊：石疽复肿，又复作吐，心胸懊憹。肝胃气逆，极虚之体，攻补两难，症在险途。姑拟香砂六君子汤加味主之。

当归　党参　冬术　佩兰　广皮　谷芽　木香　砂仁　清半夏　炙草　生姜　枣

某　血虚肝火夹痰，凝结颈右，发为马刀，结核坚肿如石，发热脉细，症势极重。宜养荣化痰，缓缓取效。

当归　淮山药　党参　香附　北沙参　大贝　石斛　茯苓　佩兰　制半夏　广皮　红枣

某 脉弦右滑，左关且劲，营阴不足，厥阴气火内动，夹痰上升，凝结少阳之分，颈右发为马刀，结核坚肿。调治不易，拟养荣、清肝、化坚。

川芎　当归　白芍　生地　制半夏　僵蚕　广皮　香附　左牡蛎　橘叶

二诊：加山茨菇。

三诊：木郁较舒，马刀结硬稍松。宗前法治。

川芎　当归　白芍　生地　人参须　陈皮　沉香　大贝　牡蛎　山茨菇　半夏　远志　橘叶

某　郁怒伤肝，思虑伤脾，痰气郁结，颈右马刀瘰硬坚，头半掣痛。症势非轻，宜养荣清肝化痰，更宜屏去尘情，勿怒勿劳为要。

当归　香附　茯苓　川芎　白蒺藜　白芍　半夏　大贝　牡蛎　杭菊　僵蚕　陈皮

复诊：马刀瘰为疡科恶候，连投解郁清肝，头痛已平，目能启视，似有转机，但午后微恶寒热，痰瘰坚肿如故，木郁不达。宜逍遥散合化坚汤主之。

当归　白芍　半夏　香附　白蒺藜　柴胡　陈皮　大贝　牡蛎　橘叶

某　肝气夹痰，凝结左腋，侠瘿马刀，胀及乳房，焮烈作痛，防其破溃则难愈。宜清肝化痰。

瓜蒌　大贝　清半夏　泽兰　赤芍　僵蚕　夏枯草　当归　香附　连翘

复诊加海藻、青皮、橘叶。

某　痧疹后误投敛药，邪留肝肺，以致咳嗽颈病，腹胀肢瘦，虑成疳疾。拟养阴以清肝肺。

南沙参　川贝母　丹皮　石斛　使君子　冬瓜子　炙内金　香青蒿　鳖甲　杏仁　茯苓

李右　太阳之经，行身之侧，厥阴之络，环绕阴器，颈侧两旁，疮疤密密，两胯之内，结块重重。瘰疬一门，非必尽生颈上，本随处而发，太阳与厥阴，一脏一腑，原相表里，脏有痰可发于腑，腑有痰可移于脏，究此所移之故，良由情窦一开，肝肾之阴亏损，而向来身中未尽之病毒乘虚窃发。症属绵延，房帏宜远，经年医药调理，俱不可疏，方可有效。

六味地黄汤去萸肉，加白芍一钱、当归五钱、甘草一钱、连翘一钱、牡蛎一两。

某　脾虚痰气凝滞，颈项痰疬串生，迄今七年。脉虚弦细数，阴虚肝热不清。当和营化痰散结。

当归　白芍　半夏　香附　牛蒡　大贝母　白术　茯苓　陈皮　佩兰　连翘　柴胡（蜜水炒）　红枣

某　抑郁伤肝，思虑伤脾，肝脾两损，气滞痰凝，项颈生疬，日渐滋蔓。当固本养荣，兼化痰湿。

党参　陈皮　牡蛎　半夏　茯苓　冬术　炙草　白芍　当归　佩兰

某　肝气夹痰凝滞，颈左右瘰疬丛生，中脘不畅。当养阴清肝化痰。

川芎　当归　香附　夏枯草　陈皮　海藻　茯苓　广郁金　僵蚕　大贝　佩兰　橘叶

某　肝火瘰疬，由颈项自胛至胯，发热脉数，遍体经络掣痛。宜逍遥散加减主之。

当归　薄荷　南沙参　连翘　粉甘草　赤芍　僵蚕　丹皮　柴胡　夏枯草　大贝

合肥，李鸿章孙　肾水素亏，肝胃两经夹有湿热，颈左痰核破溃，硬未尽消，口舌作干，脉象弦而带数。当养阴以清肝胃。

南沙参四钱　川石斛三钱　象贝三钱　蛤粉四钱　丹皮二钱　玄参二钱　茯苓二钱　大麦冬二钱　淮山药三钱　杏仁三钱　枇杷叶（包）三张

某　阴亏痰热上升，下颏痰核肿大如李、发际兼有白屑，风湿相乘。养阴散结。

南沙参　竹茹　牛蒡子　僵蚕　橘红　法半夏　夏枯草　海藻　大贝　葶苈　连翘　甘草　海蜇

复诊：服后恙情大有好转，原方加当归、蛤粉。

吴大征之母　肝脾两亏，痰气凝滞颈右，窜生痰疬，一核已呈红色，势必破溃，间时恶寒发热，二气乖和，脉象沉弦小疾，血虚木郁不达。拟养营调畅肝脾。

当归　参须　香附　陈皮　茯苓　丹参　川贝　於术　生牡蛎　法夏　佩兰　红枣

某　阴虚痰热结于脉络，项左痰核破溃，延及结喉，胻足肿痛，四肢瘦楚乏力，营血大亏。拟养阴清络。

细生地　炙鳖甲　玄参　大贝母　丹皮　当归　羚羊片　丝瓜络　天花粉　竹二青　黄柏

某　少阳相火夹痰上升，颈左恶核肿突坚硬，劳则作痛，并起水泡，防其破溃。宜养阴清肝。

羚羊片　玄参　赤芍　蛤粉　炙僵蚕　金橘叶　粉丹皮　连翘　当归　海藻　大贝母　夏枯草

某　痰有虚实，热有内因外因，治各不同，此症之发热不已，颈侧左半之痰核，俱从产后而起，今面色萎黄，热甚于夜，脉至左三部浮弦带数，显系肝肾之阴有亏，其颈之痰亦属肝血有亏，肝阳上亢，痰随火升，凝炼而成，因虚而致，非比实症之热可以清散，实症之痰可以攻消。法当育阴制阳、兼咸能软坚，耐心守服，药力到时方能效，如求速愈则难矣。

炒白芍二钱　丹皮五分　生熟地各一两　金银花一钱　贝母一钱　紫丹参二钱　石决明八钱　草节一钱　煅牡蛎六钱

某　木郁不舒，颈左结核，按之棉软，脉来艰涩，此气滞痰凝，宗木喜条达法。

柴胡四分　当归三钱　白芥子（炒）二钱　白芍二钱　象贝三钱　香附（醋炒）二钱　紫背天葵草根四钱

某　瘰疬破溃，脉至弦数，面色㿠白，大便溏薄，此系病痨，最难图治。拟香贝养营以培其本。

党参四钱　冬术三钱　炙甘草一钱　茯苓二钱　白芍二钱　大熟地五钱　山药三钱　香附一钱　紫丹参三钱　贝母一钱

某　血去荣枯，肝无所养，颈侧生疬如皋。此宜壮水涵木攻坚，苦寒之品，非虚症所宜，切忌切忌，但王道无近功。

六味地黄汤去山药，加白芍、石决明、当归、玄参、牡蛎、甘草。

某　六脉细涩，面淡黄而舌白，经信愆期，纳谷甚少，先从肩上少阳之经累累结核，渐延颈项背足俱满，初肿则按之痠痛，溃破则腐且见骨。此由荣阴本亏，加以情志不能畅舒，荣气遏壅，运行失度而结痰疬，形伤及气，阴阳两阻，蔓延上下也。用加味归脾法增损图治。

丹参二钱　焦谷芽四钱　香附一钱　川贝一钱　炙黄芪八钱　白芥子（炒）二钱　川芎一钱　半夏一钱

某　阳症见阴脉，吉少凶多，况谷食难进，胃气日虚，殊为棘手。

紫苏一钱　黄芪一两　全当归四钱　甲片一钱　橘红一钱　大贝母三钱

某　痰气交凝，阻于咽嗌，喉外壅肿软绵，怒长喜消。当理气豁痰，切勿寒凉抑遏。

桔梗八分　川芎一钱　牛蒡子二钱　半夏一钱　香附一钱　白芥子一钱　甘草一钱　黑栀二钱　焦神曲一钱　苏叶五分　茶叶子二钱

某　左半耳后病如贯珠，脉至左关弦而带滑，此肝阴不足，气滞痰凝。酌用香贝养营加味治之。

西洋参二钱　冬术一钱　炙甘草三钱　云茯苓一钱　白芍一钱　白芥子(炒)一钱　大熟地五钱　香附二钱　川贝母二钱　夏枯草一钱　川芎七分　全当归三钱

某　左耳下漫肿不红，痛连咽喉，脉至浮数无力，病起于暴，乃气血素亏，近感时邪，客于少阳阳明所致。急急散之，若成功，虽无性命之忧，其痛楚为害亦不小。

柴胡七分　连翘壳二钱　生甘草一钱　荆芥一钱　黑山栀一钱　大力子(炒)三钱　薄荷一钱　炙甲片一钱　羚羊角二钱　川芎一钱　香白芷一钱　大贝母二钱　银花四钱　京玄参二钱　大生地四钱　角针二钱　全当归三钱　夏枯草二钱

（原注：此方一日两剂，五日大效，十日消散。）

附敷药方：

生南星五钱　生半夏五钱　白及五钱　川乌三钱　草乌三钱　寸香一钱　五倍子五钱　石菖蒲三钱　姜黄三钱　木香三钱　小粉(炒)一两　大黄五钱

上药共研细末，用鸡子白、蜂蜜、葱汁调厚敷肿处，略空一头以出气。

某　脾有积湿，肝火不清，项生病痰，遍身又发湿疹，二症均难速效。拟清肝养营，兼渗湿热，多服乃佳。

当归　象贝　半夏　胡麻　泽泻　白鲜皮　丹皮　甘草　茯苓　夏枯花　牛蒡　红枣

某　体质阴亏，风湿袭于营分，遍身疮疥，顽痰凝结于项下，结核如珠。宜与活血疏风、理气化痰。

僵蚕二钱　京玄参二钱　生甘草一钱　银花四钱　生苡仁五钱　赤茯苓二钱　大生地八钱　当归六钱　川贝母二钱　荆芥二钱　炙甲片一钱　白芥子二钱

某　左三部脉细如丝，右寸关弦滑，颐颔之左结块如桃，不红不痛，此属虚痰。不可专用攻坚克伐之品，拟金水六君加理气行痰为治，非比实症可以速效，还宜保养为嘱。

大熟地一两　半夏二钱　广陈皮二钱　白茯苓二钱　草节一钱　白芥子(炒)二钱　焦僵蚕一钱　当归二钱　煅牡蛎五钱　炒牛蒡二钱　姜汁一匙

复诊：胃口虽能多进薄粥，大便亦能坚固，脉亦不似前之细数无根，而颔颐之下，结核已消。不明医理者，似若目有起色，殊不知吸吸气短，乃元海无根，非比肺家实喘，往往有顷刻变生而脱绝者，况无大剂人参在此急救，焉能挽回元气于无何有之乡。勉商观音梦授散合参麦散，以纳在上之虚气；都气丸作汤，以摄在下之脱气。倘或应手，还有可生之机，否则别无良法。

炒党参一两　麦冬(元米炒)一钱　五味子(炒)八分　加青盐三分　核桃夹膜一钱

接服方

熟地一两半　淮山药八钱　丹皮(炒)一钱　茯苓一钱　怀牛膝二钱　萸肉(炒)二钱　泽泻(盐水炒)一钱　五味子一钱　加青铅一两

某　脉见细数，着手即空，右手无力，内热不已，肝肾阴亏，无形之火上升，有形之痰凝聚，颈侧两旁结核累累，按之无情，乃虚痰也，非实症可用攻消。且拟育阴制阳，养营软坚一方，投后以观效否再酌。但脾虚症重，急宜静养，课读且停，切嘱切嘱。

银柴胡五分　炒白芍二钱　当归三钱　大熟地六钱　淮山药五钱　丹皮二钱　泽泻一钱　京玄参二钱　广皮一钱　石决明五钱　煅牡蛎八钱　川贝一钱　生甘草一钱　茯苓二钱　竹油十匙

二诊：自投育阴制阳，养营软坚法，热势虽减，胃口略起，颈侧病块亦稍平，方非不对，惟左三部脉象仍如前细数，右三部未见有力，不特阴亏，气分亦虚，当急为培补。所谓阴根于阳，阳根于阴也，且补阴阴不能骤生，补气则无形能生有形也。但炎热之令将至，阴亏气弱之体，须要极其小心调养，炎威固不可受，风寒亦不可感，至于饮食，一切腥腻生冷面食发物，切勿入口，因虚体极易受邪，为此叮咛告诫，若不遵守，往往变生，慎之慎之。

原方去当归、石决明

三诊：大势已退，带回此方多服。

上绵芪六钱　冬术一钱　白茯苓二钱　西党参三钱　银花一钱　炒白芍一钱　甘草节一钱　当归二钱　扁豆四钱　煅牡蛎八钱　建莲三钱

某　天突穴下结块如鸡卵，色白而硬，按之不痛，良由顽痰凝滞，肺失清肃而气滞也。

白芥子（炒、研）一钱　半夏一钱　新会皮六钱　桑白皮（蜜炙）八分　白及一钱　大贝母一钱　焦枳壳三分　草节一钱　姜一片

某　气质阴亏，兼以课读耗气劳神，而颈侧结核，有时见红，脉至左三部细数，寸尤甚，右三部细软，显系气分有亏，肝肾之阴不足，虚阳上炽，痰为凝结，血时见也。

大生地　山药　炒白芍　丹皮　云茯苓　川贝母　生草　京玄参　绵芪　煅牡蛎　莲子青心

某　疟虽止，少阳经之风痰不清，挟时邪而咳嗽，右颈之侧结核肿病，色白而硬。还宜开泄少阳，并清肺胃风痰。

柴胡三分　粉前胡一钱　光杏仁二钱　玄参二钱　炙甲片一钱　白芥子(炒)二钱　当归三钱　炒白芍一钱　夏枯草一钱　连翘三钱　炒僵蚕二钱　大力子(炒)二钱　红花三分　大贝母二钱　甘草节一钱

复诊：颈右结核，肿痛不减，仍以清泄少阳，兼消肿一法，但根深症重，还未能速效。

原方加羚羊角一钱、黄芩一钱、姜黄一钱、花粉二钱、归尾三钱、银花五钱、木香四分、制透南星一钱，去前胡、当归、杏仁、白芥子、白芍、夏枯草。

某　水不上承，火不下降，肺液被劫，咽喉不宽，颈侧两旁痰病成串，硬而无情，此虚痰也，不易应效。清金壮水，兼以软坚法。

北沙参四钱　玄参二钱　海浮石三钱　川贝母二钱　甘草一钱　白桔梗一钱　大生地五钱　银花二钱　左牡蛎二钱

某　盘颈痰半月，势将成脓。

大力子　大贝母　赤芍　粉草　僵蚕　夏枯草　粉丹皮　酒芩　陈皮　竹二青

（原注：外敷黄宝丹。服上方三帖愈。）

某　疽生于项，硬如岩，此系郁结痰滞，肝无血养，所以脉右关独见弦滑而有时歇止也。

柴胡(盐水炒)三分　川芎一钱　石决明一两　全当归(酒炒)八钱　香附二钱　冬术(炒)五钱　白芍(桂枝煎汤拌炒)一钱　炙甲片一钱　夏枯草二钱

某　疽生于项，硬如顽石，左脉弦数，色紫得穿矣，此属气郁凝滞，溃后得脓则吉，出血出水则凶。

紫檀香二钱　川郁金七分　川贝母三钱　炒白芍二钱　甘草节二钱　当归五钱　石决明一具　夏枯草一钱

背

某　背之中行，属于督脉，是脉发于会阴，贯脊上行，直至巅顶。此经有名无状，而络于肝肾。肾本有亏，精衰血少，络脉拘急，以致背驼脊突。幸在第七椎下，若在肝、脾、肾之俞，即难治矣。脉来细数，尺部微弱，先天不足之明征。食入面黄，脾土有亏。当培后天，以补先天。

潞党　牛膝　当归　黑料豆　石斛　使君子　冬术　杜仲　淮山药　陈皮　沙苑　鹿啣草

东台，某　龟背驼在肺俞，右胁肋痛，动劳气促，阴虚肺损，气不转输。拟养阴肃肺。

北沙参　麦冬　淮山药　女贞　苏梗　瓜蒌皮　杏仁　象贝　料豆　竹茹　枇杷叶

某　背之中行，属于督脉，旁开二寸，则属足太阳膀胱。膀胱为寒水之经，与肾为表里，是隶于肝肾。肝肾不足，寒冷乘之，气血偏阻，腰部欹侧，肾俞背它，股腿痠楚，已成龟背，久延有痿废之虞。急为养阴而宣通经络。

当归　巴戟天　续断　狗脊　白术　五加皮　怀牛膝　秦艽　白芍　独活　丹参　红枣

泾县，查左，七岁　小孩骨肉柔软，又系纯阳，生生不已，故易长成，一切饮食调养，与老年迥乎不同。羔由去冬燥热违时，肺金受病，咳嗽掁气，治节无权，两足痿弱，脾肺之腧脊驼，大便坚而微黑，少腹与足一动，阳事即兴。此缘络中有热而然，大有残废之虑。宜清肺舒肝，以清络热。

南沙参　通草　天冬　知母　栝蒌皮　橘红络　海蛤粉　石斛　枇杷叶（去毛，不炙）　川贝母　杏仁　梨皮

某　气郁痰滞，左背胂发为痰瘤，坚硬热痛，牵掣胸乳臂臑，脉虚，关尺滑大，阴虚肝郁化火，溃有性命之虞。当养阴清气化坚。

川郁金　当归　蒌皮　川贝母　蛤粉　茯苓　法半夏　连翘　夏枯草　藕节

某左　瘤破翻花，所流脓血，无非人身之脂膏，精血伤极矣，色脉无神。急当填补，百日内转红活，脉象有神，方可许医。

黄芪六钱　党参五钱　大白芍三钱　冬术四钱　当归三钱　制首乌四钱　炙草一钱　山药四钱　广陈皮一钱　熟地五钱　萸肉二钱　炒芡实三钱　生熟谷芽各四钱　炒黑荆芥一钱

某　背右太、少两经交会之处患疡，大小不一，色白漫肿而硬。一为少气之腑，一为少血之腑，痰注寒凝，气血因之不宣，脉亦为之滞迟。法宜温通化坚，和卫养营。

羌活一钱　上黄芪三钱　白芥子二钱　南星二钱　白及片二钱　皂角针三钱　木香八分　全当归三钱　炙甲片一钱　柴胡一钱　上官桂一钱　制香附三钱　黄芩一钱

某　痈生于背，色紫顶平根散，症非轻浅。

川芎二钱　全当归五钱　上绵芪一两　羌活一钱　炒冬术三钱　广陈皮二钱　乳香一钱　上银花一两　西洋参四钱　砂仁一钱　生熟谷芽各五钱（煎汤代水）

复诊：

原方加淮山药、扁豆、神曲。

维扬，陈左，三十五岁　痰之为病，缘脾胃气弱，水谷之精不归正化，变饮生痰，由胃旁流于胁，右肋作痛，时作时止，业已有年。气痰凝积，结为窠囊，于是攻注背之胃腧，漫肿作痛，成为痰注。外溃数月，脓多而肿不消，左旁皮现红紫之色，又将破头。神羸面色㿠白，短气乏力，动则作喘，足肿至膝。气血两虚，肺脾肾三脏皆亏。外羌内空过大，且通于胃腑，极难完固。拟调脾肾，兼养胃生阴之法，内府安和，而外患可冀收口。

台参须一钱　西洋参（米炒）一钱　苡米三钱　炒白芍一钱五分　煅牡蛎三钱　黑料豆三钱　肥玉竹三钱　杏仁泥二钱　当归一钱五分　炒於术一钱　云苓三钱　广皮（盐水炒）八分　毛燕（绢包）三钱　红枣三枚

二诊：原方去杏仁，加霍石斛三钱、佩兰一钱五分。

三诊：进养阴清托，虚阳渐平，呛咳胁痛亦减，似有转机。宗前法。

原方去佩兰、杏仁，加川贝一钱五分、百合五钱。

四诊：疮患脓已大减，精神渐复，脉犹带数，阴中之热未清，咳嗽咯痰不爽。仍培气血，以和肝肺。

原方去苡米，加米炒麦冬一钱五分、炙生地一钱五分。

五诊：叠进育阴清热，咳嗽短气、胁痛跗肿均已大减。内热不清，外疡脓色稠黄，脓乃血多，阴气大伤，小溲频数，气分亦弱。拟养阴清热为主，而益气佐之。

原方去麦冬、石斛，加金樱子（绢包）一钱五分、淮山药三钱、丹皮（炒）一钱五分、功劳子三钱。

六诊：原方去功劳子，加党参二钱、女贞子三钱、川杜仲二钱。

七诊：原方去女贞子，加沙苑三钱、法半夏一钱五分、海螵蛸一钱五分。

丸方：

琥珀（研）二钱　象牙（锉，焙研）二钱　黄蜜三钱　枯矾二钱　黄蜡三钱　朱砂一钱　人指甲（砂拌炒）一钱　炙乳没各一钱

上药为细末，将蜜煎至金黄色，占熔化，再入上药搅匀为丸，如绿豆大，每服七粒，然后再加。

八诊：原方去法半夏，加别直参二钱、茯神二钱、五味十粒、桃肉二枚（过口）。

又膏方：熟地六两　归身三两　炒白芍二两　百合三两　五味一两　杜仲四两　别直参三两　萸肉四两二钱　淮山药二两　沙苑三两　於术三两　炙草六钱　黄芪三两　茯神三两　广皮一两五钱　桂圆肉三两　红枣四两　麦冬二两

上药煎汁三次，去渣，用冰糖四两收膏。

九诊：外患脓已大减，内膜未能完固，卧则脓水自流，是症本通于胃之脉络，极不易治。仍培气血，以补内膜。

大生地三钱　山萸肉一钱五分　百合三钱　炒白芍一钱五分　生黄芪三钱　象牙屑（煅）三钱　杜仲三钱　当归一钱五分　麦冬一钱五分　别直参二钱　炙草二分　云苓二钱　黄丝绢一块

十诊：肺属金主气，最娇之脏。金寒则嗽，金热亦嗽。因咳而发外疡，未能完口，而咳又作，脾虚积饮生痰，肺气大伤，痰不易出，峻补从缓。暂宜养阴肃肺，兼化痰湿。

北沙参三钱　紫菀一钱五分　杏仁二钱　象贝二钱　女贞子三钱　大生地三钱　蒌皮三钱　款冬一钱五分　茯苓二钱　制半夏一钱五分　麦冬二钱　枇杷叶一钱五分　冰糖三钱

十一诊：饮邪咳嗽，冬时即发，业已有年。兼之溃疡日久，阴伤气弱，肾气不收，咳而作喘，下午为甚。痰稠而腻，咯不易出，痰实气虚最怕喘。急扶正化痰，兼纳肾气。

别直参二钱　潼沙苑三钱　广皮六分　海螵蛸三钱　甜杏仁二钱

生地炭三钱　上沉香二分（人乳磨）　法半夏一钱五分　炙草三分　当归一钱五分　川杜仲三钱　山萸肉一钱五分　葡萄肉（去皮，过口）二枚

无锡，吴　肝脉布于两胁，胃脉络于胸中。脾有湿痰，停蓄胃中，肝木克之。常有脘痛吐泻，旧痰胃浊旁流，痰气滞于脉络，左胁肋结成流痰，已溃一头，通于肋缝，深有寸许，不易完口。拟养阴柔肝，以清痰气。

北沙参　全当归　云苓　贝母　白芍　法半夏　海蛤粉　粉甘草　竹二青　广皮　丹参　红枣

某　肝脾两亏，气痰滞于脉络，右胁先起痰核，继之背髆又生，气血不能转运，身背痠软，胸腹不畅，腑气通而不爽。当和畅肝脾，化痰理气。

白术　陈皮　香附　砂仁　茯苓　当归　川芎　丹参　佩兰　佛手　制半夏　金橘叶　生姜

某　脉弦细数，阴分已亏，肝肺不和，痰气凝滞于络，始则胸胁作痛，牵引背肋，继之肝俞穴结硬，日渐肿大，刻则半身筋脉牵掣，乃是痰注之病，症势非轻，内热便结，卧不成寐，恐酿外溃，溃后难以收敛。拟养营舒气，化痰通络。

沙参　蒌皮　半夏　赤芍　大贝　桃仁　僵蚕　白芥子　苏梗　郁金　竹茹　陈皮　荸荠　海蜇皮

水塔口，李左　背髆痰注，下午寒热。当化痰和荣。

当归　云苓　蚕沙　法半夏　赤芍　防风　白芥子　柴胡　桂枝　陈皮　陈酒

复诊：痰注已消，惟肩臂尚痛，仍化痰和荣。

当归　生黄芪　云苓　蚕沙　秦艽　羌活　法半夏　白芷　陈皮　赤芍　白芥子

某　蜂窝搭手，偏于背之右半，肿而不高，束而未束，此系外

症之重险者。急宜大剂托解，以防内陷，况脉至无力，气血本不充足，极要小心，不得泛视。

羌活一钱　皂角针三钱　全当归五钱　川芎二钱　炙甲片一钱　西洋参四钱　荆芥二钱　上黄芪一两五钱　广木香一钱　冬术二钱　金银花一两五钱　生甘草一钱　陈皮二钱　乳没各一钱五分

某　蜂窠搭手，生于左半，脉见细数，心荡如饥，此气血两亏，肝阳旋动不宁之象。调和营卫，兼之托解。

甘菊花二钱　上银花八钱　连翘壳二钱　川芎一钱　生甘草二钱　制香附二钱　上绵芪六钱　皂角刺一钱　西羌活四分

某　背疽黑陷，六脉俱伏，常城内外之医，俱曰不治，来质于余。余细细参之，疮而至黑，黑而至陷，陷而至于脉无，即当神不安宁，非昏即愦矣。而语言如若，气爽神清，历述起病之因及所服方药，一二清楚，神清不倦，此非虚也，亦非陷也。乃省其大便，已十余日不解，问其饮食，虽不能如未病之时，而所减亦无几，及看其所服之方，用人参、附子者不少，此非虚而邪陷，乃毒闭而火结也，半由医药所致。以热济热，火上添油，经所谓不焦而枯，所以黑也。闭结则脉络不通，所以脉伏而便秘也。法当清解透达，所谓火郁则发之。

川连五分　竹叶心一钱　大豆卷三钱　生石膏一两　银花一两五钱　黑山栀一钱　生甘草一钱　薄荷一钱　生洋参三钱　皂角针二钱　当归三钱　加鲜芦根一两

（原注：上方服之三剂，而口舌糜烂可畏，六脉洪大，疮形高肿，黑色转红而痛矣。伊胞弟同来，见而畏之。余曰：此毒火外达，是吉兆也，从此加紧赶服清解之品，可以向愈。以后芦根常用至一斤，捣汁冲服，石膏常用一两，银花常用二两，洋参常用一两，其余不过见症加减，重托清解。服至四十剂而腐脱新生，改用清补，

又三十剂而收功。）

某　背疽偏于左半，色暗而紫，顶平根散，疮形大有尺许，头有数十孔如椒眼，无脓而流血色暗，神情萎顿，六脉虚软，饮食减少，唇舌淡。此气弱血虚，脾胃两伤，阳衰之症，非大加温补不可。

炒荆芥一钱　上绵芪二两　当归（酒炒）六钱　西党参一两　淮山药一两　广陈皮二钱　上官桂一钱　淡附子一钱　野冬术一两　西羌活一钱　炒白芍一钱　焦谷芽一两　炒扁豆一两　炮姜一钱　生熟甘草各二钱

（原注：上药服至十余剂而疮形起发，血亦不流而脓见矣。精神渐好，脾胃日起，黄芪加至四两而止，附子加至三钱而止，炮姜、肉桂加至三钱而止，银花、冬术加至二两而止，服至六十剂，腐脱新生，改轻药方，服至五十剂而收功。）

某　背疽横偏左半，发于太阳近于肝俞，一脏一腑皆是少气，气衰则血亦亏，所以根脚散而不束，顶亦平塌。况年逾六旬，气血本亏矣，论症理当重托，兼以解毒而于脾胃不伤之剂，乃是正治。但毒势方张，变幻正多，难恃无恐。总要大脓得、根脚束、腐肉脱，半月之内，七恶不见，方可无虞，非轻症可以渺视。

羌活一钱　川郁金七分　炙甲片一钱　荆芥二钱　皂角针三钱　全当归三钱　川芎二钱　广陈皮二钱　上银花一两　乳没各六分　甘草节一钱　黄芪一两二钱　加广木香四分

生熟谷芽各一两二钱煎汤代水。

某　背疡漫肿，偏于右半，系足太阳膀胱经循行之处，肺腧穴下，肝俞、胆俞、脾俞穴部位。时经七日，而顶不高根不束者，此血不足、气不充也；疮口紫点、四围红光飞越者，毒火势盛也；怯寒汗多者，表虚也；舌苔垢腻而白，中有湿滞也；膀胱主司水之道，经络壅阻生疡，所以小便赤热；平素不免尤思拂郁，更兼劳碌好饮，所以肝脾两伤而发于本经俞也。治当气血同培，兼清热解毒而顾脾胃。

　　川芎一钱　　上绵芪一两四钱　　当归五钱　　草节一钱　　黑山栀一钱　　甲片一钱　　赤芍一钱　　云茯苓三钱　　角针三钱　　苡仁二钱　　上银花一两五钱　　广皮二钱　　羌活一钱　　西洋参三钱　　焦茅术二钱　　荆芥一钱　　生枣仁二钱　　广木香四分　　绿豆五钱　　紫丹参三钱　　乳没（去油）各一钱　　砂仁八分　　炒神曲二钱　　车前子二钱　　鲜荷梗一钱

　　另用生熟谷芽各五钱，煎汤代水。

　　二诊：昨见痰多而冷，饮食不贪，纯乎脾胃湿滞不化。外疡一症，必得气血充足，方能化脓脱腐收口，而气血不足，必藉脾土资养。今纳少如此，而药亦不能酣饮，前方加重培土之品，必得脾胃强旺，方可无虞，所谓得谷者昌也。

　　上绵芪二两　　川芎一钱　　生甘草一钱　　炙甲片一钱　　当归五钱　　云茯苓三钱　　上银花一两五钱　　角针三钱　　广陈皮二钱　　炒苡仁六钱　　荆芥一钱　　西羌活一钱　　京赤芍一钱　　西洋参四钱　　炒茅术一钱　　炒枣仁一钱　　砂仁一钱　　车前子（炒）三钱　　炒神曲二钱　　广木香八分　　炒白芍二钱　　炒山药一两　　赤茯苓一钱　　西党参四钱　　炒半夏二钱　　白蔻仁三枚　　远志肉七分　　乳香八分

　　生熟谷芽各六钱煎汤代水。

　　三诊：前方去砂仁、炙甲片、赤苓。

　　四诊：多虑多劳，又兼酒湿，以致脾胃两伤，营卫不和。疽发于背，溃大如盘，根脚不束，顽腐不脱，势在极凶，急宜丢开家事，怡悦情怀，此症之第一步妙方。至于药饵，不外乎培补脾胃，气血兼顾。大料重剂，日夜酣饮，庶乎药力可以胜病，若不多饮，譬之杯水车薪，而欲见功，不亦难乎？

　　黄芪一两五钱　　川芎二钱　　乳香六分　　当归三钱　　党参一两　　苍术一钱　　苡仁六钱　　远志六分　　焦白术八钱　　山药一两　　木香八分　　半夏

（炒）二钱　茯苓三钱　蔻仁三枚　砂仁一钱　羌活五分　银花一两　荆芥（炒）一钱　神曲（炒）二钱　车前子（炒）二钱

生熟谷芽各六钱煎汤代水。

五诊：屡投大料重剂托解，根脚虽不能收束，顶得渐渐高耸，数日前之脓水而色暗，今日遂脓厚而见黄色。此药力渐得，毒有向外之势，但饮食不多，未为全美。方与前同，分两稍为加减。

方佚。

某　色带紫而头多，廿日半月还未得脓，症属半阴半阳。托解则生，寒凉则变。

西羌活二钱　川芎一钱　上绵芪一两　全当归五钱　荆芥三钱　生赤首乌一两　上银花六钱　冬术三钱　新会皮二钱　皂角针三钱　甲片一钱　生甘草一钱

张左　蜂窝发偏于左半，色紫、根散平，此系肝郁气滞，体弱血亏。前服方药，甚是合宜，惟托毒药不可不加重，解毒之药不可不兼，拟方候倪先生主裁。

西羌活二钱　川芎三钱　荆芥二钱　西洋参一两二钱　上绵芪二两五钱　当归一两　草节三钱　上银花一两五钱　木香一钱　楂肉（炒）三钱　宣红花六分　皂角针三钱　陈广皮二钱　炒枣仁三钱　川郁金一钱　赤茯苓三钱　乳香五分　神曲一钱　生熟谷芽各一两

复诊：大便溏薄。

原方减当归五钱，加银花三钱、焦楂肉一钱。

某　毒势正当炽盛，药力惟恐不敌，还宜加重，内有正气护托，或能渐渐向外，不致攻里。但须寒暖小心，勿动气恼为嘱，如不戒守，顷刻可变，千万自爱。

冬术一两　扁豆五钱　羌活二钱　川芎四钱　荆芥三钱　洋参一两五钱　黄芪三钱　当归七钱　草节三钱　银花一两七钱　楂肉（炒）三钱　木

香一钱　新会皮二钱　红花六分　角针三钱　枣仁三钱　乳香五分　郁金二钱　赤苓三钱　生熟谷芽各一两五钱

二诊：顶得高、根得束、大便渐固，已有可生之机，药医人事，两能凑合，自然渐入佳境。

原方加大生地四钱、砂仁六分。

三诊：去角刺。

钱右　无论内症外症，有胃者生，无胃者死。今背心溃如盘，腐肉已脱。先贤云：半月之后治当大补，得全收敛之功，切忌寒凉，致取生变之局，寒凉尚忌，况可攻伐乎。宜其食少而中宫痞塞，脾胃有败绝之虞。目下急急以醒胃方法进之，谷食渐增，方有生息。此时吉少凶多也。

冬术一两　茯苓二钱　新会皮二钱　扁豆一两　甘草六分　西党参五钱　银花八钱　生姜三片　生熟谷芽各一两

某　悒郁恚怒，气血凝滞，毒发肝肾，顶平色紫，头多如蜂窝，散漫不束，病属重险，脉至左弱右弦。正虚邪盛，调治失宜，极易变陷，此时势若燎原，急当大剂托解，十日内顶高根聚，半月后腐脱脓多，乃是佳兆。凡寒暖气恼，急宜自慎，切嘱切嘱。

羌活一钱　川芎二钱　当归一两五钱　生地一两　陈皮三钱　银花一两五钱　荆芥三钱　郁金一钱　广木香一钱　角刺三钱　草节三钱　西洋参六钱　乳香五分　没药五分

焦谷芽一两（煎汤代水）。

某　毒发肝肾，透于太阳，色紫顶平，根不收束，脉至细弱无根，转侧不能轻便，腐而不化，按之板硬，毒甚正虚，凶多吉少。凡实症可攻可散可消，至于虚症，护托于十日之前，收功者多，及其毒势散，虽托亦无及矣。坐视不援，固非仁者之心，然马到临崖，收缰惟恐已晚。勉方以应主人之命，自问学浅，不胜重任，还祈速请高明诊治。

川芎二钱　当归一两　西洋参五钱　荆芥二钱　黄芪二两　银花二两　红花五分　甲片一钱　草节二钱　陈皮二钱　木香七分　赤芩三钱　羌活一钱　角刺三钱

复诊：昨投大剂护托透解之法，色转红活，略能高耸，根亦稍聚，脉数亦稍减，舌苔亦稍净，惟胸腹满闷如前，按之中空。此气火毒邪，盘踞于中，所云实者可攻可逐，虚者可托可解，邪正本不两立，正虚则邪进，正旺则邪退，内外一理，并非臆说。昔贤云，脉虚症虚，首尾必行补法。又曰：半月之后，脓少不腐、顶不高、根不束者，为极虚之症，治当大补，得全收敛之功，岂诳语乎？余非好奇好异，死读古书，不敢不遵古人之训，仍用前法。

川芎二钱　全当归一两　西洋参八钱　荆芥二钱　红花五分　上绵芪二两四钱　甲片一钱　生甘草一钱　广陈皮二钱　木香八分　厚杜仲三钱　川贝母一两　砂仁一钱　扁豆五钱　银花二两四钱　羌活一钱　角针三钱　炒谷芽一两五钱

刘巷，刘左　中发背偏右，已将半月，形长八寸，木硬，疮头平塌，尚未得脓，根盘散漫，发热口干，汗出渴饮，痰多作恶，舌苔腻黄。肝脾积热，痰浊聚于胃腑，防其内陷。急清热化毒和中，希疮根收束为要。

南沙参　酒芩　云苓　银花　绿豆　橘红　赤芍　枳壳　法半夏　连翘　川贝母　甘草　竹二青

二诊：原方去酒芩，加左金丸三分、当归。

三诊：发热哕恶已减，惟脓未来，疮头未起，根盘散漫不收，胸闷未舒，胃为浊阻。故谷食不旺，不能托毒，仍和中托里。

原方去绿豆、枳壳，加川朴八分、佛手五分、姜一片。

四诊：哕恶已愈，胸闷未舒，背疽脓出不畅，顽腐阻隔，内腐而外不溃。脾元弱，胃气不甦，仍和中托里。

原方去佛手、川朴、左金丸、竹二青，加南沙参、枳壳、栝蒌仁、郁金。

胸　乳

某　郁怒伤肝，气滞伤络，血因之留阻，胸胁作痛，继之乳根坚肿，患石疽大症。脉来弦强，动劳喘气，自汗盗汗。肝阴已伤，肾气不摄，症势极重。拟育阴柔肝，以化坚结。

北沙参　牡蛎　当归　大贝　白芍　泽兰　远志肉　茯神　丹参　广皮　橘叶　藕节　瓜蒌仁

某　五脏之尊，心为之主，以肾过用，肾水下亏，水不制火，心阳扰动，营不内守，则腰痛咯红。继患井疽，外溃已久，不时嘈杂，气馁中虚。当营卫并培，兼以养心。

党参　茯苓　参须　远志　牡蛎　甜冬术　淮山药　归身　白芍　陈皮　柏子仁　生地　红花

某　乳头属厥阴肝，乳房属阳明胃。厥阴气火偏旺，阳明又多湿痰，痰因气滞，发为乳痈。右乳房结核两块，大如桃李，业已年余。拟和营清气化坚，徐徐图治。

当归　半夏　大贝　柴胡　香附　瓜蒌　瓦楞子　丹皮　连翘　夏枯花　橘叶

某　产哺月余，乳房肿胀成痈，势在作脓，脉细而无力。法当气血兼培，佐以清解。

大生地四钱　银花四钱　丹参三钱　炒谷芽三钱　绵芪四钱　川芎一钱　甘草节一钱　当归三钱　赤芍一钱

某　乳痈。

天花粉三钱　半夏二钱　瓜蒌一枚　全当归一钱　甲片一钱　乳香一钱　大贝母一两　白及二钱　白芷一钱　焦麦芽一两　青木香一钱

（原注：服二剂，痛减而消。）

某　病后失调，气血未复，乳房结核。

当归三钱　半夏二钱　川贝母二钱　陈皮一钱　洋参二钱　石决明四钱　香附一钱　川楝子一钱

某　左乳之房结块，根坚顶紫。纯乎肝郁气滞瘀凝，急切不能见效。

川贝三钱　川楝子三钱　当归三钱　青皮一钱　地丁草二钱　香附一钱　丹参二钱　连翘壳一钱　橘核三钱　檀香一钱　延胡索（生熟各半）一钱

某　乳房近胁，板硬色白，此系气滞痰凝。

柴胡六分　川芎一钱　白芥子二钱　半夏二钱　青皮二钱　当归尾三钱　甘草一钱　陈皮一钱　炒牛蒡三钱　甲片一钱　木香八分　广郁金二钱　香附二钱　楝子二钱　陈酒一杯（冲服）

宜兴，黄右　四十七岁　乳核久年，日渐肿大，有时痛而色紫，按之空软，势将破溃，溃后得脓乃吉。拟养阴疏肝，散结化瘀。

北沙参　连翘　丹皮　夏枯草　当归　赤芍　炙鳖甲　泽兰　大贝　瓜蒌　藕节　煅瓦楞子

无锡，程右　脉弦细尺弱，肝脾两伤，又多肝郁，两乳房结硬，似如筋挛，经事行则作痛，恼怒亦痛，带多，谷食不香，月事少而色淡，寒热时作，气血乖和。养营调畅肝脾。以舒木郁。

当归　炙草　白芍　茯苓　丹皮　陈皮　柴胡　橘叶　冬术　红枣　川贝　郁金　香附

屯村，张　肝胃气火郁结，左乳房结核硬如杯大，内热胸闷，月事不调。拟养阴清气化坚。

北沙参　连翘　僵蚕　橘叶　全瓜蒌　青皮　法半夏　夏枯草　象贝　当归　赤芍　郁金

二诊：乳核见松，发热头眩胸闷亦减。原法。

沙参　丹皮　当归　白芍　贝母　瓜蒌　香附　连翘　甘草　法半夏　青皮　郁金　橘叶

某　肝气夹痰，右乳房结核三月余，幸未作痛，可冀消散。宜清肝散结。

当归　柴胡　连翘　赤芍　香附　僵蚕　青皮　大贝　夏枯草　瓜蒌　蒲公英　橘叶

某　木郁气滞则痰凝，乳房结癖，顶起红色，不易消散，慎勿多劳动怒为嘱。

银花　蒲公英　夏枯草　猳鼠粪　地丁草　漏芦　甘菊花　大贝母　连翘壳　山慈菇　橘叶　炙甘草　瓜蒌仁　广陈皮　香白芷　茜草　制乳没

上药各三两为末，另用夏枯草半斤，熬膏为丸，每服五钱，卧时开水送下。

某　乳头属肝，乳房属胃，胃与脾相连。乳岩一症，乃思虑抑郁，肝脾两伤，积思在心，所愿不得，遂致经络枯涩，痰气郁结而成。两乳房结核有年，攀痛牵连，肝阴亦损，气化为火，阳明郁痰不解，虑其长大成为岩症。速宜撇去尘情，开怀解郁，以冀消化乃吉。拟方候裁。

西洋参　童便制香附　蜜炙青皮　川贝母　全瓜蒌　赤白芍　毛菇　陈皮　夏枯草　清半夏　当归　佩兰叶　红枣头

某　乳岩一年，肿突红紫，甫溃两日，筋脉掣痛。难治之症，勉拟养阴清肝。

北沙参　麦冬　大贝　丹皮　当归　黑栀　羚羊片　连翘　甘草　泽泻　泽兰　藕　夏枯草

某　肝气郁而化火，乳核抽引犁痛，恐酿成乳岩大症。宜清肝汤主之。

当归　瓜蒌　丹皮　夏枯草　连翘　大贝　黑山栀　泽兰　北沙参　白芍　金橘叶

某　暴怒伤阴，厥阴气火偏旺，与阳明之痰热，交并于络，以致乳房坚肿，颈项连结数核，或时掣痛，已成岩症。脉数右洪，气火不降，谨防破溃。急为养阴清肝。

羚羊片　天门冬　全瓜蒌　大贝　丹皮　黑栀　连翘　鲜石斛　泽兰　赤芍　黑玄参　蒲公英

某　气虚生痰，阴虚则热，气火夹痰，交并络中，乳岩坚肿，痛如虫咬。此阳化内风，动扰不宁，每遇阴晦之日，胸闷不畅，阴液枯燥，宜养阴清气化痰，缓缓图之。

天冬　羚羊　夜合花　橘叶　郁金　海蛰　蒌仁　茯苓　川贝母　泽兰　连翘　荸荠

复诊：乳核掣痛已减，肝火未清，脉尚弦数。仍以前法。

白芍　全瓜蒌　当归　丹皮　夏枯草　连翘　北沙参　大贝　黑栀　泽兰　橘叶　合欢花

崇明，杨右　乳岩破溃，本属不治。所幸者、肿而不坚，腐脱之处，不硬不翻，犹有一二生机。惟夜分经脉抽痛出血，肝火逼血妄行，殊属可虑。拟养阴凉血清肝，冀火平血止，方可疗治。

羚羊尖（磨冲）三分　鲜生地（捣汁）八钱　酒黄芩一钱五分　花粉三钱　侧柏叶三钱　犀角（磨冲）三分　粉丹皮二钱　生白芍二钱　黑山栀一钱五分　橘红一钱　人中黄四分　大贝母三钱　鲜芦根一两

翻花出血末药方

人中白（煅，漂）一钱　参三七四分　琥珀四分　水飞青黛四分　象贝一钱　牛黄三分　冰片五分　犀角尖（磨置杯中候干）五分　熊胆三分　羚羊角（磨置杯中，候干）一钱　寒水石（研细）五钱　生蒲黄粉一钱

上药各研细末和匀，每服五分，开水送下。

洞内掺药方

重则用藕节炭四分　冰连散四分　琥珀粉二分　牛黄二分　大贝三分

上药共研细末，掺洞口。轻则用昆布、海藻、大黄、白芷、大贝、黄柏共研细末，掺洞内；洞内有腐肉，绿枣丹可用，二消散亦可，巴豆炭亦可，临时酌之。洞内无腐，掺蛀竹屑或海浮散，或藕节散。

敷药方

野荞麦嫩头捣烂和青宝丹、遇仙丹、生军末，调敷四围。

或用大黄六分　冰片少许　水飞青黛少许

加野荞麦头捣敷亦效。

或用三棱、莪术、郁金各二钱，共研末加野荞麦头捣敷亦可。

或用昆布五钱、海藻五钱、赤芍二钱、大黄五钱、黄柏三钱、甘草一钱、大贝三钱、青黛一钱、白芷二钱、白敛三钱、陈皮一钱，共研末，加野荞麦头捣敷亦有良效。

四围红肿渐消，可敷青宝丹、黄宝丹，旁边焮肿，用如意散。

洞口贴方

用三黄膏摊纸上贴之，或用解毒药油调贴。

痛时服方

羚羊角八分　花粉二钱　玄参一钱五分　丹皮一钱五分　蒲公英三钱　龟版三钱　大贝母三钱　黑山栀一钱五分　侧柏叶三钱　夏枯草二钱

治血流不止方

西洋参三钱　生白芍三钱　鲜生地五钱　侧柏叶三钱　大麦冬三钱

或用红枣一枚去核，内包芫花，放炭内煅枯研末，开水下，血即止；或将白纸，用冷水湿透，贴流血处。

或用鲜柏叶捣汁，连渣摊于纸上，将止血丹掺于纸上贴之（摊柏叶之纸，先用冷水湿透）。

腋

某　爪枯为血虚，畏风为气虚，腑下生痰，脉见左寸关滑数，甚于别脉，脉症相参，良由肝肾之阴亏于下，阴亏则阳浮于上，火动风生，风动痰生，此症之所由来也。壮水涵木，制阳熄风，不治痰而痰自消也。

生地五钱　丹皮一钱　山萸肉二钱　茯苓二钱　泽泻一钱　淮山药三钱　黑栀一钱　川贝三钱　石决明六钱　当归三钱　白芍二钱　生甘草一钱　牡蛎五钱　竹油三匙

某　腋疽溃而不敛，由来已久，脉至软弱，气血两亏矣。

十全大补去肉桂，加陈皮一钱、香附一钱、生熟谷芽各三钱、桑枝四钱、生姜三片、大枣五枚

某　木郁气滞痰凝，颈侧腋下结块硬而色白，此非寻常外症可以清散攻消。法当养营和卫，佐以化坚，耐心服之。

柴胡(盐水炒)三分　当归(盐水炒)二钱　醋炒香附二钱　大贝母二钱　白芍一钱　川楝子(炒)二钱　炙甘草五分　党参三钱　白芥子(炒)一钱　冬术(炒)三钱　甲片一钱　炒神曲一钱　煅牡蛎五钱　姜一片

某　穿脾腋疽，生于右半，漫肿色白，痛连胸背，脉至浮数，

左关为甚，右脉涩滞，憎寒壮热，此系努力伤筋，血凝气滞，更兼重感风寒，郁而不舒，邪袭太阳、少阳、阳明，以致内外并发，重症也。为日已久，难行消散，论脉论症，理当疏托兼施，其症夹杂，方亦不能简净。症势方张，本体虚弱，正多变迁，饮食起居不可不小心调养，还须耐烦，倘能根束顶高、毒聚得脓则吉。

柴胡四分　川芎一钱　全当归四钱　红花八分　角针三钱　广郁金一钱　连翘三钱　陈皮二钱　甘草节一钱　银花四钱　贝母一钱　天花粉二钱　木香八分　赤芍一钱　白芥子二钱　绵芪一两　洋参二钱　焦谷芽四钱

二诊：原方加刺疾藜、制半夏，去贝母、赤芍。

三诊：脓已得，脉细弱，气血亏，纯乎虚象，法当气血兼顾，加重补脾醒胃之品投之，但饮食寒暖，宜极其小心，否则虚人多变。

当归三钱　川芎二钱　大白芍一钱　熟地六钱　洋参五钱　炒冬术三钱　茯苓二钱　草节一钱　炒山药一两　绵芪一两五钱　砂仁七分　炒扁豆二钱　木香七分　焦谷芽八钱

胁　肋

张右　肺脾两亏之体。今右肋生疽，腐而不脱，脓少水多，色带紫暗，更兼气喘气短，纳少便溏，百骸疼痛。此气虚毒散，甚是可危，十日无变，方可许医。

西洋参五钱　黄芪八钱　扁豆四钱　紫丹参三钱　甘草一钱　陈皮一钱　广郁金七分　银花五钱　砂仁一钱　桃肉二枚　乳香八分

某　疽生于肋，顶软根硬，内脓欲成。急急托之。

金银花三钱　川芎二钱　当归五钱　广木香八分　角针三钱　黄芪七钱　生甘草三钱　甲片一钱

某　脉象两关细弦，而右兼涩，脾有湿痰，肝气大旺，荣卫不利，以致胸腹不舒，腰髀作痛，不能转侧，左胁痰注成漏，间日必服通利之剂，而胸腹顿舒，然取快一时，恐伤胃气。宜和荣卫，化痰，兼平肝木。

当归　茯苓　黑丑　川楝子　青皮　苡米　陈皮　丹参　怀牛膝　郁李仁　半夏　丝瓜络

某　肺居胸中，肝循两胁，痰热蕴于肝肺，始则咳嗽痰多，继则右胁肋肿痛，成脓外溃，业经两年，内膜已伤，内热气短，脉数，咳则脓出。当养阴以清肝肺，咳嗽愈，外疡方能收口也。

沙参　杏仁　蛤粉　石斛　苡仁　川贝　茯苓　丹皮　蒌皮　麦冬　甘草　枇杷叶

某　肝气夹痰，凝结于络，左胁结硬漫肿，势成胁痈，发热胸痞不舒。宜疏肝化痰解郁。

生首乌　香附　赤芍　半夏　僵蚕　新绛　枳壳　泽兰　茯苓　青皮　郁金　葱管

某　胁痛硬痛发热，胸脘阻隔，半月未得更衣。宜疏肝和胃，兼以通幽。

广郁金　蒌仁　枳壳　赤芍　旋覆花（包）　山栀　藕根　桃仁　通草　青皮　半夏曲　佛手　荸荠

某　肝痈背胁肿痛一月，迩来咳嗽气急痰腥，肢冷汗多，或作潮热，脉虚细，症势极重。拟方以望转机。

首乌　半夏　茯苓　北沙参　杏仁　蒌仁　蛤粉　麦冬　川贝　橘红　梨

某　痰气凝滞肝络，右胁作痛，呼吸不利，身热，咳嗽多痰，势成肝痈。拟清肝化痰理气。

杏仁　茯苓　通草　郁金　瓜蒌　橘红　青蒿　苏梗　川贝　竹茹

某　肝痈咳嗽，胁痛胀硬。

苏梗　橘络叶各　延胡　桃仁泥　刘寄奴　蒌皮　三七　苡仁　炒丝瓜络　红花粒子

湖南，程左　肝脉布于两胁，胃脉络于胸中。阴虚肝旺之体，素有失红之患，瘀凝胃之膜外，与痰气交结，脘右承满穴结硬，木不作痛，胁下又起一核，咳则窜痛，近又咯红，色紫痰瘀，日聚日多，将来酿脓，溃难收口。当和荣活血，化痰通络。

新绛　大贝　丹参　瓦楞子（煅）　蒌仁　鲜竹茹　郁金　苏梗　橘红络　南沙参　杏仁　枇杷叶　藕节

太平洲，张左　痰、气、血凝滞，胸右胁肋胀痛，近又发热，两臂不举，延今三月，肝痈大症。

归须三钱　刘寄奴三钱　五灵脂三钱　川贝母三钱　杏仁三钱　赤芍六钱　蒌仁五钱　玄明粉一钱五分　黑山栀三钱　桃仁三钱　银花五钱　生西瓜子肉五钱　泽兰三钱

敷黄、黑敷药，加香附饼醋调。

某　胁痛，即肝痈也，乃痰气血滞于肝络，肝胀成痈，外溃两月，肉腐外紫，胸背骨胀，内热咳嗽，短气，脉数。肝肺两伤，荣卫大损。姑拟清养。

北沙参　杏仁　丹皮　淮山药　大贝　麦冬　川石斛　蒌仁　茯苓　藕　枇杷叶

某　胁痈溃久，肋骨损伤，不易完功。治宜内托。

生地　当归　白芍　淮山药　大贝　粉甘草　茯苓　玉竹　黑料豆　陈皮　象牙屑　红枣　川石斛　象贝母

腰

某　腹之右半肿痛，连于腰背，由来几及一月。此系盘肠腰注重恙也。

当归一两　川芎一钱　延胡索三钱　乌药一钱　没药一钱　刘寄奴三钱　黄芪五钱　白术三钱　川楝子三钱　木香六分　肉桂三分　桃仁泥二钱　银花二钱

某　中石疽，覆大如碗，顽硬如岩，脉至右关弦大而滑。此属木郁痰凝，能化脓则吉，否则服药不易见功。

肉桂五钱　当归五钱　白芥子二两　木香八钱　半夏一两　瓦楞子三两　昆布三两　浮石三两　川楝子三两　青皮一两　延胡索二两　两头尖一两

开水泛丸，每服四钱。

某　肾俞痰溃窜已久，气血俱虚，脾土尤弱，食少难运，湿自内起，两足先肿，继之腹大，溲少便溏，颇有脾败之虞。拟崇土渗湿，兼利水道。

焦白术　车前　陈皮　茯苓　神曲　鸡内金（炙）　木香　苡米　泽泻　砂仁　姜

某　左肾俞痰已敛，气血未复，阴络又伤，溲红之后，瘀迫大肠，复患肛痛，咳嗽，小溲短数。肺胃肾三经交损，势入损门，难以图治。

北沙参　淮山药　茯苓　黑料豆　杏仁　当归　贝母　炙甘草　毛燕　橘白

某　腰脊两旁，板硬无情，脉至沉迟，此寒痰湿浊滞于足太阳膀胱。膀胱为寒水之府，宜与温通则化。

西羌活二钱　茅术二钱　赤茯苓二钱　福泽泻二钱　猪苓二钱　白

芥子二钱　归尾二钱　大力子一钱　厚杜仲三钱　桂枝二钱　甲片一钱　广木香三分

某　背俞痰注疼痛，脓从肋缝而出，难以速愈，兼之面浮发热，胸腹饱胀泄泻，脉滑数，痰湿滞脾，症非轻候。当先治内。

小川朴　茯苓　神曲　砂仁　鸡内金　苡米仁　麦冬　枳壳　青皮　生首乌　鲜荷叶

某　肾俞部位结块板硬，痛而不能转侧，此穴生疽，非轻小可比。

肉桂五分　知母（炒）一钱　黄柏（盐水炒）一钱　杜仲四钱　全当归五钱　牛蒡子（炒）四钱　甲片一钱　川独活一钱　鹿角胶（化冲）三钱

某　肾俞发漫肿，不能转侧，呼吸作痛。理气化痰。

乌药　五灵脂　半夏　延胡　赤芍　当归　桂枝　独活　秦艽　桑枝　好黄酒

腹

某　肝气夹痰，凝滞蔽骨，发为痰疽。已溃一头，肿硬不消，又将破溃，脉来两尺弦数，血营已亏，阳明痰气不清。宜养营和胃，兼化痰软坚之治。

当归　清半夏　陈皮　茯苓　瓜蒌皮　郁金　大贝　牡蛎　苏梗　佛手　外敷海浮散

二诊：蔽骨疽肿硬较松，脓亦较厚。仍宜和营化坚。

前方去苏梗，加泽兰、连翘、藕节。

汉口，黄左　痰、气、血凝滞胃之脉外，成为漫心痰。肿硬两月，大如覆碗，食少，入而作胀，症势不轻，溃难完功。温化消散。

法半夏　五灵脂　青皮　桃仁　煅瓦楞子　栝蒌仁　西枳壳　郁金　白芍　当归

某　悲哀伤中，气凝血结脐上，脘下结硬作痛已成漫心痛。寒热苔黄脉弦，夹有暑邪，殊非小恙。姑拟宣畅气血，散结化痰之治。

柴胡　葛根　薄荷　郁金　赤芍　川贝　枳壳　白芍　青皮　通草　荷叶　半夏　佛手

某　痰气交凝而兼食滞，中脘梁门结癖成疽，块大如盘，傍连右肋，为日已久，难以消散，况食减便溏，已现虚象。

制茅术二钱　楂炭二钱　炒枳壳一钱　半夏二钱　炒神曲一钱　砂仁一钱　广陈皮一钱　木香六分　广郁金二钱　甲片一钱　大贝母二钱　水红花子(炒)五钱

某　鸠尾之下，上脘部位，结疽如盘，此系痰积交凝，冷寒停聚。法宜温通。

官桂一钱　丁香四分　焦枳壳一钱　茅术二钱　半夏一钱　炙甲片一钱　陈皮一钱　木香五分　白芥子一钱　焦神曲一钱

复诊：痰积滞于脘中，兼气郁而结疽，重症也。

制半夏一钱　甲片一钱　白芥子(炒)二钱　炒神曲一钱　枳壳四分　川朴(姜汁炒)一钱　楂肉(炒)一钱　茅术七分　肉桂三分　陈香橼三分

某　坚如顽石，硬如牛领，大如覆碗，踞于中脘期门之间，脉至沉细，纳谷日减，此纯乎寒气痰积闭结，非但难消，成功不易，倘若溃脓，有性命之忧。商以回阳三建汤，以冀得温则化，然亦只可希图万一。

熟附子一钱　党参四钱　川芎一钱　云茯苓二钱　杞子二钱　红花

三分　广陈皮一钱　紫草八分　茅术二钱　半夏二钱　木香六分　川朴（姜汁炒）一钱　甲片一钱　当归五钱　甘草一钱　黄芪六钱

复诊：原方加川连三分、炒神曲三钱。

宁波，邵　痰气血凝于胃，致发胃脘痛，肿硬高凸，咳嗽痰粘，腑气不畅。急为化痰消瘀。

仙半夏　赤芍　延胡　炒瓦楞　蒌仁

某　肚痛溃脓之后，肿硬未消。脾虚不能运化，延今肢体浮肿，症非轻恙。拟温脾化湿。

党参二钱　当归一钱五分　怀牛膝一钱五分　陈皮一钱　云苓二钱　白术一钱五分　上肉桂（去粗皮、切）四分　丹参一钱五分　苡米三钱　煨姜一片

破处上海浮散膏药，四围敷黄、黑敷药。

某　筋无血养，气不流行，少腹结块，痛连腿膝，不能屈伸，六脉细弱如无。此宜温培气血。

西党参三钱　熟地八钱　茯苓一钱　炙甘草五分　续断二钱　杜仲四钱　川当归三钱　白芍一钱　木瓜二钱　炒白术二钱　川芎一钱

某　腹右块大周围径尺，不在皮肤，亦不在内，虽不着骨，而附于筋，所以痛则牵连络脉，后连腰脊，下连于腿，无处不痛，症属阴经之阴症，所以早轻暮重，蒂固根深，消之甚难，成功亦不易。议与血气兼培之中，加宣络行瘀、理气消坚一法。

西洋参三钱　绵芪八钱　当归一两　紫丹参三钱　木香四分　赤芍一钱　乳没各一钱　刘寄奴二钱　红花四分　乌药二钱　桃仁泥二钱　丹皮一钱　银花四钱　肉桂二分　生熟延胡索各三钱　炒楂肉二钱　甲片一钱　川楝子（炒）三钱　车前子二钱　角刺二钱　生甘草一钱

二诊：原方去赤芍五分。

三诊：诸恙渐渐向安，惟过午身热不退者，究属产后营亏未复

耳。方中渐增肝胃补阴之品。

西洋参四钱　绵芪一两　当归八钱　延胡索三分　丹参三钱　熟地六钱　川楝子二钱　红花四分　乌药八分　怀牛膝二钱　丹皮一钱　银花四钱　刘寄奴二钱　肉桂二分　甲片一钱　桃仁泥一钱　续断二钱　泽泻一钱　车前子二钱　砂仁一钱　木瓜一钱

四诊：原方加青皮一钱，去乌药。

某　脐下右半红肿而痛，因脓不清，馀毒犹存也。培养气血之中，兼清解疏理之品，还宜稍为加重，以清馀焰。

黄芪六钱　当归三钱　京赤芍五分　甘草一钱　洋参三钱　淮山药四钱　生地五钱　陈皮一钱　炒扁豆三钱　银花三钱　生熟谷芽各三钱

某　腹皮痛块大如盘，色白板硬，脉至左三部迟滞，此系寒积夹瘀聚。

乌药一钱　川楝子三钱　生地榆三钱　甲片一钱　桃仁泥一钱　皂角针四钱　炒楂肉三钱　生熟延胡索各三钱　条芩一钱　当归一两　白芷一钱　肉桂三分　没药一钱　木瓜一钱　银花一两　瓜蒌仁一钱

高桥，胡　少腹痛。

归须　桃仁　延胡　五灵脂　赤芍　僵蚕　车前　怀牛膝　青皮　大贝母　藕节

苏右　日前产后，恶露不清，少腹之左攻撑作痛，今结块拒按，左足屈伸不利，身热脉数，势欲成痈，症非轻浅。

苡仁一两　川牛膝二钱　续断三钱　川芎二钱　全当归八钱　丹皮二钱　角针三钱　桃仁泥二钱　甲片一钱　焦楂炭二钱　延胡索(炒)二钱　车前子二钱　福泽泻二钱　刘寄奴二钱　上银花八钱　木香八分　乳没各五分

某　痰气血积于肝络，少腹两旁石疽，坚硬肿木不知痛。姑拟温消，冀其不溃乃吉。

当归　赤芍　桃仁　茯苓　肉桂　清半夏　陈皮　甘草　延胡　瓦楞子　生姜

某　木旺水亏，脾多痰湿，肝风晕厥之疾数年，去冬渐至卧床不起，肝肾血液俱衰，春分后风木挟相火用事，湿痰随风火之气充斥三焦。眩晕发热，遍体作痛，疑系旧恙复萌，讵知横骨之旁，结为痈毒，约半月有余，是穴乃肝经部位，火湿凝聚络中所致。肝热最易上升，湿火熏蒸胃腑，始则发热谵语，后渐热退神安，乃湿热之邪，归并下焦，是外患之见端，非旧恙之复萌也。现已成脓，半月未得更衣，齿干苔燥，阴伤而湿火不化。症虽属外，而药饵尤当治内，幸脉冲和，关微弦象，似可无虑。拟用甘寒育阴，兼和中润下之治。

南沙参　麦冬　川石斛　大贝　柏子仁　蒌仁　茯苓　天花粉　藕　青皮甘蔗

某　脉至左弦右弱，脐左寸许有块，硬而似癖，此处并非结癖地位，乃是肝家不足，筋不柔和，似块非块。攻散消破，断断不宜。

当归三钱　柏子仁一钱　白芍一钱　洋参二钱　木瓜一钱　制首乌四钱　枣仁三钱　石决明三钱　黑山栀四分　秫米（炒）三钱

伍左　外症有发于外者，有发于内者，发于外者，人所易知，生于内者，人所不知。据述右肋之间，先隐隐作痛，月余之后，即吐似脓似血，内夹稠痰者，成碗盈盘，胁痛，右关滑大之脉即平，以愚见度之，似属痈生于内。至于用药调治，内外本无二理，此时惟有气血兼培，脾胃并顾，留方备末，不识高明以为然否，还祈酌裁。

黄芪六钱　全当归三钱　扁豆四钱　甘草二钱　大白芍一钱　陈皮一钱　建莲五钱　生熟谷芽各二钱

复诊：细察所吐之物，红黄相间。或浓或淡者脓也，稠白如蛋白，牵连不断者痰也，如果纯是红脓，成碗成盆而出，岂不畏乎？所幸多半是痰，小半是脓。脓固热聚于胃而成，痰由食不化精所致。脓也，痰也，皆是胃中浊物，去则邪有出路矣。然宜渐少，不可渐多，渐少则真元易复，常多恐气血愈亏。人身有恙，自然全藉乎药，欲求无变，还须调养得宜，否则往往有由轻变重，重变棘手者不少。广成子曰：无摇尔精，无劳尔形，乃可长生。此二者，不特养生之妙法，亦治病之良方。昨投气血兼培、脾胃并顾之剂，夜卧颇安，脉亦收敛，脓与痰所吐亦少。今以原方加重分两，稍兼顺气豁痰。

黄芪　当归　扁豆　甘草　白芍　陈皮　建莲　川贝　山药　生熟谷芽

清晨独参汤先服。

王左　近患悬痈，余毒不清，内走肠间，少腹左半拒按作痛，足不能伸，此肠内生痈之

生苡仁一两半　秦艽二钱　木瓜二钱　炒青皮二钱　红花六分　乌药一钱　川牛膝三钱　角针四钱　楂肉二钱　桃仁泥二钱　续断三钱　木香八分　生熟延胡索各三钱　没药一钱　神曲一钱

某　湿留肠胃，气血因之停滞，右少腹板硬作痛，小溲不利，兼下秽浊，大便艰难，势成肠痈。急为流气化瘀。

五灵脂　茯苓　延胡　刘寄奴　青皮　枳壳　瓜蒌仁　乌药　丹皮　橘红　桃仁　赤芍　归须　藕节

又单方：用陈灯落炙炭，陈酒冲服。

某　少腹痛症，有气血凝滞者，有湿热流注小腹者，有寒湿郁结而成者。恙起去夏，少腹板硬，攻冲作痛。少腹乃广腹部位，肝脉游行之所。肝气拂郁，寒邪乘之，肠胃之气化失利，血随气

阻，日久正虚，邪凝愈甚，自冬及春，愈形高肿，色红而软，内脓已成，定须外溃。然肠膜受伤，恐粪秽并出，且饮食少进，溲赤便闭，内热舌干脉数，阴伤热郁，倘出脓后胃气不苏，元气不续，深为可虑。若论疡科治法，当补托化毒之剂，然虚不受补，清则碍脾，治当舍外而从内，议调胃育阴，阴充便自通，胃和而食自进矣。

生首乌　淮山药　柏子仁　茯苓　谷芽　北沙参　广皮　当归　玉竹　毛燕

二诊：肠痈外溃，已得微脓，且秽从孔出，浊气外泄，大非所宜，脉象虽和，食虽渐进，惟虑正气与浊气并出，有上下交脱之虑。急当原方加白芍、参须、熟地。

三诊：腑气已通，原方加党参、石斛，去柏子仁、生首乌。

四诊：肠痈溃后，脓少气多，肿平一半，脉静身凉，一夜神安熟寐，是属佳兆。黎明之际，外患复增肿痛，卯时虚气滞于大肠，邪正交攻，肠膜损伤，恐难完固。当阴阳并补，兼以护膜，保无更变乃佳。

潞党参　淮山药　炙甘草　象牙屑　茯苓　当归　广皮　玉竹　大熟地　白芍　参须　黄丝绢

某　肠痈一月，少腹内硬，拘挛作痛，小溲浑浊如脓。宜化瘀利湿。

萆薢　茯苓　淮山药　赤芍　泽泻　车前　黄柏　延胡　归尾　杏仁　蒌仁　藕节

某　湿留肠胃，气血因之停滞，右少腹板硬作痛，小溲不利，兼下秽浊，大便艰难，势成肠痈。急为疏气化瘀。

乌药　丹皮　赤芍　归须　五灵脂　延胡　瓜蒌子　桃仁　青皮　枳实　刘寄奴　茯苓　藕节

某　盘肠痈，结肿之势稍和，惟肠气攻窜作痛未平。速治之。

金铃子皮一钱　乌药一钱　小茴香(炒)一钱　制香附一钱　郁金二钱　归尾二钱　木香五分　延胡索二钱　桃仁泥二钱　丹参三钱　公丁香三钱　白蔻一粒　参三七三分　佛手露五钱　玫瑰花三朵

某　缩脚痈两旬，右胯掣痛，兼恶寒发热。急为疏解。

独活　防风　桂枝　川牛膝　左秦艽　全蝎　五灵脂　赤芍　当归　半夏　陈酒

某　缩脚痈三月，右胯掣痛，筋掣，大肉渐瘦，阴分已亏，络中寒湿不解，势成残废。当养荣温经通络。

生地　当归　独活　怀牛膝　炮姜　木瓜　天麻　附子　鹿角霜　桑枝　陈酒

某　湿瘀凝滞肠胃，致成缩脚肠痈，右胯拘掣作痛，少腹肿硬。宜利湿化瘀。

归尾　赤芍　怀牛膝　茯苓　延胡　桃仁　青皮　生首乌　丹皮　半夏　金银花　藕节

某　怀胎四月，又患缩脚痈，右少腹近胯漫肿内硬，二便不爽。急为化瘀通络。

归须二钱　怀牛膝一钱五分　炮姜四分　乌药一钱　青皮一钱　炙甲片一钱五分　琥珀屑(研冲)三分　桃仁一钱五分　秦艽一钱五分　桂枝一钱　木香四分　桑枝三钱

某　正产十日后，气血凝滞，左少腹近胯硬而作痛，腿胯拘挛，大便不畅，已成缩脚痈。急为流气化痰，能即消乃吉。

赤芍一钱五分　五灵脂一钱五分　怀牛膝一钱五分　栝蒌仁三钱　青皮一钱　桃仁一钱五分　丹皮一钱五分　甘草二分　延胡索一钱　川楝子一钱五分　归须一钱五分　苏子四分

另服失笑散一钱五分，开水过口。

二诊：左胯拘挛，硬及半腹，腑气不通。急为消导。

熟军三钱　桃仁(研)二钱　五灵脂三钱　炒枳壳一钱五分　泽兰三钱　延胡一钱五分　玄明粉三钱　归须三钱　赤芍一钱五分　蒲黄一钱　山羊血一钱五分　陈酒(冲)一两

三诊：硬痛渐松，惟腿胯拘挛，不能转动，瘀阻经隧。仍当宣通。

延胡一钱五分　桃仁一钱五分　秦艽一钱五分　参三七八分　五灵脂一钱五分　怀牛膝一钱五分　归须三钱　赤芍一钱五分　陈皮一钱　泽兰三钱　山羊血一钱　鲜地龙(破腹酒洗)三条　炙甲片一钱五分　陈酒(冲)一杯

肩　臂

某　脾虚湿痰流于节络，左肘致发蝼蛄串，肿溃二年，脉虚体弱，身热，舌光，便薄。拟扶土养营，兼以化痰。

当归　茯苓　参须　苡米　山药　象贝　甘草　法半夏　陈皮　於术　竹二青　京赤芍　大红枣

某　痰气凝于肉里，右臂膊发气瘿，肿大如盆，不易调治。宜养营流气化痰。

川芎　全当归　生地　白芍　丹参　柏子仁　附子　杭菊花　续断

某　气瘿之症，肩膊肿大如盆，最不易治。宜调营顺气。

白术　党参　川芎　当归　香附　法半夏　茯苓　杭白芍　陈皮　昆布　海藻　生姜　红枣

手

张　鼓柱风。

炒冬术三钱　当归三钱　半夏一钱　银花藤六钱　桑枝五钱　松节五钱　白芥子（炒）二钱

某　黄鼓疔走黄，疔毒散漫，肿及胸颈，内热便闭。防其内陷，拟化疔解毒。

地丁草　银花　赤芍　连翘　花粉　薄荷　人中白　淡竹叶　桔梗　大贝　黄芩　玄参　野菊花头

林左　鹅掌风。

川芎一钱　当归四钱　大白芍一钱　熟地五钱　秦艽三钱　甘杞子三钱　豨莶草二钱　酒炒桑枝五钱

外用药方：

大枫子肉、板猪油、白及各一两，和捣如膏，每日早晚搽之。

另用白凤仙花捣烂，扎于指甲上甚效。

某　毒发于手腕内侧，或触虫毒所致，脉来有力有神。拟仙方活命饮加减。

白芷　防风　大贝母　连翘　银花　归尾　甲片　草节　京赤芍　角针　桑枝

某　蛇头疔破溃，指节欲脱。急宜清解火毒。

连翘　甘草　黄芩　银花　丹皮　花粉　赤芍　地丁　大贝　菊花

前阴、后阴

某　血疝，半在少腹，半入阴囊，痛连腰膝，为日已多，难行消散，势在成功，脉至弦洪而大，左关尺更甚，舌苔黄厚。显系湿热下注厥阴，而兼肝郁气滞瘀凝所结，商以疏化兼施。所虑向来多病，年及五旬，气血俱亏，成功出脓，正多时日，非细事也，倘调理不善，变幻正多，不可不报其小心。

川芎一钱　当归二钱　川楝子(炒)二钱　连翘二钱　角针二钱　延胡索二钱　甲片一钱　青皮一钱　南沙参五钱　赤苓二钱　银花四钱　西洋参一钱　木香三分　谷芽四钱

某　一症而毒结四处，两处得脓，其余两处亦不得消，迁延时日，不待言矣。所虑腰痛近于脊骨、命门，自病至今，将及一月，日夜痛无定时，卧不成寐，精神有几，其何以堪？拟气血兼培，佐以平肝清理湿热一法，能逐渐轻减，乃是佳兆，吾恐虚体症重，难以见功。

生地黄八钱　山药三钱　丹皮一钱　福泽泻一钱　知母一钱　杜仲三钱　上银花三钱　苡仁一两　木香四分　炒枣仁二钱　洋参四钱　赤苓二钱　南沙参五钱　当归五钱　生熟砂仁各一钱　延胡索三钱　生熟谷芽各一两煎汤代水

二诊：大便闭结，有虚实之分。实者因于火闭，必痞满燥实兼全，在所必通，且不可缓；虚者乃肝肾阴亏气弱，不能传化。法当育阴扶正，少佐清润之品，方不外乎前法。

大生地一两　山药三钱　丹皮一钱　福泽泻一钱　知母一钱　杜仲三钱　西洋参五钱　苡仁四钱　枣仁三钱　柏子仁二钱　当归五钱　银花三钱　南沙参五钱　扁豆三钱　延胡索三钱　生熟砂仁各一钱　生熟谷芽各一两

三诊：不更衣者二旬有三，前日得解之后，神情反见颇困，日夜寐不成寐，气血之虚不待言而知矣。从此大补血气，大便不溏，胃口渐起，乃是转机。

黄芪八钱　当归二钱　西洋参一两　冬术五钱　熟地一两　广陈皮一钱　扁豆五钱　山药一两　厚杜仲四钱　砂仁一钱　银花三钱　酸枣仁三钱　桂圆肉十枚　莲子二钱

四诊：原方加秫米三钱、怀牛膝一钱五分。

金左　下疳翻花。

银花四钱　中生地五钱　黄柏（盐水炒）六分　乌梅一个　龟胶（化服）一钱

宋左　始因湿火下注而成囊痈，今虽得脓收口，晚时少腹阴囊微有胀闷，此系余邪未清。用补中泄邪。

柴胡三分　大生地五钱　炒丹皮一钱　茯苓三钱　炒泽泻一钱　炒青皮一钱　萸肉一钱　新会皮一钱　炒山药三钱　黑山栀五分

江阴，丁左　悬痈出溺，极不易治。惟养阴内托补膜，多服乃佳。

当归　白芍　麦冬　丹皮　山萸肉　象牙屑　肥玉竹　大生地　左牡蛎　西洋参　粉甘草

某　努力伤气，气虚不统，上则咳嗽，下则梦遗精滑，败精瘀浊阻滞精道，会阴穴按之微硬，两月以来，既不加肿，亦不破溃，正气大伤，不能托毒化脓。劳动短气，少腹隐痛，中损显然。将来外患破溃，定成海底漏也。拟元阳汤加味，俾正气充足，或破或消，庶可免久稽之患。

炙黄芪　潞党参　冬术　炙草　茯神　五味子　白芍（小茴炒）　炒枣仁　当归　牡蛎　熟地　苡仁　桂圆肉　煨姜　红枣

复诊：悬痈俗名海底漏，斯处为气血交会之经，属至阴之分，故湿热得与浊精凝结，已经两月，僵块漫肿，难消难溃，必赖正气充旺方可托毒化脓。叠进扶正化毒，漫肿收束，硬处亦软，成脓之象也。拟原方培托。

黄芪　党参　当归　白术　白芍　甘草　枳壳　僵蚕　两头尖　槐角

某　脱囊黑腐，湿邪内逼，哕恶泄泻，脉细舌白，高年重症，慎防呃忒。先为和中止泄。

川朴　葛根　枳壳　车前子　左秦艽　茯苓　藿梗　广皮　半夏　大腹皮　炙甘草　荷叶　灶心土

某　脱囊红肿皮破，势将腐烂，重症也。

木通一钱　粉甘草四分　丹皮一钱五分　花粉二钱　连翘一钱五分　川楝子二钱　黄柏一钱五分　黄连四分　泽泻一钱五分　赤芍一钱五分　云苓二钱　大黄二钱　酒芩一钱五分　车前五钱

（原注：囊痈初起，用紫苏研末，葱汤调敷神效。）

某　鸡肫疳乃肝经湿热下注而成，愈后余蕴未消，外皮尚起粟瘰作痒，脉象沉细而弦，阴分已亏。苦寒未宜再进，当养阴利湿。

中生地　当归　丹皮　云苓　泽泻　苡仁　女贞　黄柏　甘草　赤芍　地肤子

海安，王左　袖口疳腐烂已停，新肌渐生，惟头昏耳鸣，夜不安寐，心阳肝火俱旺，口干喜饮。还宜养阴清心肝之热。

南沙参三钱　天麦冬各一钱五分　丹皮二钱　羚羊片一钱　黄柏一钱五分　玄参二钱五分　花粉二钱　甘草四分　川胡连各三分　茯神二钱五分　知母二钱五分　蔗浆（冲）一杯

外上银青散、甘石散加牛黄。

复诊：疳痛渐见收敛，夜寐亦甜，惟耳尚鸣，头尚昏，毛际疮疹作痒，湿热未尽。还宜清解。

南沙参二钱　天麦冬各二钱　羚羊一钱　丹皮一钱五分　黄柏一钱　玄参一钱五分　甘草四分　花粉二钱　胡连一钱五分　泽泻一钱五分　龙胆草二钱　蔗浆一杯

常州，汪左　袖口疳内外俱肿，由小溲淋浊而起，延今百日，或疼或痒。当清肝渗湿热并进。

川胡连　萆薢　泽泻　甘草　云苓　丹皮　黄柏（盐水炒）　知母（盐水炒）　车前子　木通　飞滑石

二诊：袖口疳疼痒俱减，肿亦较消。宗前法治。

原方加黑山栀、连翘。

三诊：肿势渐退，惟袖口破碎，余毒未清。仍宜前法进治。

熟军　龙胆草　丹皮　黄柏　荆芥　泽泻　土茯苓　粉草　胡黄连　赤芍　小生地　肥皂子　皂角子

广东，冯左　脉弦细，左关独大，两尺沉濡。肾阴久亏，肝阳偏旺。相火内寄于肝，阴精为之煽动，梦泄，溺有余沥，茎头另有小孔，溺亦随出，方书谓之璇根疳，无足为患。拟滋水制阳，以固肾脏。

大生地　牡蛎　茯神　女贞　淮山药　西洋参　丹皮　山萸　沙苑　麦冬　旱莲　马料豆　鱼肚

泾县，查　下焦积湿积热不清，致成肾岩，僵硬翻花，幸未出血，溺管不硬，尚可挽回。拟方速治乃佳，万勿轻视也。

川黄柏（盐水炒）一钱五分　泽泻二钱　小生地三钱　生甘草八分　龟版八钱　赤芍一钱五分　丹皮三钱　知母一钱五分　萆薢二钱　风化硝四分

阜宁，顾　肝火湿热蕴结下焦，肾岩翻花，幸茎头未损，甚不易治。拟清肝阳主之。

小生地　丹皮　黄柏　花粉　知母　大贝母　泽泻　黄连　甘

草　连翘　赤芍　藕节

翻花处掺绿枣丹

洗药方

银花三钱、白芷一钱、甘草一钱、黄柏一钱五分，煎水洗。

复诊：翻花稍平，仍原方加当归一钱。翻花番肉上点灰碱膏，余掺二消散。

灰碱膏：石灰一块，泡在碱水内，隔汤炖化可用，点上若痛，即可不用。翻花内另有一小孔，通于尿眼，用线穿破，扣落后掺海浮散收功。

某　玉茎者，即宗筋也，乃肾脏所主，又主十二经络之总会。马口专属手少阴心经，肾脏虚火内郁，心肝二脏之火复会于此。始时茎头马口痒碎，渐生竖肉，业已年余。入夏破溃，翻花出血数次，火郁日久，必致外越，血得热而妄行。经云：实火可泻，虚火可补。且龙雷之火，不宜直折，脉细数，阴分大伤，急当峻补真阴，兼介类潜阳之法，俾龙雷之火得以归窟，而外患方保无虑。

西洋参　麦冬　丹皮　天冬　小生地　玄武版　粉甘草　泽泻　白芍　藕

某　暑湿热邪，入阳明血分。去夏两足疮痍，至今甫愈，肌肤不和，木而痒，素有肠红便难，渗流红水，神疲懒言，四肢倦慵，气虚阴虚，肝脾藏统失职。拟益气养阴，兼清肠胃。

生地　广陈皮　白芍　山药　马料豆　粉丹皮　当归　紫丹参　女贞子　茯神　东洋参　炙甘草　红枣

某　痘后阴虚咳嗽，不时微有寒热，兼之肛门内肿痛，咳则引动，痛更不堪，势成肛痛。先拟养阴祛痰，和血消肿。

南沙参三钱　杏仁三钱　川贝一钱五分　丹皮一钱五分　法半夏一钱　橘红一钱　炒枳壳六分　槐角一钱　炙甘草三分　云苓二钱　土炒当归

一钱五分

范左　痔有内外之分，块结肛门之里，不肿无脓者即内痔也，无非湿热下注而成。

猪大肠头一个，洗净，另用胡黄连五分，槐米三钱，木耳四钱，入于肠内煮熟，作饭菜，用酒亦可。

另方：

桔梗一钱　地榆二钱　生苡仁八钱　枳壳一钱　槟榔二钱　炒陈皮一钱　滑石三钱　黄芩一钱

某　经云：经脉横解，肠澼为痔。肾水久亏，湿伤阴分，肠澼痔坠，便艰作痛，肛门翻突，魄门破碎，气分亦亏，肺主气，与大肠为表里。拟金水同源之治。

生地　阿胶　天冬　白芍　黑料豆　当归　洋参　丹皮　茯苓　生草　龟版　蒲黄　荷叶

某　营血久亏，脾肺气陷，痔血肛坠，业已有年，腰痠足乏，肚腹不舒。急为益气养营，佐以清肠止血。

党参　炒归身　白芍　木香　淮山药　忍冬花（炒）　茯神　炙甘草　酸枣仁　地榆炭　黄芪　续断　荷叶　红枣

某　阴亏水不足，肝火太旺，肠胃又有湿热。便后痔坠带血，内热口干舌燥，胸脘气疼。拟养阴柔肝，兼清肠胃。

南沙参　细生地　荷叶　粉甘草　槐角　川黄柏　粉丹皮　白芍　地榆　枳壳　玄武版　广陈皮

吴大澂，东河总督　痔漏之源，其受病者燥气也，其为病者湿热也。阳明燥热与脾经湿热，充于肠胃，溢于脉络，坠于大肠，左右冲突，而成此患。痔轻而漏重，痔实而漏虚。抱恙三年，迩来日甚一日，肛左翻突，破溃数孔，渐至会阴肿硬不消，脂水渗漏。阴气走泄于下，中虚气陷，脾元日弱，门户不藏，动辄便稀，有时寝汗，形神羸弱，命肾皆亏，难以速效。拟扶脾固肾，佐化湿热。候酌。

潞党参　焦於术　淮山药　归身　白芍　云苓　炙甘草　牡蛎　山萸肉　地榆炭　炙生地　红枣

又洗方：凤尾草三钱　五倍子三钱　荔子草三钱　臭梧桐五钱　猪前脚壳三个　葱

京江，潘左　肛痈成漏两年，硬管未除，不时举发，日久阴伤，脾气下陷，晨起便泄数次，得食甫止，此中气得以建立。拟调脾固肾。

党参　茯苓　山药　冬术　枳壳　白芍　木香　地榆　红枣　干荷叶　黑料豆　炙甘草

泰州，朱右，二十三岁　气虚阴虚，湿热下注。肛漏愈后，余硬未消，间渗血水，脓管未清，时泄浊气。拟养阴清气化湿。

党参　萸肉　白芍　地榆　枳壳　红枣　生地　粉草　泽泻　茯苓　丹皮

夏左　眼白属肺，肛门属大肠，原相为表里，在上之邪热不清，移于下面漏疡为肿。

黄芩二钱　槐角二钱　香白芷八分　苡仁四钱　银花四钱　桑白皮一钱

某　串臀漏久，肌肉僵硬，体质亏弱，不易速愈。煎剂培养气血，兼清湿热，晚进丸药，退管化坚，缓缓调之。

生首乌　苡仁　当归　槐角　丹皮　皂角刺　金银花　大贝　生甘草　茯苓　红枣　象牙屑（炒）

丸方已佚。

顺天，佟庆甫　肛痈痔漏，均是肠胃湿热下注而成，过投补剂，助湿热之毒窜及两股，孔孔相通，肌肉紫黑，气血滞而不行，成为串臀漏症，不易完功。脉象沉细而弦，阴分大伤，且胃气不和，脘中作梗，食之泛恶。先为养营和中，再商后治。

当归一钱　枳壳一钱　藿梗一钱　丹参一钱五分　佩兰一钱五分　谷芽(炒)三钱　云苓二钱　砂仁五分　炒半夏一钱五分　佛手五分　广皮一钱　生姜一片

洗药方：槐角三钱　归须二钱　功劳子三钱　白芷一钱五分　粉甘草一钱　凤尾草三钱

肿硬处敷黄宝丹，漏管内用去解丹纸捻。

吴左　湿热下注，肛门结痈成漏，半由攻伐伤气，半由湿浊不清，今脉象软弱，气血不可不补，还宜渗湿之品，但至阴之下，药不易到，须耐心调养，方可全愈。

黄芪一两　当归三钱　生甘草二钱　熟地八钱　槐角二钱　炒白芍二钱　苡仁五钱　白芷五钱　天花粉一钱　银花二钱　洋参二钱　炒冬术三钱　象牙屑(炒)三钱　猪后蹄脚壳(炙)一对

王左　全体薄弱，患疡不敛而成漏管，脓水交流，以致气血愈伤，今神情萎顿，六脉细数，饮食减少，内热不已，势非轻浅。拟立斋法滋化源以培根本，脉数减而饮食增，乃是转机。此时正在凶险，无暇理及外疡。

六味地黄汤晨服，补中益气晚间服。

周右　肛门旁外疡成漏。

刺猬皮(炙)一张　血余四两　象牙屑(炒)四两　当归(酒炒)三两　黄芪六两　猪脚壳(炙)一两　甘草四两　炙龟版一个　炒槐角二两　炼蜜为丸。

王左　尻骨之下为尾闾，患疡不敛，周身之气血、督脉，一亏无不亏矣。药不过树皮草根，焉能挽回气血？且用十全大补合龟鹿固任督，如能有效，还可着手，否则甚难。

黄芪六钱　茯苓二钱　炒冬术三钱　肉桂三分　党参四钱　全当归三钱　川芎八分　白芍二钱　熟地八钱　炙草一钱　杜仲三钱　上银花三钱　龟版三钱　鹿角霜五钱

张左　频年吐红不除，肛疡成漏不敛，一身之气，奚堪遭此剥削，而不为伤损乎？况课读耗气劳神，非有病所宜，而房欲不可不绝，并不可动心为嘱。

熟地八钱　丹皮一钱　炒山药三钱　茯苓二钱　泽泻二钱　山萸肉二钱　麦冬一钱　天门冬一钱

接服膏方

炙绵芪六两　酒炒当归三两　草节二两　炙龟版四两　棕炭一两　血余三两

某　肛漏一年，阴气耗泄于下，阳伤于上，冬春咳嗽恶寒，肝气拂郁，肚腹作痛，入夏以来，呛咳益加，咽痛妨食，痰多作恶，腹痛频频，大便自溏，脉来尺寸弱而急。肺肾并亏，肝木侮土，势入损门，殊属重候。拟养荣柔肝，兼补肺滋肾。

东洋参　白芍　当归　炙甘草　冬虫夏草　淮山药　莲子　沙苑子　甜杏仁　大生地（蛤粉炒）　橘红　大麦冬

某　疮毒久蕴下焦，肛门两旁，破碎起垺，痒流脂水，两股肿胀，脉细软数，尺濡，阴分受亏，肠胃湿热不清。宜养营阴兼清湿热。

全当归　川萆薢　苡米　白鲜皮　泽泻　粉甘草　川黄柏　粉丹皮　党参　细生地　仙遗粮　茯苓

股　腿

高左　痈结三阴，业已自溃，色带紫暗，此肝肾营阴不足，湿火下注凝聚而成，脉象虽虚，幸有根有神，不弦不数。人事小心，不难就愈，拟托解一法。

黄芪　当归　红花　银花　丹皮　荆芥　砂仁　甘草　陈皮　生赤首乌　川牛膝　焦谷芽

某　右胯横痃，漫肿而软，内结数核，夜分作痛，肝脾气滞，湿痰凝结。治宜宣化。

当归　法半夏　陈皮　僵蚕　大贝母　威灵仙　川楝子　京赤芍　粉甘草　生姜　桃仁泥　炙乳没　陈酒

张　先起于不能步履，继见大腿内侧患疽色白，溃后敛而反复出脓，此系足三阴亏损，寒痰凝结。有力服药，加以小心调理，非必尽归不治，二者有一不能，欲愈甚难，况非可以速效，如法调治，尚须旷日持久，目下兼感时邪，发热咳嗽。补养之中，略为疏解。

黄芪四钱　当归三钱　白芥子一钱　银花三钱　丹皮八分　川牛膝一钱　茯苓一钱　半夏一钱　淮山药三钱　甲片八分　前胡七分　川石斛三钱　陈皮一钱　生熟谷芽各三钱

五六剂后去甲片、前胡，加洋参二钱、熟地五钱。

殷左　腿胯内侧肝经部位络脉粗肿，结聚成块，得刺出血则松，此即血痣、血箭之属，良由血热阻滞，络脉不宣。

木瓜二钱　细生地四钱　牛膝二钱　银花四钱　单桃仁一钱　红花三分　松毛二钱　干蚯蚓一条　归须二钱　侧柏叶三钱

又方

血见愁四两　紫草四两　铁草一两

共研末，用醋调敷，或加侧柏叶汁。

王左　喜旦而痛甚于夜，右腿环跳肿痛，连于内侧跨缝，并及委中，屈而难伸，两尺脉来微细，午后日见寒热，舌苔色黄，此肝肾两虚，重寒深湿着于筋骨，寒欲化火，湿欲化热，而成附骨环跳疽之重症也。拟大防风加减治之。

羌活五分　熟附子一钱　川芎一钱　当归五钱　炒苍术一钱　党参三钱　细辛二分　左秦艽二钱　柴胡三分　牛膝二钱　大熟地一两　木瓜二钱　防风二钱　炒苡米一两　杜仲八钱　甘草一钱　忍冬藤八钱　续断三分

某　环跳痰，疼不能步履，由来半载，今面黄唇白，纳少胸闷，近加便泄，病本是寒湿下流，病标是暑湿积滞。

炒白术三钱　猪苓二钱　泽泻二钱　赤茯苓二钱　炙草五分　神曲一钱　车前子三钱　扁豆三钱　秦艽二钱　广陈皮一钱　杜仲四钱　麦芽三钱　广木香四分　苡仁一两　黑栀五分　茵陈草三钱　防风一钱

吕城，宋左　右腿后廉湿痰，肿硬旬日。治宜温化。

当归　云苓　川牛膝　法半夏　赤芍　白芥子（炒）　陈皮　僵蚕　炒苍术　独活　黄柏　紫苏　桑枝

埠城，王左　寒湿下袭，股胯作痛，筋脉拘挛，夜分发热，势成缩脚阴痰。当以温散。

当归　秦艽　独活　灵仙　防风　炙没药　桂枝　半夏　赤芍　牛膝　炙鳖甲　灵脂　桑枝（酒炒）

某　胎痰。

白芥子（炒）二钱　陈皮二钱　半夏二钱　大贝母三钱　炒白术二钱　当归五钱　怀牛膝二钱　川独活一钱

敷药方

生南星二两　生半夏二两　川乌一两　草薢二两　五倍子（炒）一两

五钱　肉桂一两　片姜黄一两五钱　赤豆三两　商陆一两　白及二两　小粉四两

共为细末，用白蜜、鸡子白、葱头汤调厚敷肿处。

朱孩　此名胎痰，附脑着骨，消之不易，成脓亦难，日后穿破，得脓可医，得清水不治。

白芥子二钱　当归四钱　冬术(炒)三钱　半夏(炒)一钱　竹油十匙　骨碎补五钱　怀牛膝(炒)三钱　加姜三片

二诊：前方见效，原方加黄芪六钱、焦谷芽三钱。

三诊：原方加丹参三钱、银花二钱。

余左　穿肠腿痛，日久难行消散，近腿缝处隆隆而起，按之微软，内脓已成。所嫌色脉两虚，且为补托，俟顶起脓足，庶可用刀出脓。

西洋参二钱　熟地六钱　丹皮一钱　淮山药三钱　当归三钱　木瓜一钱　上银花五钱　绵芪三钱　陈皮一钱　生熟谷芽各五钱　角针三钱

王左　腿痛上连于腰，不能屈伸，喜人揉按，不肿不红。此因房欲受寒，而又竭力动作，伤骨伤筋，寒邪乘虚入深，症非轻浅。邪散恐防入腹攻心之剧，邪结则成贴骨腿痛之恙，二十剂内，应效尚可，否则往往迁延日月。

当归一两　续断三钱　川牛膝二钱　木瓜二钱　杜仲八钱　左秦艽二钱　防风一钱　红花六分　广木香六分　生地一两　独活一钱　乳没各五分　葱头三个　银花六分　白凤仙根三钱

奔牛，姚左　附骨阴痰一月，左腿内外关俱肿，硬附于骨，木不作痛，将来破溃，内外串通，难以收口。急为温化。

当归一钱五分　肉桂(去皮，切)四分　炮姜四分　白芥子(炒)一钱五分　炙乳没各一钱　独活一钱　炒苍术一钱五分　陈皮一钱　川牛膝一钱五分　赤芍一钱五分　法半夏一钱五分　桑枝三钱　陈酒一杯

某　伏兔痈漫肿内硬，已延两月，发热口干，脉虚数。宜养血温经通络。

中生地　怀牛膝　肉桂　当归　陈皮　炙甲片　黄柏　制半夏　赤芍　甘草　桑枝

某　伏兔痈溃久，湿热上升，腮龈口舌糜腐。先为清解。

玄参　川黄连　桔梗　连翘　花粉　甘草　粉丹皮　黄芩　芦根

某　膝盖肿痛，连及踝骨，从痢后而得，即为痢后风。

独活一钱　防风一钱　左秦艽二钱　川芎一钱　归身三钱　大熟地一两　桂枝四分　续断三钱　北细辛一分　桑节五钱　茯苓三钱　杜仲六钱　牛膝三钱　柴胡四分　西党参四钱　黄芪四钱　木瓜一钱　炙甘草五分　砂仁五分

尤左　膝盖痛由来半载，兹已得脓。气血双培，兼以化解，饮食小心，缓调自愈。

黄芪五钱　西洋参二钱　川芎一钱　当归三钱　大熟地六钱　秦艽二钱　独活八钱　川牛膝二钱　续断二钱　苡仁三钱　川石斛三钱　甘草五分　银花一钱　焦谷芽二钱　冬术一钱

张幼　膝肿连于委中，此系风寒挟湿，下注肝肾之络，由来一月，惟恐成功出脓之势居多，年幼质弱。拟与独活寄生汤意，兼托兼消。

独活一钱　当归三钱　川牛膝二钱　木瓜一钱　防风一钱　左秦艽二钱　苡米四钱　黄芪三钱　连翘壳三钱　洋参一钱　没药六分　焦茅术五分　萆薢一钱

某左　瘀凝肝肾之络，膝为之肿胀，青筋暴露，药不能速效。

当归四钱　生地六钱　川续断三钱　红花六分　独活一钱　上银花五钱　松节六钱　猪膝盖骨（炙）三个。

某　两膝浮肿，色白而热，脉象带数者，寒化为热，湿化为火。宜温凉并用，气血兼培。

独活二钱　丹参三钱　左秦艽三钱　杜仲一两　木瓜二钱　川续断三钱　牛膝二钱　肉桂五分　黄柏（盐水炒）一钱　生地一两　黄芪八钱　北细辛二分　防风一钱　炒白术五钱

某左　膝眼肿痛，脉至细弱，肝肾阴亏，而寒湿乘虚下注。

熟地一两　杜仲八钱　川独活一钱　续断三钱　秦艽二钱　炙甘草六分　防风一钱　肉桂四分　怀牛膝（炒）二钱　当归三钱　桑节一两

范左　左膝足踝红肿痛而烈，脉见数，舌苔滑白，此风温湿热入于肝肾之络。

没药一钱　松节一两　广陈皮一钱　防风一钱　秦艽二钱　川牛膝二钱　木瓜一钱　苡仁八钱　威灵仙一钱　赤苓三钱　滑石三钱　羌独活各一钱　当归一两　银花三钱　侧柏叶三钱　黄柏一钱　桑枝一两

某　鹤膝风症，须究体之虚实，次论风寒湿之重轻，湿胜者则重著难移，脉数内热，咳嗽食少，便溏面浮，脾土虽虚，而肺胃之阴亦不足。当养胃生阴，以除虚热，调脾土，以利湿邪。

川贝　茯苓　於术　苡仁　荷叶　黑料豆　孩儿参　淮山药　生首乌　土炒当归　女贞子　川斛

太平洲，张左　三阴不足，湿邪入于经隧，气血不能贯通。左膝盖肿热作痛，延今三载，成为鹤膝风，虽云是风，当以湿为主。脉沉细而数，舌苔白腻，络中有热。当养阴通络理湿。

大生地　丝瓜络　黄柏　石斛　当归　怀牛膝　赤芍　龟版　秦艽　鳖甲　蚕沙　苡米　萆薢　桑枝　鲜地龙

嘶马，杨右　鹤膝溃后，经脉伤残，拘挛不能任步，膝肿未消，两目啾唧，畏恶灯火阳光。肝肾不足，血脉不荣，肝火上升，阴津被耗。当肝肾两培，以荣经筋。

大生地　女贞　全当归　丝瓜络　料豆　北沙参　丹皮　络石

藤　石斛　丹参　杭菊　伸筋草　桑枝　红枣

洗药方

当归　木瓜　祁艾　秦艽　没药　红花

复诊：足膝经脉稍舒，肿亦稍退，两目羞涩亦减。仍养阴舒筋活络。

原方加酒炒木瓜一钱、怀牛膝一钱五分、大白芍一钱，去杭菊、丹皮、丝瓜络、黑料豆。

大桥，张左　《灵枢经》云：疵疽发于膝，状如痈，皮色不变，勿石，石之死。左膝肿大如瓜，胀痛按之烙手，针砭数次，咳嗽神羸，脉来虚数，正虚病实，不治之症。勉方以尽人力。

南沙参　赤芍　全瓜蒌　桃仁　忍冬藤　大贝母　连翘　薄橘红　黄柏　泽兰　丹皮　云苓　桑枝　藕节

某　疵疽症出自《灵枢》，其言曰，状如痈，皮色不变，勿石，石之者死。须其柔，乃石之者生。未详其治，后学之注述者，未能详悉，亦未得其治。是证缘营卫稽留脉中，血脉凝泣，卫气滞而不行，壅而生热，热胜则肉腐，肉腐则生脓；热陷于骨，则筋枯髓减而骨露。少君之恙，由屈折起见，左膝盖痠疼，渐渐作肿，犹可步履。斯时即以化瘀宣通脉络，何至酿成巨患？误认湿痰，而投温补，外敷燥烈之品，以致肌肤疡腐，腐深伤骨，腐脱骨落，本色未变，新生之肉不坚，内服清热之剂，日见功效，幸事也。刻下气血已亏，又值严寒之际，调养得宜，不受外寒，可望全愈。

方佚。

某　《灵枢经》云：疵疽发于膝，状如痈，皮色不变，勿使砭，砭难治。左膝盖坚肿，色白绕红四周，筋脉掣痛，针溃出血两次，幸即收口，症势极重。姑拟养阴络，化瘀血，保其不溃则吉。

小生地　归尾　赤芍　知母　黄柏　生草　生鳖甲　牛膝　桃

仁　泽兰　丹皮　藕节　丝瓜络

某　疵疽右膝漫肿而热，疡科重症。姑拟利湿化凝，保其不溃乃吉。

归须　赤芍　川牛膝　没药　川黄柏　防己　桃仁　白芷　甘草　制半夏　泽兰　茯苓　桑枝　藕节

某　湿瘀凝滞经络，委阳穴石疽坚肿色紫，焮及内侧，足肚木肿，夜分热痛，难于收敛。急为利湿化凝，以冀收束为要。

生首乌　归尾　甘草　没药　连翘　赤芍　川萆薢　桃仁　黄柏　泽兰　怀牛膝　广皮　桑枝

胫　足

后圩，马左　青蛇毒红肿黑腐。当清热解毒。

生地　赤芍　生军　连翘　酒芩　粉丹皮　川连　甘草　银花　木通　竹叶

某　脾主四肢，阳明湿热下趋于络，营卫不利，足胕骨胀数季，按之觉热，热湿郁蒸，阴分又亏。拟和营利湿通络。

茯苓　萆薢　川牛膝　大贝母　京赤芍　粉甘草　苡米　川黄柏　竹茹　炙鳖甲　细生地　当归　桑枝

某　足踝疽溃久，窜及内踝又将破溃，夜分发热，汗出即解，虚中夹邪。先为和解。

生首乌　炙鳖甲　当归　川贝母　威灵仙　云茯苓　制半夏　广皮　青蒿　柴胡　炙甘草　姜　枣

江右　穿踝虽已得脓，而毒漫延上下，腿趾俱肿，惟恐散走入腹，即有昏痉之变，能过十日，毒势归于一处，方可无虞。此时多变幻不定，寒暖饮食，极宜小心。

黄芪六钱　当归五钱　粉丹皮二钱　生地八钱　银花一两　赤茯苓三钱　陈皮一钱　黄柏八分　宣木瓜八分　木香五分　槟榔一钱　谷芽五钱

宣右　湿化热、热化风，遍体肌肤搔痒，足踝赤烂浸淫，脉见左关尺数而有力。当清解下焦湿热为主，兼以疏泄风邪。

黄柏八分　苦参一钱　豨莶草三钱　苡仁五钱　防风一钱　苍耳子二钱　荆芥一钱　桑白皮一钱　细生地四钱　当归三钱　川牛膝二钱　石菖蒲五分

某　恙因折伤起见，瘀血凝滞，腿跟疽外溃两月，肿胀不消，防成多骨疽。宜养血化毒。

当归　赤芍　川贝母　川萆薢　苡米　陈皮　泽泻　忍冬藤　生首乌　怀牛膝　甘草　桑枝　红枣

复诊

生首乌　牛膝　云茯苓　苡米　川萆薢　大贝　忍冬藤　赤芍　粉甘草　广皮　甜冬术　桑枝　红枣

某　患疡于足趾，久而无脓，此气血有亏，况又年近七旬，用药宜以扶正育阴，而兼清解之不伤胃气者。

西洋参二钱　当归五钱　甘草一钱　川石斛三钱　绵芪六钱　山药四钱　川萆薢二钱　银花三钱

王右　湿火下注，鞋带穴起泡，足跗肿胀，痛连两股，此疔也。恐防火毒冲入于腹，为害非细，急为清解。然宜安卧，不可多劳，气下而肿恐愈甚。

地丁草四钱　连翘八钱　银花一两　生甘草一钱　滑石三钱　黄柏一钱　川牛膝一钱　角针一钱　芦根一两

唐左　疔毒走黄，从足趾上及于膝，臃肿可畏，倘火毒攻冲入腹，药所难挽。兹以大剂日夜酾饮不辍，三日内得轻减，即有转机，如其加重，便成棘手。

地丁草一两　银花二两　连翘一两　川黄柏一钱　滑石三钱　赤苓四钱　川牛膝三钱　甘菊一两　甘草一钱　大贝母三钱　生矾二钱

复诊：此方两日四剂，而见大效。

原方加归尾二钱、苡仁五钱，共服八、九剂而奏痊。

某　疔生足底，红丝上行，如入腹攻心，最为棘手。今砭去恶血，势可稍衰，急投清解，以免加重，然须调养得宜。

地丁草五钱　甘菊六钱　银花八钱　肥知母二钱　角针二钱　萆薢三钱　炙甲片一钱　牛膝二钱　连翘二钱　广木香八分　郁金一钱

湖北，黄左　阳明湿热下注，逼于血脉，致发解溪疽。红肿作痛，憎寒恶热，今已五朝，虑难尽散。当利湿化瘀。

大豆卷三钱　当归须一钱五分　赤芍一钱五分　木通一钱五分　连翘一钱五分　桑枝五钱　粉甘草四分　防风己各一钱五分　忍冬三钱　黄柏一钱　川牛膝一钱　赤苓三钱

某　足跗骨胀。宜化痰温通经络。

当归　茯苓　牛膝　僵蚕　威灵仙　桑枝　赤芍　半夏　陈皮　独活

另服指迷茯苓丸

某左　肝肾两亏，湿热乘虚下注，足跟肿胀疼痛，而兼淋浊。此宜培气血之中，兼以攻通。

甲片一钱　白芥子二钱　绵芪一两　当归五钱　川萆薢三钱　独活一钱　杜仲一两　川牛膝二钱　续断三钱

发无定处

阳羡，程左　营卫不和，痰湿滞于经络，致成痰注。硬附于骨，腰膂骨痛，已发三处，左缺盆与右颊车肿硬较甚，深防滋蔓，将来破溃，有伤筋蚀骨之虑。

当归一钱五分　制南星一钱　炒僵蚕一钱五分　云苓二钱　粉甘草四分　法半夏一钱五分　橘络一钱　赤芍一钱五分　白芥子一钱五分　乌贼骨三钱　独活一分　竹二青四钱

另服指迷茯苓丸三钱，开水送下。

过左　腿外侧痛而不肿，脉至左三部弦数，理宜清疏少阳湿热，即是从脉不从症之一法，若因其皮色不红而为寒，便认错矣。

柴胡八分　丹皮二钱　怀牛膝三钱　连翘四钱　当归八钱　宣木瓜二钱　木香一钱　青皮二钱　夏枯草二钱

严左　腿痛难伸，肌肉日削，脉弱无力，气血有亏，沉寒深入著骨附筋也。大防风汤加减。

川芎一钱　防风一钱　上绵芪六钱　冬术三钱　肉桂四分　甘杞子三钱　熟地一两　当归五钱　厚杜仲八钱　牛膝三钱　秦艽二钱　川续断三钱　独活一钱　虎骨四钱　鹿角霜三钱

某　左环跳痛而足不能伸，病在筋也。所嫌脉数泄泻，于症不合。且先固正育阴，以观效否再酌。

熟地一两　丹皮二钱　山萸肉二钱　云苓二钱　泽泻二钱　淮山药四钱　秦艽二钱　木瓜二钱　川续断二钱　独活一钱　杜仲三钱

复诊：原方加肉桂三分、黄柏八分。

山南，某　腿之正面肿大如盘，位在阳明，其势散漫在重阴，非他处轻小可比，为日已久。治以内托。

川芎二钱　当归三钱　上绵芪五钱　白芷二钱　甲片一钱　大贝母

八钱　角针三钱　黄芩一钱　川牛膝三钱　花粉三钱　半夏三钱　广木香七分

某　怀孕多劳，夹积感冒，发热泄泻。今泄虽止而腿内侧拒按，恐生外疡，而攻利之药难投。

苏梗三钱　焦白术二钱　黄芩一钱　柴胡三分　苏薄荷一钱　秦艽二钱　木瓜二钱　川续断三钱　银花三钱　木香五分

某　脉至沉迟细弱，左足难伸，腰间作痛，结块色白，不热不红而疼痛拒按，由来一月，逐日增重。乃寒湿深入肝肾膀胱三经，气血因而凝滞，此流注中之极重者，邪实正虚，治难速效。药以温经通络，疏理气血为主，但宜调养得宜，耐心为嘱。

当归一两　独活一钱　赤茯苓三钱　木瓜一钱　苡仁一两　左秦艽三钱　杜仲六钱　甲片一钱　广木香八分　牛膝二钱　茅术一钱　白芥子三钱　银花六钱　姜半夏二钱　炒乌梅一钱

复诊：肝主疏泄，肾主二便，筋属肝而骨属肾。今转侧屈伸，不能自如，二便不变，此系肝肾亏损，寒湿乘虚内袭，更兼抑郁，郁则气滞，以致营卫不行，结成外疡。脉不洪大，舌不焦干，而见口渴，症属水亏。疏泄消散之中，宜加养营育阴之品。

原方加连翘三钱、柴胡三分、郁金一钱、丹皮二钱、熟地一两、麦冬二钱、泽泻三钱，去苓、夏、乌、术。

某　无论内外，凡实症秘结者，宜通宜利，虚症、寒症秘结者，非但不宜通攻，总以得守为度，昔贤云：大便弥固者弥良，虽日多无碍。其所以秘结者，因气血不充达耳，养其营阴，滋其枯涸，河流有水，舟楫自通也。但病势方张，当耐心为要。

当归一两　独活一钱　炒苡仁一两　秦艽二钱　甲片一钱　怀牛膝二钱　柴胡四分　郁金一钱　白芥子三钱　麦冬二钱　泽泻一钱　炒丹皮一钱　木香八分　肉桂一钱　炒熟地一两　银花二钱　谷芽四钱　柏

子仁（去油）一钱　香附（研末）一钱　乳没各一钱

某左　哮喘半年，神形消瘦，今臀腿又患流注，大小不一，散漫无块而色白，脉至软弱。拟阳和以解寒凝。

连节麻黄四分　炮姜一钱　肉桂六分　鹿角胶三钱　白芥子（炒）二钱　熟地一两　广木香四分　川牛膝二钱

二诊：加独活一钱、白芷八分、秦艽二钱、甲片一钱、金银藤五钱、川石斛五钱。

三诊：加细辛二分、杜仲六钱、续断二钱，去麻黄、石斛。

某左　肝主筋，肾主骨，凡有病之人，无论内外，举动轻便，转侧自如者，虽重不重。至于卧不能起，且不能动，非伤于肝，即伤于肾矣。稍有明理者，一见即当补托，而且不能轻易见功，至于羌、独、荆、防、芩、连、知、柏，施之于肌表湿热结成诸恙，未尝不效，用之于附筋着骨、肝肾两伤之症，则为害不浅，况可多服乎？无怪乎气血日伤，脾土败坏，以致难挽，谁之咎欤？勉留方以应主人之命。

黄芪六钱　丹参三钱　西洋参三钱　枣仁三钱　熟地五钱　川石斛三钱　山药三钱　扁豆三钱　生甘草五分　银花二钱　杜仲二钱　焦谷芽二钱　陈皮一钱　建莲二钱　加姜一片

某右　附骨流注，能转侧者，还可施治，不能动移者，例在难医。况起病至今，已两月有余，覆卧不动，谷食焉能运化？无怪乎便溏不已，非必尽归于人事不慎。

炒山药六钱　黄芪四钱　冬术三钱　焦神曲一钱　炙草一钱　车前子炒一钱　炒白芍一钱　谷芽三钱　炒党参五钱　炒泽泻一钱　煨木香五分　炒建莲三钱

陆右　凡有多骨，无论在上在下，总属寒湿深入筋骨。久之渐渐化热，而作痛作胀者，将溃也，虽无大害，甚属缠绵。煎剂轻而上浮，不合于用，拟六味加温通理湿之品，作丸常服，或能应效。然须保养，勿使肾关有泄，不遵守戒，服药无功。

大生地四两　熟附子（盐二钱，化汤拌煎九次）八钱　粉丹皮（炒）三两　山药四两　茯苓三两　泽泻（盐水炒）三两　川牛膝（盐水炒）三两　炒当归三两　骨碎补（去毛、炙）八钱　制首乌四两　杜仲（盐水炒）三两　炙龟版三两　炒苡仁六两　牛筋髓四两　核桃（盐泥包好，煨成炭）二十个　猪膝盖骨（炒）一个

上药为末，炼蜜为丸。盐汤送下。

某　臂臑流注已成，右肾俞穴结肿，痛难转侧，为患最剧。急为和气化痰。

苍术　乌药　半夏　全蝎　当归　川芎　桂枝　苏叶　赤芍　陈皮　独活　酒

朱右　浴后当风，湿凝气滞，肿痛之处非一，此流注也。

香薷一钱　香附二钱　当归尾三钱　赤芍一钱　川芎一钱　大腹皮二钱　黄芩一钱　乌药二钱　细青皮一钱　槟榔二钱　泽泻一钱　川牛膝二钱　全蝎三个　桂枝五分　生甘草一钱　甲片一钱　连翘二钱　广木香一钱　角针一钱　防风一钱

刘左　流注为日已久，脉见浮数无力，身体已虚，而风寒湿无一不兼。用二十四味流气饮法。

柴胡四分　当归三钱　大白芍一钱　川芎一钱　紫苏一钱　新会皮一钱　半夏一钱　连翘二钱　大腹皮二钱　角针二钱　黄芩一钱　大力子（炒）二钱　独活一钱　全蝎三个　炙甲片一钱　黑栀一钱　滑石二钱　甘草节一钱　木香一钱　桂枝四分　花槟榔一钱　上绵芪三钱　乳没（去油）各一钱

某　五行之中，惟风惟火游移无定，火之有余，乃水之不足；风之至盛，由血之有亏。书曰：治风先治血，壮水可制阳，此症是

也。然必耐心多服。

生地八钱　秦艽二钱　宣木瓜二钱　当归三钱　没药五分　上银花二钱　丹参三钱　防风一钱　虎胫骨(炙)四钱　茯神中木二钱　向阳桑枝一两　青松毛三钱　羚羊角一钱　黄柏(盐水炒)一钱

某右　游风夹火，面目红肿，遍体似痧而赤痒，骨节痠痛，宜用凉血疏风清解法。

桑白皮二钱　蝉衣一钱　黄芩一钱　地骨皮二钱　防风一钱　荆芥二钱　金银花四钱　玄参三钱　甘草八分　桑枝五钱　秦艽一钱

皮　肤

夏左　风湿客于营卫，遍体浸淫赤烂，下身尤甚。

防风二钱　红花三分　桑白皮二钱　苡仁一两　川芎一钱　地骨皮二钱　当归五钱　赤芍一钱　细生地四钱　银花五钱　川牛膝二钱　石菖蒲二钱

杨右　遍体生疮，浸淫赤烂，连年不已，脑后发际项背更甚。此当疏泄太阳，兼理营卫。

羌活五分　赤苓三钱　全当归三钱　防风一钱　银花四钱　生甘草一钱　滑石二钱　黄芪六钱　苍耳子二钱　荆芥一钱　赤首乌八钱　苦参二钱

某　疮湿内陷，成为疮痈，投剂以来，腹热已退，疮亦渐达，舌干亦润，俱属佳兆。惟食难入膈，胕气旬余不通，湿痰阻隔，以致胃气不能下降，右季胁痛，肝气夹饮。仍宜养阴宣中泄浊。

沉水香　苡仁　蒌皮　法半夏　炒枳壳　车前子　旋覆花　川郁金　北沙参　茯苓　冬瓜子皮　陈皮

冯右　手足时而麻木，时而刺痛，肤腠生疮，尺脉细软。气血不足，以养血为主。

绵芪　红花　僵蚕　威灵仙　银花　牛膝　松毛　当归　荆芥　丹参　防风　木香　桑枝　红枣

某　素昔肝脾不和，足踝又有湿热疮痍，痒痛出水。清燥两难，宜和中利湿。

茯苓　砂仁　佩兰　丹皮　牛膝　桑枝　苡仁　甘草　陈皮　泽泻　地肤子

浙江，张左　掌心穴名劳宫，属心包络经，始时作痒起瘰，系心主手厥阴经火湿所发，继之窜及四肢，肤燥叠起，厚皮成片，迩来痒甚，渗流脂水，成为湿癞，脉沉洪有力，阴虚湿热内蕴。拟清营利湿。

小生地　大胡麻　赤芍　荆芥　苡米　泽泻　粉甘草　酒芩　黄柏　地肤子　茯苓　丹皮　白鲜皮

某　湿热疥癞，缠绵两年，阴伤气耗，脾元亦弱，纳谷不香，身体羸弱。当养营调脾渗湿。

党参　当归　茯苓　生地　泽泻　丹皮　苡米　大胡麻　甘草　玉竹　白术　白鲜皮　红枣　地肤子

某　癣之为病，乃风、湿、热客着为病，其名不一，其状亦多，总之皆因风毒入于脾肺。湿胜者癣起厚皮如肉，发于四肢关节之处。宜利湿杀虫，兼清血分热毒。

百部　防风　鹤虱　丹皮　生草　当归　苍术　苦参　胡麻　牛膝　白鲜皮　浮萍

山东，彭左　脾湿化热，淫于肤腠，两胯湿癣，延及二阴，流窜经络，经筋抽痛，继之胕骨肿胀，神阙出水，痒起粟颗，乃湿热为患，非毒邪而投攻伐，致伤阴气，脉弦细数。当养阴制湿。

小生地　丹皮　泽泻　黄柏　赤芍　鳖甲　忍冬　槐角　粉甘草　川牛膝　萆薢　桑枝　地肤子

某　湿热焮发，囊茎肿而痒碎，阴分已亏。姑先清利湿热。

细生地　粉丹皮　粉甘草　赤苓　川黄柏　肥知母　金银花　京赤芍　连翘　灯草　泽泻　飞滑石

某　阳明湿热，久据营分，头面斑红，叠起白屑，舌苔色黄而腻，阴分受亏，未宜用补，补则留恋湿邪，更难脱体。仍宜清营利湿。

细生地　麦冬　丹皮　北沙参　茯苓　黑料豆　杭菊花　玄参　当归　胡麻仁　石斛　红枣　生姜

某　左　血皮风。

川芎一钱　京赤芍一钱　荆芥一钱　当归三钱　中生地三钱　甘草一钱　银花四钱　连翘壳二钱　生赤首乌六钱　桑枝五钱

秦左　脉至浮数，肌肤痧如鱼鳞，此血燥有火。宜凉血活血。

川芎一钱　赤芍一钱　全当归三钱　银花五钱　防风一钱　豨莶草三钱　荆芥一钱　苦参一钱　中生地六钱　苍耳子二钱　桑白皮一钱　侧柏叶二钱　生赤首乌一两

吴左　紫云风。

川芎一钱　赤芍一钱　香白芷一钱　荆芥一钱　当归四钱　苍耳子三钱　防风一钱　豨莶三钱　大生地六钱　苦参一钱　红花三分　赤首乌八钱　银花三钱　侧柏叶三钱

服十五剂后去苦参，再服十五剂。

夏溪，姚左　湿热下注成四爪风，两手掌皮顽裂圻作痛。当和营祛湿。

当归　丹皮　泽泻　茯苓　地肤子　黄柏　小生地　苡米　甘草　大胡麻　桑枝

某　阴亏气弱，脾经积湿不清，淫于四末，四肢湿疹作痒，小溲勤短。拟益气养阴，以化湿热。

何首乌　肥玉竹　茯苓　泽泻　全当归　北沙参　丹皮　料豆皮　苍术　甘草　地肤子　大红枣

泰兴，右　癞风有年，肤如鳞甲，内热脉数，营中有热，阳明有湿。拟养营兼清热。

生地　荆芥　石斛　浮萍草　当归　胡麻　地肤子　黄柏　丹皮　甘草

洗方：荆芥　紫苏　百部　浮萍　青蚕豆叶

某　血虚脾弱，又有湿热，四肢癞风痒燥，并有破处。拟养营阴，以祛风湿。

当归　丹皮　生地　白鲜皮　胡麻　生甘草　白术　川黄柏　苡米　地肤子　泽泻

麻　风

附：麻风论

麻风，古称疠风。疠者，有荣气热胕，其气不清，故使鼻柱坏而色败，皮肤疡溃，其风寒客于脉而不去，名曰疠风。方书俱以风药混治，又无先后之分，并有蕲蛇、虎骨、山甲走窜，蜈蚣温而有毒，服之未有不燃发者。予阅历颇多，是疠风湿、湿毒、毒疠诸肿，有肌表经络之殊。肺司皮毛，胃主肌肉，肺虚则腠理不密，胃气薄则肌肉疏豁，易于触受，或暴露阴湿晦雾，或坐卧湿地，气血凝滞而不行，初起肌肤一点麻木，不知痛痒，毛窍闭塞，汗孔不透，渐次延及遍身，斑如云片，微微垛起，或白或红。其在上者多风，风为阳邪，阳以上受，白而红者，风兼热也；在下者多湿，湿为阴邪，阴从下袭，红而垛者，湿兼热也。毒疠则由口鼻吸入，阳明独受其邪，血壅热蒸，初起身面疙瘩，成块垛起，日久脚趾穿，手掌起疱，鼻柱坏，节脱气秽，肌肤疡腐。治时均宜汗解，开通腠理，用万灵丹汗之。风胜者消风散、蒺藜丸；湿胜者苦参丸、渗湿汤；毒甚者解毒通圣散、羚羊角散、解毒汤，俱可选用。以上皆发于肌表，肺胃受病居多。在经络则四肢指节作麻，拘挛肉削，日久足破掌穿，上部面颊麻木，口㖞目泪眼翻，皆风湿入于经络之见证。初起宜汗解，次以蒺藜丸、苦参丸、消风散、利湿通经汤，随证选用，忌辛辣炙煿酒醋等物，避风雨，戒房帏，十中犹可保全六、七。病者勿以初起而忍诸。

附：方十二首

一、万灵丹

治痈疽诸发等疮初起，憎寒壮热，浑身急痛；并治疠风麻木不仁。

茅术　何首乌　羌活　荆芥子各二两　朱砂　明雄黄各六钱　甘草　川石斛　全蝎（炙）　防风　细辛　全当归　麻黄　明天麻各一两　川乌（姜汁炒去皮尖）二两

上药研为细末，炼蜜为丸，朱砂为衣，每服一钱，用葱头两枚、豆豉三钱煎汤下，服后进以稀粥，助令汗出。避风寒，忌生冷，戒房事，孕妇忌之。此方屡效，有万灵之名。

二、防风通圣散

此足太阳、阳明药也，外为六淫所伤，气血怫郁，表里三焦俱实，丹斑隐疹，疬风，肿块红热等证。

防风　荆芥　连翘　麻黄　薄荷　川芎　归尾　赤芍　白术　山栀　大黄　芒硝各二两　黄芩　石膏　桔梗　甘草各四两　滑石八两

上药为末，蜜水泛丸，每服三钱，开水下。

三、双解散

治阳明吸受毒疬，颧、面、四肢肿起块垒，唇翻目红多泪，用此发表攻里，大便实者宜之。

大黄　金银花　甘菊花各三钱　玄参　连翘　花粉各二钱　黄芩　赤芍各一钱五分　防风　荆芥　甘草各一钱　熟石膏四钱　淡竹叶三十片

上药水煎服。

四、羚羊角散

治肺胃吸受毒疬，斑红作肿，目赤泪多，四肢筋脉作痛，体虚者宜之。

马齿苋　白蒺藜　浮萍各二钱　玄参二钱　知母　连翘　杭菊　蝉衣各一钱五分　川黄柏　赤芍　荆芥各一钱　甘草五分

上药水煎服。

五、育阴化疬汤

治阴虚湿热毒症，蒸于阳明，斑红肿，脉虚数，不胜攻表者。

南沙参　大胡麻　白蒺藜　川石斛　马齿苋各三钱　薏苡仁四钱　当归　甘菊　浮萍各一钱五分　赤芍　荆芥各一钱　甘草五分

六、苦参丸

治麻风发于腿足，云斑麻木，或红或白。

苦参　大胡麻各一升　荆芥六两　川牛膝　苍术　当归　浮萍　豨莶草各四两　甘草　枫子肉各二两（炒黑）浆丸。

七、渗湿汤

治麻风下部发斑，或踝跗肿胀、指掌起泡、漏蹄等症。

苡仁四钱　桑枝　大胡麻各三钱　当归　萆薢各二钱　川牛膝　黄柏　泽泻　五加皮　苦参各一钱五分　甘草五分

八、利湿通经汤

治四肢麻木，指节拘挛。

桑枝　蚕沙　苡仁各三钱　当归二钱　秦艽　豨莶草　五加皮　川牛膝　川续断各钱半　威灵仙　苦参　苍术　大胡麻各一钱　甘草八分

九、养血祛风汤

治麻风块斑退，汗孔未透，取之和荣顺气，以达肌表。

川芎　乌药　甘草各八分　白术一钱　秦艽　丹参　川断　豨莶草　苍耳子各一钱五分　白蒺藜　桑枝　大胡麻各三钱　当归　云苓各二钱

十、解毒汤

治麻风面肿，腥而出水，掌穿臭秽，足跗肿胀者。

小生地四钱　桑枝四钱　马齿苋三钱　丹皮　云苓茯　川萆薢　花粉各二钱　川牛膝　泽泻　赤芍各一钱五分　黄柏　粉甘草　大麦冬各一钱

十一、消风散

治疠风身面白斑麻木，汗孔不干，起于面者，乃肺经受病。

荆芥　防风　苦参　浮萍各一钱　当归　甘菊　蔓荆子各一钱五分　蒺藜　大胡麻各三钱　白芷八分　川芎五分

十二、蒺藜丸

治疠风身面白斑，或微红堆起，肺胃受病。

白蒺藜　大胡麻　苦参各一升　苡米　防风　干浮萍　苍术　川

牛膝　黄芩　荆芥　当归　赤芍　甘菊各四两　枫子肉（炒黑）二两

上药研末，水泛为丸，每服三钱，毛尖茶送下。

附：麻风病案

某　病后湿热入于经络，右腿足麻木掣痛，已成麻风。利湿通络。

当归　汉防己　萆薢　茯苓　白蒺藜　川黄柏　秦艽　晚蚕沙　胡麻　桑枝

某　疠风入阳明之络，致发麻风，眉脱颧红浮肿，四肢麻木。拟养营血，兼祛风湿。

当归　荆芥　大胡麻　菊花　蒺藜　京赤芍　蝉衣　浮萍　生苡米　丹皮　酒芩　马齿苋　苦参

高淳，陈左　阴虚，湿热下注，右足麻木，掌趾穿破，足胫破损，左手指麻木，筋脉不舒，气血不能周流。夜分气升呛咳，寝汗淋漓，阴虚肺虚，气不外卫。拟标本兼治。

北沙参　当归　杏仁　浮小麦　黑料豆　苡仁　胡麻　红枣　甘草　茯苓　黄柏　生地　桑枝

二诊：麻风有年，阴分已亏，兼受寒邪，呛咳，腰骨吊痛。先为治肺。

苏子一钱　川贝二钱　百部三钱　杏仁二钱　蜜炙桑叶五分　橘红五分　前胡五分　枳壳五分　茯苓二钱　款冬一钱五分　法半夏一钱

三诊：咳呛已减，盗汗未收，腿筋节作痛。当益气养营。

北沙参　川贝　左牡蛎　玄精石　黑料豆　当归　怀牛膝　淮山药　续断　盐水炒黄柏　粉丹皮　红枣

四诊：咳嗽盗汗已止。仍宗益气养营。

原方去川贝、北沙参，加西洋参、玉竹。

南京，某　肺主皮毛，胃主肌肉。阳明吸受病气，致发麻风。满面发斑红晕，指节作麻，日夜流泪。拟疏风。

羚羊　荆芥　丹皮　赤芍　蝉蜕　菊花　蒺藜　连翘　当归　竹叶

泰州，刘左　阳明毒疬，熏蒸肺金，发热咳嗽，面额发斑红晕，经络掣痛，目花泪多，势成麻风。当清肃肺金。

羚羊片一钱　连翘一钱五分　象贝二钱　杏仁二钱　赤芍一钱五分　栝蒌皮三钱　菊花一钱　薄荷五分　丹皮一钱五分　忍冬藤三钱　酒芩一钱五分　蝉衣一钱　竹叶三十张

丸方

白蒺藜（去刺、盐水炒）三两　苡仁三两　南沙参三两　蚕沙三两　玄参二两　丹参一两五钱　菊花一两五钱　酒芩一两五钱　苦参一两五钱　炒黄柏一两五钱　丝瓜络三两　荆芥一两　大胡麻三两　丹皮二两　羚羊片（面糊拌、晒干）一两　忍冬三两　秦艽一两五钱

上药为末，浮萍草二两，鲜百部三两，桑枝三两，煎浓汁泛丸，每服二钱，早晚毛尖茶下。

（原注：此方治斑红晕肿突，目红流泪，服之有效，故特录出。况麻风今昔不同，近时属火者多。乃运之变迁也。）

山阴，徐左　肺司皮毛，胃司肌肉，肾水素亏，皮毛腠理不密，风、寒、湿三气淫于肤腠，内火又旺，血不营润肌肤，发为麻风。四肢麻木，肌肤粗糙，缠绵浮肿，眉发脱落，两目昏红，肺胃受病居多。当凉血养血，以祛三气。

当归　玄参　丹皮　黑芥　南沙参　苡米　大胡麻　苦参　白蒺藜　羚羊片　甘草　浮萍　马齿苋

洗药方

荆芥　防风　苍耳子　苦参各五钱　百部一两　鲜浮萍一两

王左 肝风盛而为疠。经云：治风先治血，血行风自灭。慎勿猛烈，再劫其阴。

川芎一钱 生地八钱 赤首乌一两 甘菊二钱 荆芥一钱 上银花四钱 当归五钱 赤芍二钱 豨莶草四钱 防风一钱 丹皮二钱 红花四钱 桑枝五钱 苍耳子三钱

梅 毒

某 毒结喉腮，惟恐延绵岁月。

白芷一钱 滑石二钱 天花粉一钱 甘草一钱 当归三钱 肥皂子三粒 银花三钱 土茯苓四两 大贝母一钱

某 梅毒结于舌上，拟草十宝治之。

制南星一钱 半夏一钱 川芎一钱 香白芷一钱 防风一钱 银花三钱 大贝母一钱 生草一钱 海螵蛸一钱 土茯苓四两

某 疮溃不敛，脉至细数无力，虽系毒未清，亦因气血不足。拟托解法，久投自效，但须戒食发物，节嗜欲为嘱。

黄芪六钱 当归五钱 上银花五钱 荆芥一钱 红花五分 赤首乌一两 丹皮二钱 连翘二钱 新会皮一钱 草节二钱 土茯苓四两 肥皂子五粒

吴左 凡病总要以虚实寒热四字作主，再分脏腑经络，虽不中亦不远矣。若见症治症，实症则效，虚症无不受伤。至于吴先生之恙，体本薄弱，兼酬应烦劳，素有伏毒，脉症并无实象可据。须扶正之中，稍兼清解，缓缓图痊。

沙参四钱 麦冬三钱 淮山药三钱 甘草一钱 当归二钱 炒苡仁五钱 银花三钱 黄芪三钱 生赤首乌六钱 龟版四钱 土茯苓二两

某右　疮毒附着于骨，虽在太阳部位，而色紫暗，由来已久，脓水淋漓，气血因而有亏损，脉所以细弱无力。法当凭煎剂以调营卫，丸药以化毒，久久投之自效。

川芎一钱　当归五钱　京赤芍一钱　红花五分　黄芪一两　大生地六钱　甘草一钱　甲片一钱　土茯苓四两　角针二钱　连翘三钱　上银花五钱　大贝三钱　荆芥一钱　怀牛膝三钱　僵蚕二钱　肥皂子四粒

丸方：

乳没各一两　山羊血三钱　犀黄五分　绿豆粉二两　生甘草三钱　大黄五钱　顶血珀一钱　钟乳石三钱　槐米一两　冰片三分　雄黄二钱

米汤作丸，土茯苓汤送下一钱。

吴左　无论内外，轻者实者，可以正治，虚者重者，必须从治，此千古治病一定方法。惜乎今世不宗，实者轻者多愈，重者虚者每每不治。即以此症而论，未尝不可作实症治，但脉至数而无力，面色不华，饮食减少，似当培养气血，兼理脾胃，佐以化毒清解，而不伤正气一法，乃可久服。药力到，气血旺，虽有毒邪，自然尽彻。

川芎一钱　洋参三钱　大白芍二钱　茯苓二钱　生地六钱　甘草梢一钱　冬术三钱　泽泻一钱　黑山栀一钱　车前二钱　丹皮一钱　上银花四钱　滑石二钱　砂仁一钱　土茯苓二两　生熟谷芽各一两

某右　鼻为肺之窍，咽喉为肺之户，肺有毒火熏蒸上炽，所以先见咽喉碎烂，继之鼻梁穿破，甚至音嘶气喘，纳食维艰。此即金破不鸣，其因皆由毒火使然也。

桔梗一钱　甘草一钱　净蝉衣一钱　川芎八分　当归二钱　京赤芍一钱　银花一钱　天冬一钱　中生地四钱　马勃五分　炒苡仁五钱　射干根五分　花粉一钱　马兜铃一钱　北沙参三钱　土茯苓一两

江阴，王右　四肢疮毒，缠绵已久。值春生之令，藉毒上攻，头痛额骨胀肿，时恶寒热，防其结毒。急为清透。

当归　防风　丹皮　荆芥　僵蚕　玄参　粉草　赤芍　黑料豆　连翘　蝉衣　仙遗粮　菊花

二诊：头额胀痛已减，疮毒未平。尚宜清透。

原方去蝉衣，黑料豆，加龟版、丹参、北沙参。

三诊：疮毒缠绵已久，正气又弱。当扶正达邪。

川芎　陈皮　当归　黑料豆　大贝　茯苓　首乌　忍冬藤　法半夏　红枣　土茯苓　木瓜　党参　甘草

四诊：颜骨肿胀渐平，而痛未止，四肢骨节亦疼，毒邪走窜经络，正气极弱。还宜固本达邪。

川芎　法半夏　党参　银花　蚕沙　当归　木瓜　白芷　陈皮　穞豆　乌鲗骨　桑枝　红枣　土茯苓　大贝

五诊：头颜肿痛已减。宗前法治。

原方去广皮，加秦艽。

六诊：正气渐复，毒邪渐解。宗前法进步治之。

党参　白术　当归　川芎　银花　白芷　陈皮　大贝　法半夏　黑料豆　土茯苓　桑枝　红枣

溧阳，王左　湿热疮毒，缠绵已久，肿起块垒，谷食不旺，阴亏脾弱。拟固本养营。

当归　党参　萆薢　细生地　茯苓　甘草　黄柏　泽泻　苡仁　丹皮　怀牛膝　桑枝　红枣

如皋，某　气虚挟湿，湿浊上蒙清窍，两耳不聪，气疝胀坠，魄门疮毒破烂。清气利湿解毒。

牛蒡子　蝉衣　黄柏　槐角　菖蒲　忍冬藤　甘草　丹皮　香附　柴胡　土茯苓　泽泻

二诊：咽痛较好，耳尚未聪，气疝犹坠，气虚湿邪蒙蔽，清阳遏郁。拟升清降浊。

前方去牛蒡、槐角、忍冬藤，加升麻、桑叶、蔓荆子。

三诊：疮毒已平，气犹未和，湿浊上蒙清窍，耳闭头目不清。当养阴以和厥气。

川芎　泽泻　北沙参　甘菊　远志　白芍　芝麻　当归　蒺藜　灵磁石　菖蒲　柴胡　干荷叶

后服方：原方去磁石、菖蒲、远志，加陈皮、炙草、黑料豆。

伤

安徽巡抚沈秉成船户，被石桥人打伤。和营祛伤。

当归一钱五分　丹参一钱五分　桃仁一钱五分　荆芥一钱　延胡一钱五分　参三七（磨冲）四分　乌药一钱　川芎四分　丹皮一钱五分　赤芍一钱五分　自然铜一钱五分　陈酒（冲）一两

阳羡，吴左　气为血帅，血为气辅，长于胃，统于脾，藏于肝，布于经络。恙由跌伤起见，腰膂作痛，旋即便血。大肠本无血，跌后瘀凝络中，渗入大肠而下。血随气上，胸背攻痛，巨口咯红，或鲜或紫，血不归经，离于络而色紫矣。恙已有年，肝脾已亏，故不耐烦劳辛苦。拟调气养荣，引血归经。

当归一钱五分　丹参一钱五分　阿胶二钱　黑料豆三钱　炒黑蒲黄四分　旱莲草一钱五分　续断一钱五分　橘络一钱　骨碎补（去毛，切）三钱　藕节三枚　炒白芍一钱五分　炒黑香附一钱五分　红枣五枚

某　跌打损伤，遍体作痛，不能任步，脉细弱，营血大亏。当养营祛伤。

生地　厚杜仲　木瓜　党参　牛膝　川桂枝　当归　川续断　白芍　丹参　桑寄生　甜瓜子　红枣

小河，苏左　右臂跌伤，瘀血凝滞，木硬作痛，虑成残废。宜和气血，通经络。

当归一钱五分　桃仁一钱五分　炙乳没各一钱　参三七（磨冲）四分　自然铜一钱　延胡索一钱五分　赤芍一钱五分　红花四分　大贝母一钱五分　桑枝三钱

某　劳力受伤，气血不和，胸胁腰背作痛，难以转侧，便燥如栗。拟调气和营，兼通脉络。

当归　紫丹参　延胡索　乌药　杭白芍　柏子仁　陈皮　参三七　新绛屑　枳壳　川郁金　旋覆花（包）

伤寒观舌心法

目 录

白苔总论 ··· **469**

  一、微白有津舌形 ································469

  二、轻薄白苔舌形 ································470

  三、厚白苔有津舌形 ······························470

  四、干厚白苔舌形 ································471

  五、白苔微黄心舌形 ······························471

  六、白苔老黄色舌形 ······························471

  七、白苔尖灰刺有津舌形 ························472

  八、白滑黑心有津舌形 ····························472

  九、白苔干黑心舌形 ······························473

  十、白苔满黑刺干舌形 ····························473

  十一、白苔中双黄舌形 ····························473

  十二、纯熟白苔舌形 ······························474

  十三、白苔黑斑舌形 ······························474

  十四、白苔黄中干舌形 ····························475

  十五、白苔黑根舌形 ······························475

  十六、淡白透明舌形 ······························475

  十七、白尖黄根舌形 ······························476

  十八、白尖红根舌形 ······························476

十九、白苔中双黑舌形 ……………………………………477

二十、左白苔舌形 ………………………………………477

二十一、右白苔舌形 ……………………………………477

二十二、脏结苔舌形 ……………………………………478

二十三、白苔变黄满布舌形 ……………………………478

二十四、白尖中赤黑舌根形 ……………………………479

二十五、白苔尖红舌形 …………………………………479

二十六、白苔中红舌形 …………………………………479

二十七、白苔双灰色舌形 ………………………………480

二十八、白苔尖舌中红灰根舌形 ………………………480

二十九、白苔尖中黄黑根舌形 …………………………481

三十、白苔尖黑根又黑舌形 ……………………………481

红舌总论 …………………………………………… 482

三十一、纯红舌形 ………………………………………482

三十二、红中黑舌形 ……………………………………483

三十三、红中有黑斑点舌形 ……………………………483

三十四、红内黑尖舌形 …………………………………483

三十五、红人字裂纹舌形 ………………………………484

三十六、红虫蚀碎裂舌形 ………………………………484

三十七、红中干黑舌形 …………………………………485

三十八、红断纹裂舌形 …………………………………485

三十九、红内红星舌形 …………………………………485

四十、红中通黄干舌形 …………………………………486

四十一、红舌黑根舌形 …………………………………486

四十二、红中微黄干舌形 ……………………………487

四十三、红中微黄有滑舌形 …………………………487

四十四、红中灰根舌形 ………………………………487

四十五、红中淡黑舌形 ………………………………488

四十六、红子胀舌形 …………………………………488

四十七、红水胀舌形 …………………………………489

四十八、红舌紫疮舌形 ………………………………489

四十九、红尖白根舌形 ………………………………489

五十、红中双灰干舌形 ………………………………490

五十一、红长胀出口外舌形 …………………………490

五十二、红餂淡舌形 …………………………………491

五十三、红痿舌形 ……………………………………491

五十四、红硬舌形 ……………………………………491

五十五、红舌尖出血舌形 ……………………………492

五十六、红左垫舌形 …………………………………492

五十七、红战舌形 ……………………………………492

五十八、红细长舌形 …………………………………493

五十九、红右垫舌形 …………………………………493

六十、双垫舌形 ………………………………………493

六十一、红中白泡舌形 ………………………………494

六十二、红中通尖黑根舌形 …………………………494

紫舌总论 …………………………………… 495

六十三、纯紫舌形 ……………………………………495

六十四、紫中有斑舌形 ………………………………496

六十五、紫团圜舌形……………………………496

六十六、紫短舌形……………………………496

六十七、紫上白苔舌形………………………497

六十八、紫阴经舌形…………………………497

六十九、紫上干焦赤肿舌形…………………497

七十、紫上黄苔干舌形………………………498

七十一、紫中赤肿津润舌形…………………498

七十二、紫尖瘰舌形…………………………499

七十三、煮熟紫干舌形………………………499

黄苔总论……………………………………500

七十四、纯黄舌形……………………………500

七十五、微黄苔舌形…………………………501

七十六、黄干舌形……………………………501

七十七、黄苔有滑舌形………………………501

七十八、老黄隔瓣舌形………………………502

七十九、黄尖舌形……………………………502

八十、黄苔黑斑舌形…………………………502

八十一、黄苔中通尖黑舌形…………………503

八十二、黄尖黑根舌形………………………503

八十三、黄苔黑刺舌形………………………504

八十四、黄尖灰根舌形………………………504

八十五、黄尖红根舌形………………………504

八十六、黄苔黑滑舌形………………………505

八十七、黄根白尖舌形………………………505

八十八、黄大胀满舌形 ……………………………………… 505

　　八十九、黄尖白根舌形 ……………………………………… 506

　　九十、黄根中赤白尖舌形 …………………………………… 506

　　九十一、黄根中赤灰尖舌形 ………………………………… 506

黑舌苔总论 ……………………………………………… 508

　　九十二、纯黑舌形 …………………………………………… 508

　　九十三、黑隔瓣底红色舌形 ………………………………… 509

　　九十四、黑隔瓣底舌形 ……………………………………… 509

　　九十五、满黑刺底红舌形 …………………………………… 509

　　九十六、刺底黑舌形 ………………………………………… 510

　　九十七、中黑有滑舌形 ……………………………………… 510

　　九十八、黑烂嚼舌形 ………………………………………… 510

　　九十九、灰黑重晕舌形 ……………………………………… 511

　　一百、黑干短舌形 …………………………………………… 511

　　一百零一、白苔通尖黑干厚舌形 …………………………… 512

　　一百零二、黑边晕内微红色舌形 …………………………… 512

霉酱衣色苔舌总论 …………………………………… 513

　　一百零三、纯霉酱衣色舌形 ………………………………… 513

　　一百零四、中霉浮厚舌形 …………………………………… 514

蓝色舌苔总论 ·················· 515

一百零五、微蓝舌形 ·················· 515
一百零六、浑蓝舌形 ·················· 516

灰色舌苔总论 ·················· 517

一百零七、纯灰色舌形 ·················· 517
一百零八、灰中复黄舌形 ·················· 518
一百零九、灰黑有纹舌形 ·················· 518
一百一十、灰根中赤黄尖舌形 ·················· 519
一百十一、灰黑重晕舌形 ·················· 519
一百十二、灰黑横纹舌形 ·················· 519
一百十三、灰中黑干刺舌形 ·················· 520
一百十四、灰黑尖舌形 ·················· 520
一百十五、灰中舌形 ·················· 521
一百十六、灰中黑滑舌形 ·················· 521
一百十七、灰色多黄根少舌形 ·················· 522
一百十八、灰中见紫舌形 ·················· 522

妊娠舌总论 ·················· 523

一百十九、面舌俱赤舌形 ·················· 523
一百二十、面黧黑短舌形 ·················· 524
一百二十一、面赤舌白舌形 ·················· 524
一百二十二、面赤舌青舌形 ·················· 525

一百二十三、面白舌赤舌形 …………………………525
一百二十四、面赤舌黑舌形 …………………………525
一百二十五、面赤舌灰舌形 …………………………526
一百二十六、面黑舌蓝舌形 …………………………526
一百二十七、面目黄舌黄舌形 ………………………527
一百二十八、面赤舌紫舌形 …………………………527
一百二十九、面黑舌赤舌形 …………………………527
一百三十、面白舌赤舌形 ……………………………528
一百三十一、面黄舌赤舌形 …………………………528
一百三十二、面舌俱白舌形 …………………………529
一百三十三、面赤舌黄舌形 …………………………529
一百三十四、面舌俱黑舌形 …………………………529

附：月令司胎 …………………………………………530

序

盖夫观舌者，非观舌也，乃观心也。心者，乃人身之主宰。经云：心为君主之官，神明出焉。又曰：心为神之舍，神乃气之主，气乃生之本，安心神自生，神旺气自和。《胎息经》云：气入身生谓之生，神去离形谓之死。今有伤寒之症，疫疠传染，虽则诊视，再兼观之于舌，证之死生，分如照鉴，形有何遁焉！大抵伤寒邪在表，无变其舌；邪入经，在表之表必发热，其舌必微白；邪在表之里，舌必胎；邪在少阳半表半里，必厚白胎；或在阳明，则干白；邪在阳明之经，则舌干而微黄；阳明之里，见干黄苔舌，干甚则焦。瘟疫舌赤何也？瘟疫之邪，自里而达表，热连于内，故初病舌赤，后病亦赤，名变虽多，舌不离乎赤之多变是也。伤寒瘟疫，邪热之极，助实乎少阴君火，则心痛，痛则舌变赭也。病者乃一百三十七舌（实有一百三十四舌）是也。此皆五脏受邪气之所干而生也，杂症无此。《难经》云一脉辄变为十之理也。余虽才疏智菲，诚描神于此者一、二，经验的当，遂积多年，今已成册，实为后世济生舟航之一助也。歌括分明，易于医学，论注不繁，便于观览，心自了然。自汉时仲景以来，奥妙无穷，注则皆古。丹溪云：以古方而治今人之病，终是不合，必经良医度量而治之。噫！是虽更之，又不出古人之权衡，再出于胎证，精识于隐显，详辨于阴阳，决断于参五，治之无疑，可谓今智之人矣。

江苏孟河马文植培之谨誌

白苔总论

夫白苔者，非舌白也，乃寒邪初在表也，在于皮毛之间。皮毛者，肺之所主，肺属金，金色白。故初则白沫，次则白涎、白滑，再次白苔、白屑、白泡。在于舌中、舌尖、舌根之不同，是寒邪入经之微甚故也。舌乃心之苗，心属南方离火，当色赤。今反见白色，是妻来乘夫之位，因火不及，不能制金。何也？盖寒邪北方坎水。水，寒邪也，金伏水势，妻协子势而胜，故侮其夫，夫火不及，故不胜其邪也。初恶寒，寒郁于皮肤毛窍，故不能疏通，热气不得外泄，故恶寒，次则发热。入太阳经，则属水遇寒则凝，是本经自病，故头痛身热，项背强，腰脊疼等症。入少阳经，则白苔、白滑，如寒邪太甚，传至阳明经，亦有白屑满舌满口，虽症有烦躁，再诊脉理相应，有如脉浮紧者在表，当汗之。在少阳经者，用小柴胡汤和之。在阳明经者清之。如白少变黄者，大柴胡汤为君。于内症当下之，大承气及调胃承气汤等类，分轻重、视缓急下之。温，以四逆汤、理中汤温之。白舌亦有死症，不可轻忽。共三十舌之形图，各经随图验症，治之如神。外以姜汁蘸青布抹去白苔屑，即愈矣。

一、微白有津舌形

太阳经

初中表邪轻，方入太阳经；

无汗宜发汗，免得又传经。

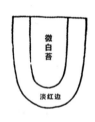

此病乃寒伤于营，营伤则血凝，血凝则无汗。初入太阳经，必头疼身热，恶寒无汗，腰脊强痛，苔色微白有津，宜发散，无汗取汗。香苏饮、九味羌活汤之类为主。有汗是风伤，风则伤卫，卫伤则腠理疏通，而不能致密，故毛窍开张有汗，用桂枝汤加减治之。

二、轻薄白苔舌形

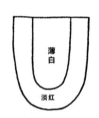

太阳经

　　白苔舌上薄，邪在太阳经；
　　未汗须早汗，不可再逡巡。

此邪在太阳经，二三日未曾汗，乃太阳之里症也。故丹田邪热渐深，急宜取汗。或太阳与少阳合病。有此舌者，宜小柴胡汤、栀子豉汤加减用之。

三、厚白苔有津舌形

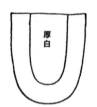

太阳经

　　白苔厚有津，邪热渐渐深；
　　太阳症仍在，解表效知神。

此症是太阳经病，三、四日来邪只在太阳，未与少阳经相并相合。正是头疼发热、腰脊强痛、胕瘦，尺寸脉浮紧者，故正宜解表而愈。

四、干厚白苔舌形

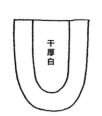

太阴经

　　干厚白苔舌，满口有白屑；
　　阴躁似阳烦，脏冷营中热。

此症四、五日来，未经发汗，热渐深，稍有微渴，不知调摄，过饮冷水及冰水瓜果等物，停塞胸中，令人发热烦躁，而四肢厥冷，其脉沉弦稍滑，故曰脏冷。治宜四逆汤、建中汤消息之。

五、白苔微黄心舌形

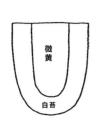

太阳阳明合病

　　白苔微黄心，微渴呕连声；
　　太阳阳明病，表罢调胃承。

此症是太阳阳明合病，有此苔何也？盖因初起时受寒，未发汗通彻，以致如此。太阳症多，宜再汗。传里表罢，但阳明症，宜下之可也。

六、白苔老黄色舌形

太阳症罢

　　白苔老中黄，有表未尽殃；
　　黄边仍恶热，便闭下犹良。

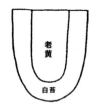

此症见舌四围白中黄者,乃太阳初罢,阳明初受,症必烦躁呕吐,用大柴胡汤加减之。亦有下利淡黄水沫,无稀粪者,非下痢也,亦宜大承气汤下之。

七、白苔尖灰刺有津舌形

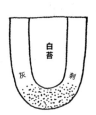

太阳阳明合病

舌白尖中刺,微微却有津;

太阳症多转,调治费心神。

此症是太阳阳明合病,三、四日中必自下利。脉长者生,脉弦者死也。有宿食,大承气汤可生。但老幼有此尖刺多危,验之多矣,切不可轻视之。

八、白滑黑心有津舌形

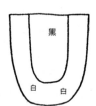

阳明症

白滑中心黑,口内有津滑;

误用食而复,迟下病难瘥。

此症五、六日已发汗,太阳已罢,误食而又复作,大热谵语,大承气汤等类下之则安。如下后已安,正可调理,缓缓而食。倘再食后而发热,或痢不止者必危也。

九、白苔干黑心舌形

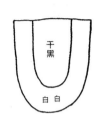

太阳阳明合病

　　白苔干黑心，脉辨在浮沉；

　　五六日有此，一下见神功。

　此症是太阳阳明合病，因汗出不彻，致传阳明。续自微汗出，不恶寒，阳气郁而不散，当汗未汗。以脉辨：浮则汗，沉则下。五、六日有此舌色，病势较重；未曾汗，如二、三日有此舌必危矣。

十、白苔满黑刺干舌形

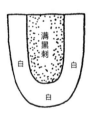

少阳症

　　白苔满黑刺，三阳合病凶；

　　有表恶寒汗，无表大柴行。

　此症乃表之里也，如少阳症多，小柴胡汤加减。如不恶寒，反恶热者，即宜下之则安。宜谨慎调理，不可轻忽，是金水太甚，火无正位，当留神诊视，脉与症兼参之可也。

十一、白苔中双黄舌形

阳明症

　　双黄围白苔，阳明经内灾；

　　便硬转矢气，必须用大柴。

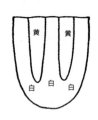

此病乃少阳邪已尽，俱入阳明里症，故下之为妙。黄乃土色，因邪热上攻，致令舌有双黄色。如脉长、恶热、转矢气、烦躁者，以大柴胡汤、调胃承气汤下之。下后热退身凉脉静者生矣。

十二、纯熟白苔舌形

太阴症

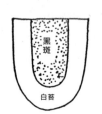

白苔知煮熟，厚厚一层皮；
单伏男女手，死在旦夕分。

此症见白苔老极，如煮熟一般相似者，乃心气已绝，而肺气乘于上，是妻来忾夫也。再兼男左女右手无脉，或两手全无脉，人虽能行，而症恶难救。此始因食冷酒、瓜果、冰水等物，致令阳气不得发越，虽无热躁，以通脉四逆汤，脉微出者生，暴出者死矣。

十三、白苔黑斑舌形

阳明症

白苔兼黑斑，有表凉膈攻；
里症即当下，临格应变中。

此症舌有白苔，中有黑小斑点乱生者，乃金水来克心火。如无恶症，有表症，宜凉膈散微表。表退即当下，用调胃承气汤主之，十救二、三。

十四、白苔黄中干舌形

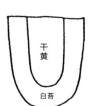

阳明症

　　白苔黄中干，阳明病里端；
　　急须大承气，方可救而安。

此症乃太阳阳明合病，而后属阳明，兼热渴太甚，便秘谵语，或又误食，以致此症。急用大承气汤下之愈。如下后身凉脉静病退者，宜用轻和调中，服之则安。如再热，仍用前药，服之待便通病退，方可缓缓调治之。

十五、白苔黑根舌形

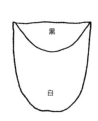

少阴症

　　白苔黑根舌，此舌最多凶；
　　黑甚兼呕渴，纵下不显功。

此症舌根黑少而白苔多，事在危急，火被水克，虽无恶症亦凶，虽下不见功也。

十六、淡白透明舌形

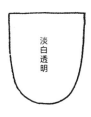

胃气弱

　　元气已亏虚，药伤心胃枢，
　　补中益气汤，加减病可徐。

此病因风寒久，或老年胃气弱，或多服汤剂，致令心虚胃弱，元气亏损，或口淡无味。宜补中益气加减治之则安。

十七、白尖黄根舌形

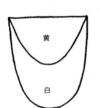

正阳明症

　　白尖有黄根，邪热在里深；
　　调胃承气汤，一下便安宁。
　　此症邪已入里，即用大柴胡汤加减下之。下后无他症，少卧而神形安，乃病退正复之兆。再有变症多端，亦不可用大承气汤之类，犹恐太过伤正，不可不谨慎也。

十八、白尖红根舌形

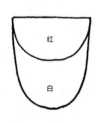

少阳症

　　白尖舌根红，此邪少阳经；
　　胁痛耳聋苦，小柴胡解平。
　　此症半表半里，脉弦，身寒热，耳聋、口苦、胁痛等症。宜小柴胡汤。

十九、白苔中双黑舌形

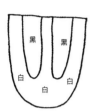

少阳症

白中二路黑，金能生水明；
火土全无气，理中随症陈。

此症舌白苔，乃太阳少阳邪入于胃，金水太甚，而火土气竭无制，手足厥冷，胸中结痛，理中丸、四逆汤加减随症用之。如邪结在舌根咽嗌，不能言者危症也。

二十、左白苔舌形

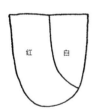

阳明症

舌上左白苔，经络左中灾；
表盛宜发散，里热白虎该。

此症舌左白苔，乃寒邪初中，左边经络偏胜，故邪热结在右边，致令左边白苔，而自汗出者，不可下，宜白虎汤加人参三钱作汤服亦妙。

二十一、右白苔舌形

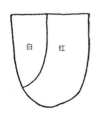

少阳症

舌上右白苔，三四日中来；
邪在半表里，和解用小柴。

此症乃邪在右边经络，又半表半里病，宜小柴胡汤治之。

二十二、脏结苔舌形

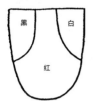

厥阴经

左右白而黑，结胸下痢灾；
脐下引筋痛，症危治必难。

此症或左或右，舌半边白苔，另半边黑或老黄者，寒邪结在脏也。重结在咽者，不能言语；有轻结者，可刺关元穴，用小柴胡汤和解之。结胸症下痢，寒而不热，反静，此脏结症者必危也。

二十三、白苔变黄满布舌形

阳明症

白苔黄满布，阳明症已明；
仍兼转矢气，承气下之宁。

此症太阳少阳表症已罢，初现阳明症，又兼矢气，故下则安。

二十四、白尖中赤黑舌根形

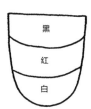

阳明症

　　舌中见红赤，尖白黑根时；
　　邪毒一来甚，人参白虎施。

　　此症舌尖白苔，根黑苔，证见身痛恶寒，如饮水不止，甚者五苓散，自汗渴者白虎汤，下痢者解毒汤，此亦危症也。

二十五、白苔尖红舌形

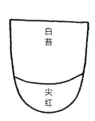

少阳症

　　心火原较甚，又因表受寒；
　　汗后即无此，有知小柴胡。

　　此症满舌白苔，而尖有鲜红者，乃内热在先，次受于寒，从太阳经症，无汗者则汗之；有汗者则解肌。次入少阳经，小柴胡汤加减和之。

二十六、白苔中红舌形

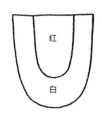

太阳症

　　白苔心中赤，表邪初中红；
　　胃内有余热，清热解表攻。

　　此苔舌乃太阳之初传经也。如在太阳经之表，无汗者汗之，有汗者解肌；在太阳经之里者，五苓散加减治之。少阳经者，小柴胡汤加减和之。

二十七、白苔双灰色舌形

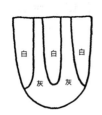

太阴症

白苔双灰舌，将吉变为凶；
理中四逆用，不尔多变端。

此症凶，如过七八日有此舌者，上有津可治，无津不可治。如里症兼有可下之征，则可下之。灰白而润，可温者，理中汤、四逆汤温之。次日，舌上无此灰色者安也。

二十八、白苔尖舌中红灰根舌形

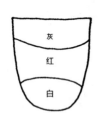

少阳症

灰根中赤尖白，邪正两相干；
吉多凶少之象，力保此人瘥。

此症见此舌，无有危症，脉有神，用小柴胡加减治之妥。如灰根多，白尖少，中不甚红，最难治之。

二十九、白苔尖中黄黑根舌形

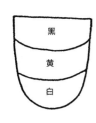

阳明症

白苔尖根黑，中黄多有吉；
倘渐不甚黄，虚疸非有益。

此症乃金水太甚。如舌根黄色甚、目黄小便赤者，土有气可治，以茵陈汤加减治之。

三十、白苔尖黑根又黑舌形

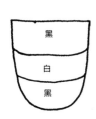

阳明死症

黑尖兼白苔，根黑十分灾；
施治无妙法，绝处逢生难。

此症火土已无，气绝于内，虽无凶症，亦难治之。金水太过，以致如此，乃百中之生一也。

红舌总论

夫红舌者,瘟舌也。瘟舌,温气内传于心,自里而达表也。仲景云:冬伤于寒,至春变为温,至夏变为热病。此乃四时所感不正之气而变也。邪自里而达于表,故舌红而赤,老幼少壮,一方一境之内,病皆相似也。故不用麻黄、桂枝二汤。初时,可先疏于外,宜用败毒散、升麻葛根汤类解之。何也?盖舌红者,火之色也。因瘟热内蓄于心胃,不加调治,反又多食,则更助其邪热内蒸,故此舌红而赤。赤亦有微甚,甚者目亦赤,面赤而舌疮。余今分辨赤舌有三十舌症图者,是病有轻重,舌有微甚,内观于舌之根尖,舌之中下,舌之左右,舌之疮瘰蚀烂,舌之重垫,舌之肿胀,舌之瘦细,舌之长短,种种异形,此皆瘟毒蓄热化火为之也。其所治者,亦不同也。当解其毒,当砭者,砭去其血,毒随血散;当刺者,刺去其毒,泻其本也。汤者:大小承气、三黄石膏解毒汤等类,治之甚验。临证宜详察之。

三十一、纯红舌形

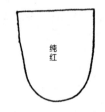

纯红

瘟疫症

满舌纯红色,瘟气已初转;

透顶清神散,吹鼻嚏即安。

此症舌见纯红者,乃邪热初蓄于内,不问何经,宜透顶清神散吹之,再诊视何经症,以加减败毒散、升麻葛根汤等类治之。

三十二、红中黑舌形

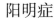

阳明症

　　心乃南方火，中间坎水居；

　　邪气已入里，柴胡凉膈须。

　　此症舌见红色，内有黑形如小舌，乃邪热结于里也。今君火燔炽，火极似水，反兼水化，故黑色见于舌中，此病六、七日也，宜凉膈散。如谵语渴者，大柴胡汤；如转矢气，用调胃承气汤，一下即安。

三十三、红中有黑斑点舌形

阳明症

　　舌红红又甚，小小黑斑重；

　　热毒乘虚进，化斑汤可攻。

　　此症舌见小黑星于红舌上者，乃邪热热毒，乘虚而进于阳明胃经，热蓄则发斑矣。或身上亦兼有红黑斑者，宜用玄参升麻化斑汤加减治之。

三十四、红内黑尖舌形

少阴症

　　舌乃心火色，反刺黑为灾，

　　水火相克处，竹叶石膏先。

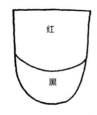

此症见此舌为顺,其尖黑者,水来克火明矣。足少阴邪热乘于手少阴经也。宜用竹叶石膏汤治之可耳。

三十五、红人字裂纹舌形

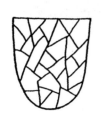

阳明症

如舌人形裂,君火燔炽然;
凉膈宜多服,下之亦可先。

此症见红色甚,而又有人字纹裂者,乃手少阴君火,被阳明邪热毒突于上,舌现人字者纹裂也,宜凉膈散;如渴甚转矢气者,用大承气汤类治之。

三十六、红虫蚀碎裂舌形

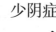

少阴症

舌见纯红色,红点斑烂多;
坑凹知虫蚀,小承气可瘥。

此症见此红色,更有红点坑烂,如虫蚀之状者,乃火在上,水在下,不能既济,热毒炽盛故也。不拘日数,宜小承气汤下之。不退,再下之为上策也。

三十七、红中干黑舌形

阳明症

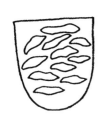

干硬中间黑，热毒火干金；
调胃承气好，下后显神功。

此症见红色，内有干硬黑色如指甲，刮则有声者，乃热毒炽盛，燥粪结于大肠。金受火制，不能平木，使火极似水。亢则害，承乃制之，急用调胃承气汤下之即安。

三十八、红断纹裂舌形

少阴心经

邪火乘君位，火炎不可当；
赤甚断裂痛，三黄麦冬汤。

舌为心苗，心乃君火，又相火乘君位，致令燥而纹裂作痛，宜三黄麦冬汤，或上清丸含之则妙。

三十九、红内红星舌形

太阳症

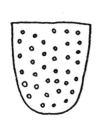

红舌见如星，火势在脾经；
满布如疮瘰，土中湿热熏。

此症见此舌淡红色，又有大红星点，窠累如疮瘰者，此皆少阴君火假邪热入脾土，土中湿热而欲盦发黄之候也。盖因初失汗致此，皆用茵陈汤、五苓汤加减治之。

四十、红中通黄干舌形

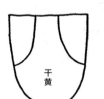

阳明症

如中通黄干，里症最的端；

忙用承气汤，一下便即安。

此症苔色干黄，邪热入于胃。胃属土，土色黄现于舌，乃土乘火位，子在母宫，湿热为病，心火发黄症，身目俱黄者，即用茵陈汤加重大黄，栀子等药下之。

四十一、红舌黑根舌形

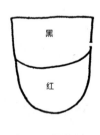

阳明症

红内黑根多，此症莫蹉跎；

提防三五日，邪深结咽多。

此症乃瘟疫传染，三五日后，火极似水，亢而为害，邪结于咽，瞑目、脉绝、油汗者，一二日内死也，不治。

四十二、红中微黄干舌形

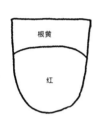

阳明症

根上微微黄，湿热胃中央；

大黄茵陈豉，身凉即能安。

此病舌，邪热入阳明胃经，头汗身凉、小便难，宜茵陈汤、栀子汤治之。

四十三、红中微黄有滑舌形

阳明症

舌见微黄矣，太阳阳明里；

轻刚用大柴，参症加减之。

此症五六日有此舌，是阳明症。如脉沉实、谵语、转矢气、反恶热，调胃承气汤、大柴胡汤可也。亦有红色舌，中有黄滑胎，转无滑而稍干者，此因邪热又甚，急用大承气汤加减用之，不可迟也。

四十四、红中灰根舌形

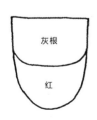

瘟危症

二三日灰根，此邪入甚深；

虽然无恶心，诊治宜谨慎。

此症舌现灰根者，比黑根少一、二日也，黑深必然渐渐来也，脉参有无，症察轻重，急急救治。

四十五、红中淡黑舌形

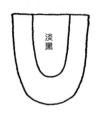

太阳瘟症

　　淡淡中心黑，表邪未罢攻；
　　解毒双解散，烦躁直视凶。
　　此症舌本红，中淡黑色而滑者，如恶寒有表症，双解散加解毒汤相半，微微汗之，汗罢急下，如直视烦躁者不治。

四十六、红子胀舌形

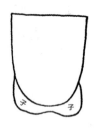

心包络经

　　舌下生重舌，心包火势狂；
　　砭之三五次，三黄泻心汤。
　　此症怪异，舌下生一个舌，名曰子胀舌，乃心包络火炽盛，致令舌下重生，又曰重舌。宜砭之三五次，泻其恶血，再宜大黄泻心汤降火妙。

四十七、红水胀舌形

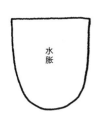

阳明症

　　舌胀满一口，饮食不能入；
　　刺去恶毒血，然后用神丹。
　　此症舌满一口，汤水不进，药剂能进乎？宜刺去恶血，然后用硝黄下之，上清丸、紫雪等含化有功，刺、药并进。

四十八、红舌紫疮舌形

少阴瘟

　　舌尖孔瘰疮，心火势甚狂；
　　泻心不可慢，势退便无妨。
　　此症瘟疫见此舌者，不恶寒，作渴烦躁，或有痰，宜解毒汤加玄参、薄荷等药，并益元散治之。如无尺脉者必危，战慄者亦凶。脉不短促，有尺脉者、不战慄者得生。

四十九、红尖白根舌形

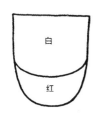

太阳经

　　外症二三日，未汗汗解之；
　　渐渐微烦渴，太阳内症是。
　　此症表未罢，如恶寒、身热、头疼，汗之；如不恶寒身热，烦渴者，太阳内症也，五苓散治之。

五十、红中双灰干舌形

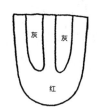

瘟危症

红中双灰黑，黑而且又干；
瘟热多此舌，十人活一二。

此症见于瘟热病后，不善调摄，或再饮食失节，致令身热谵语。如脉滑者，一下便安；如脉涩，下之出黑粪者，十中生一也。

五十一、红长胀出口外舌形

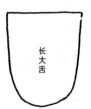

少阴瘟

舌胀不能收，心火外虚浮；
安神朱砂辈，惊之亦可挡。

此症舌长大胀出口者，是毒势内乘于心经，致令舌壅塞如此，内服泻心汤，外砭去恶血，再用梅花片脑少许，掺于舌上，应手而已。

五十二、红餂淡舌形

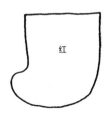

瘟死症

　　餂舌非为美，心神外发彰；
　　不时频吐出，此症亦多殃。

　　此症弄舌而频吐出口，餂至鼻尖，或上或下，或口角左右，俱为不美也。可服安神汤，效则妙，不然死症矣。

五十三、红痿舌形

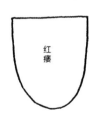

瘟死症

　　六淫伤心脏，痰涎又上攻；
　　当参何脉症，临机应变中。

　　此症舌萎软而不动者，是六淫袭于心脏，当参脉辨病，是何所伤，而施治法，十可救一、二人矣。

五十四、红硬舌形

风痰症

　　舌根多硬强，失汗语言难；
　　风痰有此症，胆星橘半先。

　　此症邪入舌根，致令强硬失音，或邪结于咽嗌不语者，危症也。如脉有神而症轻者，用清心、降火、化痰等药治之。

五十五、红舌尖出血舌形

手少阴症

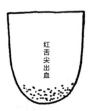

　　舌上血不止，知泉涓涓般；
　　营中邪火炽，犀角地黄汤。

此症舌上出血如泉涓涓者，势如吐血，乃因心脏邪热炽盛，致令如此。宜犀角地黄汤、四生丸，进用四物汤加三七妙，或盐酒冲汤嗽口，五六次效。

五十六、红左垫舌形

心包络经

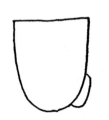

　　左垫邪在左，包络左边伤；
　　泻火祛风药，仍砭舌左厢。

此症舌下生垫舌者，乃心包络邪热也。左边生者，即左边经络受邪也。亦砭之二、三次，仍服防风通圣散等类治之。

五十七、红战舌形

心虚症

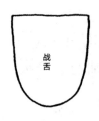

　　舌战心虚弱，多汗亦亡阳；
　　年壮无此恙，老弱最易伤。

此症因汗多亡阳而战舌，是为心气、心阴虚衰，少壮人或间而有之。

五十八、红细长舌形

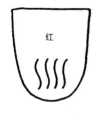

寒死症

　　瘦细枯长舌，心气已无多；
　　寒热有此症，灵丹无奈何。

此症现者，从无他症，脉若衰绝，朝夕恐难保也。乃少阴之气已绝于内而不上行通于舌。故令舌细枯者，即心气不通于舌是也。

五十九、红右垫舌形

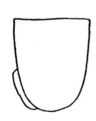

心包络经

　　右垫右边火，因失汗劳伤；
　　急针三五次，嚐药岂堪尝。

此右边舌下生垫舌也，乃右边经络邪壅甚故也。此症急宜砭之，如前左垫舌同治法。

六十、双垫舌形

少阴症

　　一口三环舌，医家少遇此；

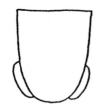

　　吾令砭去血，急用泻心主。

　　此症乃心火壅甚太极，左右经络俱有邪攻，故两边舌下有此。急砭之，虽三五次砭之不为过也。仍用三黄泻心汤等类治之效。

六十一、红中白泡舌形

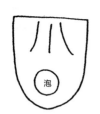

　　厥阴瘟症

　　　　红中大白泡，舌短口唇疮；
　　　　声哑名狐惑，上蚀脏下肛。

　　此症乃瘟疫强汗，伤寒未汗，变为此症，口疮舌泡而短，声哑咽干，齿无色，嘴干烦燥者，有此症，桃仁治蠠汤。名曰狐惑，取其进退犹豫之意。

六十二、红中通尖黑根舌形

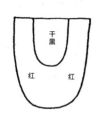

　　瘟里症

　　　　干硬舌通黑，毒热极十分；
　　　　大承气堪下，三次显神功。

　　此症乃瘟症所有，人不知调治，或又饮食，或不服药，延挨致有此症。乃阳明经瘟病也。亦宜下之，未解，再下之，以腑通浊降为妙。

紫舌总论

且夫紫舌苔者，乃酒后伤寒舌也。或不药，而用葱酒发汗未出，或已病伤寒而仍饮酒，或大醉而露卧当风取凉，或酒后恣饮冰水，致令酒之余毒，上冲经络，酒味入心，汗虽已出，心包络内还有酒之余毒不尽，故舌现紫色形是也。凡紫之微甚，亦即毒之微甚。况伤寒变化多端，又因酒而汗，或汗之未出，酒毒全在，舌边紫色之甚，上有微白苔是也。苔之初结，察舌之根尖左右中间，长短厚薄之色，红黄白黑之变，涎滑干焦之异，刺瘰隔瓣之殊。余今已辨成十一图形，其治法于本条之后，学者当参其源而施治。

六十三、纯紫舌形

酒后伤寒

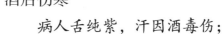

病人舌纯紫，汗因酒毒伤；
三四日斑出，升麻葛根汤。

此症舌见浑紫色者，乃酒后伤寒舌也。或伤寒在表未治，而以葱酒发散，未汗，又饮烧酒取汗，致令酒毒入心，心舍酒毒，故舌见紫色。况汗未尽，邪热至甚，又加之酒毒愈助其热。宜升麻葛根汤类治之，内解酒毒，外解其表也。

六十四、紫中有斑舌形

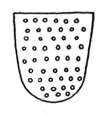

酒毒舌

　　舌紫有红斑，皆因酒毒甚；

　　不可重加汗，三黄解毒汤。

　舌浑紫而又满舌红斑，或浑身更有赤斑者，宜化斑解毒汤加葛根、黄连、青黛等类治之。

六十五、紫团圞舌形

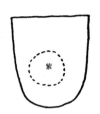

热病危

　　舌紫又发团，毒气在心田；

　　虽然无恶症，亦难保平安。

　此症少阳经病后，耳聋胁痛，舌又团圞，身热，服小柴胡汤不解，后便闭谵语，大柴胡汤下之，热退则生，不退则危矣。

六十六、紫短舌形

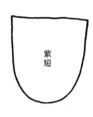

厥阴症

　　舌短囊又缩，谵语及循衣；

　　滑生涩死脉，大承气可医。

　此症乃厥阴肝经症，五六日间至危困也。恐其邪毒又遗于脾土，即用大承气下之。热退脉静舌复长则生，不然则难矣。

六十七、紫上白苔舌形

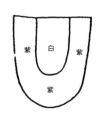

酒后伤寒

　　紫舌上白苔，酒后得汗灾；

　　取汗加干葛，和之用小柴。

此症因酒后得寒邪，或误食冷酒，亦令人头疼，恶寒身热，太阳无汗，以麻黄、葛根取汗，随症治之。

六十八、紫阴经舌形

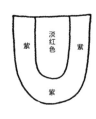

真阴症

　　厥阴肝经舌，紫中显黑筋；

　　再察阴经症，四逆理中汤。

此症乃直中阴经有此，身凉，四肢厥冷，脉沉面黑，四逆理中汤治之。

六十九、紫上干焦赤肿舌形

阳明症

　　紫上赤肿黑，病时误多食；

　　烦躁渴结胸，热极有四逆。

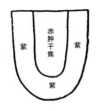

此症是阳明受太阳邪热，下之已安，或又误食肉及面食、酒等物，令邪热重兴，致烦燥结胸，四肢厥冷，脉沉伏。先以增损理中丸，次以大承气下之，后再随症加减治之。

七十、紫上黄苔干舌形

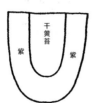

阳明症

紫舌上黄苔，阳明邪热灾；
实秘大承气，和之大小柴。

此症乃嗜酒之人，伤于寒，自太阳传至阳明经，或用酒发汗，致令舌紫，中间干黄。有此舌，急用大承气汤下之。如有表邪未尽，用大柴胡汤。若半表半里，其舌微黄者，必有胁痛耳聋，正可用小柴胡汤，内或少加熟地之类。

七十一、紫中赤肿津润舌形

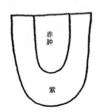

伤寒后伤食

紫上舌润肿，酒邪内热紧；
寒后又因食，致令如此窘。

此症乃酒后伤寒，已经汗解，病少安而即食，故有此舌也，宜大柴胡汤加葛根类治之。然致焦黑，大承气汤下之。亦有亢阳极，须随证辨治之也。

七十二、紫尖瘭舌形

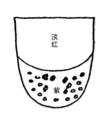

瘟病里症

  红舌紫瘭尖，发热烦躁冤；

  咳嗽生痰症，小柴橘半汤。

  此舌乃寒邪入里，外则咳嗽生痰，烦躁，仍未节食减酒，致令有此症，宜小柴胡汤加减治之。

七十三、煮熟紫干舌形

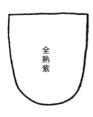

厥阴症

  舌紫知煮熟，厥热五日同，

  当归四逆汤，随之看吉凶。

  此症舌如煮熟者，乃邪传厥阴经也。再以脉参之，如阴症似阳者脉滑，先以当归四逆汤主之。

黄苔总论

夫黄舌苔者，乃里症舌苔也。伤寒初病无此舌，何也？邪入太阳经，传少阳经，为半表半里，亦无此舌。直至阳明经为里症，邪热太甚，胃土有火，火土炎燥。舌乃心之苗，见黄色是土乘火之位，子居母地也。子能令母实，故为实邪，宜当泻之、下之。次则微黄，次则中黄有滑，甚则干黄、焦黄。故黄舌余为之辨十八图也。其症有大热、大渴、大便秘结，谵语妄言，结胸痞满，或自利，或因失汗，三、五日发黄，或如狂蓄血。此湿热太甚，则小便不利，致令身目发黄如橘皮。东垣云：鼻头色黄，小便必难是也，宜利之，如茵陈五苓散、栀子柏皮汤、茵陈栀子汤，甚则加大黄。如蓄血在三焦，上焦宜犀角地黄汤，中焦宜桃仁承气汤下之，下焦宜抵当汤之类。下焦小腹满硬，小便不利，大便黑，脐下痛，此血症，见血则愈。决不可与冷水，食之必死，记之不可轻忽。大凡舌黄症虽重，胃土有气，故多不死也。如脉弦下利，舌黄中有黑色者必危矣。

七十四、纯黄舌形

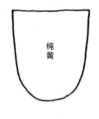
纯黄

阳明症

黄中老舌苔，表罢里实凶；
调胃承气汤，一下便成功。

舌见黄苔，胃热之极，土色见于舌端，宜急下之。如迟，恐黄老变黑色，为恶症邪深。宜调胃承气下之。

七十五、微黄苔舌形

失汗症

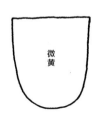

赤里微黄色，皆因汗不彻；
表邪将入里，双解最合适。

此舌微黄色者，表邪将罢也，里症初传，用双解散治之。

七十六、黄干舌形

里症

舌黄干不润，里症悉具全；
矢气宜下之，大承气可煎。

此症邪已入里，即宜下，勿缓也。下后热退身凉脉静者生矣。如反大热，脉躁而喘者危。

七十七、黄苔有滑舌形

阳明症

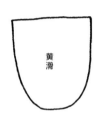

苔黄黄有滑，目黄鼻又黄；
茵陈加栀子，服之能安康。

此症阳明胃中邪热发于外，故令身目小便俱黄，宜用茵陈栀子汤，如便闭下之安矣。

七十八、老黄隔瓣舌形

阳明症

　　隔瓣干黄色，热毒入胃深；

　　承气汤大下，疸症用茵陈。

　　此症舌黄而干涩，有隔瓣者，乃邪热入胃，毒结已深矣。烦躁渴者，大承气汤下之。发黄者急宜茵陈汤，用大黄下之。如少腹疼，有瘀血者，抵当汤。结胸甚，大陷胸汤为妙。

七十九、黄尖舌形

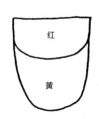

阳明症

　　土来乘火位，阳明症已全；

　　无表即攻里，调胃承气安。

　　此乃太阳合阳明，太阳症已罢，正是阳明症，故用调胃承气汤。如少有脉浮，恶寒等太阳表症，双解、大柴胡汤治之。

八十、黄苔黑斑舌形

里危症

　　水土来乘火，乱语及循衣；

　　滑生脉涩死，下后显神通。

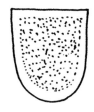

此症黄苔，而又乱生黑斑点，其症必有大渴、谵语，身无斑者，大承气汤下之。如脉涩谵语、循衣摸床、身黄，并斑黑者，俱属危症，亦可用下法以试治，下黄粪者生，黑粪者危也。

八十一、黄苔中通尖黑舌形

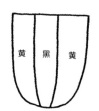

两感危症

　　水中到南方，两感症须详；
　　表里无轻重，活法调胃汤。

此症舌黄苔中黑，而至尖通黑者，乃水来克火，火土燥而热毒最深也。两感伤寒之舌苔症。然亦须结合察脉辨证以论治，如不恶寒。阳明燥实而下利者，用调胃承气汤下之，邪去则正安。如口干喘汗，形脱者不治。

八十二、黄尖黑根舌形

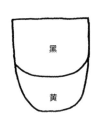

里死症

　　此症最言凶，元气已衰穷；
　　百中救一二，用药恐无功。

此症纵无恶症，脉虽有神，诚恐暴变于一时，何也？盖根黑多属胃气绝竭，焉得存乎！

八十三、黄苔黑刺舌形

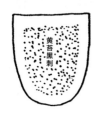

里险症

黑刺见黄苔,是为里险症;

下之二三次,津回方得生。

此症舌色黄老极,中有黑刺者,盖因失汗致此,邪毒内陷,调胃承气汤治之。

八十四、黄尖灰根舌形

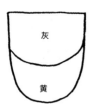

里凶症

黄中灰色根,六七日中深;

阳邪入阴里,烦躁直视凶。

此舌根灰色,尖黄,比根黑者稍轻也,如失治,再二日,由灰根转黑者难治。如灰根黄尖舌者,无烦躁直视,脉沉而有力者,大柴胡汤加减治之,甦则生也。

八十五、黄尖红根舌形

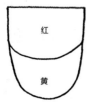

阳明症

如舌有黄尖,表症里初传;

大柴凉膈辈,三黄解毒先。

此红根而黄尖者,乃土乘火位,湿热甚也,里初受症。身热渴燥,大柴胡汤、凉膈散、三黄解毒等消息用之。

八十六、黄苔黑滑舌形

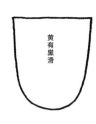

里下症

　　舌苔有滑黑，下症已皆全；
　　仲景伤寒法，承气汤急煎。

此舌黄而黑滑者，阳明里症全也。下之后，身凉脉静者生，仍大热脉燥者死矣。

八十七、黄根白尖舌形

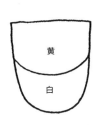

阳明症

　　太阳合阳明，表罢里初乘；
　　承气多的当，有表解肌行。

此症乃合病有之，是太阳表传入阳明里，循经传也。如有表一二分，必待表尽，方可攻里是也。

八十八、黄大胀满舌形

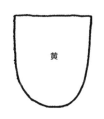

阳明疸症

　　阳明邪热甚，土干居火中；
　　凉膈或调胃，下之显神功。

此舌黄而大胀者，乃阳明胃经湿热，土乘君火之位，则令人热，便闭烦躁，茵陈汤或加五苓散。如大便因利而发黄者，茵陈栀子汤、黄连汤等治之。

八十九、黄尖白根舌形

少阳阳明合病

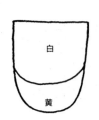

黄尖白舌根,表里半分明;
少阳阳明症,大小柴胡凭。

此舌乃少阳阳明合病,是少阳症少而阳明症多,故有此舌,用大柴胡汤治之。阳明少而少阳症多者,小柴胡汤治之。如有转矢气,谵语烦躁,调胃承气下之乃安。

九十、黄根中赤白尖舌形

太阳阳明

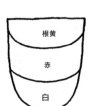

尖白根黄舌,表少里邪多;
还须待表尽,防风通圣可。

此舌根黄尖白者,乃表邪少,里邪多也。必待表尽,宜天水散、凉膈散合而饮之。如脉弦缓者,宜防风通圣散主之当愈。如阳明自病,无汗,小便不利,心中懊侬者,必欲发黄,茵陈汤主之。

九十一、黄根中赤灰尖舌形

阳明症

灰色尖根土,子乘母位中;
宁神察脉症,里热必须攻。

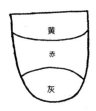

此症舌乃火位，土来侮之，是子邪干于母位。不吐不利，必须下者，乃胃中有郁热助火邪乘君位，或渴甚，有转矢气者，调胃承气汤下之而安。

黑舌苔总论

且夫黑苔舌者，乃伤寒危症舌苔也。有表症无此苔舌。若两感一二日间，有之必凶。若五六日后，外邪传里，方有此舌苔也。白苔渐渐中心黑者，是伤寒邪热传变而致，然黑苔亦有生死轻重之分。红舌上苔渐渐黑者，乃瘟疫传变，坏症将至也。今黑舌苔十一条，乃黑之甚者，其症剧何也？盖舌者心之苗，心者乃南方火，火色赤，今舌黑色，乃水来克火明矣。心为君主之官，心为神之所舍，心不宁，而神将离也。《内经》云：亢则害，承乃制。火极似水，火过炭黑之理。然黑有纯黑、有晕、有刺、有瓣底红、瓣底黑。尖黑犹轻，根黑最重。如全黑，非金丹难治也。余治一妇人，症已危甚，其舌黑而厚隔瓣，余察其舌底有红色，余曰：症虽危可救。以大承气加减，一剂则人知，二剂而安。此秘诀之奥，非其人勿授之。

九十二、纯黑舌形

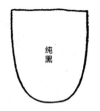

归阴症

黑了全无红。水克火最明；

纵有灵丹药，百中难一生。

此舌遍黑，是火极似水，水来克火明矣，如火灭炭黑是也。无药治之。何也？五脏之气已绝矣，脉必有代，一二日即死无疑矣。

九十三、黑隔瓣底红色舌形

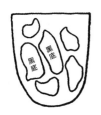

里竭症

黑瓣多卷起，底内红有生；

大承气汤下，次日显神功。

此舌乃邪热遏极，亢则害，承乃制。是黄苔久而变黑，因得之症剧，而又未经药治。其脉必伏，目闭口开，谵语烦乱。但脉虽伏，男有左、女有右主脉者，宜用大承气汤下之，燥粪必黑。医遇此舌，必扪而视其色，方得其实。

九十四、黑隔瓣底舌形

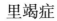

危笃症

瓣底成黑色，其症必定凶；

七朝真难过，纯黑舌亦同。

凡有此舌，用药宜慎，虽无恶症，变幻却多。

九十五、满黑刺底红舌形

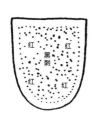

里极症

刺黑底犹红，烦躁不知人；

大小并调胃，一下便能生。

此舌面黑干刺，揉之如河豚鱼刺手而响，撅之刺底下红色者，心神尚在，火之过极，极而复生之象。

下之脉静热退身凉者生也。

九十六、刺底黑舌形

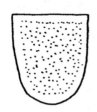

归阴症

刺底黑舌形，病凶复何疑；
用药难为功，故称归阴症。
凡见此症舌者均危。

九十七、中黑有滑舌形

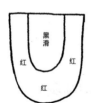

阳明症

滑而舌上涅，脉症用心看；
何经有此恙，死生半月间。

此舌黑而有滑者，必谵语。初因寒伤于营，营伤则恶寒无汗，头疼，表症时不曾服药，加之饮食不节，邪滞交阻，内外俱伤，由轻转重，致令如此，急下之。慎饮食，再犯之，不可救也。

九十八、黑烂嚼舌形

必死症

白烂疮堪恶，黑舌嚼烂根；

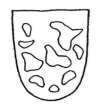

灾从天行生,那有药安宁。

观舌心法,了然在此,虽无恶症怪脉,亦属难治。

九十九、灰黑重晕舌形

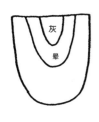

少阴症

灰黑又玄晕,命门肾热甚。
下之不可缓,迟治必转凶。

此舌者,灰黑重晕,乃邪热传手足少阴经也。宜急下之,用解毒汤,大黄酒浸,硝、黄量病之轻重用之。

一百、黑干短舌形

厥阴症

舌黑干又短,囊缩属厥阴;
强用承气药,十之一二生。

此舌属厥阴肝、三焦手足二经至危急之症,用大承气汤芒硝、大黄下之,可保一、二矣。服后,如病退粪黄则生,粪黑则死也。

一百零一、白苔通尖黑干厚舌形

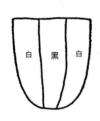

两感症

　　白苔通尖黑，两感有此端；
　　吉凶究如何，一二日内看。
　　此病舌是两感伤寒有之，一、二日间如有此舌，病情至重，用黑膏汤合调胃承气救治，十有一生矣。

一百零二、黑边晕内微红色舌形

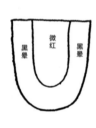

厥阴症

　　边落围里红，遗毒心包络；
　　承气汤堪下，莫当等闲看。
　　此舌边围黑，中有红晕者，乃邪热势甚，毒入心包络，故有此色。宜用大承气汤下之。

霉酱衣色苔舌总论

夫霉酱衣色苔舌，乃夹食伤寒，一二日间，即有此舌。何也？是足太阴、阳明受病，即两感症。是寒伤于太阴，食停于胃，其脉多沉紧，其症多烦躁，医必分轻重治之。轻则苔色薄，则下利，即与桂枝汤加减，腹痛加芍药；痛未止而愈重，则桂枝加大黄汤自愈，如痛甚不止，必危矣。其苔色厚，症必凶恶，是土侮水，水受克，即传其所胜也。所胜者，肾先受克，其津液不能四布五经，故其唇口干而燥。大渴者，土强也，唇燥舌干，是少阴受克，故舌见酱衣色，乃黄见黑色，土传水者明矣。难经云：所胜者，死也。此舌惟有二症，得痊者鲜矣。

一百零三、纯霉酱衣色舌形

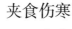

夹食伤寒

夹食伤寒症，肚腹痛难当；
烦渴甚又燥，三下不通殃。

此症因伤寒病前积食于胃，病后又重食，胃中填塞，致令人烦躁腹痛甚，人迎气口脉沉紧。五七日不下通者，必危。何也？盖中焦气弱，饮食填塞，外被寒气郁遏，内热不得外泄，湿气熏蒸，盦而舌变此霉色。乃太阴、少阴中焦气绝也。

一百零四、中霉浮厚舌形

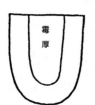

夹食伤寒死症

　　中浮如酱饼，嘴尖似猴形；
　　代结脉兼伏，一二日归冥。

此症伤寒病，又多食荤腻等物，邪滞伤正而见此苔舌。如脉有胃气，不现结代脉，嘴不尖，唇不燥，不下利，揩去舌苔不复长者，还有生机。如揩后即长，仍如前者，难以救治。

蓝色舌苔总论

夫蓝色苔舌者,乃肝木病之色苔也。此舌色出于伤寒病久,已经汗下,胃气已伤而未苏,或已过经而失于调适,致令心火无气,胃土无依,则肺无所生,故肝木无制,侮于脾土,水寡于畏,故舌见纯蓝色也。如微蓝色,是肺微有气也。(如靛蓝六分、腻粉四分和匀之色,则微蓝也)。再谓肺胃和缓无他症,则可治也,以调胃、健脾、平肝、益肺药治之。如纯蓝色者,是水独盛无畏,虽无他症,其人必死也。余治一人孙纯泉,伤寒跨月余,舌蓝如靛,其斑遍身,蓝如萍,自服表剂。询其故,曰:斑不出,故表之。余曰:非表可治,乃三脏气已绝矣。心火不能生脾土,脾土不能生肺金,金无所生则失职,不能制肝木,肝木猖獗,脾土受克则不食,四肢堕、胸痞、口无知味。余辞不治,后旬日而殁矣。

一百零五、微蓝舌形

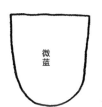

厥阴症

　　此舌微蓝色,金克木之因;

　　少阳脉沉紧,小柴汤可陈。

舌见蓝色者,乃金克木也。如白腻粉、靛蓝和调之色,是肺病传肝,金木相并,木破金伤故也。如肝病在春,得肝脉不沉涩而弦缓,为有肝气,故知不死也。如肝病在秋,或得肺脉,名曰负,负者死也。

一百零六、浑蓝舌形

太阴症

过经未过经,木邪伤土近;

胸痞肢无力,一二日归冥。

此症乃病后失于调摄,胃土全无气也,土不生金,木无金制,故多主死证,间有得生。常由伤寒后二十余日,失于调理,恣意饮食得此。

灰色舌苔总论

夫灰色舌者，乃三阴经舌也。非特苔灰黑，即舌质亦有色灰者，然灰苔有在根、在尖、在中者，有浑舌俱灰黑者，灰苔是也。凡有此舌，则症见腹痛自利者，太阴经也。此症自表而入里，自太阳经传至三阴，皆有邪热，当参脉症相应治之可也。太阴腹痛，桂枝芍药汤加大黄；少阴口燥咽干，小承气汤；厥阴耳聋囊缩，大承气汤下之即愈。如寒邪入中，三阴皆寒而无热，再辨于脉，必沉细迟，当温之，四逆汤、理中汤；少阴症有表者，麻黄附子细辛汤、麻黄附子甘草汤；厥阴症，吴茱萸汤，回阳类参详加减治之，治法在于临机。又有蓄血症，因饮食冷水，致蓄血在三焦者，其人如狂，瞑目谵语。亦有不狂不语，不知人事，而面黑舌灰，当分轻重消息治之。轻则犀角地黄汤、桃核承气汤，重则抵当汤、丸下其血。仲景言血症，则见血而愈是也。不可与冷水，饮之则死，人多不知，恐令败血入心是也。

一百零七、纯灰色舌形

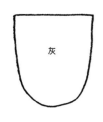

太阴症

满舌灰色纯，阴症不须论；

回阳甘附类，服之救死功。

此灰色舌者，有阳症变阴症者，三五日中有之。如直中，温中阳，四逆汤、理中汤之类救之。次日舌变，中有微黄色者生，舌渐渐灰小干黑者死。

一百零八、灰中复黄舌形

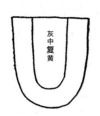

回生症

　　灰中次日黄，有气在中央；

　　渐渐回生意，调护要提防。

　此舌灰，中央复有微黄色者，是阴回阳复，胃土有气，更宜谨慎调理胃气，不可轻忽，再以汤剂随症治之，补中益气汤加温胃药可也。

一百零九、灰黑有纹舌形

太阴症

　　险峻有危困，百中救二三；

　　下之有黑粪，烦渴凉膈参。

　此症是手足太阴二经邪毒至甚，寻其所不胜者克之。何也？手太阴肺经，其色白；足太阴脾经，其色黄。侮其胜者，是足少阴肾水，其色黑。三色合为灰，现于舌端有纹者，是黑纹，最难治之。

一百一十、灰根中赤黄尖舌形

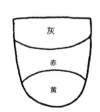

阳明症

舌中淡红赤，尖黄根又灰；

滑脉须宜下，浮时双解之。

此舌红黄，乃火土炎燥，手三阳阳明相传症也。如大渴谵语，五、六日不大便，有转矢气者，下之。如恶寒脉浮及表未尽者，宜双解散治之。

一百十一、灰黑重晕舌形

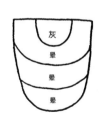

厥阴症

衣黑重晕舌，比黑略轻微；

热毒遍三阴，十中一二回。

此舌是厥阴手足二经受邪，热毒传内一次，外舌即灰一层，晕三层则毒甚，故有重晕症之称，乃至危之症也。如一晕者轻，二晕者重，三晕者死也。临证不可忽也。

一百十二、灰黑横纹舌形

阳明症

灰色横纹黑，邪毒内传中；

里多急急下，恶风解表用。

此舌灰色者，已有前论，今有横纹者何也？乃邪毒内传一次，苔有一纹，甚有二三纹者。如表未罢，解表；如表尽，攻里。下黄粪者生，黑粪者死也。

一百十三、灰中黑干刺舌形

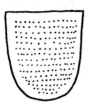

少阳症

　　灰黑舌干刺，咽干喘满微；

　　脉浮还表解，下早恐难系。

　此舌灰黑犹可，其中又有干刺为重，再咽干口燥喘满，乃邪热积于手足少阴也。宜下之，亦待有转矢气方可。不然恐早下，令人小便难也。

一百十四、灰黑尖舌形

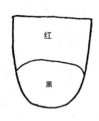

阳明症

　　灰色舌在尖，再把脉症参；

　　表汗里须下，勿当等闲看。

　此舌乃邪毒未重，已经汗解，又不慎饮食，食后邪热复盛。如无表邪，调胃承气汤下愈。

一百十五、灰中舌形

厥阴症

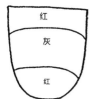

灰色舌中央，邪毒不能当；
年少还可救，老者一命丧。

此舌中央灰色者，是太阳邪传至厥阴之为病，消渴，气上冲心，心中疼热，饥不欲食，食即吐蚘，下之利不止，六七日来，又当入腑，胃虚客热，饥不欲食，蚘闻食则出而吐。少壮者生，老弱者死不治。

一百十六、灰中黑滑舌形

阳明症

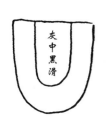

洪淡如灰色，数点似滴墨；
烦渴不得眠，大柴胡可啜。

此舌淡淡灰色，中间有黑点四五，如墨汁黑，其症属里，宜大柴胡汤加减，下之安。

一人有此舌，黑滑数点，用大柴胡汤加减下之。次早则舌黑滑俱无，而见少微红色，次调理而安。

一百十七、灰色多黄根少舌形

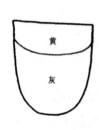

厥阴症

　　灰多根黄少，鱼口吞而赦；

　　邪甚正气脱，早病难到晚。

　此舌厥阴邪入胃中，木来克土者死。伤寒六七日，下利、汗出不止者，邪甚正气脱也，故言死不治。

一百十八、灰中见紫舌形

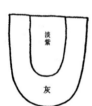

自啮舌形

　　灰中见淡紫，少阴气上至；

　　令人多啮舌，十中九个死。

　人之自啮舌者，何气使然？乃少阴厥气走上，气逆致也，故令人多啮舌是也。如少阴厥气上逆则啮舌，阳明厥气逆上则啮唇矣。视其主病者补之，乃针补也，非药补之，此言皆出《内经》中。

妊娠舌总论

夫妊娠者，胎孕之总言也。胎之七月为妊，八月为娠，乃形完体具，同母呼吸，一日夜吃母一升三合血，待十月胎完方产。《悟真篇》云："果生枝上终须采，子在胎中岂有殊"是也。大抵妊母，宜当谨慎护养，习"胎教"事，理听忠言，玩碧玉，看美画，系弓弦，席不正不坐，割不正不食，耳不听淫声恶语，目不视恶色，口不食五辛毒物，远于房闱，顺寒暑，勤纺织，则生子必寿必贵，必贤必秀，无疮无痍，不顽不劣，此习胎护子之良法也。今时不然，以色欲美其心，以厚味充其口，不知调摄，此乃伤身。而有伤寒，邪入于经络，轻则母病，重则母子俱病，非常妇病也。凡医治其妊娠妇伤寒，必先图其胎，胎安则母子俱安。在于医之奥妙，诀之玄微。面以候母，舌以候子，色浓则安，色败则死。叔和云：面赤舌青细寻看，母活子死定应然；面舌俱青沫又出，母子俱死总难捱，面青舌赤沫出频，母死子活定知真，是也。亦有面舌俱黑俱白，母子多死者何也？盖谓色不泽，症亦恶也，不知此非舌书之所载，乃余意之所至耳。

一百十九、面舌俱赤舌形

孕妇瘟症

　　孕妇舌俱赤，瘟症已初转；
　　芎苏葱白类，可保母子全。

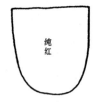

孕妇伤寒非寻常母病也,乃双身,母病子亦病也。枝伤果亦堕,是故面以候母之安危,舌以审子之生死。今面舌俱赤,母子无虑,汗之则愈。

一百二十、面黧黑短舌形

孕妇危症

面黧舌短卷,邪毒脏中满;
虽则下症全,子母恐难免。

如母面黧黑舌干卷,乃里症至急,不下恐邪不退,则病益深,如下之母子损伤,益恐难免。如未有直视、循衣、撮空等症,十中救二三。如有危症,不能两全,慎之。

一百二十一、面赤舌白舌形

表寒症

孕面赤舌白,伤寒表初厄;
柴葛芎苏散,葱姜煎可啜。

此舌白面赤,言孕妇初伤于寒,微汗之,表解热退则安。不然,恐邪传经。如八九月,胎受邪热,致令不安,恐有堕胎之惊,汤内可加黄芩、白术,保固其胎也。

一百二十二、面赤舌青舌形

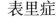

表里症

　　妊娠疫疠寒，半表半里言；
　　保胎葱和解，恐防子应难。

　此症面赤，母虽无妨，舌青，恐子殒腹中也。《脉诀》云：面赤舌青细寻看，母活子死定应难。如子已死腹中，母虽活，胎不离身，宜下死胎，用玄明粉三钱，童便调送下，或朴硝亦可。又法：天花粉三钱，长流水调服即出。

一百二十三、面白舌赤舌形

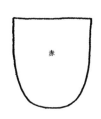

太阴症

　　太阴脾家症，下利而恶寒；
　　面白而舌赤，子活母知难。

　此症八九月胎，忽伤寒三阴受病，宜温中，姜、桂等温暖药治之。桂不坠胎，安常所言是也。

一百二十四、面赤舌黑舌形

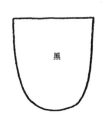

孕里症

　　孕面多红赤，舌黑子难生；
　　止可保母命，胎坠最难禁。

　此舌微黑，还可保胎，如黑甚必坠。用井底泥固脐，内服安胎清热，用黄芩、白术、知母、柴胡、栀子等药治之，可保胎安。若安则稳，不然堕之。

一百二十五、面赤舌灰舌形

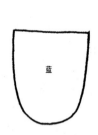

孕里症

　　孕面红而赤，舌灰子不安；

　　母瘁胎处坠，调治用心坚。

　　此舌灰色，是寒伤里症，邪热入于子宫，恐胎不安。治法同前，保母生命为主，小柴胡汤加白术、苎根等药以固胎，倘能固住，亦大功也。

一百二十六、面黑舌蓝舌形

母子危症

　　面黑舌纯蓝，妊娠重伤寒；

　　病后失调理，子母二命危。

　　此舌蓝面黑，子在胎将死，因母伤寒后已过经，失于调理，任意维持，致令如此，恐二命难保也。

一百二十七、面目黄舌黄舌形

孕脾症

　　面目舌俱黄，里症必发黄；
　　茵陈栀子豉，安胎治疸强。

　　此舌黄，目、鼻准俱黄如橘皮，因未发汗，湿热入里，而成此症。不可乱投杂药，以栀子、茵陈、车前等类，利水、清热、除湿药治之。

一百二十八、面赤舌紫舌形

孕伤寒

　　面赤舌纯紫，母病酒与寒；
　　苏芎加粉葛，苓术保安痊。

　　紫舌孕妇受寒，必头疼身热、腰脊强、恶寒，脉浮而紧，当发太阳经汗即安。人皆不知此理，以为寻常妇人，胡乱以葱酒取汗，致令酒毒在内传经，烦躁懊侬，宜用栀子汤，不然，必发斑矣。

一百二十九、面黑舌赤舌形

凶症

　　面色黑知漆，舌赤子无虑；
　　临产分吉凶，犹恐母难持。

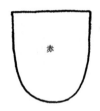

伤寒虽面燥而不黑,今妊娠面黑,乃不吉也。如临分娩,则子得生,而母当殒。如五六月,子岂能生乎。亦是凶症,不可不慎。

一百三十、面白舌赤舌形

平症

面白白如银,邪干肺藏金;

且看舌尖火,母子喜相亲。

孕妇面白如银,舌赤如朱。虽然异色,而有热在内,因初恶寒,寒轻,虽入里亦轻,故云平症。以小柴胡加减,退其热则安也。

一百三十一、面黄舌赤舌形

轻症

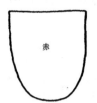

面黄有浅深,舌赤亦轻重;

此症言吉凶,母子保长生。

此孕妇面黄,乃阳明土也。深浅言感受邪气有轻重也。舌亦南方火,必然赤,主子得生,无恶症,故言保长生矣。宜清热安胎之药,芩、术、栀子等治之则安。

一百三十二、面舌俱白舌形

寒症

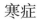

　　面白舌亦白，母子受灾厄；
　　腋胎无甚苦，只恐临产日。

　　有孕妇面目舌皆白，因伤寒四五日发热，多食冷水及瓜果凉物，致令阳极变阴，虽有烦躁，而手足厥逆，应视手足厥逆轻重，以温中之药加减治之则安。不可见烦躁而再用凉剂，恐危殆也。

一百三十三、面赤舌黄舌形

热症

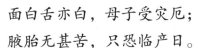

　　面色赤如朱，表症汗当止；
　　舌黄阳明里，下后子难居。

　　孕妇表症面赤一二日，是当汗之。芎、苏等药，轻表汗出则安。如五六日，症当时无凶，以微利则安。如胎临月，难以支持，子当受损也。

一百三十四、面舌俱黑舌形

热症

　　面黑舌亦黑，间甚表里日；
　　有孕见此证，难免悲哀泣。

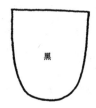

面黑舌黑，水火相刑，灾及母子，不论五七个月，或临产时有此证者，均属危象。

附：月令司胎

一月　足厥阴肝经司胎　　乙木
二月　足少阳胆经司胎　　甲木
三月　手少阴心经司胎　　丁火
四月　手太阳小肠经司胎　丙火
五月　足太阴脾经司胎　　己土
六月　足阳明胃经司胎　　戊土
七月　手太阴肺经司胎　　辛金
八月　手阳明大肠经司胎　庚金
九月　足少阴肾经司胎　　癸水
十月　足太阳膀胱经司胎　壬水

中华名医传世经典名著大系

马培之传世名著

（下册）

〔清〕马培之　著
李翊森　陈昱豪　点校

天津出版传媒集团
天津科学技术出版社

药性歌诀

目 录

一、发散风寒药 …………… 535
二、发散风热药 …………… 537
三、清气分实热药 ………… 538
四、清热燥湿药 …………… 539
五、清热凉血药 …………… 540
六、清虚热药 ……………… 541
七、清热解毒药 …………… 541
八、清热明目药 …………… 543
九、治疟药 ………………… 544
十、温化寒痰药 …………… 545
十一、清化热痰药 ………… 546
十二、止咳平喘药 ………… 547
十三、芳香化湿药 ………… 548
十四、消食药 ……………… 549
十五、行气药 ……………… 550
十六、催吐药 ……………… 551
十七、泻火通肠药 ………… 552
十八、润下药 ……………… 552
十九、峻下逐水药 ………… 553

二十、驱虫药 ……………… 553
二十一、芳香开窍药 ……… 554
二十二、温里药 …………… 554
二十三、平肝息风药 ……… 556
二十四、平肝潜阳药 ……… 557
二十五、安神药 …………… 558
二十六、利水消肿药 ……… 559
二十七、利水通淋药 ……… 559
二十八、祛风湿药 ………… 561
二十九、止血药 …………… 563
三十、活血祛瘀药 ………… 564
三十一、补气药 …………… 568
三十二、补阳药 …………… 569
三十三、补血药 …………… 570
三十四、补阴药 …………… 571
三十五、收涩药 …………… 573
三十六、其他 ……………… 574

一、发散风寒药

麻黄附：麻黄节

味兼辛苦，性质温和。专行肺络膀胱，兼走大肠心部。解肌通窍，发汗之灵丹；逐表驱邪，伤寒之正药。中风气肿皆施，拌蜜则定喘除哮。节：能固卫止汗。

苏叶附：苏梗

味辛走卫，色紫入营。发汗解肌，膀胱之妙药；通心利肺，喘嗽之灵丹。梗：能下气安胎。

桂枝

味辛而甘，性温而浮。调和营卫，发表膀胱。能行手足之间，温经通脉宜尝。

防风

辛甘之物，升发之流。泻肺以搜肝，祛风而胜湿。散头目滞气，逐经络留邪，行脾胃之经，实太阳之药。

羌活

味苦而辛，气雄而散。入膀胱之部，走肝肾之经，胜湿以搜风，上行而达表，治背脊反张，疗骨节之疼。

白芷

辛温还带芳香，表散诸凡风湿。虽行肺大肠之际，实为足胃经之主。牙痛目痒，肠风血闭何妨；润燥排脓，疥癣痈疽无事。产后伤风少服，血虚有火无烹。

香薷

其经归肺络，祛暑最为灵。辛散皮肤热，温开心腹凝。转筋正可服，小便亦能行。利水肿，清霍乱，去热风。

藁本

辛温莫比，雄壮非常。医督脉之疴，背脊反张必用；治膀胱经疾，头巅疼痛当先。除邪以祛寒，搜风而胜湿。能治泄泻，可消瘕疝。

细辛

心络引经，肾家本药。能行水气，可治肝风。性主祛寒发汗，功能通血温经。专于利窍，耳聋鼻塞之需；痰鸣惊痫，口疮咽痛并解。其性则热，其味则苦。

荆芥

辛苦而温，芳香而散；善清头目，专利咽喉。发汗祛邪，理周身风湿，助脾消导，走肝经气血。项间强直能舒，口角㖞斜自正。血晕崩中之妙药，肠风吐衄之灵丹。专攻瘰疬之坚，还解疮疡之毒。

辛夷花

以辛以温，又散又升。引清阳于顶巅，宣风热于上焦。解表和中，治头旋与头痛；通关利窍，止鼻塞与鼻渊。又愈齿痛，还痊眩冒。

苍耳子附：苍耳叶　苍耳虫

味甘而苦达周身，发汗祛风散湿灵，鼻渊疮症都散却，顽痹瘙痒总相侵。叶：治产后痢疾，虫：敷疗疮肿毒。

二、发散风热药

薄荷

此物辛凉,可升可浮;搜肝泻肺,能清能散。宣上焦风热,治咽喉作痛,骨蒸兼痰嗽,血痢还教共。舌苔口气浊,一一堪尝烹。

蔓荆子

升散轻浮辛苦寒,膀胱还入胃和肝;搜风泻热开胸膈,面肿齿痛睛红安。

桑叶附:桑椹子

散风热,宣肺气,滋阴而明目,凉血以祛风。子:味甘而补肾水,滋肝血以乌鬓发。

牛蒡子

散痈疽之肿毒,利腰膝之气凝。解热以消痰,除邪而透疹。还通二便,并走诸经。味则辛平,性偏滑利。

蝉壳

体轻虚以发痘疮,性甘寒而除风热。专治皮肤瘙痒,善疗眼目云翳。可发声音,且止夜啼。

葛根

鼓胃气之升,生津止渴;作脾经之用,发汗除邪。开腠解肌,痘疹之圣药;升清降浊,泄泻之奇方。温毒病赖以顿除,吐衄症因而若失。酒伤可解,火郁堪舒。

升麻

甘兼辛苦,性主上升。胃共脾络皆从,肺与大肠并入。开提火郁,收滞下以除崩;表散风邪,举脱肛而止泄。时行毒疠,莫不如神;透发斑疹,少须已验。

淡豆豉

寒可清金，苦能泄肺。祛邪泻热，发汗以解肌；开郁调中，除烦而止呕。还痊痢疾，更发斑疹。

柴胡

微寒微苦，且散且升。独入肝经，专归胆络。除烦而止呕，解结以调经。耳聋头眩当先，胸痞胁疼尤要。清虚劳之肌热，治疟疾之仙丹。血室传邪，产后发热。

三、清气分实热药

石膏附：凝水石

辛甘而淡，重着而沉。降火于胃经，除邪于肺部，解肌而发汗，止渴以生津。通淋利水，发斑出疹。有壮火则可用之，慎大寒以伤胃。凝水石：治时邪气热之症，泻水肿，治烦渴。

知母

味极苦寒，经归金水。清肺热肾经之火，解伤寒烦渴之疴。止嗽以消痰，安胎而降气。诸淋俱利，浮肿皆消。

栀子

苦寒归入肺心经，泻火偏从小肠行；一行懊憹烦不寐，五淋血瘀莫相惊。内热用仁，外热用皮，止血须黑，姜炒止呕。

芦根

甘寒清补胃和脾，烦热伤寒正所宜；止渴生津治呕逆，通淋利水用神奇。

花粉

甘不伤胃，酸可生津。微苦微寒，止渴除烦而泻火，通经补血，消痰散肿以排脓。性能堕胎，孕妇勿用。

四、清热燥湿药

黄芩

泻火清心肺，脾家湿热休。安胎平气物，利水治淋流。痰嗽喉腥愈，腹痛肠澼瘳。往来寒热症，相对亦堪投。片芩专泻肺火，清肌表之热。子芩泻大肠火，补膀胱之水。

黄连

其味大苦大寒，专泻心经之火。燥湿开郁，厚肠止泻，清肝胆以明目，泄中满而降气，余症之用。难以枚举。

黄柏

味苦而辛，性寒沉降。专泻膀胱相火，以补肾脏真阴。清劳热，退骨蒸，除湿润燥，坚骨强筋。杀虫以安蛕，通淋而利水。

龙胆草

大寒大苦性偏沉，肝胆膀胱与肾经；泻火除邪祛湿热，咽疼可解目能明。

苦参

沉潜之品，寒苦之流。入肾补精，养肝和脏。生津而止渴，利窍以通淋。湿热尽祛，疮疡皆愈。

茵陈

胜热燥湿，味苦性寒。行及膀胱，发汗而利水；泄夫脾胃，治疸以泻黄。

五、清热凉血药

犀角

苦寒专入胃家,酸咸凉泻肝经。清心脏,利痰治毒;定惊狂,斑疹黄疸。血热吐衄自无妨,心胃大热可安康。

生地黄

入心入肾,甘苦性寒。专泻燥金,善降丙火。伤寒大热,舍此不除;血逆阳强,服此自愈。

干地黄

甘寒依然,寒凉少逊。定惊而治嗽,清血以止崩。退热滋阴,治劳而补血;通经利便,止痛以安胎。

牡丹皮

性寒而冷,味辛而苦。入包络肝家,走心经肾部。除烦退热,滋阴泻骨里之蒸;破积生新,凉血去中焦之火。通经脉,理吐衄,专治疮疡,又平瘾疹。

玄参

味苦而咸,性寒入肾。益精而明目,止渴以除烦。消残斑毒,皆其壮水之功;退骨蒸热,总是制阳之力。喉痹,痰嗽还灵,脾虚便溏忌用。

紫草附:紫草茸

性寒而滑,味辛而咸。既入肝经,又归包络。滋阴活血,利九窍以通肠;泻热除邪,理五疸而下水。痘疮皆愈,恶毒尽痊。其茸:尤能发痘。

六、清虚热药

白薇

味苦而咸,入冲与肾。利阴下水,主痰迷神愦之疴;泻热通淋,治血厥气壅之症。产后呕烦亦愈,伤中带下皆痊。善利痰痞,专治温疟。

胡黄连

肝胆心经肠胃间,其功仿佛似黄连;治劳泻热胎蒸药,小子惊疳更可煎。

七、清热解毒药

金银花

甘寒止渴肺经中,一切疮疡大有功。泻热解毒兼疗风,还医肠癖与肠风。

连翘

味苦而寒物,治来心脏多。火邪能扑灭,湿热可消磨。利水通经矣,排脓消肿疴。疮家之圣药,气血亦能和。

大青

时疾伤寒与热狂,发斑丹毒此堪当。还清咽肿喉痹症,味苦而寒实火降。

贯众

味苦而寒,专泻热邪之毒;治崩与带,偏医产妇之疴。能宽血气胀痛,可散症瘕积聚。发斑化毒,辟疫杀虫。

蒲公英

味甘而平，黄花属土，先行脾胃，解毒如神。又达肾经，通淋妙品。取汁敷疔毒，和酒治乳痈。

紫地丁

味苦攻坚解毒，性寒泻热消痈，还疗发背疔肿，烹来能建奇功。

漏芦

咸可软坚，苦能泄下，泻热邪之诸毒，入肺胃与二肠。下乳通经，又能解痘；排脓止血，并可生肌。

马勃

质轻味辛，性散而平。清金解毒之需，咽痛喉痹之药。专治瘀血，善疗失音。衄发能除，嗽来可止。

杜牛膝

性味甘平破血流，滑痰泻热杀虫儦。喉痹咽痛诸淋症，急慢惊风尽可投。

山豆根

保此肺全，泻夫心火。性寒而味苦，消肿以止疼。治咳逆真无双，理喉风为第一。五痔急黄，必需多用。

射干

咽痛与喉痹，是寒邪正所宜，苦温平胸满胀气；消结核无疑，治疟母真奇，并能医便塞和经闭。

白头翁

苦寒坚滑入阳明，凉血除邪泻热清；骨痛牙疼温疟症，疝瘕血痢尽如神。

芙蓉花

痈疽疔毒有殊功，凉血清金散热中。味苦而辛兼性滑，止痛消毒与排脓。

白蔹

味辛且苦，性寒能降。祛除火毒，泄气以除泻；能逐热邪，生肌而去肿。痈疽莫虑，跌打损伤还可服。益精润肾，气虚血竭正相宜。

人中黄

泻脏蕴之实邪，治天行之时疾。善清痰火，专解痘疮。味是甘寒，经归胃腑。

绿豆皮附：绿豆芽

并走诸经，专祛暑毒兼清热；甘寒之物，治泻和中消口渴。芽：解酒毒热毒，通利三焦。

青黛

泻肝味苦性偏寒，郁火消除病自安。一发斑疹和咯血，惊痫丹毒与诸般。

秦皮

补肝益肾，明目添精。除热泻痢以止崩，醒惊痫而敛风湿。味兼苦涩，性主苦寒。

八、清热明目药

青葙子

味苦辛寒，镇肝明目，除翳而去障，散热以疏风。

决明子

味咸而苦，性甘而平，益肾以明目，入肝散风热。

密蒙花

调和气血，性味甘寒。善治眼昏，卷尽青盲赤目，又平肝燥，消残厚翳瞳眵。

甘菊花

味为甘苦，性禀平和。益水清金，制火而平肝。定头额之掉眩，清眼目之昏花，追逐游风，祛除痹湿。

谷精草

味辛性温，行肝入胃。明目而退翳，散热以祛风。能解喉痹，可治齿痛。

蕤仁

去风散热，兼以生光。目间肿痛俱消，眦上烂眵尽去。行归血脏，性则甘温。

木贼草

味甘微苦，气温无毒。发汗解肌，去风散火。入肝胆之经，明眼消云翳。痔瘘崩带可治；疝痛痢疾能医。

夏枯草

辛甘而寒，纯阳之物，肝经之用，补血所宜。热痰可开，瘿瘤能散。止目珠之夜痛，理气结以常舒。

夜明沙

能祛疟鬼，可解目盲。消积以除疳，宽中而止痛。行兼气血，味至咸寒。

九、治疟药

常山

味苦而辛，一切老痰可吐。性寒而毒，凡诸久疟能痊。

青蒿

全得阳春之令,专归肝胆之经。治烦劳与骨蒸,愈温疟而胜风。补中以明目,解毒而辟邪。

十、温化寒痰药

白附子

味辛而甘,纯阳大热。阳明之药,理头目诸疴;肝部所需,治风痰诸疾。心痛血痹尽愈,失音冷气皆痊。

天南星

味苦而辛,治风散血;气温而燥,胜湿除痰。破血以堕胎,攻坚而下气。定惊止眩,喉痹口噤皆用;解毒消痈,肺肝脾三经尽入。

半夏

是辛是温,能走能散。补肝润肾,和胃健脾。逐湿以除痰,止呕而开郁。发音利水,消瘿散痞以止疼;解热祛风,降气通肠而定眩。制法多种,临症选用。

白芥子

辛温入肺,通经行络。开胃以温中,祛寒而发汗。豁痰利气,散肿以治疼。入骨行经,消瘀而导滞。能医咳嗽,可治顽痹。

金沸草附:旋覆花

辛苦而咸,沉潜以降。入肺经大肠之物,通血脉破气之流。痰结可开,痞坚能软。还能行气,又逐风邪。花,名旋覆,与草同功。

白前

昧是辛甘物,宽胸泄肺灵。由来痰气塞,服此自然宁。

十一、清化热痰药

天竺黄

味是甘寒，性为和缓。祛残风热，滑尽痰涎。明目镇肝，清惊而止眩；通心利窍，开噤以醒痫。

竹沥

味甘性寒，消风降火。滑痰以润燥，养血而补阴。善解癫狂，专清烦闷。

荆沥

味甘性平，行经入络，善治风热，最消痰涎。惊痫口渴皆痊，烦闷失音尽愈。

牛黄

心和肝胆之需，甘且寒凉之物。利痰解热，开窍以定惊；辟疫除邪，止痫而通痉。还可发痘，并能堕胎。

贝母

性偏冷矣，泻心火而如焚；味则辛兮，散肺经之久郁。清虚劳之烦热，逐咳嗽之痰涎。治：咯血之吐脓，理喉痹与目眩。还敷疮痍，并解瘿瘤。

海浮石

软坚散结治瘿瘤，止咳通淋痰热休。解渴清金归肺络，咸寒而润性轻浮。

瓜蒌仁

甘而泻肺，润以滑肠。降痰于下焦，熄火于上部；逐留邪于咽内，涤郁热于胸中。解毒以生津，补阴而止渴。

礞石

体沉而重，味甘而咸。最可平肝治惊痫，善能下气化胶痰。

桔梗

开提血气，表散风寒。兼入心经，专归肺络。喉中干咳，咽痛与痰迷；膈下刺痛，鼻气，壅而喘。满与肠鸣并治，痢兼腹痛皆除。既可排脓，又能止血。味辛而苦，色白属金。

瓦楞子

甘咸之物，攻散之流。云消气血症瘕，烟散痰涎积聚。顽痰之祛药，软坚之灵丹。

竹茹

性属寒凉，味甚甘平。清燥于肺金，开郁于胃土。补阴凉血，止吐衄以清神。泻热除烦，治惊痫之最捷。能平咳逆，可消痰涎，还止崩中，又安胎动。

海藻 附：昆布、海带

味则辛兮，软坚而散结，性偏冷矣，行水以攻痰。泻热消瘿，止疼治疝。海带：则功同矣，昆布：则少滑而烈。

十二、止咳平喘药

苏子

味辛而温性善流，心烦脘闷亦可投；温中下气润心肺，顺气又能止痰嗽。

葶苈

味极苦辛，性偏寒冷。最能行水，膀胱与肺之需；善可除痰，积聚成症之用。缓急而定喘，利便以通经。甜者：其性稍缓，宜于虚体。

桑皮 附：桑枝

性偏寒冷味甘平，泻火消痰保肺金；止嗽治烦兼下气，还堪行水有奇能。桑枝：利关节，行水以祛风。

杏仁

辛苦之流，和平之类。解肌而利肺，降气以行痰。性能祛风，止嗽而下气；功堪润燥，泻热以除烦。

款冬

辛温之物，虚实皆宜。下气消痰，吐血咳逆顿止；润金泻热，肺痈吐脓全消。

紫菀

味辛而苦，性温而平。润肺以调中，理虚而下气。消痰止咳，吐脓咳血皆痊；泻热补阴，咽中喉痹尽治。

马兜铃

辛苦而寒，泻热还走肺经。降气之物，消痰自可除咳。愈久痔之疴，入大肠之络。

百部

泻热清金退骨蒸，消痰止嗽性甘温；传尸疳积兼疮疥，杀得虫来自可平。

十三、芳香化湿药

白豆蔻

脾胃偕归，三焦并入，肺家之药，辛热之流。善解酒伤，治脾虚而疗疟，专开气滞，止腹痛以祛寒。平呕吐之需，逐痰涎之物。专散心间痞气，还消目上红筋。

藿香

性温煖而味辛甘，入肺经而行脾络。除恶气止心腹痛，理中焦暑湿霍乱。止呕而开胃，泻热以和中。

砂仁

辛温香窜，和胃以醒脾，理气调中，补肺而润肾。腹痛兼痞，霍乱泻痢。呕逆成格，久癖奔豚之药；消食醒酒，止痛安胎之丹。善解凝痰，最清浮热。

草果

味辛性热，煖胃健脾。除邪截疟，燥湿以消痰。开郁止痛，祛寒而治泻。霍乱吐酸并服，痞满噎膈皆宜。

石菖蒲

芳香而散，辛苦而温。开胃以清脾，调中而聪耳。通关利窍，除邪以发声；逐湿祛风，解郁而消痰。

十四、消食药

谷芽

此物最甘温，和中下气行，快脾开胃腑，消食化痰灵。

麦芽

助胃气上行，健脾而消食。宽肠而下达，降气以除痰。消乳而下胎，味酸性偏煖。

神曲

辛能散气，甘尽健脾，开胃除痰，破症而化食，除痰而磨积。发痘疮之陷，止儿枕之疼。

莱菔子

辛入肺，甘走脾；生则升，熟则降。风痰尽吐，宽胸定喘以消食，里急后重皆能除，治痢止疼而下气。能发疮疹，可祛风寒。

十五、行气药

乌药

味实辛温，性偏香窜。上行脾肺，下降入肾。善治中风，逐痰而下气，能收小便，散郁以祛寒。止呕逆以杀虫，理腹痛而治泻。

陈皮附：橘核　橘叶　橘红

味性苦辛温，快膈以调中，燥脾而泻肺。行瘀消食理胸中，通经导滞除痰湿，破症而利小便通。橘核：消疝。叶：解乳痈。橘红：逐水消痰，除寒发表。

香附

辛微苦甘，能散能降。并走八脉，善可通经。带下崩中自愈，最能顺气。痰饮痞满皆除，胎产咸宜。生用上行胸膈，外达皮肤。熟则下走肝肾，旁彻腰膝。童便炒入气分以补肾，黄酒炒则行经络而止痛，醋拌炒则消积聚，姜汁炒以化痰饮。

木香

辛温而味苦，疏肝泻肺以和脾。升降以止痛，消瘀理气而宽中。实大肠以除泻痢，破结块而逐痰涎。能止胎动，堪平冲脉。

沉香

辛苦而温，沉潜以降。专归右肾，助阳理气以祛寒；还走中宫，温胃醒脾而止痛。气痢浊淋尽愈，寒痰寒饮皆与。

枳壳

大是苦酸，微为寒冷。行夫肠胃，破气以攻癖；逐此痰涎，泄痞而止痛。健脾快膈，呕逆咳嗽皆瘥。消食调中，后重诸痢尽愈。能平胁胀，可治肠风。解肝结，利肝气。

枳实

胸膈横行，倒壁冲墙之力；症瘕善破，宽中下气之功。

厚朴

苦降之流除实满，辛温之物解湿源。化食消痰调中气，平胃杀虫破结安。行水攻坚平呕逆，久痢可投霍乱痊。

青皮

芳香气烈，辛苦性温。泻肺疏肝，透表而发汗；攻坚破积，泄痞以除痰。胁痛疟癖须烹，疝痛乳痈宜服。

大腹皮

和脾泄肺辛温味，除瘴消痰行水技。通肠宽胸而下气，霍乱腹胀皆能济。

苦楝子

性寒微芦，入肝络以舒筋；利水通淋，走膀胱兼行脾胃。通瘀而利窍，逐湿以祛风。平玉户之肿疼，利金茎之淋沥。

甘松

芳香能开脾郁，温通可以止痛；胸闷气郁可舒，胃痛不食能痊。

降香

味辛而温，秽恶气闭方堪食。善治金疮，生肌止血功真捷。

十六、催吐药

藜芦

有毒而寒味苦辛，善通巅眩与神昏；止痛出嚏能通窍，专逐风痰冲口倾。

甜瓜蒂

宿食可倾，阳明之药；顽痰善吐，苦寒之流。癫痫头眩方痊，湿热胸烦始愈。

十七、泻火通肠药

大黄

此物大苦大寒，其性走而不守。沉而不浮，能荡涤肠胃之积，祛逐邪热，有排山倒海之势。称曰将军，信不诬也。

芒硝

性寒而苦，味辛而咸。涤肠胃之传邪，荡三焦之实热。通经而堕孕，润燥以软坚。

芦荟

味苦而辛寒，杀虫以逐湿。清心明目，泻热除烦。可治惊痫，能疗疳积。

十八、润下药

火麻仁

脾胃肠中之药，甘平顺下之流。通大便之艰难，利小便之淋沥。上通乳汁，下以催生。

松子仁

润肺还能煖胃，皆由味是甘温。止嗽消痰通秘，祛风散水清金。

郁李仁

润肺与心入脾经，辛苦而甘下气行。利水通大便，润燥与渗津。解胆结，利胆气。

蜂蜜

温可补中，和营而调卫。甘能缓急，保肺以清金。可润大肠，能平诸痛。

十九、峻下逐水药

芫花
水饮停聚胸胁痛，泻水逐饮确有功。

牵牛
独入肺经，专平气分，还通精隧，直达命门。逐水以消痰，泄满以通秘。攻癖散瘕，破血堕胎。大热大辛，善行善走。

商陆
是苦是寒，能降能沉。善除水气，疝瘕痈疽皆消；专逐湿邪，蛊毒恶疮尽愈。

大戟
入脏由腑，味苦性寒。功兼行水通经，力可破症利便。止疼而泄满，行血以堕胎。

千金子
此物辛温，专行水湿。攻症破血，泄满以通肠；逐水消痰，下蛊而治癖。

二十、驱虫药

使君子
健脾强胃，积消湿化而愈；温攻坚鳖，腹中虫痛皆痊。逐湿以搜风，除痞而消积。医残疮癣，治尽痔瘘。

鹤虱
性味兼辛苦，能除五脏虫。无端频腹痛，性此可成功。

槟榔

性实温和味偏辛，杀虫醒酒除瘴宁；驱风逐气下行顺，消痰化食引药灵。温通胸胀，实以攻坚，水肿脚胀皆宜，里急后重尤妙。

二十一、芳香开窍药

苏合香

甘温辛味专通窍，芳香开郁宽怀抱；中风痰厥与寒闭，胸腹满闷皆能效。

麝香

辛温之物，香窜之流。入骨透肌，开经行络。通耳聋和鼻塞，醒痰厥与惊痫。除瘴而溃癖，辟邪以解毒。善开闭气，最可堕胎。

冰片

味最辛温，性偏香窜。透骨而通窍，入肺以传心。醒痰迷与惊痫，散火郁以除疼；搜风而泻热，同气以相求。

樟脑

味辛性热气芳香，利窍通关事事良；最是水中能发火，杀虫除湿此为长。

二十二、温里药

附子附：乌头

回阳引火之君，其味辛甘大热。能追散失之元阳，操拨乱反正之力。乌头，性煖，温脾而逐风。

天雄附：侧子

大补阳虚，偏能发汗。治寒湿痹症，性猛而有毒。侧子：通彻手足，充达皮毛。

桂心

入心入血，味辛味苦。煖夫腰脚，补彼劳伤。明目而添精，消瘀而散结。续筋接骨，解脉外之风痹；止噎通关，治腹中之冷痛。引血以化汗，起痘以托痈。

官桂

辛甘大热，气厚纯阳，行血温经之功，引火归元之物。

干姜附：姜皮

守中煖脏皆须炮，逐寒邪，生用方由表。固中温经，消痰定呕回阳料。新产后，发热还能疗，温肺燥脾，更可通心窍。开怀抱，沉寒风扫，解痞如云了。其皮：走皮，泄浮肿而行水气。

吴茱萸

辛热走肝经，还入脾经少阴，下气祛寒，除腹痛如神。呕逆吐酸种种灵，燥湿逐痰凝，冲脉凌，以此可平。开郁解肌，通噎膈相引，又引胸中相火下行。

川椒附：椒目

此纯阳辛热，发风寒之物。能祛湿除胀，燥脾以暖胃。治心腹冷痛，补命火下虚，

降肾气上逆，疗肢体水肿。杀虫蚘厥止，解郁消食积。然能耗阴，不可长烹。椒目：行水杀虫而定喘症。

胡椒

宽胸开胃，味辛气热性纯阳；化食消痰，止呕通关除积冷。助命门之真火，理腹内之绞疼。

良姜附：红豆蔻

此暖胃散寒，辛热之最，止霍乱泻利，脘腹冷痛。暖丹田，治噎膈。子：为红豆蔻，能温肺醒脾，消食解酒。

荜拨

味则辛兮暖胃中，性偏热兮治水肿。消痰解腥，下厥气之上凌，散阳明之浮热。平此阴疝，治彼肠鸣。

丁香

性热味辛，泄肺温胃，可舒脾郁，大能补肾。

茴香

温暖丹田命门，专归足少阴经，云消疝气兼癫症。和中逐冷，燥脾祛湿，大、小总辛温。小茴走少阴气海，大茴行厥阴肝经。

二十三、平肝息风药

羚羊角

味苦而咸，性寒轻灵；独入肝家，兼心及肺。专主定惊，祛风下气；长于明目，泻火除邪。止搐舒筋，消瘀散血，除烦泄满，其效无涯。堪治时行诸疾，还疗肿毒交加。

钩藤

味苦而甘，禀性微寒。肝风可逐，治大人头旋目眩；专于熄火，清小子惊痫搐搦。

僵蚕附：蚕茧　蚕蛾

微温和辛咸，气味皆为薄。消痰散郁，入肺行肝络。咽肿喉痹，瘙痒兼丹毒。无脉无音，中风无语，服下诸般罢。蚕茧：甘温能抑相火，止消渴。蚕蛾：气热性淫，主强阳固精，交接不倦。

天麻

辛温无毒入肝经，利气消痰胸膈清；头眩目昏言语蹇，中风惊痫始堪烹。

二十四、平肝潜阳药

石决明

味咸性平，去风散热，除青盲赤目。治虚热劳蒸。

白芍

味实苦酸，功偏收敛。入肺以除胀逆，行脾而主腹痛。补虚退热，敛汗以安胎；益气除烦，缓中而止痛。能平肝火，可散血瘀。用赤更灵非所比，阳虚里寒新产忌。

磁石

肺气收将入肾经，软坚消核味咸辛；益精明目兼通耳，泻热清金止骨疼。

代赭石

通噎膈，除血热，苦寒之质。肝与心包，吐衄崩带诸般疾。胎动惊急，产难无策，惟此成功绩。

龙骨

味偏甘涩，性带寒凉。入得心经，归于肝部。专收正气，定喘以治崩。镇惊安魂魄，辟邪而解毒。涩肠止痢以提肛，益肾固精而止汗。

没石子

味为苦降，入肾以收阴；性是温和，涩精而固气。

牡蛎

咸以软坚，涩能收脱。化痰消病以止瘕，敛汗止崩而治带。固精补水，止嗽以除烦；益气涩肠，泻热而治痢。

二十五、安神药

茯神

甘淡而平善养神，开心益智且安魂；还教疗遍经挛缩，口眼歪斜总可平。

远志

辛能散郁，主政于灵台；苦可养阴，相交于北极。补精强志，治迷惑以善忘；益智壮阳，疗惊悸而梦泄。痈疽可解，肾积能散。

枣仁

酸润而生，能扶肝胆，温香以熟，亦醒脾胃。养阴定魄，胆虚不寐皆能医；止渴除烦，宁心敛汗有奇功。

柏子仁

保养心神辛且甘，悦脾润肾又滋肝；定惊辟鬼除风湿，益智强阴止漫汗。

紫石英

甘以补肝，紫以入血。血海虚寒不孕，服即成胎；心神惊悸而虚，用能安主。

二十六、利水消肿药

茯苓附：赤苓　苓皮

甘平之物，益脾以助阳；淡渗之流，利水而除湿。入膀胱而泻热，定魂魄以宁心。下气宽胸，伐肾邪而下泄；除烦止呕，逐胸膈以横流。止渴以生津，安胎以退热，止夫遗泄，通彼淋癃。赤：入小肠，尤利湿热；其皮：走皮，善平水肿。

赤小豆

味本甘酸，色偏红赤，消痰行水，散血排脓；消肿以治痈，清热而解毒，通肠下乳，堕胎调经，能医酒伤，堪除渴症。

薏苡仁

味淡祛脾湿，甘寒补胃阴，兼入太阴，益以清金。肺痈痿蹙总可治，热淋水肿亦能行。

泽漆

苦辛微寒，逐水如圣。湿消痰涎尽，痈肿皆能平。

二十七、利水通淋药

车前子

直走膀胱，下行小便。能清肺热，可治肝风。益精强阴，通经以明目；消暑除湿，味甘而性寒。

木通

味是辛甘，性归平淡。泻肺金而清心火，通气壅以行经络。膀胱久寒之用，通淋利窍之长。遍身疼痛皆痊，终日好眠亦愈。

泽泻

治尿血与遗精，通淋利水；除呕吐而止泻，逐湿消痰。使耳目以聪明，解肌肤之肿胀。性入膀胱与肾，味兼甘淡而咸。

冬葵子

味淡而甘，性寒而滑。通营入卫，利水以行津，解格开关，堕胎而下乳。

地肤子附：地肤叶

味兼甘苦，性属寒凉。利小便以通淋浊。入膀胱而泻湿热。治癫疝及恶疮，起阴痿以强阳。叶：去皮肤风热丹肿，洗眼除雀盲而止痛。

石苇

味甘而苦性微寒，润肺清金滋化源；利水通淋多补益，精亏气弱总能安。

瞿麦

心火平来下小肠，苦寒利水入膀胱；消痈散肿除邪热，破血催生性实强。

海金沙

淡渗甘寒性味谐，功成多半小肠家，祛除湿热平肿满，茎痛诸淋尽能佳。

萆薢

味苦而甘，性平而润，行归胃络，走入肝经。下水通淋，遗浊茎痛俱瘥；祛风逐湿，沉寒腰痛皆落。壮肌以强筋，添精而明目。

滑石

滑能利窍，淡可行津，寒则除邪，甘为益气。降心火兮上开腠理，通便结兮下走膀胱。止泻除烦，逐疸而清暑，治疮解毒，通乳以堕胎。

猪苓

既入膀胱，又走肾部，淡能利窍，甘可助阳。利湿行津，治久淋而止遗浊；解肌发汗，通关节以利小便。

榆白皮

性偏滑下，味实甘平，经入膀胱，肠由大小。渗诸湿热，利水以治淋，下尽瘕症，消肿而泄满。能通妒乳，善治不眠。

二十八、祛风湿药

独活

肾经足少阴，辛苦而微温，形象同羌活，功劳似细辛。头旋兼齿蟹，背痛与奔豚。伤风湿，效如神。

威灵仙

味辛而咸，气温属木，善祛痰水，可治顽痹，五脏皆行，最能泄气，诸经并走，专治痛风。

蚕沙

味辛甘而性温暖，祛风湿以利机关。止腰脚之冷疼，适皮肤之顽痹。能消瘀血，可治烂脸；上焦风热，左右皆可。

汉防己

味苦而辛，性寒而冷。外通腠理，下达膀胱。理嗽而泄太阳，泻热以通二便。行水去风，身痹肿胀皆消。逐湿消痰，气厥惊痫亦愈。

秦艽

苦能燥湿，辛可散风。去肠胃之邪，益肝胆之气。荣筋而养血，醒酒以治疸。骨蒸血痢痊，口噤牙疼愈。

豨莶草

熟是温兮生是寒，善怯风湿肾和肝。四肢麻痹腰背弱，骨节痛疡一切安。

木瓜

酸涩性温去湿热，调营强筋利关节。敛肺和胃，理脾伐肝，还教治痢，又止霍乱。

虎骨

性热味辛，属金制木。最宜强骨，拘挛疼痛皆瘥；善可追风，惊悸癫痫尽愈。

五加皮

性带芳香，味兼辛苦。祛风以胜湿，顺气而化痰。疗筋骨之拘挛，逐肌肤之凝滞。益精坚骨，纵缓可收。

桑寄生

味甘而苦不须推，胜湿去风大有为。坚骨强筋还益气，止崩下乳又安胎。

续断

味苦而辛，补肾与肝，坚骨强筋，理脉通络。缩流泉于小便，助真火于子宫。可续折伤，还敷疮痈。

骨碎补

苦温而补足少阴，止泻还教治耳鸣，牙痛折伤并可服，又能破血入肝经。

草乌

苦辛大毒，搜风而胜湿；气猛性刚，除痰而解毒。

天仙藤

辛苦治何因？风劳与腹疼，妊娠兼水肿，气聚血为凝。

二十九、止血药

棕榈

热因苦泄，脱以涩收。固带而止崩，治吐与鼻衄。肠风宜服，血流须烹。

地榆

味苦兼酸，性寒偏涩。治肠风而止泻痢，止吐衄以固崩淋。

小蓟

甘而且温，行而带补。破瘀退热，止吐去衄以消痈；安胎止带，养血生新而下气。

侧柏叶

涩而偏苦，润且微寒。补血以养阴，清肺而燥土。能除骨热节疼，可治崩淋吐衄。尿血肠风尽愈，火伤疮毒皆痊。

茅根附：茅针　茅花

甘寒清胃入心经，泻热祛邪小便行，水肿黄疸俱有效，除烦止渴又清金。针：可溃脓消痈，花：能止血治崩。

三七

味甘而苦性微温，破血消瘀效若神；散肿排脓兼止痛，金疮要药古来称。

花蕊石

味苦酸涩，性入肝经。下胎死之胞衣，化金疮之血痕。

茜草

色赤归营，气温行滞，咸能入肾，酸可走肝。止崩止衄，通经而下血。治痈治痔，泻热以消疸。有瘀可除，有痹能散。

生蒲黄

行肝入络，味甘而平，利便通经，消瘀止痛。除心胸之寒热，治跌打之损伤。愈尽疮疡,平残肿胀。

炒蒲黄

黑能止血,治带止崩;涩可敛精,止遗止泄,吐血衄血得治,胎漏肠风皆痊。

艾叶

味苦而辛,行经入络;生温熟热,救急回阳。开郁温中,止心胸之痛;祛寒逐湿,解气血之凝。理霍乱转筋,暖血脉虚寒。止崩而治带,调经以安胎。

山茶花

性寒而赤,止肠风血漏之疴;味淡而辛,治吐衄火伤之症。

炙卷柏

血漏肠风尽可烹,除崩止带,脱肛可升。

生卷柏

性味是辛平,攻症利赤淋。由来能散结,破血与通经。

白及

性涩而收,辛平而苦。能填肺败,可接伤骨。治恶疮而平肿,止吐血以消疼。

槐实附:槐花

性寒而苦是纯阴,清入肝胆大肠经;血痢肠风烦热止,逐湿杀虫明目灵。槐花:兼治吐衄,崩淋诸疾能平。

三十、活血祛瘀药

川芎

辛温升散,气血兼行。走心包与肝胆,助清阳而开郁。入血海以调经。散血瘀而生新。搜风逐湿，头脑胀痛，胁痛痈疼，寒痹筋挛，目皆泪堕，药到功成。

郁金

轻扬上走，辛苦而寒。入包络肺金，散肝邪心热。消疼解毒，癫狂乱道皆痊；下气平经，吐衄逆行尽愈。

姜黄附：片子姜黄

味辛而苦，色赤且黄，独走肝经，兼行气血。消疼攻积，何愁败露攻心；除胀宽中，莫虑坚症果腹。通痹而平肿，逐湿以祛风。片子者，犹治手臂寒湿痹痛。

桃仁附：桃花　桃叶

苦能破血，甘可缓肝。泻血室之瘀热，通肠中之风秘。邪蕴如狂皆愈，气逆而咳俱痊。桃花：下水除痰。桃叶：辟邪发汗。

红花

辛苦之流，甘温之物。破瘀润燥，通经闭可下死胎；消肿止疼，治喉痹能消恶痘。产后血晕宜用，跌打损伤必需。

丹参

味甘温而色赤，入包络与心经。破血以生新，安胎而堕死。调经除热，女子之奇方；解毒排脓，疮疡之圣药。性专降气，功擅补阴。

蓬莪术

辛温而苦入肝经，破血消瘀，逐风行气灵。解毒止痛兼化食，还治痰癖与奔豚。

三棱

辛苦而平，色白属金，还入肝经，兼归脾络。血瘀气结，莫不云消；食积痰症，尽堪冰解。堕胎而通乳，消肿以止痛。

乳香

苦能补肾，香窜开心，入络以舒筋，生肌而调气。消痰散结，善治心腹之疼；解热祛风，亦治疯癫之疾。

没药

味苦辛平，行经入络。止疼平肿，散结以消瘀；下乳堕胎，活血而理气。

血竭

生肌之圣药，味甘性暖而色赤，和血之灵丹，去滞生新而止痛。

王不留行

味苦而甘，行冲及任。通经利便，止痛而去痹；下乳催生，除风而散血。

苏木

味甘而咸，性寒而冷。去瘀行血，发表里之风邪；开闭通经，治疮疡之肿胀。气壅皆解，血晕俱清。

五灵脂

性味甘温，独入肝家。散血行经，止疼最灵验，通痹破积，胸痹腹痛痊。

牛膝

苦酸之味，肝肾之经。散血破症，理经瘀而难产；强筋壮骨，治阴痿与遗溺。愈疟以补中，通淋而止痢。喉痹咳痛，理下焦之痿弱；引火下行，退骨髓中邪热。熟、生其功不一，有湿热者忌用。

泽兰

苦能泄热，甘可和阴；香则宽中，辛而散郁。止头旋目眩，除产沥腰疼。养气调经，攻症而逐水；通关利窍，破血以消痈。

益母草

活血祛瘀，妇科良药，辛苦微寒，利水解毒。产后瘀血腹痛若失，淋带水肿诸恙能痊。还消疔肿，又解乳痈。

茺蔚子

调经活血，明目添精。顺气以消瘀，止崩而治带。可解头痛，又除心烦。

穿山甲

味咸性寒，行脾入胃。通经入络，逐湿以祛风。消肿止疼，溃痈而发痘。善通乳闭，可下经瘀。

红曲

甘温色赤入营中，破血消瘀化食功；恶露产余流不尽，只须服下自能通。

茺蔚子

微苦性寒入肝经，行水消瘀散血勋。阳痿骨疼通经闭，产余作痛总堪烹。

凌霄花

包络之需，肝经之物；性寒而滑，味甘而酸。破血消瘀，去血中伏火；通淋理结，宣肠内之风。破彼症瘕，止夫崩带。

延胡索

味兼辛苦，性则暖和。入包络肝经，走肺家脾部。通经以利便，平疝而堕胎。气滞血凝，吐衄崩淋尽愈；风痹痰结，瘕症疼痛能消。

蘆茹

破血与排脓，除症杀疥虫；辛寒有小毒，恶血最能攻。

马鞭草

味苦性微寒，通经破血源；臁疮阴肿胀，症结中能刊。

三十一、补气药

人参
补药之首，能回元气于无有之乡；开心益智，可添精神于虚劳之疾。补脾土以生金，定惊悸而明目。性则偏温，味甘微苦。

黄芪
内可益元气以壮脾胃；外能实腠理而清虚热。固表温中，托痈起痘。阴虚忌用，恐升气于表，表实当忌，恐闭其邪气。

白术
味是甘温，经归脾胃。燥周身之湿，补中土之虚。同枳实以消痞，佐黄芩以安胎。

甘草附：甘草梢　甘草节
味极甘平，功专和解。泻心火以补益脾胃，润肺燥而温暖三焦。诸药皆宜，最能缓急。梢：治胸中积热，止茎中之痛。节：善治痈疽。

山药
专归脾土，兼入肺经，清热补虚，止泻而固肠；益肾宁心，强阴而助气。遗精可涩，痈肿皆消。炒则气滞，生则性滑。

扁豆
味甘性温，调脾暖胃。祛除湿气，表散暑邪。降浊以升清，治泻而止渴。利三焦之郁，医中土之疴。

三十二、补阳药

鹿茸

甘咸温暖物，禀性是纯阳，火衰最能旺，真阳弱可强。壮筋并强骨，治损与劳伤，补髓生精血，其功信不常。

鹿角附：鹿角胶　鹿角霜

生则散血消肿，治乳痈疼痛；熟则益精补虚，治梦与鬼交。胶：肺温肾，其性走而不守。霜：亦通督脉，能治脾肾虚寒。

破故纸

味则甘温而辛苦，经由包络与命门。治尽劳伤，肾气元阳自壮。祛虚寒，暖丹田，相火方旺。疗遗浊以固精，止流泉而缩便。

蛇床子

味兼辛苦，性则温和。益肾以强阳，祛风而逐湿。治腰背酸疼，疗前阴痛痒；补子脏虚寒，治产门不闭。

葫芦巴

助真火于命门，壮元阳于右肾。祛寒而逐湿，治瘕以攻症。药虽纯阳，其味偏苦。

蛤蚧

不拘牝牡尽是咸，温补肺肾助阳全，咳久嗽长方为妙，扶阳和阴服之痊。

苁蓉

味是咸温，性偏滑利。入肾经之血分，补真火于命门。阳绝以能兴，阴亏而可复。

锁阳

甘温补血又兴阳，润燥清金滑大肠；益髓添精治痿弱，强筋壮骨效非常。

巴戟天

补血强阴入肾经,回阳助气是辛温;祛风逐湿功还捷,水肿劳伤尽可烹。

紫河车附:坎炁

味是甘咸,由来善补虚劳,性偏温暖,自能丰气益血。坎炁:能接人真元。

杜仲

腰疲膝弱,非此不强;肾乏肝亏,用之即旺。孕漏与堕胎,阴痒溺余沥。能补脾阴,且可走肾。

山茱萸

味苦而酸,性温而涩。补肝补肾,固精固气。暖膝暖腰,祛寒以祛湿;助阳安脏,缩便而止淋。利窍强阴,聪耳明目。

三十三、补血药

熟地黄

味甘色黑,补肾以强肝,性温培元,生精而填髓。阴亏力弱方可服,气郁痰多不可烹。

阿胶

清肺养肝,补阴益气之药;甘平而润,吐血固经之方。经枯能润,胎动能安;劳嗽可疗,溺血可医。

当归

补而不滞,阴亏血弱之所需;甘辛且温,助汗祛寒而两用。气凌里急,平冲脉以如神;腹痛腰疼,理带经而若失。经入心肝,性偏滑利。首行上部,尾从下走,身能补血,全用则和。

枸杞子

滋肾清肝，善强筋骨。升阳益气，专补虚劳。味甘微温，明目益精。

何首乌

苦能坚肾，温可补肝，涩以敛精，甘以益血。愈诸疮与瘰疬，治劳瘦及风虚。

楮实附：楮白皮

味主甘寒，平补虚劳。回阴起阳功再捷，明目强筋骨。楮白皮：治水肿气满。

三十四、补阴药

沙参

味苦微寒，气轻力薄，善清肺热，亦补阴虚。

麦门冬

味苦而甘，清心保肺。生津行水，虚劳自可成功；止嗽消痰，吐逆还能奏绩。除烦而泻热，润燥以强阴。

天门冬

甘寒味苦，肺肾之经，治痿第一，润燥之功。益精益髓无双，滋阴之力最妙，消痰止嗽皆灵，肠滑胃虚当禁。

黄精

性本甘平，补中润肺强脾胃。填精培髓，久服可与人参赛。

玉竹

止渴与除烦，风淫湿毒删，理头目疼痛兼皆烂，悦颜色何难，润心肺无惭。性甘平，补益功非慢。虚劳与疟疾，莫不是金丹。

石斛

除虚热而甘淡入脾，涩元气而咸平补肾。先和胃气，益精补水以强阴；又及肝经，坚骨强筋而通痹。可痊囊湿，偏治梦遗。

女贞子

性平而缓，味苦而甘。安五脏以补益肝经，除百病而扶持肾脏。

龟版

介类潜阳，滋阴补血。功具益肾通心，专治劳热骨蒸。崩漏痔漏能痊，症瘕难产可顺。性主甘平，属金与水。

鳖甲

咸平而静，入肝经血分之所；退虚热，消症结，善治虚劳骨蒸，可消疟母坚癖。痔疾疝气可疗，经阻难产亦医。

旱莲草

味苦而咸，止血甚速，强阴益肾，黑发乌须。

菟丝子

温兮不燥，入肾以强阴；甘而且辛，补脾以益气。既可通淋，又可止渴。强筋为首，明目当先。苁蓉补肾家之阳，菟丝补肾家之阴。

百合附：百合花　百合子

味是甘寒，经归心肺。保夫华盖，远年咳嗽最妙；清彼灵台，指日惊烦无事。调中而益气，泄满以散寒。浮肿可消，诸淋能利。花：治天泡疮，菜油调涂；子：酒炒研末，治肠风之血。

三十五、收涩药

罂粟壳

固水敛金，久嗽遗精莫虑；涩肠益气，泻痢脱肛何愁。且酸寒之性，理筋骨之疼。

诃子

苦多泄气，酸尽敛阴，温则调中，涩为收脱。止呕快膈，更宜定喘消痰；治泻涩肠，还主止崩除带。专于解渴，善可开音。

石榴皮

味性偏酸涩，由来治脱肛；除崩兼带下，止泻是神方。

乌梅

味涩而酸，性温而和。敛肺以涩肠，消肿而清热。杀虫解毒，除蚘以安蚘；醒酒涌痰，生津而止呕。

赤石脂

甘温收湿，益气以调中；酸涩敛精，止血而固下。专治泻痢，善合疮疡，更下胞衣，还生肌肉。

禹余粮

味甘性涩，固下以调中；止痢除崩，催生而通闭。

肉豆蔻

味则辛温，气偏馥郁。理脾而暖胃，下气以涩肠。逐冷去痰，消食而解酒；调中定呕，止泻以除疼。

椿根皮

苦寒酸涩俱全，湿热痰涎尽治。肠风崩带，具固中之效，久泻遗精，有断下之功。

金樱子

味涩而酸治梦遗，固精秘气是神奇；行脾入肺还归肾，泻痢遗尿总可医。

桑螵蛸

咸润甘平物，固精入肾经，赤淋兼吐衄，血热尽能平。

覆盆子

能兴阳痿可缩便，多益肾脏以固精。味甘酸而性温，补肝经而明目。润肌肤之枯槁，治肺气以虚寒。

益智仁

辛热走脾经，究入心经与少阴；君相真火弱，固卫温中又涩精。暖胃散寒摄涎津，郁结能宣理腹疼。止呕治崩缩小便，因名益智信若神。

乌贼骨

咸能走血，温可和阴，入肾兼肝，通经与脉。祛寒湿以治肿疼，止白带而消目翳。

石莲子

味苦甘温，性偏沉降。开胃而进食，清热而除烦。噤口之痢如神，开窍诸淋尽愈。还能益气，最可养阴。

莲须

性涩味甘温，助阳以固精；清心入肾经，止血以强阴。

三十六、其他

矾石

咸酸以收涩，解毒以生津。燥湿而化痰，咽痛喉痹宁，热蒸而体燥，癫痫疸疾效。至悍之物，用者宜慎。

梧桐泪
味苦而咸，性寒而冷，除䘌而固齿，杀虫以除疳。善解咽喉，专消瘰疬。

预知子
其味苦微寒，治天行时疾。五劳七伤，痰癖与气块；杀虫疗蛊，利便以下胎。

阿魏
经归脾胃，味辛性平，解毒以杀虫，除疳而辟瘟。善消坚积，最治冷疼。

炉甘石
味甘性温，祛热收湿。退红筋而消肿，去紫翳以除疼。

明月沙
刮翳祛眵而明目，杀虫除癣以消疳。

孩儿茶
可除阴疳，能平痔肿。化痰而收湿，泻热以生津。性主清凉，味偏苦涩。

五谷虫
寒除火症，实热实痢皆瘥；甘补脾家，疳积疮疡尽愈。

秋石
降火滋阴第一功，咸温补肾润胸中。骨蒸咳嗽兼遗浊，一切痿症尽可攻。

鸡棋子
润脏腑，味极甘平；止渴除烦，泻毒醒酒。

青盐
经归肝肾，味是甘咸。固气益精，阴痿梦遗自治；通淋缩便，目痛吐衄皆瘥。

青囊秘传

目 录

丸 门 …………………… 603
 痧丸 ………………… 603
 截疟丸 ……………… 603
 阳和丸 ……………… 603
 琥珀蜡矾丸 ………… 604
 通圣丸 ……………… 604
 蛇咬解毒丸 ………… 604
 青龙丸 ……………… 604
 五龙丸（即散注丸）…… 605
 自制霹雳丸 ………… 606
 致和丸 ……………… 606
 哮喘神效丸 ………… 606
 三黄丸 ……………… 606
 九味龙荟丸 ………… 607
 加味麻风丸 ………… 607
 卫生丸 ……………… 607
 伤丸 ………………… 608
 五痫丸 ……………… 608
 王九峰治吐血丸 …… 608
 神兑金丸 …………… 609
 哮吼丸 ……………… 609
 蟾酥丸 ……………… 609
 琥珀多寐丸 ………… 610
 七香丸 ……………… 610
 保童肥儿丸 ………… 610
 肠风下血丸 ………… 610
 祛风换肌丸 ………… 611
 琥珀射星丸 ………… 611
 白金丸 ……………… 611
 雀班丸 ……………… 611
 通音丸 ……………… 612
 青囊丸 ……………… 612
 鲤鲮丸 ……………… 612
 蜜犀丸 ……………… 613
 仙桃丸 ……………… 613
 余粮丸 ……………… 613
 治老人不寐丸 ……… 614
 五香丸 ……………… 614

又方	……………………	614	小蟾酥丸	…………… 621
痿疮止水丸	……………	614	定心化痰丸	…………… 621
龟背丸	…………………	615	定痛丸	……………… 621
冰梅丸	…………………	615	又方二则	…………… 621
又方	……………………	615	八珍丸	……………… 622
六合定中丸	………………	616	虚痰丸	……………… 622
耳聋丸	…………………	616	十味淡斋丸	…………… 622
胜骏丸	…………………	616	西黄丸	……………… 623
风丸	……………………	616	化坚丸	……………… 623
截水肿丸	………………	616	退管丸	……………… 623
截黄丸	…………………	617	一粒珠	……………… 624
断痢丸	…………………	617	又方	………………… 624
加味绿矾丸	………………	617	大黑丸	……………… 624
钉胎丸	…………………	617	广疮结毒秘授灵效丸	… 624
五香串丸	………………	618	鸡子大黄丸	…………… 624
截癫丸	…………………	618	分消泄浊丸	…………… 625
金蚣丸	…………………	618	海藻丸	……………… 625
林文忠公戒烟丸	………	618	紫金丸	……………… 625
英人戒烟丸	………………	619	射脓丸	……………… 625
五色戒烟丸	………………	619	替针丸	……………… 625
神效种子丸	………………	619	黄病灵验丸	…………… 626
铁屑丸	…………………	620	十三太保丸	…………… 626
去铃丸	…………………	620	广东疮灵效丸	………… 626
金龙丸	…………………	620	结毒清烂丸	…………… 626
专治颈项怪症丸	………	621	一粒金丸	……………… 627
五效丸	…………………	621	苦参丸	……………… 627

十香丸	627	噙化丸	634
千金化毒丸	627	消疬丸	634
射老丸	627	乌金丸	635
香蒲丸	628		
六和定风丸	628	散　门	635
长春丸	629	七宝槟榔散	635
五子芥风丸	629	松云散	635
参灵丸	629	胭脂散	635
乌龙丸	629	七厘散	636
清平丸	629	拔毒生肌散	636
豨莶丸	630	收痔散	636
胡麻丸	630	银杏散	636
花龙丸	630	汗斑散	637
神效疗毒丸	631	疠风散	637
内消痔瘘丸	631	牙消散	637
六军丸	631	不二散	637
内府蟾酥丸	631	八将散	637
唐栖平痧丸	631	平安散	638
膈气丸	632	蟾酥丸	638
赛金丸	632	麝香散	638
和中丸	632	玉肌散	638
又方	633	消疔散	638
平嗽丸	633	珍珠散	639
六神丸	633	银青散	639
抱龙丸	634	下胎蟹爪散	639
金粟丸	634	牡蛎散	639

清凉散	639	退管散	645
凉血散	640	平疮散	645
清阳散	640	参硫散	646
清涎散	640	真君妙贴散	646
牛黄冰连散	640	博金散	646
中白散	640	丁桂散	646
白连散	641	二消散	646
碧云散	641	朱峰散	647
内消散	641	消风散	647
碧玉散	641	草霜散	647
又方	641	红绵散	647
文蛤散	642	又方	647
芦甘石散	642	下疳神效散	648
鸡金散	642	灵应必效散	648
鸡肝散	642	冰蛳散	648
独步散	643	代针散	648
鹅黄散	643	结毒生肌散	648
万应吹喉散	643	神效消疔散	649
三妙散	643	四黄散	649
如意铁箍散	644	消疔散	649
又方	644	波斯散	649
又方	644	烂喉痧散	650
追疮散	644	海浮散附：乳没生肌散	650
胜金散	645	香附散	650
螵蛸散	645	姜芷散	650
移毒消肿散	645	茧唇散	651

吹耳散（又方）……… 651	蛇床子散 ……………… 657
疥疮散 ………………… 651	截疮散 ………………… 657
藕节散 ………………… 651	枯矾散 ………………… 657
加味生肌散 …………… 651	吹喉散 ………………… 657
湿毒散 ………………… 652	柳青散 ………………… 657
子水散 ………………… 652	金乌散 ………………… 658
止嗽散 ………………… 652	天疮散 ………………… 658
退管散 ………………… 652	耳脓散 ………………… 658
枯痔散 ………………… 652	代刀散 ………………… 658
消毒散 ………………… 653	又方 …………………… 658
拔脓散 ………………… 653	硇砂散 ………………… 659
青露散 ………………… 653	五龙散 ………………… 659
神异散 ………………… 653	圣金散 ………………… 659
菊花散 ………………… 653	牙痛散 ………………… 659
阿魏软坚散 …………… 654	掺舌黑虎散 …………… 659
多骨散 ………………… 654	郁矾散 ………………… 660
蚕茧散 ………………… 654	青黛散 ………………… 660
花蕊石散 ……………… 654	参末散 ………………… 660
海马散 ………………… 655	开关散（又方）……… 660
阴发散 ………………… 655	又方 …………………… 660
阳发散 ………………… 655	壬癸散 ………………… 661
石黄散 ………………… 655	千金散 ………………… 661
回阳散 ………………… 656	一笑散（又方）……… 661
雄麝散 ………………… 656	推车散 ………………… 661
柳华散 ………………… 656	乌龙散（又方）……… 661
翠云散 ………………… 656	如意金黄散 …………… 662

又方	662	代针透脓散	668
金华散	662	金花散	668
四胜散	662	追毒散（又方）	668
赤霞散	662	白龙散	668
生肌散	663	玉粉散	669
又方	663	槟榔散	669
桃花散（又方）	663	挂金散	669
冰硼散	663	下疳珍珠散 附：葱椒汤洗方	669
樟冰散	664		
珠黄散	664	又方	670
珠宝散	664	乳香定痛散	670
光明散	664	黑龙散	670
追疮散	665	将军散	670
拔疔散	665	回脓散	670
又方（又方二）	665	三白散	671
必胜散	665	瓜蒂散	671
金蝉散	666	回脉散	671
扶危散（又方）	666	调经散	671
龙泉散	666	神守散	671
四虎散	666	乌金散	672
姜矾散	667	铁杉散	672
琼酥散	667	揭毒散	672
缩肛散	667	香珠散	672
天罗散	667	独胜散	672
青蛤散	667	三香散	673
白降雪散	668	冰白散	673

催生散	673
遗花散	673
青龙散	674
灵应必消散	674
金僧散	674
桂麝散	674
金疮如圣散	674
三生散	675
通关散	675
拔疔毒新亚散	675
八宝消毒散	675
红消散	675
青消散	676
雄酥散	676
流气散	676
去腐定痛生肌散	676
清胃散	676
羽泽散	676
鱼枕散	677
降痈散（又方）	677
立消散	677
神金散	677
石珍散	678
蛤粉散	678
录元散	678
五美散	678
三妙散	678
麦钱散	679
金疮琢合散	679
非痔散	679
血余散	679
神效消痞散	680
铁门散	680
阳铁箍散	680
阴铁箍散	680
喉症异功散	681
锡类散	681

膏 门 …… 681

万应膏（又方）	681
乌龙膏（又方）	681
冲和膏	682
玉红膏	682
又方	683
厉风膏	683
紫金膏	683
夹纸膏	683
又方	684
又方	684
又方（又方）	684
化腐紫霞膏	685
青膏（又方）	685

虾蟆膏（验方） …… 685	暖脐膏 …… 693
消瘔膏 …… 686	二百味草花膏 …… 693
白膏 …… 686	碧云膏 …… 694
绿云膏 …… 686	家传秘搋红膏药 …… 694
又方 …… 686	红膏药 …… 694
五灯头草膏 …… 687	黄连膏 …… 695
观音救苦神膏 …… 687	乌金膏 …… 695
熊胆膏 …… 688	又方 …… 695
消疬膏 …… 688	清凉膏 …… 695
千捶膏 …… 689	贴散膏方 …… 696
育红膏 …… 689	狼毒膏 …… 696
臁疮夹纸膏 …… 689	红玉膏 …… 696
臁疮膏 …… 689	黑子膏 …… 697
竹叶膏 …… 690	黄蜡膏 …… 697
玉带膏 …… 690	五毒膏 …… 697
生地膏 …… 690	象皮膏 …… 697
元珠膏 …… 690	代针膏 …… 698
百部膏 …… 691	冯氏秘传膏药 …… 698
五汁膏 …… 691	神功一圣膏 …… 698
应用膏 …… 691	拔疔膏 …… 698
咳嗽劳症膏 …… 691	太乙膏 …… 698
膏药 …… 692	白玉膏药 …… 699
瘰疬痰核膏 …… 692	又方 …… 699
发背膏 …… 692	白玉夹纸膏 …… 699
熬膏药法 …… 693	透骨膏 …… 699
瘰疬膏 …… 693	接骨膏 …… 700

大红膏	700	黄灵丹	708
痞块膏	700	接骨定痛丹	708
坎离膏	700	棉花止血丹	708
皮金膏	701	紫灵丹	709
铁桶膏	701	八宝丹	709
釜墨膏	701	又方	709
伤膏	701	又方	709
万应灵膏	702	又方	710
布膏药	702	又方	710
百应神膏	703	大疟丹	710
神效伤膏	704	消痞丹	710
日用丹油膏	704	白灵丹	710
十陈夹纸膏	704	消毒丹	710
鲫鱼膏	704	又方	711
红阳膏	704	止血丹	711
莹珠膏	705	消瘤丹	711
痘毒膏	705	红灵丹	711
摩风膏	705	透骨丹	711
杉木乌金膏	705	截疟丹	712
止泻暖脐膏	706	青宝丹	712
乌云膏	706	解毒丹	712
泥金膏	706	加味解毒丹	712
十层膏	706	九转丹	713
		去腐丹	713
丹 门	707	去解丹	713
人参胎产金丹	707	珠宝丹（即九一丹）	713

燥湿丹	713	补漏丹	720
塞鼻丹	714	光明丹	721
救生丹	714	又方	721
胃灵丹	714	五宝丹	721
湿毒丹	714	又方	721
万灵丹	715	又方	721
金水济生丹	715	逐呆仙丹	722
遇仙丹	715	启迷丹	722
九龙丹	716	八仙丹	723
鼻痔丹	716	消疔丹	723
二仙丹	716	黑虎丹	723
痘后吹耳丹	716	又方	723
救苦灵丹	716	文八将丹	724
塞耳丹	717	八将丹	724
逼瘟丹	717	化腐丹	724
眉毛脱落丹	717	梅花丹	724
离骨丹	717	化毒丹	725
龙虎如意丹	718	消痈丹	725
黑龙丹	718	三星丹	725
卧龙丹（又方）	718	文星丹	725
又方	719	辄马丹	726
飞龙夺命丹	719	敛痈丹	726
绿枣丹	719	金丹	726
黄鹤丹	720	大金丹	726
紫阳真君塞鼻丹	720	家宝丹	727
安寐丹	720	蛇咬解毒丹	727

马氏五宝丹 …………… 727
秘制白龙丹 …………… 727
又方 …………………… 727
嶙峒丹　附：做腊丸法… 727
玉枢丹 ………………… 728
西黄化毒丹 …………… 728
疡余化毒丹 …………… 728
痘后化毒丹 …………… 729
喉痈化毒丹 …………… 729
梅花点舌丹 …………… 729
护心丹 ………………… 730
夺命丹 ………………… 730
四宝丹 ………………… 730
下疳八宝丹 …………… 730
赤灵丹 ………………… 730
十宝丹 ………………… 731
又方 …………………… 731
龙虎丹 ………………… 731
又方 …………………… 731
三黄丹 ………………… 731
喉症金丹　附：制风化霜法
　………………………… 732
碧丹 …………………… 732
鼻衄丹 ………………… 732
元寿丹 ………………… 732
玄武丹 ………………… 733

北庭丹 ………………… 733
麦灵丹 ………………… 733
紫金丹 ………………… 733
红霞鹤顶丹 …………… 734
补脬丹 ………………… 734
六藏丹 ………………… 734
蛭蟾丹 ………………… 734
移毒丹 ………………… 734
九一丹（又方） ……… 735
接骨神授丹 …………… 735
续经神授丹 …………… 735
一粒金丹 ……………… 735
梅花五气丹 …………… 735
斑龙八师丹 …………… 736
救苦回生丹 …………… 736
四磨丹 ………………… 736
铢魔丹 ………………… 737
八仙丹 ………………… 737
小还丹 ………………… 737
痔症仙丹 ……………… 737
灵宝如意丹 …………… 737
活血丹 ………………… 738
金素丹 ………………… 738
定痛丹 ………………… 738
伤科紫金丹 …………… 738
五气朝元丹 …………… 739

接骨神丹 …………… 740	一扫光 …………… 745
巽灵丹 …………… 740	红铜片 …………… 745
沉瀸丹 …………… 740	龙尾神针 …………… 746
九宝丹 …………… 741	托药 …………… 746
辰砂二宝丹 …………… 741	新吹 …………… 746
牛黄口痁丹 …………… 741	红灵药 …………… 747
洪宝丹 …………… 741	牙疼药 …………… 747
解郁丹 …………… 742	坎宫锭子 …………… 747
束毒丹 …………… 742	离宫锭子 …………… 747
普济丹 …………… 742	釜底抽薪法 …………… 747
提疬丹 …………… 742	又方 …………… 748
广灵丹 …………… 742	牛皮癣药酒 …………… 748
	伤药袋 …………… 748
药 门 …………… 743	一笔消 …………… 748
风癣药 …………… 743	又方 …………… 749
癣药 …………… 743	一笔钩 …………… 749
又方 …………… 743	太乙神针 …………… 749
水眼药 …………… 743	双牛串 …………… 749
白眼药 …………… 744	车鳖串 …………… 750
眼药 …………… 744	又方 …………… 750
鹅管眼药 …………… 744	八宝串 …………… 750
眼药 …………… 744	回癫汤 …………… 751
又方 …………… 744	收呆至神汤 …………… 751
兜药 …………… 744	诸毒一笔消 …………… 751
药兜肚方 …………… 745	黄水疮等灵药 …………… 752
降药条 …………… 745	白吹药 …………… 752

肥儿糕 … 752	大串 … 758
木瓜酒 … 752	不二饮 … 759
吹药 … 752	蜡矾针 … 759
掞药 … 753	瘰疬饼 … 759
提泡药 … 753	
黑疮药 … 753	方　门 … 759
白疮药 … 753	内科 … 759
治目多眵泪药 … 753	预防 … 759
仿西洋眼药 … 754	万寿香盒方 … 759
治囊漏 … 754	香盒方 … 760
金不换 … 754	头痛 … 760
法制半夏 … 754	治肝风头痛方 … 760
青敷药 … 755	头痛奇方（又方）… 760
黄敷药 … 755	偏正头风方 … 760
黑敷药 … 755	风热头痛方 … 761
秘药方 … 755	偏正头痛属热者方 … 761
小儿头疮 … 756	头痛作响方 … 761
消毒一锭金 … 756	头痛方 … 761
回疮锭子 … 757	头脑痛方 … 761
锭子疮药 … 757	头目昏花 … 761
翠云锭 … 757	眼目昏花方 … 761
紫金锭 … 757	头眩晕倒方 … 761
药丝线 … 757	眼 … 762
吉祥油 … 758	赤眼肿痛方 … 762
水金疮 … 758	眼目内障方 … 762
蟾酥墨 … 758	眼目起翳方 … 762

眼目起星方（又方）…… 762
治鸡盲眼方 …………… 762
见风流泪方 …………… 762
诸种眼症方 …………… 763
耳 ……………………… 763
　耳聋不闻方 …………… 763
　耳痛不忍方又方 ……… 763
　虚弱耳聋方 …………… 763
　耳聋方 ………………… 763
鼻 ……………………… 764
　鼻衄不止方 …………… 764
牙 ……………………… 764
　立止虚牙痛方 ………… 764
　牙龈出血方 …………… 764
　牙痛方（又方）……… 764
中风 …………………… 764
　半身不遂方 …………… 764
　防治中风方 …………… 765
痿痹 …………………… 765
　风痹风湿方 …………… 765
　腰脚风痛难行方 ……… 765
　劳伤腰痛方 …………… 765
　痿症方 ………………… 765
　寒湿筋骨痛方 ………… 765
癫痫 …………………… 766
　猪羊痫风方 …………… 766

羊痫风病方 …………… 766
痴癫方 ………………… 766
痫厥方 ………………… 766
自汗、盗汗 …………… 766
　自、盗汗方（又三方）… 766
不寐 …………………… 767
　失眠方 ………………… 767
　胆胀不眠方 …………… 767
咳嗽、哮喘 …………… 767
　久咳不止妙方 ………… 767
　伤风时咳方 …………… 767
　治气喘方 ……………… 768
　专治吼病方 …………… 768
　治寒哮喘方 …………… 768
　痰饮 …………………… 768
　喘息 …………………… 768
　哮喘 …………………… 768
　老嗽方 ………………… 769
　哮喘痰嗽方 …………… 769
肺痨肺痈 ……………… 769
　肺痨方 ………………… 769
　又方 …………………… 769
　肺痈痰臭方 …………… 769
　肺痈方 ………………… 769
　又方 …………………… 769
吐血 …………………… 770

吐血不止方（又方）…… 770
痰中带血方 …………… 770
隔日不吐血方 ………… 770
吐血方 ………………… 770

呕吐、噎膈、反胃 ……… 770
治干呕方 ……………… 770
冷噎吐水方 …………… 770
膈症方 ………………… 771
噎膈方 ………………… 771
专治膈气方 …………… 771
隔日反胃方 …………… 771

肝胃气 …………………… 771
治肝气痛方 …………… 771
治胃气痛方 …………… 771
心脾气痛方 …………… 772
胃气痛方 ……………… 772

痧胀、霍乱 ……………… 772
痧症方 ………………… 772
中诸鱼毒方 …………… 772
霍乱方 ………………… 772
霍乱转筋方 …………… 773

黄疸 ……………………… 773
治黄疸病方 …………… 773
黄疸方 ………………… 773

脱力虚黄 ………………… 773
黄病方 ………………… 773

一切伤力方 …………… 773
黄疸末药方 …………… 774
脱力黄病药方 ………… 774
失力黄胖方 …………… 774

历节 ……………………… 774
历节风神方 …………… 774
药酒方 ………………… 774

疟 ………………………… 775
截疟效方 ……………… 775
又方 …………………… 775
疟疾单方 ……………… 775
大疟秘方 ……………… 775
三疟神效方 …………… 775
三日疟方 附：煎方…… 775
半日疟方 ……………… 776
疟疾方 ………………… 776

泻痢 ……………………… 776
小儿红白痢疾方
（又外治方）………… 776
红白痢疾方（又方）…… 776
治水泻方（又方）……… 776
治噤口痢方（又方）…… 777
下痢方 ………………… 777
泻痢方 ………………… 777
赤白痢方（又方）……… 777
痢疾神效方（又方）…… 777

肝痈、内痈 …………… 778
 肝痈方 ……………… 778
 内痈方 ……………… 778
痞块、腹内龟病 ……… 779
 痞块方 ……………… 779
 食积血痞方（又方） … 779
 腹内龟病方 ………… 779
肿胀 …………………… 779
 治脚气肿方（又方）… 779
 水臌、湿臌方 ……… 779
 水肿单方 …………… 780
 治单腹胀方 ………… 780
 治遍身肿方（又方）… 780
 气胀方 ……………… 780
 臌胀方 ……………… 780
 水肿方 ……………… 780
 胀病方 ……………… 780
 河白胀方 …………… 781
 又方 ………………… 781
 血蛊方 ……………… 781
疝气 …………………… 781
 小肠气方 …………… 781
 小肠气痛方（又方）… 781
 小肠疝气方 ………… 782
 疝气方 ……………… 782
淋浊、遗尿、遗精 …… 782
治五淋方 ……………… 782
治血淋方 ……………… 782
治白浊方 ……………… 782
治赤浊方 ……………… 782
夜梦失便方 …………… 783
遗精方 ………………… 783
体弱遗精方 …………… 783
大小便出血 …………… 783
 大便出血方（又方）… 783
 小便出血方 ………… 783
 肠红方 ……………… 783
 便血方 ……………… 783
大小便不通（附脱肛）… 784
 二便闭胀方 ………… 784
 肛门暴肿方 ………… 784
 大便不通方 ………… 784
 治脱肛方（又方二）… 784
 通小便方 …………… 784
 小溲不通方 ………… 784
 小便不通方（又方）… 785
儿科 …………………… 785
 小儿不吃乳方 ……… 785
 婴儿妒乳方 ………… 785
 小儿痰壅方 ………… 785
 小儿胎毒方 ………… 785
 又方（又方） ……… 785

痧子难透方 …………… 786
小儿脱肛方 …………… 786
小儿急慢惊风方（又方）… 786
小儿痉疾外治法（又方）… 786
小儿五痫方 …………… 786
痞积方 ………………… 787
子药方 ………………… 787
又方 …………………… 787
小儿痞块肚大方 ……… 787

妇科 …………………… 788
　妇人月经不调方 ……… 788
　痛经方 ………………… 788
　妇人血晕方（又方）…… 788
　妇人血崩方 …………… 788
　老年崩漏方 …………… 788
　白带单方 ……………… 789
　妇人多年白带方 ……… 789
　奶卸方（又方）………… 789
　阴脱方 ………………… 789
　调经种子方 …………… 789
　坐胎育子神方 ………… 789
　安胎神方 ……………… 790
　临产不痛方 …………… 790
　通乳方（串雅内编）…… 791
　乳汁不通方 …………… 791

外科 …………………… 791
　头 ……………………… 791
　治鳝拱头方 …………… 791
　又方 …………………… 791
　又方 …………………… 791
　鳝拱头秘方 …………… 792
　癫痫头方 ……………… 792
　又方 …………………… 792
　小儿头疮方 …………… 792
　洗秃疮方 ……………… 792
　黄水疮调药方 ………… 792
　黄水疮方 ……………… 793
　又方 …………………… 793
　又方 …………………… 793
　肥疮方 ………………… 793
　头面生疮方 …………… 793
　头耳诸疮方（又方二）… 793
　点痣方 ………………… 794
　去面上刺字方 ………… 794
　又去刺字方 …………… 794
　治痄腮方（又方）……… 794
　对口初起方（又方）…… 794
　对口单方 ……………… 794
　对口发背方 …………… 795
　对口疽敷药方 ………… 795
　治翻花疮方 …………… 795
　眼 ……………………… 795

眼癣方 …………………… 795
烂眼弦方 ………………… 795
生偷针眼方（又方）…… 795
眼痛方 …………………… 796
飞丝入目方 ……………… 796
飞沙入目方 ……………… 796
石灰入目方 ……………… 796

耳 …………………………… 796
耳出脓血方 ……………… 796
百虫入耳方 ……………… 796
蛤蟆胀方 ………………… 796
耳脓方 …………………… 797
又方 ……………………… 797
耳出臭脓方 ……………… 797
耳中脓水不干方 ………… 797
耳蕈方 …………………… 797

鼻 …………………………… 797
治脑漏病方 ……………… 797
鼻渊方 …………………… 798
鼻渊、鼻痔方（又方）… 798
鼻痔方（又方）………… 798
化鼻息肉方 ……………… 798
鼻疔方 …………………… 798
酒鼻齇方 ………………… 798
又酒糟方 ………………… 799
结毒鼻痈方 ……………… 799

口 …………………………… 799
雪口方 …………………… 799
又方 ……………………… 799
小儿雪口疮方 …………… 799
小儿鹅口疮方 …………… 799
口痈吹药方 ……………… 799
唇口生疔方 ……………… 800

牙 …………………………… 800
齿疏陷物方 ……………… 800
牙齿日长方 ……………… 800
拔齿方 …………………… 800
离骨丹 …………………… 800
牙瘤方 …………………… 801
牙癌方 …………………… 801
牙疳方 …………………… 801
走马疳方（又方）……… 801
走马牙疳方 ……………… 801
又方 ……………………… 801
治走马疳立验方 ………… 802
又方 ……………………… 802
珍珠散 …………………… 802

喉 …………………………… 802
烂喉痧方 ………………… 802
喉咙肿痛方 ……………… 802
治喉蛾方 ………………… 803
双单喉蛾方 ……………… 803

阴亏喉痹方 …………… 803
喉痹方 ………………… 803
喉痹痛方 ……………… 803
喉科闭塞方 …………… 803
喉风方 ………………… 803
急救喉风神方 ………… 804
喉风单方 ……………… 804
吹喉回生丹 …………… 804
喉症秘方 ……………… 804

痰毒 …………………… 804
　颈上米串粟疮方 ……… 804
　头颈后结核方 ………… 804
　痰核敷药方 …………… 805
　敷痰核方 ……………… 805
　虚痰方 ………………… 805
　痰块消散方 …………… 805
　流痰方 ………………… 805

瘰疬、马刀、失荣 …… 805
　瘰疬方（又方二）…… 805
　治疬方 ………………… 806
　瘰疬单方 ……………… 806
　又方 …………………… 806
　又方 …………………… 806
　治疬子方 ……………… 806
　治疬疮神方 …………… 807
　疬痰块单方（又方）… 807

已窜瘰疬方 …………… 807
专治颈项瘰疬、痰核、马刀、
失荣等症方 …………… 807

诸瘤 …………………… 807
　化瘤丹 ………………… 807
　诸瘤方 ………………… 808
　消瘤方 ………………… 808
　腋下瘿瘤方 …………… 808
　脚底生瘤方 …………… 808

背 ……………………… 808
　发背膏（又方）……… 808
　专治搭手方 …………… 808
　发背单方（又方）…… 809
　发背敷药方 …………… 809
　发背良方 ……………… 809

乳痈、乳岩 …………… 809
　妇人乳痈方 …………… 809
　乳痈方 ………………… 809
　患乳初起方（又方）… 810
　专治害乳良方 ………… 810
　乳岩效方 ……………… 810
　乳岩方 ………………… 810
　又方 …………………… 810
　又方 …………………… 810
　又方（又方）………… 811

腰 ……………………… 811

缠腰火丹方 …………… 811
治白蛇缠方（又方）…… 811
缠腰丹方 ……………… 811

横痃、鱼口、便毒、下疳 …… 811
横痃初起方 …………… 811
左胯鱼口方 …………… 811
右胯便毒方 …………… 812
鱼口毒方 ……………… 812
下疳单方 ……………… 812
下疳毒淋方 …………… 812
下疳结毒方 …………… 812
肾头生疮方 …………… 812
棉疮下疳方 …………… 813

囊肿、囊痈、上马痈 …… 813
阴肿如斗方 …………… 813
肾囊偏坠方 …………… 813
脱壳囊疮方 …………… 813
肾子烂出方 …………… 813
上马痈、腿痛单方 …… 813

痔、瘘、交肠 …………… 813
内痔神方 ……………… 813
外痔神方（又方）……… 814
洗痔神方 ……………… 814
腊痔方 ………………… 814
偷粪鼠方 ……………… 814
又方 …………………… 814

漏疮不愈方 …………… 814
偷粪鼠有管方 ………… 815
偷粪鼠方 ……………… 815
白虎八宝丹方 ………… 815
痔漏方 ………………… 815
退管方 ………………… 815
痔管方 ………………… 815
去瘘管神方 …………… 816
治交肠方 ……………… 816

腿足 ……………………… 816
鹤膝单方 ……………… 816
又方（又方）…………… 816
又鹤膝风方 …………… 817
臁疮方 ………………… 817
又方 …………………… 817
男人烂脚方 …………… 817
妇人烂腿方 …………… 817
女人裙边疮方 ………… 817
腿上流火成片方 ……… 818
腿上皮蛀方 …………… 818
脚上鸡眼方 …………… 818
又方 …………………… 818
隐脚板肿方 …………… 818
烂脚癣方 ……………… 818
臭田螺方 ……………… 818
脱疽方 ………………… 819

皮肤 ……………………… 819
　抓手疮方 ……………… 819
　治生漆疮效方 ………… 819
　汗斑药方 ……………… 819
　又方 …………………… 819
　男女汗斑方 …………… 819
　竖肉方 ………………… 819
　腋下狐臭方 …………… 820
　风热痤疹方 …………… 820
　治天泡疮方（又方二）… 820
　火丹方 ………………… 820
　流火方 ………………… 820
　小儿赤游丹 …………… 820
　赤游风肿方 …………… 821
　赤游丹方 ……………… 821
　肌肉青肿方 …………… 821
梅毒 ……………………… 821
　梅毒疮初起方 ………… 821
　杨梅疮烂方（又方）…… 821
　杨梅大疮方 …………… 821
风湿 ……………………… 822
　各种风气方 …………… 822
　手上鹅掌风癣方 ……… 822
　鹅掌风方 ……………… 822
　紫白癜风方 …………… 822
　白癜风方 ……………… 822

麻风方 …………………… 823
阴囊湿方 ………………… 823
治囊漏方 ………………… 823
肾囊风湿方 ……………… 823
专治肾囊风方 …………… 823
又方 ……………………… 824
坐板疮毒方 ……………… 824
疥癣 ……………………… 824
　疮疥方 ………………… 824
　又方 …………………… 824
　干湿癞疥方 …………… 824
　疥疮效方 ……………… 824
　各种顽癣方（又方）…… 825
　东坡方 ………………… 825
疔疮 ……………………… 825
　疔散方 ………………… 825
　敷疔方 ………………… 825
　治疔方 ………………… 825
　治天蛇头方 …………… 825
　虎口疮毒方 …………… 826
　疔疮初起方 …………… 826
　拔疔神方 ……………… 826
　手心生疔方 …………… 826
　治疔不走黄方（又方）… 826
　治疔已走黄方（又方）… 826
　拔疔膏 ………………… 827

流注 …………………………… 827
　流注单方 ………………… 827
　湿痰流注方 ……………… 827
虫、蛇、狗咬 ………………… 827
　各种蜂嘴咬伤方 ………… 827
　蜈蚣咬伤方 ……………… 827
　肾毛生虱方（又方）…… 828
　妇人阴毛生虱方 ………… 828
　毒蛟咬伤神方（又方）… 828
　蛇咬洗方 ………………… 828
　毒蛇咬神方 ……………… 828
　神效蛇毒单方 …………… 829
　毒蛇、疯犬咬方 ………… 829
　治疯犬咬方 ……………… 829
　疯犬咬煎药方（又方二）… 829
　癫狗咬验方 ……………… 830
火烫、冻伤 …………………… 830
　火烫方 …………………… 830
　水火烫伤方（又方）…… 831
　汤火伤药方 ……………… 831
　火烧烂方 ………………… 831
　汤火灼疮方（又方四）… 831
　汤火烧疮方（积德堂方） 831
　汤火灼伤方（又方）…… 831
　治冻疮方（又方）……… 832
刀伤、跌打 …………………… 832

刀伤出血方 ………………… 832
刀疮良方（又方）………… 832
金疮药方（又方）………… 832
现伤敷药方 ………………… 832
治跌打损伤、刀棍各
　伤方 ……………………… 833
跌打损伤方 ………………… 833
治刀伤药方 ………………… 833
跌打煎药方 ………………… 833
内伤神方 …………………… 833
和伤末药方 ………………… 833
恶血攻心方 ………………… 834
铜、铁、骨、竹、杂物
　所伤 ……………………… 834
钉、针卡喉方 ……………… 834
误吞钉、针方（又方）… 834
肉、鸡骨卡喉咙方 ………… 834
鱼骨哽方 …………………… 834
鱼骨卡喉方 ………………… 835
急救误吞金银方 …………… 835
误吞铜器方（又方）……… 835
肉中刺箭镞令出方 ………… 835
竹木刺肉方 ………………… 835
杂治 …………………………… 835
整骨麻药方 ………………… 835
外敷麻药方 ………………… 835

又方 …………………… 836	肿疡敷方 …………… 839
神灯照方 ……………… 836	消肿围药方 ………… 839
恶疮肿痛方 …………… 836	肿毒不破方 ………… 839
洗痛疽方 ……………… 836	拔骨方 ……………… 839
移毒方即移毒丹 ……… 836	收口方 ……………… 839
大提药方 ……………… 837	生肌长肉方 ………… 839
黄提药方 ……………… 837	
启迷奇效方 …………… 837	附:《外科传薪集》周小农
鲫鱼围药方 …………… 838	原序 ………………… 840
痛疽围药方 …………… 838	
发背疔疮围药方 ……… 838	附:《外科传薪集》许恒君
围药方(又方) ……… 838	传用法 ……………… 841
消肿方 ………………… 838	

丸 门

痧丸

此即真塘栖痧药方，治一切痧胀，山岚霍乱。

苍术（米泔水浸）五钱　明天麻　麻黄　雄黄各六钱　朱砂六钱　麝香（后入）六分　丁香一钱　大黄一两　蟾酥（烧酒化）一钱五分　甘草四钱

上药研细，入麝香和匀，烧酒泛丸，如莱菔子大。辰砂为衣。每服七丸。

截疟丸

截疟外用药。切勿入口。

巴豆霜六分　梅片一分　雄黄　朱砂　轻粉各六分　白土三分　麝香一分　斑蝥（去头足）十四个

上药研末，糯米为丸，约一百十粒。每取一粒，用小膏药贴大椎穴，或经渠穴（男左女右），一日一夜后取下。虚人勿用。

阳和丸

治头疼，寒风入络者。

麻黄　肉桂　炮姜各等分。

蜜丸，每服五分。

按：《外科传薪集》本有白芥子三钱，鹿角霜五钱。

琥珀蜡矾丸

治痈疽发背，已成未化脓之际，恐毒气不能外达，势必攻内，预服此丸，护膜护心，散瘀解毒，功效甚大。

白明矾一两二钱　黄占一两　雄黄一钱二分　琥珀（另研细末）一钱　朱砂一钱二分　白蜜二钱

上味先将矾、雄、珀、砂四味为末，再将蜜、蜡二味，入铜杓内溶化，离火片时，俟四边稍凝，入上药末搅匀和成一块。一人将杓向火微烘，一人手搓丸，如小绿豆大，朱砂为衣，磁瓶收贮。每服二、三十粒，白汤送下。病甚者早晚服二次。

通圣丸

治一切阳毒，小儿秃疮。

防风　当归　白芍（酒炒）　白术（土炒）　黑栀　荆芥　干姜各二两

共为细末，水泛为丸，如绿豆大。每服三钱，小儿酌减。

按：《外科传薪集》本通圣丸乃河间方，与此不同。

蛇咬解毒丸

白矾一两　雄黄　三七　白芷　川贝　五灵脂各一两　甘草　青木香各五钱　朱砂五钱　麝香一钱

共为细末，饭糊为丸，朱砂为衣。内服。

青龙丸

治一切疔疮肿毒，跌扑闪伤，胸胁气痛，贴骨痈疽，兼治男妇大、小颈项瘰疬，及乳岩、结核、痰气凝滞、硬块成毒、小儿痘后发痈等症。

番木鳖（以米泔浸三日，刮去皮毛，切片晒干，麻油熬浮，换土炒去油、水

洗，干待用）四两　　炙甲片一两五钱　　白僵蚕（炒去丝）一两五钱

上药共为细末，以黄米饭为丸，如桐子大。每服五分，量人虚实酌减，按部位用引经药，煎汤送下。宜暖睡，勿冒风，周身觉麻木抽掣，甚则发抖，不必惊慌，过片刻即安。毒初起者，一、二服即消；已成脓者，服此即能出脓，不必咬头开刀，诚外科家第一妙方也。后引经药，酒煎。

头面：羌活　川芎各五分

肩背：皂角针五分

两臂：桂枝五分

胸腹：枳壳五分

两肋：柴胡五分

腰间：杜仲五分

足膝：牛膝　木瓜各五分

咽颈：桔梗　甘草各五分

跌仆伤筋：红花　当归各五分

老年气血衰者，止服四分；新产半月，止服四分；满月者，止服五分。男妇瘰疬、痰毒，夏枯草汤或酒过服，桑枝（炒）酒煎过服亦可。小儿周岁以内服九粒，周岁以外者服十一粒，三岁服十五粒，四岁服十九粒，五、六岁服二十一粒，八、九岁服二十三粒，十岁服三分，十五岁以上服四分，二十岁照大人服法。小儿不能吞送，以开水或甜酒调化送下。大人每服五分。

五龙丸（即散注丸）

治流注半阴半阳，及腿痈、鱼口、便毒、鹤膝风症。

甲片（土炒）　全蝎（酒炒）　槐米（酒炒）　僵蚕（炙）　土贝母各一两，研

面糊为丸,每服三钱,陈酒送下。服之未成即消,已成即溃。

自制霹雳丸

专治一切吐泻,冷气麻痧。

桂枝三两　川椒二两五钱　良姜一两五钱　雄黄二钱五分　附子一两五钱　薤白头二两　槟榔一两　五灵脂一两　干姜一两五钱　苡仁二两五钱　小茴香二两　公丁香二两　防风、已各一两五钱　乌药一两五钱　木香二两　毕澄茄二两　草果一两　吴萸二两　菖蒲一两　细辛一两

以上生晒研末,水泛为丸。每服三钱,开水送下。小儿一钱半,孕妇忌服。

致和丸

脾虚作肿,及气肿者。

熟地五两　厚朴二两　胡桃肉十二两　茅术二两　胡椒一两　当归二两　甘草二两　砂仁一两　广皮一两　香附四两

上药为末,黑枣煮烂为丸,每服二钱。

哮喘神效丸

青皮　(去穰,入巴豆一粒,去壳)一枚

煅红,研细末服,泛丸亦可。

三黄丸

治悬痈红肿疼痛、热毒大痈、杨梅广疮结毒、火毒等症。连服十次,甚重可愈。

制军三两　乳香(去油)　没药(去油)各一两　雄精五钱　麝香一钱五分　犀黄二分　淡芩(酒拌晒干)一两　新增雅连三钱

先将制军酒浸透，入碗隔汤蒸软，打烂。然后将乳香、没药、雄精、麝香、犀黄、芩、连等和入，再打千槌。如梧桐子大，每服五钱。

九味龙荟丸

治肝脾疳积，或瘰疬、结核、耳内生疮等症（《兰台轨范》药稍异）。

当归一两　胡连一两　川芎一两　芜荑一两　白芍一两　龙胆草（酒浸炒焦）七钱　木香三钱　甘草三钱　芦荟五钱

米粥捣丸，每服一钱。

加味麻风丸

治疬风未深，初起之症。

大胡麻一斤四两　小胡麻一斤四两　川牛膝四两　白蒺藜一斤四两　苦参一斤　防风八两　荆芥八两　当归六两　茅苍术六两　川断四两　苡仁四两　黄柏六两　浮萍二十两　马齿苋二十四两

共研细末，水泛为丸。每日早、午、晚三次，每服三钱或二钱。每丸一钱，照数加枫子膏，春秋用八厘，夏用五厘，冬用一分，搦园，以茅尖茶叶一分煎汤过口。

制枫子膏法：枫子肉铜锅内炒至三分红色，七分黑色为好，太过无力，不及伤眼。炒后研成膏，如红沙糖一样，用铜杓盛，置火上熬四、五滚，倒在纸上，放土面上，以物盖之待用。如上面霉，拭去后，仍可使用。

卫生丸

熟地　川芎　炙绵芪　制香附　砂仁　野於术　玄胡索　橘

红　归身　条芩　茯苓　肉桂　益母草　白芍　木香　炙草　人参　鹿茸

等分为丸。

伤丸

怀牛膝一两　参三七三钱　当归一两　落得打一两　杜仲一两　骨碎补一两　血竭五钱　山羊血二钱　自然铜二钱　儿茶三钱　甜瓜子二两　厚朴三钱　乳香三钱　木瓜五钱　肉桂三钱　川断一两　红花五钱　朱砂三钱　原寸香六分

上药为末，稀粥糊丸，如弹子大，朱砂为衣。每服一丸，陈酒送下。

五痫丸

治癫痫

鱼线胶一两　明矾一两　飞朱砂三钱　铅粉一两　明雄黄三钱　煅皂矾五钱

研末，皂角三钱煎汤泛为丸。每服一钱（按：服药时大便每日宜通，防铅蓄积中毒）

王九峰治吐血丸

治肺出血。

大生地八两　犀角一两　淮山药四两　丹皮三两　当归二两　大白芍三两　云茯苓二两　女贞子三两

猪肺一个，童便灌洗，煨化，再用藕汁一碗熬膏，加粳米粥八合，糯米粉四合，和前药捣烂为丸。每服五钱，空心开水送服。

神兑金丸

通治小儿百病。

黄丸：白丑二两　大黄二两　雄黄三钱　黄连三钱　神曲五钱　胆星五钱

青丸：青黛一两　神曲五钱　熟石膏一两　滑石一两　胡黄连三钱　黑丑二两

另以大虾蟆一只，泥包煨存性。研细末。

以上丸药，分黄、青两种，俱用生研，将虾蟆炭各半分匀和入，水泛丸如米粞之大小，每岁各一丸，匀服，早晚各进一次。

哮吼丸

杏仁三钱　马兜铃三钱　蝉衣二钱　桑皮二钱五分　白果肉二钱五分　白矾五钱　白信三分

上药为末，红枣肉为丸，如绿豆大。食后冷茶送下，男七女六丸。服后即刻吐痰而哮平。

蟾酥丸

治疗疮、发背、脑疽、乳痈、附骨疽、臀、腿等疽，一切恶症。

蟾酥(酒化)二钱　胆矾一钱　铜绿一钱　寒水石(煅)一钱　扫盆五分　雄黄二钱　朱砂三钱　枯矾一钱　乳香一钱　没药一钱　麝香一钱　蜗牛二十一只

加血竭一钱　蜈蚣三钱　一名飞仙夺命丹

共为末，端午日于净室中，先将蜗牛研烂，再用蟾酥和匀，次入各药捣匀，丸如绿豆大。每服三丸，用葱白捣烂，包药在内，热酒一杯下，出汗即松。

琥珀多寐丸

治健忘恍惚，神虚不寐。

琥珀　羚羊角　茯神　人参　白术　远志　甘草各一两

服法：蜜丸桐子大，每服三钱，灯心汤下。

七香丸

治胃痛

香附三两　麦芽二两　砂仁一两　甘松一两　甘草二两五钱　陈皮二两五钱　丁香一两　檀香二两　官桂二两五钱　乌药二两　藿香三两　木香二两。

上药为末，水叠为丸，如弹子大，降香一两研末为衣。每服一丸。

保童肥儿丸

参叶五钱　金樱子(去核)一两　山楂肉(炒)二两　麦芽(炒)一两　建莲(炒)四两　白术(土炒)二两　五谷虫(炙)二两　云茯苓一两　使君子五钱　芡实(炒)一两　肥知母一两　砂仁五钱　鸡内金(炙)一两　地骨皮(炙)一两　薄橘红(盐水炒)一两　细青皮一两

共为细末，建莲末打糊为丸，如弹子大。米汤化服。为印糕亦可，每药末一斤，加砂糖一斤半。

肠风下血丸

杀虫止血。

石榴皮烧炭存性。

为末，酒调服一钱五分。

祛风换肌丸

凡风湿入络而发疮痒者,服之甚验。

马齿苋一斤　熟军八两　蔓荆子四两　连翘六两　浮萍草一斤　淡黄芩四两　防风八两　荆芥八两　苦参一斤　白蒺藜一斤　大胡麻一斤　黄柏八两　牛膝四两　白鲜皮八两　白芷三两　丹皮三两

红枣或黑枣泥为丸,每次服二钱。

琥珀射星丸

治痰迷心窍颠狂。

辰砂　琥珀　射干　真陈胆星各二钱

上药研细末,用猪心血和为丸,金箔为衣,如小梧桐子大,每服五十丸。

白金丸

开郁化痰

白矾三两　郁金二两

研末,薄荷煎汤为丸。

按:本方出自《寿世保元》。《串雅内编》名截癫丸,药味同而剂量不同,可参阅本门后截癫丸条。本方不用薄荷汤,则白矾将融化水中,泛不成丸。《纪恩录》以两药研末,水化嗽口,治喉闭,出胶痰,名郁矾散。《马评外科症治全生集》新增方,本药用皂角汁泛丸。治喉闭。仍名白金丸。《外科传薪集》本药以饭粒丸,名定心化痰丸。实皆郁金白矾之妙用。

雀班丸

玉兰花瓣　肥皂荚　皮硝

上药捣烂作丸，日日洗面时搽。

通音丸

治音哑不扬

川贝母一两　款冬花二两　胡桃肉（去皮）十二两　白蜜一斤

上药研末，捣烂为丸，如龙眼大。饭上蒸熟，开水冲服。

青囊丸

治妇人百病，乃邵应节真人祷母病，感方士所授者。

香附（略炒）一斤　乌药（略炮）五两三钱

为末，水醋煮，面糊为丸，随证引用，如头痛茶下；痰气姜汤下；血病酒下为妙。

原按：明嘉靖间，飞霞子韩懋游方外时，悬壶轻斋，治百病，男子用黄鹤丹，妇人用青囊丸，随宜用引，辄有小效，人索不已，用者当思法外意可也。《纲目》：此二药方，乃游方之祖方也。

鲤鲮丸

治无名肿毒，治瘰疬尤妙。

归尾五钱　大黄　荆芥穗　桔梗　乳香（炙）　没药（炙）各二钱　黄芩　连翘各三钱　防风　羌活各二钱五分　全蝎一钱　蝉衣（去头）二十个　僵蚕二十五条　牛皮胶（土炒）一两　雄黄七分　金头蜈蚣（去头足）四条，分四法制，一条用姜汁涂上焙干；一条用香油涂上焙；一条用醋涂上焙；一条用酥炙。穿山甲四两，亦作四制，一两用红花五钱，煎汤煮焙干；一两用牙皂五钱，煎汤煮焙干；一两用紫草节五钱，煎汤煮焙干；一两用苏木五钱，煎汤煮焙干。

上药为末，米醋打烂为丸，重一钱二分，朱砂一钱五分为衣，贮磁瓶，麝香五分养之。每服一丸，滚酒下。未成内消，已成出脓，神效异常。

蜜犀丸

治半身不遂，口眼㖞斜，言语不利，小儿惊风发搐。

槐花四两　当归　玄参　川乌(炒)各二两　麻黄　茯苓(乳拌)　防风　薄荷　甘草各一两　牙皂(去皮、弦子、炒)五钱　梅片(后入)五分

上药蜜丸，如樱桃大。每服一丸，小儿半丸，清茶下。

按：《串雅内编》槐花(炒)，元参(炒)，川乌不炒。

仙桃丸

治手足麻痹，瘫痪疼痛，腰膝痹痛，跌打损伤，闪挫痛不可忍，常服甚效。

川乌四两　五灵脂四两　威灵仙五两

上药洗晒为末，酒糊为丸，如梧子大。每服七丸或十丸，盐汤下，忌饮茶。

余粮丸

治肿胀，又治反胃噎膈、腹痛，及小儿喜吃泥土、生米等物，积年黄疸，脱力劳伤。

皂矾(红醋二茶杯，煅至通红色，放地上出火毒)八两　余粮石(醋煅七次)四两　砂仁(姜汁炒)四钱　白蔻仁(炒)四钱　厚朴(炒)四钱　广皮三钱　干漆(炒至烟尽)一两　白芷二钱　川贝母二钱　海金砂一钱　铁梗茵陈(不见火)五钱　广木香二钱　益母草五钱　地骨皮二钱　枳壳(炒)四钱

各研细末，黑枣捣烂为丸。缓症朝服七分，夜服八分；重症每

服三钱，好酒送下。肿胀重者，服至六两痊愈。孕妇忌服。服药后，忌食河豚、荞麦。

按：《串雅内编》方无枳壳一味；益母草只用一钱。

治老人不寐丸

六味地黄一料加麦冬四两　炒枣仁五两　黄连三钱　肉桂五钱　当归三两　白芍五两　甘菊花（要家园自种者）三两　白芥子二两

共研为末，蜜丸。每日白滚水送服五钱，服后用饭，此方老人可服至百岁，精力愈健。

五香丸

治腹痛。

广木香一两　沉香二两　降香二两　肉桂六钱　檀香一两

又方

治一切痞积滞气蛊胀痰迷心窍等实症。

五灵脂一斤　香附（去毛水浸）一斤　黑丑二两　白丑二两

上药一半用微火炒熟，一半用生，和匀，醋和为丸，如萝卜子大。每服七、八分或一钱，姜汤下。临睡先一服，次早一服，其效如神。

痿疮止水丸

云母粉四两　樟冰八分（先将云母粉放一半于银碗内垫底，次入樟冰，上再以云母粉盖之。火煅樟冰，气出即止），黑铅六钱（铁杓内化开，入铜录六钱，立取出）。

先将上药依方配好，两味和匀，每服三分，开水作丸亦可。

龟背丸

儿茶一钱　阿魏一钱　乳香五分　炙没药五分　肉桂三分　冰片一分

上药研细末，用猪尿调和作丸，贴背脊突处，破处亦可。

冰梅丸

治咽喉风痰紧闭，不能言语，红肿疼痛，用之立效。

大青时梅三十个　大梅片一钱　川雅连一钱　西瓜霜二钱　硼砂一钱五分　飞青黛一钱　制僵蚕四钱　淡黄芩（盐水炒）一钱五分　细薄荷一钱五分　苦甘草一钱五分　制半夏三钱　荆芥穗二钱　象贝母四钱　上雄精三钱

上十三味，共研细末，将大青梅去核，内塞明矾屑，于阴瓦上焙至矾枯梅烂，去矾将梅打烂，和上药末杵令匀，为丸，如龙眼核大。阴干，以棉纸裹好，套以蜡壳，贮罐。临用去蜡壳，将丸含口内，徐徐噙化，痰出即松。

按：此为马氏日用方。吊蜡壳法：见嶂峒丹条。制西瓜霜法：见金不换条。

又方

治喉痹十八种

鲜南星（切片）三十五个，半夏（切片）三十五个，牙皂去弦净　白矾　防风　白盐　朴硝各四两　桔梗二两　甘草一两

先将半熟大青梅一百枚，盐、硝及三碗水，入坛内浸梅子，其水没上三指为度，浸一宿。再将前药研末拌入，再浸七日，取出晒干，再浸再晒，以汁尽为度。瓷罐收贮，日久起白霜衣更妙。用时，每用一枚，丝绵包噙口内。有水先咽五六口，有痰涎吐出，以口内无痰，只有清水，方去梅子，可以食粥。一梅可治三人，切勿轻弃。

六合定中丸

治暑月一切肠胃不和之症。

香薷四两　木瓜二两　厚朴二两　赤茯苓二两　枳壳二两　藿香四两　木香一两　檀香一两　甘草五钱　苏叶三两

研末，水泛丸，每丸一钱。每服一丸，热汤下。

耳聋丸

巴豆两粒　全虫二个　寸香二厘　石菖蒲二寸

蒜汁为丸，莲子大。丝绵裹好，右聋塞左耳，左聋塞右耳，两耳俱聋者，次第塞之，一日一易，其效如神。

按：本丸与塞耳丹制法稍异。

胜骏丸

三阴交亏，鹤膝日久，腿足枯细者宜之。

熟附子一两　乳香五钱　苁蓉一两　木瓜四两　防风二两　羌活五钱　当归三两　没药五钱　熟地三钱　巴戟一两　川牛膝三两　甘草五钱　破故纸一两　苍术一两　草薢一两　天麻三两　杏仁三两　全蝎一两　木香五钱　槟榔一两

风丸

治麻风及一切风气。

浮萍草、马齿苋等分。

内服三钱，一日三次。

截水肿丸

遍身肿满手按之仍起者是。

葶苈子四两（炒）（泻水，用苦葶苈；清肺热，用甜葶苈。）

研末，枣肉为丸梧子大。每服十五丸，桑皮汤下，日三服。人不甚信，试之甚验。

截黄丸

治脾积黄肿。

青矾（煅成赤珠子）四两　当归（酒酿浸七日，焙）二十两　百草霜三两

打糊为丸，梧子大。每服五丸，温水下，一月后黄去立效。

原按：此方祖传七世矣。亦可浸酒服。

断痢丸

木鳖子仁六个（研泥，分作二分）　面烧饼一个（切作两半）

只用半饼，作一窍，纳药在内，乘热覆在病人脐上，一时再换半个热饼，其痢即止，遂思饮食。

加味绿矾丸

治大小男妇黄病。

皂矾八两（用面一斤和作饼，入皂矾在内，火煨焦为度）　苍术　制朴　陈皮　甘草各八两　川椒十两（去目炒去汁为末）

用上红枣三斤，煮熟去皮核，胡桃三斤去壳，同打成膏，和药为丸，桐子大，每服七、八十丸，酒下。初服觉此药甚美，服至病愈，便觉药臭矣，大率药四两可治一人。

钉胎丸

治频惯堕胎，三、四月即坠者，二月后即服之。

杜仲（糯米汁浸炒）八两　续断（酒浸炒）二两　山药六两

上药为末作丸,每服五、六十丸。

五香串丸

治心腹气胁痞积,一切痛症立效。

沉香　丁香　木香　檀香　乳香(去油)　巴豆霜各三钱　大黄五钱　甘草　郁金　苍术　陈皮　厚朴　五灵脂　雄黄各五钱　豆蔻肉六钱

上药共研末,醋糊丸桐子大,朱砂二钱为衣。每服五丸,重者七丸、九丸、十一丸,总服单数勿双,空心热酒下。忌生冷油腻,气虚之人及孕妇忌服。

截癫丸

治失心癫狂。

郁金七两　明矾三两

为末,薄荷水为丸,桐子大。每服五十丸,白汤下。

有妇人癫狂十年,至人授此,初服似心胸有物脱去,神气洒然,再服而苏。此惊忧痰血,蒙聚心窍所致。郁金入心去恶血,明矾化顽痰之故。

按:此方与白金丸药量不同。

金蚣丸

治杨梅大疮。

蜈蚣一两　僵蚕一两　全蝎一两

研末曲糊丸,米大,每服三分。

林文忠公戒烟丸

党参二钱　玉竹　杜仲　枸杞　炙黄芪　茯苓　炮姜各二钱　罂

粟壳二钱　橘红　益智仁　旋覆花　枣仁各一钱二分　肉桂五分　制半夏一钱五分　沉香五分　红枣二两（另煎汁）

研末，加洋烟灰三钱，赤砂糖二两，化水，和入红枣煎汁内，令匀泛丸。此方平妥，临用时看人体质加减投药，无不效也。如人瘾重，烟灰多加。

英人戒烟丸

高丽参　西洋参　东洋参　北沙参　潞党参　韭菜子　淮牛膝　粉甘草各五钱

为丸，或用陈酒四斤浸服。瘾到时服三、四杯，即不知所苦。初服七日，忌猪肉，后忌醋、鸭子、虾、蟹、生冷面食，断瘾，方可食。

五色戒烟丸

潞党参二钱　炙黄芪二钱　肥玉竹二钱　制半夏一钱五分　旋覆花二钱　薄橘红一钱二分　甘杞子二钱　云茯苓二钱　白蔻仁三分　使君子二钱　厚杜仲二钱　益智仁一钱五分　酸枣仁一钱五分　炮姜炭二钱　上肉桂五分　广木香五分　沉香片五分　罂粟壳二钱　金牛草二钱　川贝母一钱　再加青盐三钱　赤砂糖二两　甘草一钱　淡菜二两　红枣二两　另加烟灰五钱

原按：此方以五色配合五脏，合成五运。照方配合，不可增减分量，服之应验如神。

神效种子丸

大熟地二两五钱　苁蓉二两五钱　萆薢四钱　灯草五分　木香二两五钱　山萸肉二两五钱　澄茄二两　大茴香二两　马蔺花（阴干研）八分　干

漆（炒去烟）二两　巴戟肉二两　蛇床子一两五钱　全当归二两　牡蛎二两　母丁香二两　龙骨二两　桑螵蛸二两五钱　全蝎（去尾）五钱　云苓一两五钱　蜘蛛十四个　沉香二钱　威灵仙二两　菟丝子二两　车前子二两　木通二两五钱　远志肉二两（一方无山萸，有山羊血）

蜜丸，绿豆大。每服二钱，日服二次。

每月经行服煎方：

桂枝三钱，白芍二钱，姜皮三钱，甘草二钱，加白糖二钱，枣三枚。

铁屑丸

治黄疸、皮水、水肿。

针砂一两（醋粹七次，去砂存醋），黑枣五两（饭锅蒸二次，连皮去核捣，若干，另加醋），茵陈蒿酌加分量，梗叶连用，皂矾净七钱（铜锅煅透）。

二味研细末，以黑枣肉打烂，针砂醋，去针砂不用，用醋和入，捣匀泛丸。服至一料，小便多为得力，四、五料绝根。忌腥、盐、濡润助水之品。

去铃丸

治脾胃虚弱，小肠疝气。

大茴二两　生姜连皮四两　同入坩器内，腌一周时，慢火炒之，入盐一两　末丸梧子大。每服三、五十丸，空心盐汤下。

金龙丸

本方主治同青龙丸条，而药少僵蚕一味，可能是一方二名，抄写脱漏了僵蚕。录此以便后考。

专治颈项怪症丸

花椒一钱　熟矾二钱　火硝一钱　雄黄一钱，麝香六分。

共研细末，为丸。

五效丸

治带下肠风尿血等症。

豆腐锅巴，晒干或焙，新瓦上炙焦，研细，每两加黄连一钱。

共研末，加饭捣丸，每服五钱。赤带，蜜汤下；白带、砂糖汤下。

小蟾酥丸

蟾酥一分　明雄三分　蜈蚣一条

研细，酒糊丸如桐子大。每服五丸，葱汤下。

定心化痰丸

即截癫丸、白金丸。

定痛丸

立止诸痛。

乳、没各二钱　甘草一钱　真绿豆一两

共为细末，朱砂为衣。

又方二则

上方加洋烟灰少许更佳。一方无甘草、绿豆二物，有洋烟，加枣肉为丸，朱砂为衣，如桐子大，每服二丸。一方乳、没各一钱，木鳖子一钱，烟灰一分。

治外症，开刀前服以定痛。

八珍丸
治流注痈疽，发背疔疮。用效。

斑蝥三钱（炒黄）　当门子一分　雄黄五钱　辰砂（水飞）二钱

上为细末，用熟面为丸，辰砂为衣，如豌豆大，每服三、五丸。

虚痰丸
治颈项瘰疬，未成即消，已溃即敛，然久服可痊。用效。

枳壳（去瓤）八十二个　斑蝥（去头足翅）八十只　全蝎四十只　蜈蚣十条　大枣半斤（煮烂、去皮核）

将枳壳内藏斑蝥二只、全蝎一只、对合，苧线结紧，放水中煮极烂，然后取出枳壳内斑蝥、全蝎，炙脆研细。再用炙山甲五钱，炙蜈蚣十条，共研细，入枳壳内，与枣子杵极烂，再加元米七、八合，炒黄磨末，入药共杵，和为丸，如梧子大。每日白毛夏枯草汤送下，五钱为度，少者两月而愈。

十味淡斋丸
治下疳广疮，误服轻粉、升药，致喉烂鼻塌，骱节痠痛。收功用。

川贝母（去心生研）一两　白芷（焙）一两　南星（姜汁制）一两　防风（焙）一两　海蛸螵（漂去甲）一两　当归（炒）一两　川芎（炒）一两　花粉（晒）一两　姜汁制半夏一两　银花（晒）一两

上药要囫囵，忌金、银、铜、铁、锡，在瓦罐内炒，用木槌于石臼打末，分量称准，水泛丸。每用土茯苓一斤，在石臼内捣碎，放瓦罐内，用河水十二饭碗，煎至六碗，去渣。每服丸药五钱，喝土茯苓汤三碗，服至六十三日收功。忌一切咸味，煎药忌金、银、铜、铁、锡，如犯，即不效矣。

西黄丸

治乳痈瘰疬，痰核流注，肺痈，小肠痈毒等。

炙净乳香、没药各一两　麝香一钱五分　西牛黄三分　雄精五钱

共研末，取饭一两，打烂，入末药，再打为丸，如萝卜子大，晒干忌烘。每服三钱，热陈酒送下。醉卧被覆取汗，酒醒，痛消痈息。上部临卧服，下部空心服。

化坚丸

治痈疽肿毒，并见奇功，孕妇忌服。用效。

方八（刮去皮，麻油熬至浮，取出净，晒干研）二两，芫花（炒炭）五钱　甲片（炒黄）二两　川乌（姜汁制炒）五钱　草乌（姜汁炒制）五钱　乳香（去油）三钱　没药（去油）三钱　当归二两　延胡二两　全蝎（酒洗炒）五钱

面丸如桐子大，每腹十四丸，陈酒送下。

退管丸

炙蜂房一两五钱　象皮（炙黑）二两　儿茶四两　猪脚壳一两五钱　乳香（去油）一两五钱　没药（去油）一两五钱　生矾二两　刺猬皮（炙黑）一两五钱　生人脱（即指甲浸晒，炙黑）二两　胡连（焙）四钱　象牙屑（焙黄）六钱　血竭四两

上药为末，炼蜜黄蜡溶化，打糊丸，如梧子大。空心每服三钱，陈酒送下。

一粒珠

治一切痈肿流注。及小儿惊风。

全川山甲（炙）一只　原寸香五分

共研末，面糊为丸。

又方

治痈疽流注。

全川山甲十六两（分四分，一分酥炙，一分松萝茶叶煮汁炙，一分麻油煮炙，一分苏合油炙）　犀黄三钱　辰炒（飞）四钱　珍珠三钱　寸香四钱　大泥四钱　雄黄四钱　蟾酥一钱六分

烧酒化丸。每丸潮重四分五厘。小儿半丸。

大黑丸

治风热痰。

夏枯草煅存性研末，面和丸，如桐子大，每服一钱。

广疮结毒秘授灵效丸

治霉疮结毒。

皂角树根皮四两　僵蚕四两　防风四两　木瓜二两

为丸，朝夕各服一钱。

鸡子大黄丸

治温毒、便毒、下疳。

大黄（晒）一两　鸡子雄（捣）七枚

为丸，分三服，空心烧酒送下。或大黄入鸡蛋内煮吃。

分消泄浊丸

治茎痛并下疳。

大黄（晒）一两　西珀一钱

鸡子清丸。匀作三天服，火酒下。

海藻丸

治瘰疬。

海藻叶（荞麦同炒，去麦不用）　僵蚕各等分

用白梅泡汤为丸，服六、七十丸。

紫金丸

治杨梅结毒。

龟版（炙焦，白酒涂再炙）二两　辰砂六钱　石决明（童便浸）二两

为末，米饭丸，每服一钱。

射脓丸

代针，外用穿头溃脓。

白矾灰一钱　砒霜五分　黄丹少许

面团为丸。小膏药贴疮头上。

替针丸

咬头膏药用，头破出脓即去之。

陈坏米末一钱，硇砂五钱，雄雀粪二十一粒

研末，贮磁瓶内。每次取如米粒大小，小膏药贴上即可。

黄病灵验丸

茅术（米泔水浸）五钱　绿矾（煅）五钱　厚朴（姜汁炒）五钱　百草霜三钱　针砂（醋炒七次为度）五钱　大枣（醋煮，去皮核）三两

打和为丸，如绿豆大，每服五钱，空心米汤送下。

十三太保丸

治筋骨疼痛，外症可服。

川乌　草乌（各制）　麻黄　细辛各一两　马前子（麻油烘枯）　羌独活　山甲　天麻　防风　白芷各一两　雄黄五钱　朱砂三钱

上药为末，饭丸，如弹子大，每两作八丸。每服一丸，陈酒送下，取汗为度。

广东疮灵效丸

川芎　花粉各五钱　轻粉二钱五分　雄黄、辰砂各一钱二分五厘　麝香五分

共研末，蒸饼丸如绿豆大。每服八分，温酒下，日三服。

结毒清烂丸

能补完全耳鼻，复长肾茎，一服止痛，二、三日愈。如流臭脓，毒尚未尽；如不臭，毒已尽，自然渐渐完全。不宜多服，恐患处长高。只治此三处，别处不治。

乳香　没药　辰砂　雄黄　硫黄各二钱　白砒一钱

共为细末。用黄占五钱，熬化入水，浮，取出，再熬入，再取出，如此三次，再入前药末为丸，如芥子大。每用土茯苓四两五钱，又入皂角三钱，再煎汤送下丸药七、八厘，每日早、中、晚分服。

一粒金丸

治遍身鱼鳞风刺痛，风寒湿痒痛，走注叫唤。

寸香二钱五分　乳香六钱　没药　当归各七钱　地龙　白胶香各一两五钱　木鳖子五钱　草乌二两　五灵脂二两　京墨　线胶（面炒）　紫萍各二两五钱

上药为末，麻黄煎汁，煮大枣、米饭丸，龙眼大，朱砂为衣。每一丸酒下，黑汁从足底出。

按：《证治准绳》名丸为丹。《疡医大全》本方有阿胶，无线胶。

苦参丸

治痈疽肿痛。补魄、治肺毒邪热、疗疮疥癣。

苦参末，粟米饭或炼蜜丸，每服二、三钱，温酒下。

十香丸

擦疮疥神效。

乳香　没药　樟冰　花椒　西丁香各二钱　水银（唾研如泥）三钱　寸香二分　蛇床子五钱　大枫子（去壳）二两

为末，柏油烛，或胡桃油作丸，擦患处神效。

千金化毒丸

治诸恶毒。

白矾三钱

糊丸，葱头七茎，煎汤送下，则肿消。

射老丸

治诸风变形败体。

蝉脱　当归　柴胡　荆芥各二两五钱　苦参三两五钱　防风三两　全蝎四两　川芎一两五钱　羌活一两　独活一两六钱

上药晒为末，每药末一两，加大枫子肉末一两六钱，赤米糊丸，如桐子大，西洋珠为衣。每服七十丸，日三服。

香蒲丸

大麻风，诸药不效，服此药可以除根。

松香二十两（水澄化七次）　草乌八两　川乌四两（此二味用水二桶煎浓去渣）　鲜菖蒲（煎浓去渣）二斤　防风　荆芥　羌活　甘草各一两（水一桶煎浓汁，沉去渣泥脚）

将二乌汁煎松香干，次防风等汁煮松香干，又菖蒲汁煮松香干，又将醋一碗煮松香干，熬之，水浸出火毒，取晒为末。病在上部醋丸，病在下部面丸。初服一钱半三日，次三日二钱半，进两次。到七日，再服一钱五分，日二次。到十日，服二钱五分，日二次。日而复始，空心酒下。

按：常州天宁寺老僧，有服制松香治大麻风秘方，据云：水煮，服三至六月即愈。特录此备考。又单服松香，见费伯雄《食鉴本草》。

六和定风丸

治寒湿历节，瘫痪白虎症。

苍术四两　草乌二两　杏仁（去皮尖）一两二钱　当归　牛膝各四钱　乳香　没药各一钱

用姜、葱打自然汁各一碗，浸苍术色泛白，晒干，加去节麻黄末一两，每服三、四分，酒下，重者一钱六分，病根从玄府汗中泄尽，愈矣。

长春丸

治风癞困甚。

苦参　独活　荆芥　豨莶　紫萍　苍术　海风藤各六两　木通三两　草乌二两　大枫子一斤　巨胜子十二两　仙灵脾四两（俱不见火）

为末，水滴丸，每服五十丸，茶下。

五子芥风丸

治大风。

胡麻子　蒺藜子　车前子　澄茄子　大枫子　荆芥　防风各二两

上味为末，酒糊为丸，桐子大，每服一百丸。

参灵丸

治大风肿烂，瘫痪抽掣困顿。

苦参一两　荆芥　防风　牛膝　威灵仙各一两　蒺藜　胡麻各一两　大枫子八两　闹羊花五钱

上为末，黄米糊丸，桐子大。服六十丸，白汤下，日进三次。

乌龙丸

治癞风疮疥肿烂。

肥皂角（去皮筋子，水浸，泡烂后去渣，取汁入瓦器煎膏）。

用黑丑共捣丸，桐子大，每服二、三十丸，白汤下。

清平丸

治大风，中风，跌仆打伤，㖞瘫等症。

七月七日采河中紫背浮萍，晒为末，每斤加草乌　蒌蕤　海风藤　麻黄各二两　麝香二钱　共为末，蜜丸，弹子大，以草乌煎酒，磨服一丸。

豨莶丸

治肝肾不足，四肢麻痹，骨疼腰膝无力，癞风烂湿，中风口眼㖞，手足屈曲瘫痪。

于五月五日，或六月六、七月七等日，采收豨莶叶，拭去毛土，曝干，以酒拌蜜，层层和洒，蒸透晒干，共九次，加乳、没、沉香、檀香、降香、麝香、血竭各等分，为末，蜜丸桐子大，每服二钱，酒下。

按：此方与《济生方》名同实异。

胡麻丸

治大风、大疠、中风妙方。

胡麻一斤　苦参皮五斤(浸酒中七日)　荆芥穗四斤　豨莶叶(净)三斤　苍耳叶(净)三斤　紫背浮萍二斤(蒸晒)

将豨、苍二味蜜拌，蒸一伏时，晒干后，共为细末，酒糊丸，桐子大，朱砂为衣。每服一百丸，茶、酒俱可下，日三服。

按：和《医宗金鉴》名同实异。

花龙丸

治风湿，背腰以下腿股瘫痪，寸步不能，日夜抽掣。

苍术(酒浸炒)四两　威灵仙(醋炒)　牛膝　当归　萆薢　防己　茄根皮　黄柏(酒浸炒)各一两

酒糊丸，桐子大。每服三钱。

神效疔毒丸

宜慎用。

雄黄　大黄　巴豆各三钱。

杵烂，面糊丸，凤仙花子大。轻者九丸，重者二十一丸，极重者三十丸。

内消痔瘘丸

川连（酒炒）　槐花（炒）　冬青子（焙）各四两（入猪大肠两条，头扎，煨烂杵泥）　雄黄一两　朴硝一两　白蜡四两　青黛五钱

将蜡溶化，和青黛拌匀，取起冷定，研末。再和上药共研，醋丸梧子大，酒下百丸。

六军丸

治瘰瘤不论已破未破，年久远近，皆可服。

蜈蚣（去头足）三十条　蝉衣二两　全蝎（酒炙）二两　僵蚕（酒炒去丝）二两　夜明砂三两　甲片（炙）三两

曲糊为丸，米大，朱砂为衣。每服三分，酒下。

内府蟾酥丸

治疔疮发黄，身肿昏迷。

蟾酥　血竭　乳香　没药　胡黄连各一钱　扫盆六分　冰片四分　寸香四分　朱砂四分

上为末，作丸如绿豆大，每服一丸。

唐栖平痧丸

从唐栖来，治一切痧胀、山岚、霍乱。用效。

茅术三两　大黄六两　丁香六钱　麻黄三两六钱

上为末，用蟾酥火酒化，捣和为丸，如梧子大，辰砂为衣。

按：此方和前痧丸不同。

膈气丸

专治痰膈。用效。

五灵脂三钱　阿魏三钱（炖烊）　猪胆汁三个

上将五灵脂研末，阿魏炖烊，入猪胆汁，和丸晒干。叫童子吐涎，润湿透，再晒，再吐润，如此八、九次晒干。每服七丸，或九丸，三、五服可效。

按：童子涎：可用竹沥代之。

赛金丸

治下疳神效，半月痊愈。

海金沙三钱　芜荑茶三钱　白蒺藜（盐水炒）三钱　龙胆草一钱　血珀一钱　松香五分　鸡子清捣丸，朱砂五分为衣。

和中丸

和中理气，消痰去湿。

台白术二两　云茯苓二两　生甘草五钱　奎白芍二两　制首乌二两　银柴胡二两　知母二两　淮山药二两　地骨皮二两　使君子二两　生香附二两　木香一两五钱　川朴二两　陈广皮二两　油青皮二两　南楂肉二两　花粉二两　枳实二两　莱菔子二两　缩砂仁一两五钱　淡黄芩四两　柴胡四两五钱　木通二两　车前子二两　台乌药二两　泽泻二两　夏月加香薷二两　六一散二两

上药各炒，共为细末，同磁瓶收贮，每于用时即将饴糖打糊为丸，如弹子大。饭后老年及小儿服一丸，多则二丸。

按：本方在《证治准绳》方的基础上加味而成。

又方

木瓜一两　人参三两　白术三两　炙甘草一两　陈皮一两　干姜一两

清水泛丸，每服二、三钱。

平嗽丸

治多年冷嗽，气逆痰多，遇寒即发等症。

知母一两　真川贝(去心)一两　巴豆霜二分

共为末，用米汤浆糊丸。

六神丸

专治时邪温毒，烂喉丹痧、喉风、喉痛、双、单乳蛾诸症，茶汤不能进者，每用十丸，开水化开，徐徐咽下，无不立效，重者再进一服。并治疔疮、对口、痈疽、发背、肠痈、腹痈、乳痈、乳岩、一切无名肿毒。兼治小儿急慢惊风，危在顷刻者，开水化服十丸，其效如神，功难尽述。

乳香一钱　没药一钱　熊胆一钱　鲤鱼胆三个　砲砂一钱　狗宝一钱　元寸五分　白丁香四十九粒　蜈蚣　黄占各三钱　头胎男乳一合　腰黄一钱　扫盆一钱　真西黄一钱　白粉霜三钱　杜酥二钱　乌金石一钱

上药各取净末，以鲤鱼胆、黄占，溶化为丸。

按：本方药味不同于雷氏六神丸。

抱龙丸

治痰迷心窍，不时昏晕，妄见妄闻、痫发，及小儿急慢惊风等症。

西牛黄　明雄　朱砂　远志各二钱　茯神　胆星各一两　天竺黄五钱

为末，将胆星酒化为丸，如弹子大。

金粟丸

此丸专能疏风化痰，清火降气，并治咳嗽上气，喘急不定，咳声不转，眼翻手抽。凡诸家截风定喘方，皆木及此方之妙也。

陈胆星二两　天麻(姜汁炒)　炙乳没　炙姜虫　制白附子　代赭石(醋煅七次)　全蝎身(泡洗去沙泥)各一两　金箔　麝香　冰片各三分

为细末，炼蜜丸，如芡实大，金箔为衣。每用一丸，姜汤化服。

原按：此丹比抱龙、金液、保命、玉液、夺命等方，功倍十百。惟虚寒之痰，无根之气，绝脱之症，不可用之，以其降令太重也。

噙化丸

治喉痛喉蛾，一切气火上逆，冲塞咽喉，汤水难下等症。

硼砂　胆矾　明矾　牙皂　雄黄各等分

为末，红枣肉为丸，如弹子大。含化，日二、三丸。

消疬丸

治一切马刀、瘰疬、项侧结核，日久不消，破溃不敛，内有僵肉者，并宜服之。

玄参　煅牡蛎　象贝(去心)各等分

为末，水泛丸。服三钱，佩兰叶、红枣汤送下。

乌金丸

专治妇人胎前产后三十六症。

陈京墨一斤　陈皮　没药　百草霜　飞面各三钱

将墨炖软，入药，作四十九块，掐四十九丸。贮紫砂盆内，滚水内煮一日一夜不停止，阴干待用，修合时要净室。

散　门

七宝槟榔散

专治下疳，阴头阴茎蚀透久不愈者。

槟榔　黄柏　黄连　密陀僧　轻粉　雄黄　朴硝各等分

研末和匀，先以葱白浆水洗净，软绵挹干。疮湿则干掺，疮干则麻油调涂。

松云散

治肥疮、水疮神效。

松皮炭二两　檀香二两　轻粉六钱　黄丹六钱　铜绿六钱　枯矾六钱　黄柏六钱　密陀僧六钱

上药为末，香油调搽。

胭脂散

治翻花疮。

胭脂一分　胡粉一分　贝母一分　月石五厘　没药（去油）五厘

上药为末，先以温水拭干后掺。

七厘散

治跌打损伤。内服。

麝香五分　冰片五分　朱砂五钱　红花六钱　乳香没药（炙）各六钱　炙儿茶一两　血竭四两

拔毒生肌散

入膏药中贴之。

熟石膏一两　红升三钱　轻粉三钱　蓖麻子（去油）三钱　黄丹二钱　乳香一钱　琥珀一钱

研极细，以掺药笔蘸药少许，掺疮口上。

收痔散

鲜荔枝草（阴干）　五倍子剪一小孔，将荔枝草塞满于内，用湿草纸包好，火内煨干。研细，每两加冰片四两，轻粉二钱，麻油调敷。

银杏散

治湿热下注，阴痒，或妇人阴内外生疮。

杏仁泥（去皮尖）　轻粉　雄黄　水银（铅煅）各一钱

共研细末，每用五分，将枣肉一枚和丸，丝绵包，用线穿之，捺入阴户，留线于外，一日一换，四、五日即愈。溃烂者不宜，慎用之。

汗斑散

扫盆五分　蛇床子二钱　密陀僧一钱　雄黄二钱

研末外搽。

疠风散

土槿皮五分　马齿苋五钱　白附子四钱　白芷四钱　雄黄四钱　皂角末三钱　川乌三钱　草乌三钱　木鳖子三钱　苦参六钱

按：为末，服四分。木鳖子制法当参考青龙丸。

牙消散

治发背如神。

猪大牙炒黑为末。

研末，葱汤洗疮，掺上。

不二散

拔毒去腐，治手足患毒，横纹区处，并蛇头、眼、腹、疔等症。

蜈蚣（晒干研）八钱　雄黄四钱

为细末，治疔毒，用雄猪胆汁调搽。入鸡子内或猪胆内，套指上亦可。

八将散

治一切疽毒，提毒化毒甚妙。外用。

五倍子四钱　雄黄二钱　乳香三钱　角针二钱　全蝎二钱　蜈蚣二条　麝香一分　梅片一分

研末。掺疮顶上，小膏药盖之。或摊贴之。

平安散

攻坚消块,有形肿痛,治臀疽初起,红肿顶破者,贴之即消,治一验一。又治毒蛇咬,疯狗咬,取点目内眦,数次即愈。

牛黄二分　火硝三钱　月石三钱　雄黄三钱　朱砂三钱　麝香二分　冰片二分

研细末,摊膏用。加硇砂,名硇砂散。

蟾酥丸

大膏药内调贴,阴阳两症,不红不肿者。

蟾酥一钱　没药(炙)四钱　甲片(炙)二钱　蜈蚣二钱　雄黄二钱　麝香五分　川乌二钱　草乌二钱　藤黄二钱(一本有蝎尾四钱没药二钱)

麝香散

祛寒止瘀痛,大膏药内用。

丁香　肉桂　乳香　没药　附子　细辛　良姜　川乌　草乌各二钱　麝香五分

按：以上三方,为马氏日用方。

玉肌散

搽皮肤用,祛面黚、雀斑、粉刺、白屑风。

绿豆半斤　滑石　白芷　白附各二钱

研细每晚用鸡蛋清搽。

消疔散

斑蝥三钱　蟾酥五分　赤芍六分　血竭五分　麝香二分五厘　梅片二分五厘　全蝎二分五厘　蜈蚣一条　乳香(炙)一钱五分　没药(炙)一钱五

分　玄参二分五厘

研末，小膏药内贴之。

珍珠散

治溃疡新肉已生而无皮，下疳腐痛，汤火灼伤。

珍珠一分　轻粉一钱　青缸花五厘

小膏药内贴之。

银青散

治下疳不可轻视，神效。

白螺蛳壳（煅粉）一两　青果炭二钱　寒水石三钱

共研匀，每药二钱，加梅片一钱。掺患处，也可用麻油搽之。

下胎蟹爪散

下胎极效，妊妇有病，欲去胎者，宜此。

蟹爪二合　桂心一两　瞿麦一两　牛膝二两

为末，空心酒服一钱。

《妇科玉尺》同。

牡蛎散

治阴囊两边出水痒甚，抓至痛方止。

牡蛎二两　黄丹二两　白矾四两

研末，干掺擦之。

清凉散

丹毒抓痒，外敷。

飞月石五钱　梅片一钱　青黛(飞)三钱　轻粉一钱　明雄黄三钱　石膏二两　川黄柏五钱

凉血散

生肌长肉。

熟石膏(尿浸更佳)一两　黄丹二钱

研极细。干掺或麻油调。

按：本方原名清凉散，实即后桃花散之第一方。为马氏日常用药。

清阳散

吹口，治喉症红肿者。为马氏日用方。

月石二钱　飞朱砂二分　梅片五厘

清涎散

吹口药

月石一两　元明粉三钱　梅片三分

研细。

牛黄冰连散

吹口舌，亦治咽喉各症。

牛黄一分　黄连一钱　梅片一分

中白散

治口舌糜烂者。马氏日用方。

人中白(煅)一两　儿茶(炙)五钱　黄柏三钱　薄荷叶一钱五分　青

黛三分　梅片二分五厘

按：根据红肿及糜烂情况，可配合清阳散用之。

白连散

治浸淫疮，外用。

黄连　枯矾　龙骨　海螵蛸各等分

碧云散

治头痛脑痠，目翳，眵泪，鼻塞，杨梅结毒上头等症。

鹅儿不食草一两　川芎一两　青黛一钱

（一方多北细辛一钱　牙皂末一钱）研细。

先噙凉水满口，每用药末少许，嗅入鼻内，以嚏泪为效，吹后吐去凉水。

内消散

生首乌。

按：未注用法。但内服可消痈疽。

碧玉散

治燕窝疮色红疙瘩，津水黄色。

黄柏研末　红枣肉（烧炭存性）各等分

研末，香油调搽。

又方

治喉瘤。吹口用。

月石三钱　冰片　胆矾各三分

按：胆矾宜在坩锅内煅透。

文蛤散

治横痃便毒，烂久不收口。又为末，膏药贴肚脐，治遗精滑精，且久而耐战。

五倍子新瓦上焙干研末，好陈醋调，摊布贴之，布上加纸一层，过夜即消。

芦甘石散

治下疳。

上甘石一钱　黄连一钱煎汁

先将甘石煅透研细，入黄连水收干，用猪油调甘石末，敷之立愈。

原注：原方每甘石一钱，加珠粉一分更妙。

鸡金散

概治小儿疳积，湿臟阴胜之病。虚火者忌之。

鸡内金一具　沉香二钱　砂仁三钱　香橼皮二钱

共研末，每服一钱五分，姜汤下，虚者参汤下。

鸡肝散

专治小儿疳积，骨瘦如柴，精神短少，饭食不思，并治疳眼百药不效者。

石决明（煅、醋淬五次）一两　夜明砂（用米醋汁水漂去油末并灰，研焙用）五分　代赭石（煅、醋焠）五分　川雅连（醋炒）二分　麝香三分　龙胆草五分　泽泻五分　朱砂五分上药为末。每服四分，用生鸡肝入药，再入米汤一酒盅调，饭上蒸熟，并汤与小儿服之，三、四次效，多者五、六服收功。

独步散

治胃气痛。

良姜一两　香附一两

米汤调服四、五分。气多倍香附，寒多倍良姜。

按：此方即《玉历钞传？经验方》胃气神方，治九种心胃疼痛立效。香附醋洗焙研，良姜酒洗七次，焙研，等分，每服三钱，姜三片，盐少许，冲汤空心调服。

鹅黄散

治梅疮溃烂成片，脓秽多而疼甚者。

石膏（煅）　轻粉　黄柏（炒）各等分

研末，干掺烂处，即生疤，再烂再掺，毒尽为度。

万应吹喉散

治喉痹、喉风、乳蛾、喉痈、阴虚咽痛等症如神。

牛黄一钱　珍珠一钱　灯草炭三钱　梅片一钱　黄柏三钱　甘草三钱　血竭三钱　乳香五分　朱砂一钱　儿茶五钱　白芷二钱　薄荷七钱　青黛三钱

各研细末，和匀。

三妙散

治咽喉并烂喉痧，亦治口内赘疣。

生明矾三钱　冰片五分　白茄子根梗（煅存性）一两

如意铁箍散

治一切痈疽，红白相兼之症。

大黄四两　陈皮二两　南星二两　白及二两　姜黄四两　白芷三两　毛菇二两　厚朴四两　花粉四两　甘草一两　血竭二两　芙蓉叶四两　五倍子（炒）半斤　陈小粉（炒黑）一斤

共研细，或鸡子清调敷醋调亦可。

又方

治发背将溃已溃时，根脚走散，不收透者用此。

铜绿五钱　明矾四钱　胆矾三钱　五倍子（微炒）一两　白及五钱　轻粉　郁金各二钱　麝香三分

研细末。用陈米醋一碗，杓内慢火熬至一小杯，候起金色为度，待温，用上药末搅入膏内。每用燉温，用新笔涂，以棉纸盖上，根自全收不散。

又方

三年陈小粉四两　炒黑至烟出，取出研细。

好醋调敷。

原注：此坊前倪氏秘方。

追疮散

用治一切疮痍疥癞。

大黄　石膏　黄柏　蛇床子各五钱　硫黄七分　明矾二钱　樟冰八分　金炉底三分　椒目二分

共为细末，用桐油调搽。

原注：新增苦参、人中黄。

胜金散

好醋涂，痛患消。又治刀伤、吐衄，调服。

台参　野三七各一两

研极细末。

螵蛸散

治破烂诸疮。

海螵蛸　人中白（煅）各一两

共为细末，掺之神效。或单用螵蛸，香油调。

移毒消肿散

生于骨际及膝上，不急治难以收功，以此药移之。

紫槿皮（炒）五两　赤芍（炒）一两　香白芷（晒燥，不可炒）一两　独活（炒）一两五钱　石菖蒲（晒，不可炒）一两

共为细末，以好酒和葱白五茎，煎滚调搽。不必留顶，一日一换，以消为度。

退管散

猪肺管一个（不可破伤，将管上油膜去净，以瓦焙干）　鹅管石一钱　白砒四分　火硝三分

共为细末，以白扫葱水（按："白扫"有误文）曲浆为药条，插入管内，如此三次，其管退出。

平疮散

专治白泡疮，脓窠肥疮，痛痒立效。

寒水石二两　东丹一两　扫盆一钱　硫黄五钱　明矾七钱　川椒一

钱　黄柏五钱　烟胶五钱　人中黄二钱

为细末，以板猪油、鸡脚大黄根同打烂，擦立效。

参硫散
治梅花风。

苦参一钱　西硫黄二分

猪胆汁调搽。

真君妙贴散（《外科正宗》）
治恶疮顽硬，天泡火丹等。

荞麦面一两　白面一两　硫黄二两

清水调成两个饼，阴干再研，麻油或水调贴。

博金散
治白浊。

络石一两　人参二两　云茯苓二两　龙骨一两

共为细末，每服二钱，空心米饮下，日服二次。

丁桂散
无形寒湿附骨流注。

丁香三钱　肉桂一两

二消散（《串雅内编》即腹胁痞块方）
雄黄二钱　明矾二两

研末，面糊调膏摊贴，数月必愈。茶调，鹅翎蘸扫患上，治风湿诸肿、痛痒疮疥。

朱峰散

拔疔脚。

墙丁（即墙上细螺蛳，又名石壁峰）三钱　大贝　银朱　朱砂各一钱五分

研末和匀。

消风散

治风癣远年者。

烟胶二斤　苦参二斤　大枫子肉二百粒　小麦（炒黑）八合　明矾半斤　枯矾半斤　花椒半斤　硫黄八两　樟冰四两　升药底一斤　蛇床子半斤　炒红砒一两

研末外用。

草霜散

治走马牙疳。

灯草、壁钱，同入细青竹筒内，黄泥包固，麦穗火煨之一周时，去泥、竹筒，将药研细，每一铁加冰片二分。

红绵散（《证治准绳》）

治耳内生疮流脓，小儿脓耳。

枯矾　干臙脂各三钱　麝香一分

先以绵杖子搅去脓水，另以柳杖子蘸药，掺入耳底，自干。

又方

煅枯矾二钱　臙脂（煅存性）二钱　龙骨一钱　黄丹少许

下疳神效散

陈蛤粉一两　青黛三分　冰片一分　人中白（煅）三钱

灵应必效散

治一切痰核，无名肿毒。

川、草乌名五钱　花椒一钱　蟾酥一钱　山柰三钱　白芷五钱　川贝三钱　大黄三钱　麝香四分

研末，未成脓者，掺此于膏上，贴之即消。此方加干姜四钱，治小儿颈上寒痰核最妙。

冰蛳散（《疡医大全》）

治瘰疬、痰核、乳岩，日久坚核不消及瘿瘤。

大田螺（线穿晒干，用肉）五个　白砒（面包煨熟，去面）一钱　真番硇砂二分　冰片二分

先将艾叶炷灸核上七壮，次后灸疮起泡，以小针挑破，将此药一、二厘，津唾调成饼，贴灸疮上。

代针散（《疡医大全》）

治恶毒肿痛，日久不溃。

木鳖子川乌用水磨，以鹅羽扫刷疮上，留豆大一处，一时即愈。

结毒生肌散

治下疳等。

赤石脂（浸淡）一两　龙骨一两　乳香（炙）　没药（炙）　枯矾（炙）各五分　文蛤（炙）五分　白芷　轻粉　血竭　朱砂　象皮（炙）各一钱

共研末，加麝香、龙脑香少许，和匀。

神效消疔散（又名斧墨膏）

麻油六两，滚煎，下松香（桑叶灰煎水，煮白净）二十两化去，下白占二两，次下黄占十两，乳香（水煮去油）三两，没药（水煮去油）三两，铜绿（研极细无声）五两，百草霜（研极细）五两。候冷，搓成条子，丸如龙眼核大。用时以一丸，呵软捻扁贴之。顷刻止痛，次日肿消即愈。已走黄者贴之，亦无不霍然，百发百中。但此药愈陈愈佳，三年后者功效更伟。

按：此方见陈修园·《刺疔捷法》中。

四黄散

治紫、白癜风，作痒者宜之。

雄、雌黄　石硫黄　白附子　川槿皮各等分

共为细末，生姜蘸搽。

消疔散

川黄连　川黄柏　大黄各五分　西煤灰一钱　灯心炭四分　梅片一分　芋荠粉二钱　麝香一分

共研细末。

波斯散

下疳梅毒。

珍珠三钱　冰片二钱　麝香一钱　炙乳没各一钱　儿茶一钱　朱砂一钱　轻粉一钱

痛加血竭一钱；痒加枯矾少许；热加牛黄三钱，青黛一钱；毒甚加象牙屑、制甘石；瘀痛加大土鳖三个；沿开加龙骨少许；犯房劳加经布（煅）一钱；蚀去龟头者加龟头一个。

共为细末，用人乳调搽，或脊髓调搽亦可。

烂喉痧散

熟石膏二分　人中黄（煅）二分　煅月石二分　煅儿茶二分　薄荷二分　朱砂二分　冰片二分　麝香五厘　濂珠五厘　琥珀五厘　牛黄五厘

共为细末。吹口。

海浮散（《十法方》）附：乳没生肌散

活血通络，散瘀生新，无形之流注，并治臁疮痛甚，不脱腐者。可作末药，亦可摊大膏药。宜陈久用。

乳香（去油）　没药（去油）各等分研细。

附：乳没生肌散，上方加儿茶。

香附散

治皮色白木硬之症。

香附一斤　白及四两

上药为末，葱、姜汁调敷，或再将麸皮炒热熨，随症用。

姜芷散

生僵蚕　白芷各等分

外疡之由风痰湿者，可摊入膏药中用，亦可用姜、醋调敷。治眼癣风用姜汁调涂。

茧唇散

苋菜（阴干，烧炭存性）三钱　鸡内金二钱　铜青一钱　儿茶二钱　枯矾二钱　轻粉一钱　雄黄一钱　麝香二分

上药为末，麻油调搽，甘草水洗，再烙再搽。（用金银打成烙铁烙之，艾火烧）

吹耳散（又方）

治耳脓。

功劳叶烧炭、枳壳烧炭。

共为细末，加梅片少许，神效。

又方：用陈皮炭五钱，原寸香一厘，研末吹之。

疥疮散

白椒　樟冰　硫黄　槟榔　生明矾各等分

上药研末，猪油调搽。

藕节散（即生节散）

治耳鼻毒及血症，功效不能尽述。

藕节煅炭。

研末听用，或掺或服。

按：本方见《串雅内编》鼻中肉坠。

加味生肌散

鳖甲炙炭。

研末听用。

湿毒散

治下疳。

蚯蚓粪一两（韭菜田内者佳） 铜绿三分 麝香 梅片 血竭各五分 扫盆一钱 松香三钱 洋冰三钱 儿茶三钱 炙乳没各三钱 白占一两 铅粉一两 黄丹二两

研末。

子水散

治牙痛，无论风火虚实之症皆效。

老鼠一只，于炭火上用瓦煅炭存性，研末。

按：见《马评外科证治全生集》固齿散。

止嗽散

法半夏八两 冰糖六两 食盐一两

上药为末，以开水冲服。

退管散

雄鸡足胫一对（去爪，用雌黄塞入胫孔内，以满为度，将黄泥包好，煅存性去泥） 蛤蟆一只（以芦荟二钱纳入腹中，以黄泥包好，煅存性去泥）

同研细末，每用一钱，加月石二分二厘 麝香一分 梅片一分。小膏药贴之。

枯痔散（验方）

治诸痔。

红砒（放旧瓦上火煅，白烟将尽，起研净末）一钱 枯矾二钱 真乌梅肉（烧存性）二钱 朱砂（飞净）三分共研细末,用时以口津湿手指,蘸药于痔头痔身上搓撚,一日二次,初敷不肿,五、六日,臭水出尽,其痔渐枯。

消毒散
雄黄二两　血竭二钱　麝香一分
研末。外用。

拔脓散
生僵蚕一两　梅片一分

青露散（又名玉露散）
外敷药,治外科阳症,红肿热痛者。
芙蓉叶
研末调敷。

神异散
治燕窝羊胡疮。
轻粉一钱　儿茶三钱　黄丹二钱　黄柏三钱　枯矾五钱　梅片三分
为末和匀,湿者干掺,干者猪油调涂。

菊花散
治肥疮。
菊花(烧炭)五钱　烟胶二钱　轻粉一钱　枯矾一钱　黄丹二钱
为末,湿则干掺,用猪油调搽亦可。

阿魏软坚散

治瘰疬痰块等。常用方。

阿魏三钱　蜗牛(炙)三钱　象贝母三钱　月石一钱五分　桃仁一钱　僵蚕十条　南星三钱　腰黄三钱五分　冰片三分

研末。大膏药中摊贴。

多骨散

大黄　芙蓉叶　五倍子各一两　冰片　麝香各三分　明矾三钱　藤黄三钱

研末醋敷，中留一孔。

蚕笼散（《本草纲目》佥）

治山野人好啖虱，腹中生长，遂成虱症，久则死，此孙真人《千金方》也。

败梳、败篦各一枚

各破作两份，以一份烧研为末，以一份煎水调末服，即下出。（水五升，煮取一升，调服）

花蕊石散（《和剂局方》）

治一切金刃箭镞伤，及仆打损伤，狗咬至死者，急以药掺伤处，其血化为黄水，再掺便活，更不疼痛。如内损血入脏腑，煎童子小便，入酒少许，热调一钱服，立效。畜牲抵伤，肠出不损者，急纳入，桑白皮线缝之，掺药，血止立活。妇人产后败血不尽，血晕恶血奔心，胎死腹中，胎衣不下，至死，但心头温暖者，急以童子小便调服一钱，取下恶物如猪肝，终身不患血风、血气。若膈上有血，化为黄水，即时吐出，或随小便出，甚效。

硫黄四两　花蕊石一两

共为粗末，拌匀，瓦罐一个盛之，以咸泥固济，日干，泥封口焙干，安在四方砖上，用炭一秤，簸匝，从已、午时自下生火，煅至炭消，冷定取出，为细末，瓶收贮听用。

海马散

专治痈疽发背，不腐溃者，宜外用此药。

海马(炙黄)一对　辰砂一钱　雄精三钱　麝香五厘　梅片一分　甲片(黄土炒)一钱

研细末，另加水银少许，研至不见星为度。

阴发散

大膏药中用。治阴症。

麝香五分　白附子五分　生半夏三钱　生南星一钱　肉桂一钱　延胡索二钱　樟冰三钱　高良姜二钱　白芷二钱　生艾叶(炙焦)三钱　轻粉二钱

阳发散

大膏药中用。治阳症。

天花粉三钱　川连一钱　赤芍二钱　樟冰三钱　铜绿二钱　冰片五分　银硝二钱　大贝母三钱　川芎二钱　甲片(炙)一钱

研末，瓷瓶收贮。

石黄散

治湿疮发痒者，马氏常用方。

熟石膏　黄柏　各等分

研细和匀，可掺，可油调。

回阳散

治痈疽阴疮，皮色不变，漫肿无头，坚硬疼痛；风痹脚气，手足麻木，筋骨不舒，流注，鹤膝风等，一概敷之。

煨姜三两　肉桂五钱　赤芍(炒)三两　南星一两　炒草乌三两　白芷一两

共为细末，以热酒调敷。

雄麝散

治一切痈疽发背，初溃时用之，化腐定痛之要药也。杨梅疮可用。

麝香三钱　真雄精五钱　净巴豆霜三钱

研细末，将瓷器收贮，勿令出气。

柳华散

治一切咽喉红肿。

炒蒲黄　炒黄柏　煅中白　飞青黛各一两　硼砂五钱　梅片五分

为末吹口。

按：《外科传薪集》名清阳柳华散，无蒲黄。

翠云散

治小儿耳中漏脓。

熟石膏五钱　牛黄一钱　铜绿一钱　(一方无牛黄。)

研细，用葱管一根（约一寸半长），一头置菜油中，然后再蘸此药置耳中，每日换二次。

蛇床子散

治湿毒,脓泡疥疮。

蛇床子二斤　川黄柏二斤　生石膏四斤

用法:研极细。湿毒疮,小青油调搽。脓泡疥疮,麻油调搽。

截疮散

治一切疥癣脓窠诸疮。

嫩松香一两　雄精一钱

共为细末,入竹沥,纸卷成条,浸菜油一宿,取出,倒挂火烧,滴油涂之即愈。

枯矾散

治一切风火喉症,开痰闭,吹之立效。

枯矾一钱　制僵蚕一钱　硼砂三分　薄荷三分　大梅片一分　雄精一钱　胆矾一分　山豆根二分　苦甘草一分　研,加麝香少许,更妙。

吹喉散

治缠喉风、乳蛾、喉痹、重舌等。

僵蚕　薄荷　青黛　朴硝　白矾　火硝　黄连　硼砂各五钱

共为细末,以猪胆七个袋之,埋于土下,久之取出,捣烂,干为末。吹之神效。

柳青散

治口舌破碎。

薄荷五分　儿茶八分　黄连四分　青黛三分　冰片一分

共为细末。先用蔷薇根汤漱口,后吹之。

金乌散

治头耳眉癣、燕窝疮。

皂荚炭一两　枯白矾一钱

共为细末，香油调敷。

天疮散

治天泡疮。

滑石一两　粉甘草五钱　枯矾三钱　绿豆粉五钱

共为细末。

耳脓散

治耳疳脓水不止。

水龙骨(煅)一钱　海螵蛸一钱　飞青黛一钱　枯矾三分　五倍子(炒黄)一钱　煅黄鱼齿(按：应为鱼脑石)五分　细薄荷五分　梅片三分　川雅连三分　蛀竹屑三分　石榴花瓣(炙脆)一钱

为极细末。

代刀散

一切流注、痈毒，有脓水，以代开刀。

斑蝥一钱　巴豆一钱　白信石一分

共捣和，取米大少许，放疡头上，膏药盖之。

按：此方与《外科证治全生集》方药量有异。

又方

去顽肉，亦可代开刀。

金顶砒五分　樟脑一钱　螺蛳肉(晒干)二两　轻粉三钱　巴豆仁

（去油）五钱

为末，用麻油调搽。

硇砂散

治鼻痔、耳挺及菌。

硇砂一钱　轻粉三分　冰片五分　雄黄三分

共为细末，每日点五、六次，渐渐化水而愈。

五龙散

治痈疽、疔毒、瘰疬初起。

生南星一两　生半夏五钱　全当归五钱　生大黄五钱　陈小粉（炒黑）一片四两

共为细末，调涂。火盛，以芙蓉叶汁调；寒重，用姜汁调。

圣金散

治咽喉肿痛，微碎，痰涎喉痹等。

淡秋石三钱　淡黄芩一钱五分　川雅连五分　滴乳香一钱　真西黄一分　灯心炭五厘　薄荷头三分　大梅片三分

共为细末，吹之。

牙痛散

筚拨、石膏，研末掺。

掺舌黑虎散

麝香一钱　大蜘蛛七个　大蜈蚣七个　大梅片一钱　公、母丁香各一钱　甲片（炙）七个　僵蚕七条　全蝎七只　灵磁石一钱五分研。火症加犀黄五分、大濂珠五分。

原按：梅泰初秘方。

郁矾散

即白金丸方，见《医略存真》。水化漱口，治喉闭，去痰涎。

青黛散

专治耳肿痛，初起用之。

青黛　薄荷　木鳖子（煅去皮）　冰片等分

研细，吹耳用。

参末散

治汤火伤

苦参一斤　研末。酒调敷。

开关散（又方）

治一切痧症，更伤寒邪，牙关紧闭，陡然神迷。用效。

闹羊花二钱　牙皂二钱　细辛一钱　荆芥二钱　麝香一分　灯心炭二钱　研，吹鼻取嚏。

又一方，用木鳖子切片，晒干研为末，临症和吹药内用之。

又方

治喉痹，吹鼻用。

牙皂　青黛　细辛　僵蚕各一钱　山豆根五分　玄参五分

壬癸散

治脚丫湿痒。用效。

坏船油灰（名水龙骨）。

煅研为末，掺之。

千金散

治疥疮。

升药底，加入西丁为末，用板猪油去膜，和药打烂，扎于夏布内，不拘时搽之。

一笑散（又方）

治火牙疼。

玄明粉研末搽痛处。

又方：盐西瓜皮炙为末，搽亦佳。

推车散

去多骨。用效。又治疮出血，香油调。

曦螂（煅存性）

为末，掺于多骨上自出。

按：《马评外科证治全生集》本方多干姜。

乌龙散（又方）

去胬肉。用效。

乌梅（煅存性）

为末，掺之神效。收敛嫩肉。

又方：胆矾，烧，敷上即消，蚀恶肉。

如意金黄散

大黄半斤　花粉一斤　苍术四两　白芷半斤　姜黄半斤　黄柏半斤　陈皮四两　甘草四两　晒干研细。

用醋敷，或葱蜜调，亦可随症用。

按：本方与《医宗金鉴》方略异。

又方（《外科正宗》）

治痈疽、发背、疔毒、膝疮、火丹、风热天泡、肌肤赤肿等，一切火症，用效。

天花粉十斤　黄柏　大黄　姜黄　白芷各五斤　厚朴　陈皮　甘草　苍术　南星各二斤

上为细末，或蜜水，或葱汁，或酒，或马兰根汁调敷，要在临时审用。

金华散

外敷一切火症。用效。

大黄三两　熟虎（即熟石膏）三两　姜黄二两

共为末，马兰根汁调敷。

四胜散

即小青油调药。治一切湿毒臁疮。用效。

大黄三两　蛇床子三两　熟虎三两　黄柏一两

共为末，小青油调搽。

赤霞散

即红麻油调药，治小儿秃疮。用效。

煅石膏一两　松香一两　黄丹二两

共为细末，用麻油调搽。

生肌散

凡疮口不收，必有伏毒，周围皮肤紫黑，年深日久，用之可敛。

珍珠一钱　瓜儿竭一钱　乳香（箬上烘）一钱　没药（箬上烘）一钱

共研极细，先用猪蹄汤，或浓茶洗净，用少许掺之。

又方

小膏药内贴之。

滑石一两　梅片二分　朱砂一钱　研细。

桃花散（又方）

生肌长肉，并治臁疮、火烫。用效。

熟石膏一两　东丹二钱

研极细末，水飞用。（新增月石）

又方，年久陈石灰一升，大黄二两。（一方二味同炒去大黄）

焙脆为末、麻油调敷。

冰硼散

治一切喉症，及口内诸症。用效。

月石三钱　梅片一分　西黄一分　僵蚕一钱　青黛三分（新增儿茶、苦甘草）

研末吹之。

按：《外科正宗》方有玄明粉、朱砂，无西黄、青黛、僵蚕。

樟冰散

治牙痛。

樟冰一钱　月石三钱　大泥一分　薄荷一钱　僵蚕一钱

研末，搽擦痛处。

珠黄散

治喉疳溃烂，汤水难进，并远年结毒，烂喉、腐及蒂丁，及小儿口疳。

西黄一分　辰砂一钱　珍珠三分　滴乳石一钱　月石一分五厘　寸香三分　雄精一钱　儿茶一钱　梅片二分　人中白（煅）一钱五分

先将珍珠研极细末，后入余药，研。瓷器收贮，勿令泄气。

按：《和剂局方》只有珍珠、西黄二味。

珠宝散

治火烫灼伤，腐烂不堪。

珍珠三分　西黄一分　铅粉五分　密陀僧一钱　煅石膏一钱　冰片一分　大黄三钱　寒水石三钱　人中黄三分

上为末，用鸡子清调敷，如湿烂无皮者，干掺。

光明散

眼科要药，治一切目疾。

川连三钱　黄柏三钱　黄芩三钱　炉甘石（水飞）三钱　梅片二分　辰砂三分　荸荠粉二钱

先以三黄浸，煮汁，入后药研至无声，澄清晒干，再研细，白蜜调点，如眼湿痒加胆矾。

按：《证治准绳》光明丹无芩、莲、柏，有硇砂，麝香。

追疮散

治一切疮痍癞疥。用效。

苦参　大黄　黄柏　蛇床子　石膏各五钱　明矾二钱　椒目二分　硫黄七分　樟冰八分　金炉底三分

研末。桐油调搽。

拔疔散

治一切疔疮,以膏盖之,未脓即散。或用荔枝肉打烂敷之,亦效。

月石一钱　雄精二钱　千金霜一钱　巴散(按:疑是巴豆霜)二钱　铁锈二钱　活磁石(煅)五钱　麝香三分　梅片二分　朱砂五分　蟾酥三分

研细,瓷瓶收贮。

又方（又方二）

治疔疮。

灵磁石(煅)二两　寸香二分　白信石一钱　蜗牛数十个

将蜗牛打烂,入药末,打成条子,如难成,入面粉为糊。

又方：用壁虎尾贴,极妙。

又方：硒砂、辰砂、白矾、食盐,用铁锈刀烧红,将白矾、食盐于刀上煨,各等分为末,于丁日午时为末收之。

按：此方见《医宗金鉴》。

必胜散

治牙龈、舌上出血。

螺青(另研)　蒲黄(炒)一钱

研末,搽患处。

金蝉散

治疮秽生蛆。

蝉衣　青黛各五钱　细辛五分　蛇蜕一两（煅存性）

共为末，每服三钱，陈酒下，日二服。

扶危散（又方）

治疯犬咬伤。

斑蝥（按日数用，犬咬七日用七个，十日用十个。去头足翅，元米炒，去米。）　滑石（水飞）一两　雄黄一钱　寸香一分

共末，每服一钱，酒下。

又方：用紫砂烧酒壶两个，贮大半壶烧酒，以一壶上火，令滚无声，倾去酒即按伤处，拔出恶血黑水，满则自落，再以次壶仍按伤处，轮流提拔，以尽为度，即愈。

龙泉散（李东垣方）

治瘰疬。

瓦粉（即定粉）　龙泉粉（即磨刀石上粉也）　蓬莪术　三棱（均酒浸炒干）　昆布（去土酒炒）各五钱

共末，滚水调涂患处，用此消坚尤速。

四虎散（《外科正宗》）

治痈疽肿硬如石子，如牛领皮，不作脓腐者宜之。

草乌　狼毒　半夏　南星各等分

为末，用猪脑同捣，敷疮上，留顶出气。

姜矾散

治一切疮口发痒，不能收敛，掺之甚效。

枯矾　干姜各等分

为末，先用细茶、食盐煎汤洗之，后掺此药。

琼酥散（《医宗金鉴》）

治一切肿毒，服之开刀不痛。

蟾酥一钱　半夏六分　闹羊花六分　胡椒一钱八分　川椒一钱六分　川乌一钱八分　荜拨一钱

为细末，每服五厘，黄酒调服。如欲自出脓者，加白酒药一丸。

缩肛散

治脱肛。

鳖头（煅）一个　枯矾三分　五倍子（煅）三分

共研末，掺之。

天罗散（《医宗金鉴》）

治鼻渊。

丝瓜藤近根者，烧存性。

为末，每服三钱，食后陈酒下。

青蛤散（《医宗金鉴》）

治鼻䘌疮。

蛤粉（煅）一两　青黛三钱　石膏（煅）一两　黄柏五钱　为末，香油调敷。

白降雪散（《医宗金鉴》）

治喉风。

煅石膏五钱　硼砂一钱　焰硝　胆矾各五分　元明粉三分　冰片二分

研细吹之。

代针透脓散

蚕茧一个

已出去蚕蛾子者，烧存性，陈酒调服，不可多服。

金花散

治烫火伤。

松花　熟虎　黄柏。研末，麻油调搽。

按：此方与《鬼遗方》药物、主治不同。

追毒散（又方）

一切恶疮，脓水不收。

五灵脂　川乌头（炮）　僵蚕各一两　全蝎五钱

为末，掺之。

又方：单用制木鳖子末，醋调敷。

白龙散

生肌止痛，治聤耳及耳中卒然大痛。

寒水石（烧半日）四两　乌贼骨　滑石各一两　望月砂三钱　扫盆一钱　研掺。

按：《证治准绳》方为枯矾、黄丹、龙骨、麝香四味。

玉粉散

治阴疮浸淫不已。

白矾　灰淀粉各等分

为末，掺之。

槟榔散

外敷风疮。

槟榔一斤　木香八两

共为末，敷之即愈。

按：《证治准绳》方有黄连。

挂金散

治牙咬口痈，舌菌、重舌、喉蛾等症。

鸡内金一钱　青黛三分　薄荷四分　白芷四分　蒲黄三分　冰片一分　甘草三分　鹿角炭一钱　挂金灯子二钱　研吹。

下疳珍珠散　附：葱椒汤洗方

此由妇人交接不禁，移浊败精臭气所致。初起奇痒，茎头起栗，用后附葱椒汤洗净后掺药。

珍珠一钱　乳香　没药　儿茶　牡蛎(煅)　龙骨　象皮各二钱　轻粉五分　蛤粉　枯矾各三钱　冰片五分

共为末，干掺之。四边白腐之上，贴真金箔。

附：葱椒汤洗方，艾叶三钱　马齿硝　五倍子　花椒　葱须一大握　五加皮煎汤洗之。

又方

治下疳。

珍珠　黄连　黄柏　淀粉　轻粉　象牙　五倍子　儿茶　乳没各等分　研末，干掺之。

乳香定痛散

治疮疡溃烂疼痛。

乳香　没药各五钱　滑石　寒水石各一两　冰片一钱

为末，搽患处，痛即止。

黑龙散

治跌打损伤圣药。

炙甲片八两　丁香皮六两　土当归二两　百草霜五钱　枇杷叶（去毛，焙）五钱

为末，姜汁调敷，四边用桃花散，杉木板夹定。

将军散

刀伤圣药。

远年石灰二两　大黄一两

同炒至石灰桃花色，去大黄用石灰，加血竭五钱为末。

回脓散

便毒初起作痒，水酒各半煎服之可以内消。

归尾一钱五分　大黄三钱　炙山甲五片　黑丑（生熟各半）三钱　角针一钱五分　蜈蚣一条　炒僵蚕二钱　乳香　没药各五分

三白散（《医宗金鉴》）

去热解毒，疗漆疮。

铅粉一两　扫盆五钱　熟石膏三钱

为末，韭菜汁或凉水调敷。

瓜蒂散

一切乳症。

瓜蒂(捣烂)一枚半　生甘草五分　当归三钱　乳香(灯心炒)五分　金银花三钱　膏皮五分　白芷一钱　没药(灯心炒)五分

水煎服。

回脉散

治一切乳症，毒从大便出。

大黄三钱　白芷八分　乳没药各五分　木香五分　山甲(蛤粉炒)五分

为末，人参二钱煎汤调服。

调经散

没药(另研)　琥珀(另研)　肉桂　赤芍　当归各一钱

每服五分，姜汁、酒各半调服。

按：《和剂局方》多细辛、寸香。

神守散

治诸风邪魅，癫疯，一切危症。

番木鳖(铜刀刮去皮，入麻油内煎三浮三沉，焦黄，晒为末)。

临卧每服一分，白汤下，避风，汗出待干，五日眉生斑退、肿消、疮敛。如热增乃毒外发，再加甘草五分，煎汤服。

乌金散（一名内托散）

治肾囊破烂，下疳等症。消毒破血。

栝蒌（杵碎）九个　没药（研）一钱

上药研末。用甘草，酒煎，去渣，取液调服。

铁杉散（又名化腐散）

化腐肉用。

赤石脂五钱　寸香五分　轻粉五分　乳香　白丁香各三钱　生砒　黄丹各一钱　蜈蚣（炙）一条　研末，每用少许，掺腐肉上。

揭毒散

敷热肿毒。

大黄一两　朴硝一两五钱　白芷七钱

为末，井水调搽。

香珠散

治风，足底穿烂。

寸香　朱砂　车米　赤石脂（煅）　东丹各等分

研极细末，掺上，外用棉纸，面糊贴七、八层，不数日肉平。

按：《沈氏尊生书》方无朱砂、赤石脂、东丹，有珍珠、血竭、冰片。

独胜散

治鼓槌风，手指掌腐，足趾烂脱，腿肘曲折，肿痛不可忍。

蓖麻子（碎者不可用）二两　黄连二两

放瓶内水浸，春五日，夏三日，秋七日，冬九日，取出，每晨朝东南方，以瓶中液一盅，吞蓖麻子一粒，渐加至四、五粒，如微泄无妨。若手足指肿痛即愈。

三香散（《疡医大全》）

治牙根肿痛。

丁香　川椒　冰片

为末敷之。

一方川椒换荜拨。

冰白散

治口糜及走马疳。

人中白　冰片　铜绿　杏仁　黄柏　枯矾各等分

按：此方与《疫喉浅论》方名同药异。

催生散

治难产，一、二日不下，服三分，陈酒送下；三、四日不下或横倒产，服六分；五、方日不下，产母危在顷刻，或儿已死腹中，或儿被稳婆手伤，骨肉断于腹中，服九分。皆用陈酒调冲服。

半夏（姜制）　白及（生晒研）

共为细末。

遗花散

治小儿痘出目中，神效。

轻粉　飞东丹　牙皂各等分

共研细末，天花出在左眼吹右耳，天花出在右眼吹左耳。

青龙散

无名肿毒。

月石五钱　冰片三分　青黛五分

共研外敷。

灵应必消散

一切痰核，无名肿毒。

川、草乌各五钱　蟾酥一钱　白芷五钱　麝香四分　花椒一钱　山奈三钱　贝母三钱　大黄三钱

共研末。成块者，摊膏药上贴之。

金僧散（一名金参散）

治结毒、多骨疽，烂久不敛，或多骨不出，毒不清。

密陀僧一两　冰片一分

共研，桐油调涂疮口，干掺亦可。

桂麝散

消一切阴疽流注。

麻黄五钱　猪牙皂三钱　生半夏八钱　生南星八钱　细辛五钱　麝香六分　肉桂一钱　冰片四分　丁香一两　共研贮用。

原注：此方和入八将散，贴鹤膝风有效。

金疮如圣散

按：此方即后刀疮良方。

三生散

治附骨痈疽，阴痰流注，漫肿大痛，服之神效。

煅露蜂房　血余炭　蛇蜕各等分

为末，每服二、三钱，陈酒调下。

通关散

治卒中昏倒，牙关紧急，汤饮难下，用此吹鼻取嚏，即活。

细辛　薄荷　牙皂　明雄各等分

为末，瓷罐收贮。

拔疔毒新亚散

治干疔。

矿灰

用浓盐水泡化，涂疔上，变紫黑色，拔疔根。

八宝消毒散

治痈疽初起，肿痛微红，面赤者用此。

蟾酥八分　蝎尾　雄黄　僵蚕　炙乳没　银朱各四钱　黄连二钱　冰片四分

为末，膏药贴上。

红消散

游风丹毒等症用之。

樟水一两　银朱三钱

研，和匀收贮。以野菊叶捣汁调搽。

青消散

搽牙痛。

洋樟一两　青黛三钱　研末。

雄酥散

消疔毒、痈疽肿毒。

蟾酥五钱　明雄五钱　冰片二钱五分　扫盆一钱五分

为末，和匀，上膏药贴之，立效。

流气散

治气滞胸腹，经络作痛。

广木香

晒干研细。口服，或摊大膏药贴之。

去腐定痛生肌散

生石膏（用甘草水飞七次）三两　辰砂三钱　冰片三分　硼砂五钱

为细末，掺之。

清胃散

治风牙作痛。

僵蚕　白芷　细辛　川芎各等分

为细末，吹之。

羽泽散

治耳中津水不止。

净白枯矾，不拘多少。

为细末。吹之。

鱼枕散

治耳津脓水。

江鱼枕骨（煅）一两　寸香一分

为末吹之。

降痈散（又方）

治痈疽，毒炽而疼痛势凶者，用此消肿止痛，解毒散毒神效。

鲜薄荷叶　野菊花叶各一把　大白茅根（干者研末，鲜者捣烂）等分

捣涂，干末油调。

按：一本有"大贝"。

又方：

治痈疽坚顽深固，及结核痰串。

薄荷　南星　大贝各五钱　扑硝　石灰各一两

共为末，盐卤调敷，或麻油或茅根汁调。欲止痛速效者，加寸香或冰片少许为妙。

按：石灰宜用风化者佳。

立消散

治一切痰毒时毒，不论初起将溃诸疮，用此调敷，立效。

赤小豆不拘多少。

晒磨为末，鸡子白调敷。

神金散

治跌打损伤，肿痛难忍者。

川草乌　白芷　赤芍　芙蓉叶　枇杷叶各等分

为细末，韭菜叶捣汁调敷。

石珍散

治一切疮痍破烂，作痛焮赤者。

熟石膏二两　青黛　黄柏各三钱

为细末，香油调敷。

蛤粉散

治湿热疮痍作痛。

蛤粉一两　轻粉　白及各三钱　冰片二分

为末，麻油调敷。

录元散

治湿热疮痛。

生绿豆晒干，不拘多少。

为细末，香油调搽。

五美散

治一切疮痍、脓疥，作痛痒。

黄丹　枯矾　黄柏各三钱　熟石膏一两

为细末，和匀。

按：石膏尿浸者更妙。

三妙散

治脐中出水，津脓成片。能止痒燥湿，又治湿癣作痒。

茅术　黄柏　槟榔等分

晒干，为细末，用麻油调搽，滋水多，干撒。

麦钱散

治小儿头面风湿，作痒成片，甚则顽麻不知痛者。

小麦一升，炒枯黄色，乘热入钵内，和硫黄四两，白砒末一两，搅匀待冷取起。加烟膏八两，川椒三两，生、枯矾各二两。

为细末，麻油调敷。

金疮琢合散

治金疮出血不止。

五倍子（炒）　降香（炒）各等分

研为细末。

非疳散

治葡萄疫毒上攻，牙龈烂腐。

五倍子（炒黄）　煅中白各一两　冰片四分

研细末，吹之。

血余散

治鼻细吐血，及崩漏下血不止。

妇人头发（洗去油、煅存性）。

为细末，每服一、二钱。

按：今用口服，以治声带炎及失音者甚效。

神效消痞散

专治疟母。

白信块大者多至五分，小者减之。

研末。入大布膏药内，将药位于中心，再将小纸膏剪去边，刺小孔，满贴布膏上，然后贴上患处。不令白信著肉，防皮肤起泡。

铁闩散

专治风寒湿痹，及一切流痰疽毒，皮色不变者。膏药上贴之。

羌独活　木瓜　五加皮　白芷　草乌　明雄　川乌　白附子　官桂　木香　炙乳没　甲片　细辛　血竭　胡椒　荆防风　红花　当归　樟脑各三钱　丁香一钱五分　银硝　硫黄各二钱　全蝎十四个

上为细末，瓶贮听用。

阳铁箍散

遇阳症用之。

降香末(炒)半斤　大黄三斤　炙乳没各四两　赤小豆三升　黄芩八两　方八一斤　生南星四两　山慈菇四两　陈小粉十斤

共为细末，用醋调敷。

阴铁箍散

遇阴症用之。

细辛　川草乌　官桂各八两　白芥子四两　川椒三两　降香末一升　陈小粉(炒黑)　生半夏　生南星各四两

研细末，葱汁调敷。

喉症异功散（《痧痘草方》）

斑蝥(去翘足，糯米炒)四钱　玄参　血竭　全蝎　炙乳没各六分　麝香三分　冰片三分

研细末，和匀，入膏药中，贴喉外痛处，周时泡起，挑破即松。

锡类散（《金匮翼》）

治喉痧，喉蛾，牙疳。

珍珠二分　青黛六分　冰片三厘　象牙屑(焙)二分　泥壁上熺窝三十个　西黄五厘　人指甲(焙)五厘

各研和匀，吹口。

膏　门

万应膏（又方）

治阴症。

制南星四钱　大黄三钱　川乌四钱　桃仁三钱　红花三钱　羌活一钱五分　当归五钱　独活三钱　半夏四钱　草乌三钱　生姜二两　松香末三斤　密陀僧(研末)三两　硫黄(研末)八两　葱白不拘。

麻油一斤，浸上药五天，熬枯去渣，麻布二层沥净，熬至滴水成珠，入松香、陀僧、硫黄，搅匀，换微火，摊膏用。

乌龙膏（又方）

治外症皮白及阴症。

川乌一斤　草乌一斤　天南星八两　白及四两　大黄一斤　牙皂四两　五倍子一斤　陈小粉四斤（加半夏半斤）

研末，醋或姜汁调敷，随症用之。

按：上药取生晒者

又方：

治法用法同上

木鳖肉二两　草乌五钱　小粉四两　半夏二两

研末。

冲和膏（《赤水玄珠》）

行气疏风，定痛散瘀，祛冷软坚。治偏正头痛，疗痈疽流注，经络中阴阳不和，一切外症之凝滞皮肤间者。

紫荆皮（炒）五两　独活（去节、炒）三两　赤芍（炒）二两　白芷（晒干忌炒）一两　石菖蒲（晒干忌炒）一两五钱

研为细末，葱头煎汤，或热酒调涂，不必留头，一日一换，肿消为度。如热势极盛，可倍加紫荆皮、石菖蒲。如疮口有赤肉突出，稍加南星、姜汁、酒敷。如系寒症，则微加赤芍、独活。如疮口晕黑带血褐色者，宜加肉桂、当归。如用此方而痛不止者，以酒化乳、没药调涂。

玉红膏（验方）

生肌长肉收口，治一切痈疽，腐去孔深，洞见膜膈者。

当归五钱　紫草二钱　白芷一钱五分　甘草三钱

上药麻油四两浸五天，煎至药枯，沥去渣，将油熬至滴水成珠，下血竭一钱细末，搅匀，

再下白占五钱，熔化，离火微冷，再下轻粉末一钱，待成膏盖

好，拔去火气，愈陈愈佳，新棉花蘸涂之。

按：血竭后下为妙。

又方
法治同上。

香油（火熬）二十两　下血余五钱（熬渣令尽）　复入鸡蛋十枚（打碎，熬至渣枯，去蛋）入黄腊三两，移下火，再入飞丹五两。收膏。

厉风膏
治风湿。

大枫子肉五钱　木鳖子肉五钱　当归一两　细生地一两　防风五钱　紫草五钱　黄柏五钱　玄参五钱　麻黄五分　黄占二两　麻油八两

麻油入锅，先将生地熬枯，去渣，再将当归、防、柏、紫、麻黄、玄参，熬枯去渣，再入大枫子肉、木鳖子肉，沥渣净，熬至滴水成珠，入占和匀。

紫金膏
治结毒臁疮，日久紫色。

土朱　松香各等分

研末，香油调敷。

夹纸膏
治臁疮等。

麻油四两　水龙骨一两　黄占五钱　白占五钱　铅粉一两　铜青一两

将油熬好，入占化开，再入药末，加铜青打好。

又方

乳香二钱　血竭二钱五分　没药四钱　川郁金五钱　寸香二钱　牡蛎五钱　川连二两　黄柏二两　大黄二两　黄丹一两　轻粉一钱

共末，清油调匀，摊油纸上，先以豆腐泔水洗净，再贴膏药，膏药两层夹纸，以针刺孔，每个贴三天，可翻转贴之。膏药临用时摊之。

又方

治多年、新起臁疮并效。

紫草　归身　细生地　黄柏　白芷　冬青桑（按：此味传抄有误，疑脱"枝"字）　川椒各一两　黄白占　飞东丹　密陀僧　血竭各二两　轻粉三钱　铅粉一两　铜绿五钱　乳、没药各五钱　冰片二钱。

用麻油一斤，入前七味煎枯，去渣，入二占溶化，再将后药研细和匀，摊纸上贴之。如干，加公猪油调亦可。

又方（又方）

治同上。

煅石膏一两　炉甘石（童便浸煅）一两　龙骨（醋煅三次）　轻粉　寒水石（煅）各五钱　嫩松香（放铜杓内，熬至黑色起烟，倒在水内候冷，再用葱白捣液煮滚。候冷为末）五钱。

共研细，以公猪油调匀，作夹膏，每用，先以葱汤洗净疮口后贴之，将白布紧紧缚定，一、二日后开看，见夹膏转黑色，即换去另贴新膏。

按：轻粉另研细，再和入。

又方：

治臁疮。

乳香(炙去油)二钱　没药(炙去油)二钱　制甘石五钱　铅粉四两　轻粉三钱　梅片二分　老白占三两

用猪板油一斤煎去渣，入前药，以白皮纸拖之，阴干待用。

化腐紫霞膏

蚀恶肉。

金顶砒五分　巴豆仁五钱　血竭二钱　轻粉五钱　樟脑一钱　螺蛳肉二两

为末和匀，用时，以麻油调搽腐上。

青膏（即紫霞膏《疡科心得集》）（又方）

治老年结毒，穿溃不敛。

糠青(研)二两　麻油四两　嫩松香一斤

先以油熬至滴水成珠，入松香溶化，候冷入糠青摊贴。加乳香(去油研)，没药(去油研)各五钱尤妙。

按：糠青，纸伞店有售。

又方：

治法同上。

蓖麻子四两　松香八两　蛇衣炭五钱　铜青四两

制法同上。

虾蟆膏（验方）

治一切无名肿毒，大、小疮疖，及腿肿湿气，俱贴患处。并治大人小儿食积、痞块、疳积、身瘦肚大，俱贴肚脐上；痞块贴患处，百发百中。疮毒已成未成均效。

大虾蟆(阴干)一个　铅粉四两　麻油十两　槐枝(阴干)三尺三寸

先将麻油熬滚，下虾蟆熬枯，去渣下槐枝，煎枯去渣，下铅粉搅匀，摊贴。

消痞膏
消痰疬痰块等，总以软坚为治。

香油半斤　密陀僧三两　阿魏二钱五分　水红花子一钱五分　麝香一钱五分　羌活五钱

先将羌活、水红花子，熬枯去渣，熬至滴水成珠，入僧、魏、麝，令匀，或作末药摊膏用。

白膏
治疮疖及久溃不敛者。

松香八两　铅粉二两　麻油二两

将麻油熬好，入松香烊开，熬至滴水成珠，入铅粉和匀。

绿云膏
治痰核、鳝拱头。

蓖麻子(去壳)二两　松香四两　海藻(炙研)五钱　昆布(炙研)　南星(研)　半夏(研)　杏仁各五钱　糠青(研)一两　捣成膏。一方有乳香、没药。

又方（《证治准绳》）
治瘰疬已溃，疮口不干。

大黄一钱　木鳖子(去皮)一钱　黄芩一钱　玄参一钱　黄连一钱　香油一两　猪胆二枚　醋一两　松香五两

上药切片，香油煎至焦色，去渣，入松香，再煎成膏，倾入水中扯拨之，令为金黄色。入锅内再熬数滚，放温，加猪胆汁、铜绿三钱，将醋浸一宿，绢滤去渣，和入膏内，柳枝搅匀，至冷为度。熯烊摊纸膏用。加乳香、没药、轻粉尤佳。

五灯头草膏

瘰疬不收口，肿毒湿疹。

五灯头草三斤（二、三月中采收，阴半干），麻油二斤。

将草入油煎枯，沥渣，熬至滴水成珠，加黄丹收膏，约油一斤，加黄丹七两。临用时再入后合末药：雄黄二钱　血竭二钱　麝香二钱　梅片一钱　白信二分　干姜一钱　川乌一钱　草乌一钱　研末，收贮备用。

观音救苦神膏（验方）

治百病。此方外用三十六味药以攻之，内用菩提水以应之（原注：即甘草汤，每次须用甘草少许煎服）。久病者七日全愈，新病者三日即愈，危急之症，将膏作丸黄豆大，每服七粒，每粒一分，滚水送下立醒。（膏内有甘遂与甘草性反，若以膏作丸，切不可饮甘草汤）。

大黄二两　香附七钱　蓖麻子（研）二两　木鳖子（去壳研）二两　巴豆肉（去油）八钱　肉桂八钱　当归一两五钱　甘遂（研）二两　生地黄一两　荆三棱一两　蓬莪术一两　川乌一两　草乌一两　羌活　黄柏　麻黄　白芷　猪牙　皂角各八钱　枳实八钱　芫花　厚朴　杏仁（研）　山甲各七钱　红芽大戟八钱　防风　天花粉　独活　全蝎　大槟榔　桃仁（研）各七钱　细辛（研）　五倍子　玄参各七钱　蛇蜕　黄连各五钱　蜈蚣十条（一方无肉桂、防风，有蝉蜕、红花）。

先将麻油五、六斤，浸五日，入锅火熬，用柳枝搅匀，熬至滴水成珠，再加黄丹（水飞）二斤四两，密陀僧四两，不老不嫩，收入瓷瓶，放水中拔尽火气，（一方加桂心一两五钱，木香、没药、乳香各五钱、苏合油二两）。

外治用布摊贴，内服蜜炼为丸，绿豆大，开水下，不可用甘草汤。

此方或贴或服，应验如神，内服只可服七丸，切不可多，孕妇忌用。

熊胆膏

治一切目翳老翳。

琥珀五分　玛瑙（水飞净）三分　珊瑚（水飞净）三分　珍珠（煅飞净）三分　朱砂（水飞净）五分　梅片二分　炉甘石（煅过水飞，为丸如弹子大，每净一两，分作为十丸，用川黄连三钱　浓煎去渣，烧淬之，汁尽为度）五分　麝香二分

研极细末，和匀，瓷罐收贮，用荸荠汁或人乳汁调点。每用少许，点大眦上，一日二、三次。

消疬膏

治瘰疬。

黄丹十两　乳香（去油）没药（去油）儿茶　密陀僧　血竭各一两　麝香一钱

以上收膏时下。先将当归五两　甲片五两　陈酒三两　肉桂一两　木鳖子一两　蜈蚣十条　象皮一两　黄连一两　黄柏五两　黄芩五两　艾叶一两　花粉一两　银花四两　香油三斤浸半月，夏五日，秋十日，熬枯去渣，入前药（黄丹、乳没、儿茶、陀僧及麝香等药）和匀成膏。用时摊贴。

千捶膏

治痈疽疔毒，初起即散；治瘰疬连根拔出；小儿鳝拱头，臁疮久不收口。

嫩松香四两　巴豆仁五粒　蓖麻仁(去壳)七钱　杏仁(去皮)一钱　乳香(去油)一钱　没药(去油)一钱　铜绿一钱

先将蓖麻仁打烂，后入各药，打数千下成膏，隔汤燉化摊贴。（一方有土木鳖子肉）

育红膏（《疡医大全》）

治肿毒疮疖。

老松香四钱　潮脑二钱(按：即樟脑，出潮州者)　轻粉八分　银朱七分　铜绿一分五厘　梅片一分五厘　麝香一分　蓖麻子仁二钱(夏日只用一钱六分)

研细，重汤燉化，忌见火，任摊贴。

臁疮夹纸膏

黄占五两　黄丹四两　铅粉四两　乳香(去油)二钱　没药(去油)二钱　冰片三分　麻油(春夏用二两，秋冬用三两)

溶化听用。

臁疮膏

胆矾二钱　轻粉三钱　炉甘石二钱　黄、白占各四两　板猪油一两

以上前三味研细末，先将猪油熬烊，入黄、白占化透，再入末药，然后调摊于油纸上。

竹叶膏（验方）

治牙痛，遇牙痛擦三次神效。

生竹叶（去梗净）一斤　生姜四两　净白盐六两。

先将竹叶熬出浓汁，又将姜捣汁，同熬沥净，将盐同熬干。

玉带膏

去风邪，止火牙痛，固牙齿，治疳气，齿摇动不能食物。

生龙骨二两　宫粉一两五钱　冰片　麝香　硼砂各二钱五分　净黄蜡二两

除黄蜡外，共研细和匀，随将黄蜡溶化，离火入上药末，搅匀。用棉纸将药倾上，竹刀刮匀。如膏凝难刮匀，用热汤熏软，刮匀纸上，剪作一小指宽一寸长，收贮磁瓶，勿泄气。

临卧时，花椒水漱净口齿，每用一片，贴牙根上，次日取出。重者色黑，轻者色黄。

生地膏

生肌长肉。

细生地四两　白蜡一两五钱　麻油八两

将生地入油熬枯，沥净渣，熬至滴水成珠，离火入蜡，溶化和匀。

元珠膏

治痈疽腐肉不脱。

番木鳖肉十四个　驴蹄甲片三钱　草乌一钱　斑蝥（去足翅）八十二个　柳枝四尺九寸

麻油一两，浸七日。文火煎枯，去渣，入巴豆仁三钱，煎黑，倾于钵内，研如泥，入罐内听用。

百部膏（《疡医大全》）

治风湿有虫及牛皮癣疥等。

百部　白鲜皮　鹤虱　蓖麻仁　生地黄　黄柏　当归各一两

麻油八两，入上药煎枯，去渣，熬至滴水成珠，再入黄蜡二两，试水不散为度，拿起锅，入雄黄五钱，研末，和匀，稍冷，倾入钵内收贮，退火气听用。

五汁膏

治一切风寒湿痛。

韭菜　生姜　胡葱　白萝卜各五斤　鲜芥菜籽一斤

上味共捣汁，熬膏，滴水成珠为度，再入麻油四斤，再熬至滴水成珠不散，加桃丹十二两，石灰四两或五两，收膏，炼去烟为度。

应用膏

日常应用，摊小膏药用之。亦可贴烂脚疮。

桐油一斤　菜油一斤　铅粉十两　头发四两

先以头发熬枯去渣，至滴水成珠，入铅粉收膏。

按：此方即《外科传薪集》清凉膏。

咳嗽劳症膏

独角老鼠叶

煎汁，加冰糖收膏，每服一匙，开水冲下，百日乃痊。

按：方中药量是鲜老鼠叶五份，冰糖一份。

膏药

软坚止痛发散，治痰毒肿块。

嫩松香二斤　姜汁葱汁各一碗　醋一碗

先将姜、葱渣再煮一大碗，将松香入内浸透，煮后再入前汁，等煮至白泡沫不起，则水气尽矣。再入阿魏二两，标朱三两，乳香（去油）一两，没药（去油）一两，麝香二钱，和透再炼。麻油夏用四两，冬用八两。熬好，摊大膏药用。

瘰疬痰核膏

生甲片二两　海藻四两　当归二两　白芷二两　黄连二两　黄柏二两　黄芩二两　番木鳖一两　全蝎二两　生地一两　赤芍一两　官桂四两　麻油二斤半

熬枯去渣，熬至滴水成珠，加黄丹十两　黄蜡七两　白蜡三钱　粉锡二两

收成膏，再加后药：乳香（炙）　没药（炙）　阿魏各六钱　轻粉六钱　麝香二钱　血竭四两　燕窝泥一两　雄黄二钱　朱砂二钱　雄鼠粪一两。均研末和匀。

发背膏（《串雅内编》）

此方甚奇，以千金得之，用无不效。

滴乳香（箬包烧红，砖压去油）　净没药（制法同上）各四两　铜绿三钱　鲜油血竭　白毛儿茶　好银朱各四两　杭州定粉　上黄丹各四两

上药各研细末，和匀，临时用香油调和，照患处大小，夹纸摊贴。

熬膏药法

用麻油煎一滚，入血余，熬至枯，结成一块方可，沥尽渣，再熬至滴水成珠，然后可以用太乙丹收膏，以柳枝搅之，不可住手。春夏宜老，秋冬宜嫩，老者每麻油一斤，用太乙丹六两，不可再多，嫩者每斤加太乙丹四两，不可再嫩，用者慎之。

瘰疬膏

没药（炙末）二钱　乳香（炙末）二钱　血余炭（研末）二钱　川山甲（炙末）三片　番木鳖（去皮，切片）八个　东丹二两　麻油三两　麝香（俟膏冷调入）一分

先将木鳖肉入麻油熬枯取出，并各药研细。俟油熬至滴水成珠，入各药末，令和匀。后起锅放地下，入东丹将柳枝不住手搅。膏老嫩得中，如老、丹少入，嫩、丹多入，候冷，入麝香末和匀，起锅入冷水三日，退火气方可摊贴。

暖脐膏

治寒邪入里，太阴受病，脘腹胀痛，大便泄泻。

母丁香　白胡椒各二钱　倭硫黄　绿豆粉各三钱　吴茱萸一钱

研末，用太乙膏四两，隔水燉化，将药末和入令匀。贴于脐上，即寒化气和，痛愈泻止。

二百味草花膏（《本草纲目》）

李时珍曰：肝开窍于目，胆汁减则目暗，目者，肝之外候，胆之精华也，故诸胆皆治目病。《夷坚志》载，二百味草花膏，治烂弦风，赤目流泪，不可近光，及一切暴赤目疾。

用羯羊胆一枚，入蜂蜜于内，蒸之候干，研为膏。每含少许，

并点之，一日泪止，二日肿消，三日痛定矣。盖羊食百草，蜂采百花，故有二百味花草之名。

按："胆"以膏羯羊者良。去势曰羯羊。

碧云膏

此张三丰真人方也。治同二百味草花膏。

腊月取羯羊胆十余枚以蜜装满，纸套笼住，悬檐下，待霜出扫下，点之神效也。

家传秘搥红膏药

阳症痈疽，用之发散。

千金子肉一两　蓖麻子肉四两　桃仁一两　杏仁一两　老木鳖子肉一两

共捣烂透，入藤黄一钱，蟾酥一钱，乳香末三钱，没药三钱，研，再搥入松香，看老嫩得宜，再入樟冰一两，血竭、银朱为颜色。

隔水炖烊、摊贴。

红膏药

治汗毛疽及一切疖肿。

蓖麻子仁二斤　老松香一斤　绛丹（按：即广丹、桃丹，一方用银朱更佳）五钱

制法：先将蓖麻仁研烂，加松香末，打和。再加麝香（研细）二钱，和入绛丹，再打，看老嫩，老者加蓖麻仁；嫩者加松香。置磁器中。

用法：隔滚水炖烊，摊小膏药贴之。

黄连膏

治多年臁疮湿毒、鼻疮结毒等症，神效。

黄连五钱　黄柏五钱　姜黄三钱　归尾三钱　白芷三钱　丹皮三钱　赤芍三钱　生地一两　合欢皮一两　大黄一钱　黄芩三钱　秦艽三钱　紫草一两　白鲜皮五钱

上药用麻油二十两，熬枯，捞去渣，下黄、白蜡各二两，溶化收膏，入磁瓶内，以油纸摊贴患处。

乌金膏

治足三阴湿热，腿脚红肿，皮破脂脓，类乎血风疮，浸淫不止，痛痒非常者。

桐油一斤（入锅熬，起白星为度）　加黄蜡一两五钱，熔化。入研细大黄末一斤，搅匀，再入冰片二分。

摊贴。

又方

治发背肉死，涂之即腐。用效。

巴豆（去壳炒黑研如膏）　乳香　没药少许

香油调敷患处。

清凉膏

专治一切热毒疮疖。

长头发一斤　菜油四斤　煎枯去渣。再以活牛蒡　甘菊　金银藤　马鞭草　苍耳草　仙人对坐草各一斤　入菜油十斤　煎枯沥出，再加白芷　甘草　五灵脂　当归各八两，煎枯去渣，再以煎熬发油并入。共见斤两，每一斤油，入桃丹七两，熬膏摊贴，熬嫩膏只添丹四两,煮和。

贴散膏方

升麻　甘遂　白芷　贯众　苦参　昆布　羌活　全蝎　蜂房　商陆　海藻　白及　赤芍　瞿麦　竹箬　白薇　大蓟　蛇蜕　花粉　苍术　防风　荆芥　姜黄　细辛　泽兰　香附　远志　官桂　延胡　河车　角针　防己　川椒　归尾　紫草　僵蚕各三钱　斑蝥二十只　川、草乌各三钱　三棱、莪术各三钱　蓖麻子　金星草　蒲公英　地丁草　牛蒡　夏枯草　巴豆肉　野菊花　苍耳子　血见愁　桑寄生　草大戟　白鲜皮　威灵仙　五灵脂　王不留行各三钱　水仙根七钱　生首乌五钱　野蔷薇根七钱　皂荚二块（按：前人以皂荚捣生,作小饼成块,备洗澡用,今无）　忍冬藤七钱　芙蓉花二十朵　木鳖子一两　童子发三钱　透骨草三钱　生姜三钱

用大麻油十五斤,浸七日,下锅内,熬至药渣枯,滤去渣,再熬至滴水成珠,然后投下炒黄丹六斤收膏。

狼毒膏

狼毒　川椒　硫黄　槟榔　文蛤（五倍子）　蛇床子　大枫子　枯、白矾各三钱

共研细末,用茶钟取香油一盏,煎滚,下公猪胆汁一枚和匀,调前药,搽患处。

红玉膏（即千槌膏）

治一切无名肿毒,贴之即散。用效。

蓖麻子（去壳）　松香（葱汁煮）四两　南星（研）五钱　半夏（研）五钱　乳香（去油）五钱　银朱七、八钱　没药（去油）五钱

捣成膏，看老嫩，以蓖麻肉增添，临用隔汤燉摊贴。

黑子膏

生肌长肉。用效。

麻油五斤　方八（即木鳖子）八两　黄丹（炒，再研）五包（按：每包六两，约三斤）

将方八入油，熬煎至方八枯，沥去，再煎至滴水成珠，入丹再煎，看老嫩，倾入瓦缸盆内，水浸去火气，摊贴。

黄蜡膏

治臁疮。

龙骨（煅）　赤石脂　血竭各三钱

研末，用香油一斤　入血余一小团，熬枯去渣，再入黄蜡一两　白胶香三钱　熔化离火，再入前药末搅匀，候冷收贮。

用时，捏作薄片贴疮上，隔三日反转再贴。

五毒膏

治一切无名肿毒。

赤炼蛇盘癞蟾一条　穿山甲三两　壁虎（须用全者）二、三十条　蜈蚣二十条　用麻油三斤　黄丹三包　如前黑子膏煎法。

象皮膏

治远年湿毒臁疮。用效。

象皮（研）三钱　铅粉三钱　铜绿一钱　明矾一钱　黄占三两　白占五钱

用香油一斤，熬至滴水成珠，将两占先熬烊，再将诸药研细倾入，即用油纸摊贴。

代针膏
用以咬头出脓。
乳香二分　白丁香　巴豆(炒)　石碱各五分
共研细末，以水调，点疮头上，即溃。

冯氏秘传膏药
能除一切无名肿毒。
青槐嫩枝二百寸　香麻油一斤　鸡蛋四枚
先将麻油煎滚，入青槐枝熬至黄色，捞去，再入鸡蛋熬至枯，再捞去，再熬至滴水成珠。入铅粉一斤，收膏。

神功一圣膏
治诸毒。发散用。
硇砂　蓖麻子(去壳)等分
水调敷之。

拔疔膏
银朱　荔枝肉　蜗牛　鲜虾肉
同捣，贴之拔出。

太乙膏
治痈疽。
香油一斤　当归二两　生地二两　生甘草一两
三味入油熬，去渣，至滴水成珠，入飞丹八两，再文火煎，入白、黄占各一两，微火煎，入乳香、没药各五钱。和匀摊贴。

《证治准绳》方药味较多。

白玉膏药

疗毒疮久不收口。

白及　白蔹　白芷三味加鲫鱼一条，麻油一斤先熬去渣，轻粉、白占各一两后入，铅粉十两，收膏。

又方

收湿长肉。治湿毒白泡、臁疮、烫伤。

鲫鱼大者两条　铅粉一斤　轻粉五钱　象皮（烘研）一钱　珍珠（研）三钱

用麻油一斤，入鲫鱼煎至枯，沥去渣骨，再煎，离火下诸药末，搅和成膏。

按：此方与《外科症治全生集》方略异。

白玉夹纸膏（《外科证治全生集》）

治疮疖杖伤。

麻油四两　松香五钱　黄、白占各二钱二分

熬制如法。

透骨膏

治一切疔疮毒症。

蜗牛五条　蟾酥五分　大茴香五个　巴豆五分　硼砂五分　轻粉五分　寸香三分

将巴豆打为泥，入药，共研为膏，作十丸。遇疔针破，入一丸，膏药贴之。

接骨膏

葱白四两　桃仁二两　申姜四两　归尾二两　五加皮二两　赤芍一两　白芥子　樟冰各五钱

共八味，锅内煎熟，和麦粉调成膏，包伤处，半月痊愈。

大红膏

治瘰疬痰核结块，不分新久，但未穿破者。

南星二两　银朱　硝石　血竭　潮脑各三两　轻粉　乳香各二钱　猫头骨（煅）一具　石灰一两（用大黄三钱，切片，同炒至石灰红色，去大黄）

共为末，陈米醋熬稠，调药敷核上，三日一换。敷后皮嫩微损者，另换紫霞膏贴之，其核自消。

按：《疡医大全》方少猫头骨

痞块膏

消痞块。

大黄　朴硝各一两

为末，以大蒜同打膏，贴之。

坎离膏

大风乖疬久烂。如治鹤膝风，加闹羊花根一两。

穿山甲末六钱　血竭三钱　冰片三钱　扫盆　水银各二钱　大枫子肉一两　白占五钱

研不见星，熟香油调。

皮金膏（验方）

治跌仆擦伤，钉靴打伤，痢久后阴部擦痛，冻伤足跟肿烂，刀伤破烂红肿溃孔及皮肤湿烂。

广东羊皮金纸

将金面贴伤处，过宿即愈。

铁桶膏（《外科正宗》）

拔毒消肿。治发背将溃已溃。用此膏箍住根脚，渐收渐紧。

铜绿五钱　明矾四钱　胆矾三钱　五倍子(炒)一两　白及五钱　轻粉　郁金各二钱　麝香三分

研细，陈醋一碗，慢火煎至一小杯，候起金黄色黄泡为度，待温，入药末一钱，搅和。用时燉温，新笔蘸涂疮根。

釜墨膏

药见前神效消疔散。

伤膏

治一切骱骨疼痛，损伤腰脊，及远年内伤，寒热痹阻。

野三七　细生地各一两　钻地风五钱　肉桂一钱　独活五钱　郁金五钱　千年健五钱　牛膝五钱　木香三钱　秦艽三钱　虎骨五钱　姜黄二钱　金毛脊三钱　透骨草一两　红花四钱　丁香二钱　地骨皮一两　自然铜五钱　刘寄奴五钱　延胡五钱　当归一两　川乌五钱　桃仁三钱　桑白皮一两　五加皮一两　寻骨风五钱　松节五钱　草乌五钱　桔梗三钱　乳香二钱　没药二钱　砂仁三钱

用麻油五斤，净丹二斤，诸药末浸至半月而煎，去渣。如法成膏。摊大膏药用。

万应灵膏

治筋骨疼痛，跌打损伤，及风寒所侵，骨节疼痛，一切泻痢，及妇人赤白带下，肚痛等症。

当归　赤芍　川军　白及　白蔹　羌活　乌药　木鳖子　苦参　连翘　皂角　生地　防风　甘草　山柰　五灵脂　半夏各一两　槐　柳　桃　枣　桑枝各一两

麻油五斤，入药煎枯去渣，下净血余二两，烊化。再入炒过广丹二斤，熬成膏，入后细料药：

细辛　附子　良姜　官桂　乳香　没药　丁香　甲片　洋樟　川草乌　阿魏各一两　麝香一钱。研末，调入膏内，红布摊贴。

布膏药

专治男子艰嗣，梦遗精滑，妇人半产漏下，白带及跌打损伤，遍身筋骨疼痛，腰脚酸疼，足膝无力，左瘫右痪，水泻痢疾，手足麻痹，腰胁气痛，哮喘咳嗽，症瘕痞癖，心腹肚痛，呕吐，木肾疝气，偏正头风，漏肩鹤膝等症，按穴贴之，无不神效。

生地　当归　首乌　川芎　川断　红花　加皮　川草乌　茅术　良姜　官桂　香附　乌药　枳壳　陈皮　柴胡　白芷　羌独活　灵仙　麻黄　莪术　三棱　寄奴　荆芥　防风　赤芍　青皮　桃红　川军　牙皂　藁本　连翘　南星　山柰　姜半夏　海风藤　甘松各三钱

麻油四斤，入药煎枯，下净血余三两，熔化，再下飞广丹三十两，熬膏。再下后细料药，搅匀用之。

细料方：麝香一钱　附子二钱　冰片五分　洋樟三钱　木香三钱　肉桂一钱　乳没药　细辛　阿魏　八角茴香各三钱　研末

一、筋骨疼痛，腰脚痠软，四肢无力。贴两膏肓及肾俞。

二、男子艰嗣，梦遗精滑，贴命门。

三、妇人漏下半产，白带，贴子宫穴。

四、左瘫右痪，手足麻木，贴肩井、曲池、环跳。

五、跌打损伤，贴痛处。

六、鹤膝风，贴膝眼。

七、赤白痢疾，贴丹田。

八、漏肩风，贴肩井。

九、胁肋气痛，贴期门、章门。

十、大、小疟疾，贴肺俞。

十一、心腹痛、呕吐，贴中脘。

十二、症瘕痞癖，贴痛处、气海。

十三、哮喘咳嗽，贴肺俞、中脘。

十四、木肾疝气，贴丹田、肾俞。

十五、瘀血作痛，贴丹田、气海。

十六、腰背疼痛、偏正头风，贴太阳、风门。

百应神膏

治一切阴毒未溃、色白者，随贴随愈。并治风瘫、腰脚酸软，寒湿流经，筋骨疼痛，鹤膝风等症，诚至效之方也。

南星　大黄　桃红　半夏　草乌　红花　当归　羌独活各四钱

用麻油一斤，生姜四两，葱白不拘多少，乱发一团，入药内煎枯去渣。用上好片松香一斤，入油内，煎至油滚起如核桃花样，先加金陀僧（研细）四两。再徐徐加入硫黄八两。投此二味时，务须慢慢洒入，不可太过太骤，以滴水成珠为度。将熬膏药倾入水中，以出火毒。

神效伤膏

专治跌打损伤，瘀血停滞，作痛难忍者，无不神效。

片松香（葱叶汁煮）二两　乳香　没药　儿茶　血竭　阿魏　洋樟（冲入）　龙骨　轻粉（次入）各一两五钱　黄、白占各一两五钱　降香三两

共研末。将猪板油一斤，熬去渣，入黄、白占烊化，再入余药，搅匀候凝，摊贴。

日用丹油膏

用麻油一斤，入锅内煎数滚，再入桐油一斤，血余一两，熬至血余烊化，下飞过黄丹十二两，收成膏，须老嫩得中为度。

十陈夹纸膏

治一切腿脚臁疮腐烂，或痒或痛，久不收口者。

豆油八两，煎至滴水成珠，下黄占五两，烊化，下水龙骨、铜青（研末）各二两五钱搅匀，摊油纸，用针刺孔，扎之。

鲫鱼膏

专治诸疮肿毒，溃破流脓，甚效。

净巴豆肉　蓖麻子肉各十二两　虾蟆（口中各衔发团）五个　活鲫鱼十尾

用香油三斤，先将巴豆肉、蓖麻子肉浸三日，再入虾蟆浸一宿，临熬时入锅内，次加宫粉二斤半，乳香末五钱，搅之，冷定为度。用时重汤炖化，摊贴。

红阳膏

此膏呼脓去腐，润肌生肌之用。

麻油四两　入黄占二两　烊化，候冷，加银朱三钱搅匀。摊贴。

莹珠膏

此膏治溃疡，去腐定痛生肌，并治杨梅疮、杖疮、下疳等。

猪板油十两　白占三两　二味熔化，离火候温，入扫盆末、洋樟各一两五钱，搅匀，候稍冷，再入冰片末一钱，搅匀成膏，贮罐听用。

痘毒膏

治痘毒烂腐破溃者。

红花四两　紫草一两　猪板油一斤

烊化，入药煎枯去渣，下净黄占一两，白占一两烊化，候冷摊贴。

摩风膏

治一切肌肤燥裂，游风白屑诸症，以此搽之，祛风润肌。

麻黄四钱　羌活一钱　防风　升麻　白及各二钱　当归三钱

将香油十两，入药煎枯去渣，下净黄占一两，烊化，倾入钵内，候冷搽之。

杉木乌金膏

治脱壳囊痈，烂肉已脱，新肉将生。

杉木炭不拘多少

研细末，用香油调摊纸上，贴之。

止泻暖脐膏

治湿邪入股、股痛泄泻。

丁香一钱　胡椒三钱　硫黄二钱　绿豆粉五钱

为细末，撒膏药上，对脐贴之。

乌云膏

治一切疮痍破津脂水作痒。

松香四两　硫黄二两

为细末，用膏布一方，将药铺上，卷紧扎好，香油内浸一宿取出，燃着，用杯盛滴下油，搽之。

泥金膏

治大人小儿无名肿毒，坚硬赤肿，诸般火丹，湿烂臭秽之症

蚯蚓泥三钱　熟皮硝一钱五分

为细末，用新汲水调敷，干则易之

十层膏

治年久新起臁疮，去腐生肌收口。

黄芩　黄柏　炙乳没　白芷各三钱　血竭末三钱　黄占二两　白占五钱　扫盆（研）一钱　血余二钱　炙象皮（研）一钱　密陀僧（研）一两　朱砂五钱　麻油十两

把芩、柏、芷三味先入油煎，至枯去渣，下血余煎枯，去血余。再下二占，然后入各研细末，搅匀，将皮纸一张，夹纸贴之。

丹 门

人参胎产金丹

人参一两 全当归一两 丹皮一两 川芎一两 延胡索一两 白芷一两 白术一两 生甘草一两 藁本一两 桂心一两 赤石脂(煅)一两 白薇一两 淮山药一两 没药(去油)一两 女贞子(蒸)二两 白蒺藜(去刺)三两 春砂仁二钱 白茯苓一两 白芍一两 杜仲(盐水炒)二两 原注：一方多熟地、香附、血珀

上药共为细末，炼蜜为丸，如龙眼大，朱砂为衣，阴干，以蜡壳固封。

服法：

一、临产，米汤化服（一本作参汤）。

二、产后，童便、陈酒化服。

三、行经后，以当归煎汤化服。

四、怀孕后，每月白术、条芩煎汤化服三、五丸。

五、胎动不安，白莲花煎汤化服。

六、屡经小产不受孕，当归、熟地煎汤化服，永不坠胎矣。

七、劳役虚损，炒黄米煎汤化服。

八、胎漏下血，藕炭、棕炭煎汤化服。

九、妊孕脾胃虚弱，中气不足，人参煎汤化服。

十、妊孕腹痛胀满，木香磨水化服。

十一、妊孕赤带，红鸡冠花煎汤化服；白带，白鸡冠花煎汤化服。

十二、妊孕腰腿酸痛，桑寄生汤化服。

十三、产后儿枕痛，山楂、陈酒煎、黑糖化服。

十四、横生逆产并子死腹中，当归、川芎汤化服。

十五、胞衣不下，红花、益母草汤化服。

十六、头胎交骨不开，龟版汤化服。

十七、产后乳汁不行，好酒、当归、山甲煎汤化服。

十八、妊妇转胞小便不通，琥珀磨水化服。

十九、妊孕四肢浮肿，桑皮汤化服。

二十、妊孕子胀、香附、腹皮汤化服。

二十一、妊孕子痫抽搐，钩钩汤化服。

二十二、经脉不调，月事参差，有余不足，诸虚百损，症瘕积聚，干血劳伤，子宫虚冷，血海枯涸，一切妇人母子百病，俱用煮陈酒化服。

黄灵丹

治下部湿热黄水，手抓诸疮。

密陀僧三两　麝香三分　冰片三分　轻粉一钱

共研细末。

接骨定痛丹

商陆　乌药　川芎　大腹皮各三钱　炒细辛一钱

共研细末，酒冲服六、七厘。

棉花止血丹

棉花二钱　黄连二钱　牛黄三分　犀角一钱

墨汁为丸，每服五分。

紫灵丹

风湿疮，慎用之。

水银一两　硫黄三钱　雄黄三钱　朱砂三钱

研细外搽。

八宝丹（拔毒生肌散）

甘石六钱　石膏八钱　东丹二钱　龙骨三钱　轻粉一钱　铅粉二钱　白蜡六钱（以刀刮极细）　寒水石六钱

先轻粉，次各药，研极细，后入白蜡令匀。

按：本方加冰片一分，红升二分，亦名桃花散。《外科传薪集》有槟榔，无轻粉。

又方（《外科传薪集》名五宝丹）

收口用。

熟石膏一两　川白蜡（刀刮细）二钱　赤石脂二钱　黄丹二钱　冰片二分

先研石脂、石膏，次入黄丹、冰片，后入白蜡，令匀即可。

又方

一切不收口可掺。

大濂珠（同豆腐煮过）三钱　真青龙骨一两　上血竭　嫩儿茶各一两　煅石膏（童便浸百漂净）二两　西血珀五钱　上浮甘石（煅）二两　鸡内金（炙）一两（一方只有石膏一两，冰片一分　西黄七分　血竭三钱）。

共为细末如霜，瓷瓶收贮。

又方

收口生肌长肉,用效。

珍珠五分　血珀一钱(灯心同研)　象皮(烘研)一钱　龙骨(煅)一钱　辰砂(水飞)一钱　乳香(去油)五分　没药(去油)五分　白及一钱

共为末,磁瓶密贮。

又方

煅龙骨六钱　轻粉二钱

研细用。

大疟丹

塞鼻或膏药贴大椎穴。

胡椒　荜拨　生半夏　丁香　细辛各等分

研末。

消痞丹

阿魏　水红花子　三棱　莪术　肉桂各等分

上药为末,掺膏药内贴之。

白灵丹

外用收口。

熟石膏一两　白蜡二钱　梅片三分

研掺。

消毒丹

外用膏药贴之。

雄黄一两　血竭二钱　麝香三分

研细。

又方

外用。提脓收口。

轻粉一钱　熟石膏四钱

研细。

止血丹

生蒲黄炒黑

研末。口服。

消瘤丹

消痰块。治热疖。

生南星

研末。醋磨搽之。

红灵丹

治一切痧气吐泻。

犀牛黄一钱　当门子二钱　梅片二钱　朱砂一两　雄黄六钱　硼砂八钱　马牙硝一两　礞石四钱　真金箔五张

共为细末。

透骨丹

发背溃脓者。

胡椒（炒黄）

研末，小膏药贴之。一方加胆矾（煅红），分量为胡椒的二分之一。研贴中脘，并治胃寒腹痛。

截疟丹
威灵仙

研末贴脐。或鲜者捣烂塞耳，男左女右。

青宝丹
治一切热毒红肿者，随症加用。

大黄一斤　姜黄八两　黄柏八两　白芷六两　青黛四两　白及四两　花粉二两　陈皮四两　甘草二两

上药研细末，如毒红肿者，野菊叶捣汁，或淡茶叶泡汤候冷，或加蜜水或甜菜汁，或丝瓜叶汁，或甘露根汁，皆可调敷，随症选用。或用鲜芙蓉叶捣汁，或夏枯草泡汤调敷。此方箍毒托脓，日用之灵丹也。

解毒丹（一名遇仙丹）
治丹毒或湿疹。日用方。

熟石膏一两　青黛二钱

研极细末，和入凉血散内，或菜油调搽。

加味解毒丹
下疳可用。

解毒丹一两　儿茶四钱（灸）　人中白五钱

和研，小膏药内贴之。

九转丹

凡多骨、少皮肉之处，升药宜惧用，否则反致好肉痛烂不愈。

熟石膏四钱　红升丹一两

研极细末（按：升药均须先研）

用法：和水研于药条上，拔管用。

去腐丹

蚀发背等腐肉。

熟石膏一两　黄升一两

研细，掺上。

去解丹（《外科传薪集》作生解丹）

呼脓去腐。

熟石膏一两　黄升二钱五分　青黛二钱

研掺，小膏药贴之，日一次。

珠宝丹（即九一丹）

呼脓。

熟石膏九钱　黄升一钱

研细，宜少用。（石膏尿浸佳）

燥湿丹

治浸淫疮湿烂诸症。

蛇床子

研末。干掺。

塞鼻丹

治乳症。

麝香二分五厘　辛夷三分　巴豆（即净江子，去油）四分　西牛黄二分　细辛四分　牙皂角四分　蟾酥七分　冰片二分五厘　朱砂三分　生半夏三分　雄黄四分

研细，每用二厘，红枣包塞鼻孔，左乳塞左，右乳塞后，一周时得涕即愈。

救生丹

治中恶发痧。

麝香五分　犀黄四厘　冰片六分　月石二钱　珍珠三厘　金箔二张　雄黄三钱　朱砂三钱　水安息香四分

上药共研细末，遇中秽恶，发痧厥不醒，将此丹少许，浮于冷茶，温水徐徐灌之，提痰外出即醒。

胃灵丹（又名延香散）

温通气血。

广木香　延胡各等分

研。可内服，或外入大膏药内贴之。

按：《纪恩录》中马氏曾自用之，以治跌伤。

湿毒丹

治湿毒。

蚯蚓粪一两　铜绿三分　麝香五分　冰片五分　血竭五钱　扫盆二钱　乳香（去油）三钱　没药（去油）三钱　松香三钱　洋冰三钱　儿茶（煅）三钱　白蜡二两　黄丹二两　铅粉一两

研末。干掺或麻油调搽。

万灵丹（《张氏医通》）

治外症初起，左瘫右痪，口眼歪斜，疠风麻木不仁。

茅术八两　川乌一两　草乌一两　生何首乌一两　石斛　天麻（煨）　防风　荆芥　当归　炙甘草　川芎　羌活　麻黄　细辛各一两　雄黄六钱

研末，炼蜜为丸，每一两大者分作四丸，中者六丸，小者八丸，朱砂为衣，瓷罐收贮，酌用。

金水济生丹（张景岳方）

治肺肾虚寒，水泛为痰，或年迈阴虚，多痰喘息。

北沙参六两　大生地八两　当归四两　白芍二两　云茯苓二两　杏仁四两　半夏二两　新会陈皮二两

蜜丸。每服三钱。

遇仙丹（《串雅内编·牛郎串》）

即走方医窜药第一方也。专治邪热上攻，痰涎壅盛，反胃吐食，十膈五噎，齁喘、酒积、虫积、血积、气积诸般痞积鬼胎；疮热痛肿；或大、小便不利；或女子面色萎黄，小儿腹内症瘕；误食吞铜铁金银等物之类，悉皆治之。

如遇此等病症，五更时用冷茶送下三钱，小儿减半，孕妇忌服。如服后即泻，大便行过之后，以温粥啖之。

白丑(炒令半生半熟)一两　白槟榔(炒)五钱　铃儿茵陈(炒)五钱　蓬莪术(醋炙)五钱　京三棱(醋炙)五钱　猪牙皂角(去皮、弦、炒)五钱共研细末，醋和为丸，如绿豆大，晒干，瓷瓶收贮待用。

九龙丹（《外科正宗》）

治悬痈、鱼口、便毒。

炙甲片一钱　乳香（炙）　没药（炙）血竭　青木香　儿茶（炙）各一钱　当归尾三两　红花二两

研末酒丸，丸如绿豆大，每服九丸，约二钱，故名。

鼻痔丹

治鼻痔。

瓜蒂四钱　甘遂一钱　螺壳炭　草乌炭各五分（一方有枯矾五分）

共为细末，麻油调作丸，如鼻孔大，每日以药塞鼻，痔化为水。

二仙丹（即《串雅内编》鹤顶丹）

外用吹耳，内服治痰气结胸。

明矾银朱各等分（瓦罐中熔化）

共研细末，搓丸。每服一钱，细茶入姜汁少许服之。

按：银朱含汞，一次量1.5克，不可妄服。

痘后吹耳丹

黄丹　扫盆各等分

研末。

救苦灵丹

治臁疮血风湿毒诸疮，不拘远近，贴之灵效。

三黄汤煅石膏(研末)四两　黄蜡十两　白蜡十两　密陀僧(研末)一两　花椒(去茎)一两五钱

麻油三斤，煎滚入花椒，煎黑去渣，煎至滴水成珠，将白蜡溶化，次下甘石、陀僧，调匀成膏，将皮纸裁成八寸长，三寸阔，油面拖之，凉干收用，愈陈愈妙。

塞耳丹

专治耳聋，塞之便通。

巴豆一粒　麝香半字　石菖蒲一寸　全蝎一个

为末，葱涎为丸，如枣核大，绵裹塞之。

逼瘟丹

治时邪。

生苍术六两　大黄四两　白芷四两　青蒿四两　红枣(焙干)六两

研末。

眉毛脱落丹

毛发脱落皆效。

大皂角　鹿角　松毛各等分

上药各等分，烧炭存性为末，姜汁调搽，立出。

离骨丹(《串雅内编》)

取齿。点牙自落，骨自出。

紫玉簪根一钱　白砒三分　白硇砂七分　月石二分　威灵仙三分　草乌一分五厘

为末。

龙虎如意丹

治痈疽发背如神,并对口脑疽,无名肿毒,湿痰流注,附骨疽等症,此丹拔毒除腐。

硇砂三钱　朱砂四钱　麝香一钱　雄精一钱　冰片二钱　蟾酥四钱　白降丹二钱　五倍子四钱　玄参三钱　乳香(去油)　没药(去油)　雌黄各四钱　前胡三钱　胆矾三钱　轻粉五钱　寒水石三钱　明矾三钱　紫草五钱

研末。外用。

黑龙丹(验方)

治胬肉突出,三里穴血奔,尾闾疽血奔,及血出不止者神效。总以酸涩为功,而视病势为药之增减。

炙枯熟地一两　乌梅肉三钱

用法:研末。治胬肉突出,经年累月不愈者;或脱肛诸药不效者,以防风,升麻各一钱,煎汤调搽即止。或以熟地七两,乌梅二十一钱去核,加藕节散五钱,共捣烂如泥,贴于患处,干则换,即愈,此为三里穴血奔,尾闾疽血奔,及一切血管破损血出不止等之效方也。

按:此方即乌龙平胬丹

卧龙丹(又方)

治一切山岚、瘴气、中暑、霍乱、脘闷、绞肠痧症。用效。

灯心炭二钱五分　闹羊花五分　牙皂五分　大泥一钱　荆芥穗五分

研细末,吹鼻中。

又方

嗅鼻回醒。

鹅儿不食草六分　麝香五分　冰片八分　朱砂四分　牙皂六分　真金箔十五张　月石一钱　火硝一钱　蟾酥一钱　细辛五分　牛黄五分　灯草炭（塞竹筒中，煅透存性，或以月石水浸，晒干烧之亦可）四分

以上各取细净头末，瓶盛贮。

飞龙夺命丹

犀黄二钱　辰砂（飞）二两　麻黄（去节）四钱　人中黄八钱　麝香三钱　腰黄一两　月石三钱　青黛（飞）五钱　珍珠三钱　蟾酥一钱五分　明矾五分　银硝一钱五分　冰片四钱　牙皂三钱　灯草炭一两　真金箔三百张

上药十六味，共研极细末。和匀，装入磁瓶中，固封无令泄气，每瓶一分。

此治痧胀腹痛，霍乱转筋，厥冷脉伏，神昏危急之症，及受温暑瘴疫，秽恶阴晦诸邪，而头晕痞胀，瞀乱昏狂，或卒倒舌强，遗溺不语，身热瘛疭，宛如中风。或时症逆传，神迷狂谵，小儿惊痫，角弓反张，牙关紧闭等症。取少许吹鼻取嚏，重者可再用凉开水调服一分，小儿减半，孕妇忌服。

绿枣丹

下疳，龟头烂去一半者。

大红枣去核，将整块铜绿包在枣内煅红，研细，加冰片少许，研细掺之。

黄鹤丹（《韩氏医通》）

治百病。

香附一斤　黄连半斤

洗晒为末，水糊丸，梧子大。

外感、葱、姜汤下；内伤，米饮下；气病，木香汤下；血病，酒下；痰病，姜汤下；火病，白汤下，余可类推。

紫阳真君塞鼻丹

沉、木、乳、没四味香，牙皂、荜拨、大良姜；官桂、细辛各等分，巴豆、川乌、好麝香。又加雄黄、朱砂等，血竭、硇砂共裹勒；丸作一粒指头大，呼吸鼻气病离床。心疼肚痛塞鼻孔，膨胀疝气不须忙；水泄痢疾服即住，牙痛见了笑一场。赤白痢下俱痊可，浑身疼痛即安康；紫阳真君无虚语，妙药传世普八方。若将一粒随身带，途中百病均无妨。

安寐丹（《串雅内编》）

治怔忡不寐等症。

人参三钱　丹参二钱　麦冬三钱　甘草一钱　茯神三钱　当归三钱　五味子一钱　生、熟枣仁各五钱　菖蒲一钱

水煎服。

补漏丹

旧硫璃（朱砂拌研）三钱　象牙屑一钱　乳香（炙）八分　没药（炙）八分　朱砂一钱　枯矾一钱　黄蜡三钱　黄蜜三钱　蝉衣一钱五分　指甲（朱砂拌炙）一钱　血珀一钱

上药为末，将蜜煎至金黄色，入黄蜡和透，再入各药，为

丸，如绿豆大。始服十丸，后服每日加一丸，服至十六丸为止，陈酒下。

光明丹
眼药大忌寒凉克伐，鲜有不至伤明者，此方甚佳。
川芎炭四分　制甘石六分　大梅片二分　当门子少许
研末。点之。

又方
治眼科病。
大荸荠（去皮、打烂）淘去甜味，晒干为末，加入冰片，点之。

五宝丹
拔疔脚，诸疮腐烂。
灵磁石一两二钱　飞朱砂八钱　梅片三分　上雄精五钱
上药共为细末。掺膏药上贴之。
按：《外科传薪集》方多麝香五分。

又方（《张氏医通》）
杨梅下疳。
琥珀　朱砂　梅片　珠粉　乳石各一分五厘　飞面（炒黄）三分
各研细末。

又方
治一切下疳结毒。
珍珠五分　西黄三分　冰片半分　乳石一钱　琥珀一钱

一料匀作三天服，白蜜调之，土茯苓汤下。

逐呆仙丹

呆病如痴，默默不言，悠悠如失，意欲癫而不能，心欲狂而不敢，有时睡数日不醒，有对坐数日不眠，有时将己身衣服密密缝完，有时将他人物件深深藏掩，与人言则无语而神游，背人言则低声而泣诉，与之食，则厌薄而不吞，不与食，则吞炭而若快，此等症皆因痰气，若以寻常二陈汤治之，安得获效。

人参一两　白术二两　云苓三两　半夏五钱　附子（煨熟）一两　白薇三钱　丹砂（为末）三钱　白荷子一两　菟丝子一两

先将各药煎汤，调丹砂末，与半碗，彼不肯服，以炭给之，欣然服矣。又给之，又服半碗，然后听其自便，彼必倦怠欲卧矣。乘其睡熟，将其衣服、被褥，尽行火化，单留身上所服之衣，另用新被盖好，切不可惊醒。此一睡有至数日者，醒来必觅衣而衣无，觅被而被无，必大哭。然后又与前药一剂，必不肯服，即给之以炭，亦断不肯，不妨以鞭责之，动其怒气，用有力之人，将药热而灌之，彼必大怒，既而又睡去矣。此时务须预备新衣服、被褥等项，候其半日即醒，心中恍惚如悟，必又大哭，而病全愈矣。（原注：别本附子用八钱。）

启迷丹（《串雅内编》）

治发厥口不能言，眼闭手撒，喉中作酣声痰气，甚则有二、三日而死者，因素有痰气而发也。

生半夏五钱　人参五钱　菖蒲二钱　菟丝子一两　甘草三分　茯神三钱　皂荚一钱　生姜一钱　水煎服。

八仙丹（《串雅内编》）

家传秘方，不拘小儿百病皆治。

巴豆霜一钱　朱砂五分　郁金五分　乳香（制）二分　没药（制）二分　沉香五分　木香四分　雄黄六分

上药为细末，滴水为丸，如粟米大，每服二、三丸。随宜引经；惊痫发搐，金子汤下；潮热变蒸，灯心汤下；伤风寒，姜汤下；痰涎齁齃，姜汁竹沥汤下；食积腹痛，山楂麦、谷芽汤下；痢疾泄泻，姜汁汤下。

消疔丹（《玉历钞传经验良》）

明雄黄五钱　大黄五钱　巴豆霜（去心）五钱

上药合于一处，用石器打成泥，用飞面、好醋煮热作丸，遇疔即服此丸。丸作桐子大，重者服二十丸，轻者服十数丸。服后打噎即愈，如泻更妙，俟三、四次，以新汲水饮之即止。如毒重不省人事，将丸滚水化开，从口角边灌服，服后扶坐片刻便醒，忌鸡、鱼、葱、蒜、牛、马肉、辛炙、饮酒、行房，七日方好。

黑虎丹

治大风肉蚀形坏。

天灵盖三两　中白　桃仁各二两　皂刺　山甲各五钱　轻粉二钱　麝香五分　干蟾蜍（煅存性）二个

蜜丸。每服一钱。

按：原方天灵盖，可用龟版代之。

又方

治一切无名肿毒，同散膏贴之神效。

麝香五分　大梅片五分　公丁香二钱　母丁香二钱　大蜈蚣七条　灵磁石(煅)一钱五分　全蝎(炙)七个　炙甲片六片(约四钱)　蜘蛛(煅)七个　制蚕七条(约一钱五分)　红硇砂三分

上药研末，磁瓶贮待用。

按：此方即《外科传薪集》黑虎散，但多磁石、制蚕二味。

文八将丹

专治无名肿毒、痈、疽、疔症，拔毒最妙。

冰片五分　麝香三分　腰黄五钱　姜蚕(炒研)三钱　蜈蚣(砂炒)三钱　甲片(砂炒)三钱　辰砂二钱　蝉衣(砂炒)一钱

研细，贮瓶内听用。大、小膏药均可用之。

八将丹

治疽毒不起，疔毒不透，腐肉不脱，用此提毒，甚效。

西黄三分　大梅三分　蝉衣(焙)一钱　大蜈蚣(炙)七条　炙山甲三钱　麝香三分　全蝎(炙)三钱　五倍子(焙)三钱

为细末，掺于疮上，膏药贴之。

化腐丹

红升药一斤　铜绿八钱　石膏(煅)一斤　炙乳没各三两二钱　降药一两八钱

上为细末，以磁器藏。腐蚀恶肉用。

梅花丹

治一切痈肿。

麝香三分　冰片三分　乳香(炙去油)七钱　蜈蚣五条　寒水石三钱

研末，同烧酒浸烂，打腻如浆为丸。用轻粉一钱　腰黄一两　炙没药七钱　血竭三钱　杜蟾酥三钱　金箔十张为衣。丸黄豆大。

每服一分半，多至三分。研末，又能敷对口疮。

化毒丹

解热毒如神。

金银花二两　夏枯草四两

共研细、白蜜为丸。每服三钱。

消疳丹

治一切牙疳，臭烂不止，吹之立效。

胡连五分　胆矾三分　儿茶五分　铜绿五分　麝香一分　绿矾一钱　滑石一钱　杏仁霜五分　西黄五分　青黛一钱　鸡内金五分　葶苈子五分　雄黄一钱

共为细末。

三星丹

治走马牙疳，黑腐不去，近腮穿肿，危险不堪。吹之。

北枣三个　白砒二分　雄黄五分

将枣去核。二味研细，入枣内，湿纸包，炭火煨脆，冷定，研细。加梅片二分，为末收贮。

文星丹

治走马牙疳。

五倍子一个　入乌梅肉一个　白矾一钱　南星一个　雄黄一块。皆用面裹煅，研细。再入大梅片三分　麝香五厘。

研吹。

辄马丹
治牙疳作痒。

胡连二钱　川柏二钱　硼砂一分　雄精一钱　川连一钱　儿茶五分　薄荷一钱　煅人中白一钱　冰片八分

共为细末。

此症若因温热而起者，当以绿豆饮浓汁频服。

敛疳丹
治腐肉不脱，吹之生肌。

真西黄一钱　血珀二钱　大濂珠一钱　青龙骨三钱　鸡内金一钱　梅片八分

研用。

金丹
治走马牙疳腐烂，吹之立效。

黄牛粪（煅）　黄柏　人中白（盐泥固封煅）各一两　大梅片一钱

研细。

大金丹
治咽喉圣药。虚火上升。吹之神效。

朱砂三钱　雄精一钱　硼砂一钱　川连三钱　西黄一分　甘草一钱　枯矾三分　黄精三钱　淡秋石一钱　制熟附一钱半

共为细末。

家宝丹

治咽喉，喉风，吹之神效。

薄荷头二钱　枪硝二钱　灯心炭二分　雄精五分　大梅片三分

分研极细，再和杵匀用。

蛇咬解毒丹

溃烂，掺之神效。

野三七一两　胆矾一钱　麝香三分　白芷五钱　五灵脂五钱　雄黄五钱　雄鼠粪三钱　千金霜二钱　小茴一钱　白枯矾二钱　川贝母一两

上味共为细末，外用。以后面方门。蛇咬洗方外洗。

马氏五宝丹

按：此方即前八宝丹之第二方。

秘制白龙丹

专治肺痈。

真川贝母一斤。蜜水为丸服。

又方

真川贝母一钱　柿霜五分

嵝峒丹　附：做腊丸法

治一切无名肿毒，瘀血凝滞，跌打损伤。孕妇忌服。

西黄一钱　参三七三钱　阿魏三钱　制乳香(去油)三钱　炙没药(去油)三钱　梅片一钱　大黄三钱　山羊血五钱　儿茶三钱　天竺黄三钱　（此方较《外科症治全生集》少雄黄三钱　血竭三钱两味）。

上药依方为细末，山羊血拌诸药，晒干，再磨为末。再加笔管藤黄二钱（隔汤用豆腐一块，须煎一日工夫，净去浮泥）入药为丸，如黄实大。倘药干，再和白蜜可也。丸此药法，要洁净，阴干，外用蜡壳封固回护，勿令泄气。

附：做蜡丸法：嫩鸡占一钱，老白占二钱，和炖溶。备吊蜡壳。如用块头（即木园），须隔天先放水中，浸至沉，方可做，否则蜡粘难脱。

玉枢丹（又名太乙丹、紫金锭）

治一切无名肿毒，或内服，或外磨疡肿上，即消。更治一切伤害、时气、山岚、瘴疟、霍乱、时痧、胸膈懑闷等症。用效。

山慈姑（有毛者佳，去皮，焙干）二两　五倍子（捶碎，洗刮内垢，焙干）二两　红芽大戟（去芦、根，洗净，焙干）二两　辰砂（水飞）三钱　明雄黄（水飞）三钱　麝香三钱　千金子（去壳，草纸包，捶去油成霜）一两

上药研末，用糯米粥打和为丸，匀作四十锭，每服一锭。一名太乙丹，一名紫金锭

西黄化毒丹

治一切疔毒、发背内攻，神迷，人事不省。

西黄一分　珍珠三分　西血珀五分　胆星三分　辰砂三分

上为细末，匀作三服，灯心汤下。

疡余化毒丹

治疗疽余火未清，难于收敛。

滴乳石一钱　西黄二分五厘　珍珠四分　天竺黄六分　陈胆星一钱　血竭一钱　川连五分　辰砂一分

共为细末，加元寸四分，每服三分，金银花汤下。

痘后化毒丹

治痘后余毒走络，遍体发疡。

西黄一分　珍珠五分　琥珀五分　灯心炭三分　冰片一分　胆星三分　天竺黄三分　人中黄五分　川贝母一钱　忍冬子三钱

共为细末，每服五分，金银露调服。

喉疳化毒丹

治小儿胎火、胎毒，臀赤无皮，音哑鼻塞，赤游丹。

珍珠三分　血珀五分　飞滑石八分（新增西黄二分　大黄三分　轻粉二分　银朱二分　人中黄二分）

共为末，每服三分，乳汁调服。

梅花点舌丹

治无名肿毒，未成即消，已成即溃。用效。

轻元一钱　梅片四分　蜈蚣十条（土炙）　当门子三分　寒水石三钱　制乳香（去油）七钱　炙没药（去油）七钱　蟾酥（火酒浸，切片）二钱　雄黄五钱

上为末，用蟾酥（火酒浸烂）入药为丸，金箔二、三十张为衣，宜阴干。作五百丸，蜡封，每用一丸，入葱白内打碎，陈酒下，取汗。

按：《外科证治全生集》本方无轻元　寒水石　蜈蚣，有熊胆一钱　西黄三分　血竭三钱　硼砂一钱　葶苈子三钱　沉香一钱。《本草纲目》本方有梅花一钱八分。兼治惊风喉症。

护心丹

治阴毒内攻，口干烦躁，恶心呕吐者宜用。

绿豆粉一两　乳香五钱　没药五钱　辰砂一钱　甘草一钱

上为末，每服二钱，白滚汤调服，早晚二次。

夺命丹

治疗疮发背，平塌不起不痛，昏迷不醒，有夺命之功。用效。

蟾酥（酒化）二钱　轻粉五分　麝香五分　枯矾一钱　铜绿二钱　乳香（去油）二钱　没药（去油）二钱　寒水石（煅）一钱　辰砂二钱　蜗牛二十个　雄黄三钱　蜈蚣一条　血竭一钱

上为末，用蜗牛或酒糊捣丸，如绿豆大，每服二、三丸，葱酒下。外用一丸入疮口内，以膏盖之。

四宝丹

治臁疮最妙。为细末掺之。

黄柏　赤石脂　大贝母　青黛各等分

下疳八宝丹

用效。

制炉甘石三钱　扫盆一钱　五倍子一钱　青黛五分

共末掺之。

赤灵丹

治疗毒初起，腐脓不透，敷之立起。

血竭五钱　月石一两

为末掺之。

十宝丹

治诸症久不收口，用立效。

花龙骨一两　石膏二两　血竭五钱　制炉甘石（甘草、黄柏、银花煎汤泡制）一两　龙眼核（煅）五钱　水龙骨（煅）五钱　炙乳香三钱　炙没药三钱　鸡内金（炙）三钱　人中白（煅）三钱　大梅片一钱　上药为末收贮。

又方

收口生肌。

琥珀五分　珍珠三分　乳香五分　象皮五分　血竭五分　儿茶五分　龙骨一钱　辰砂五分　麝香一分

按：此方和《疫喉浅论方》方同药异。

龙虎丹

治瘰疬，已溃即敛口，未成脓即消。用效。

蝙蝠（煅）、冰片少许。

研细末。外敷。

又方

治发背疔疮，蚀肉生新。用效。

赤炼蛇盘癞蟾（用竹竿尖刺入撑住，忌铁器，煅存性）。

加麝香二分研

三黄丹

治风毒黄水疮。用效。

大黄三两　黄柏一两　黄连三钱　煅石膏三两　金炉底少许

共研末，用川连水调敷。

喉症金丹附：制风化霜法

治口内喉症。用效。

硼砂二钱　风化霜二钱　僵蚕(炙)三钱　薄荷一钱　明矾(入巴豆二枚煅,去巴豆用)一钱　大泥五分　滴水石三钱　人中白(煅)三钱

研末吹之。

附：制风化霜法：将嫩黄瓜一条，挖去瓤，以银硝研细纳入，挂于檐下透风处，三日后，瓜皮自有白霜透出，拭下，以磁器收贮待用。

碧丹（《又名冰青散》）

治口糜疳腐及烂头喉蛾、喉痹、喉疳、喉癣等症。

川连　儿茶　青黛　灯心炭各三分　西黄二分　冰片三分　人中白(煅)五分

上为末，如症重加珍珠；如痧、痘后牙根出血，或成走马疳毒，加糠青、五倍子、白芷。

按：与《疡医大全》方同药异。

鼻衄丹

龙骨　蒲黄各一钱　茅针花五分　梅片二分

共为细末，吹于鼻中即止。

又方：胎发(烧炭)　乌梅(煅)　研吹鼻中亦佳。

元寿丹（张涵谷方）

治乳痈初起，服之即消，已溃可保不致于传瓢。

龟壳(止用龟盖，火煅存性)

研细末，热酒调服三钱，尽量饮醉即愈。

玄武丹

治流注，未成即消，已成即溃。用效。

龟版二个　白占一钱

在临煅龟版时，将白占末掺于龟版上，存性研末，白糖调服。

北庭丹（《清溪秘传方》）

点舌菌。用效。

人中白　番硇砂各五分　溏鸡粪　瓦上青苔　瓦松（如无硇砂，用白碱代之）各一钱

用倾银罐子二个，将药装内，将口封固，用盐泥固济，炭火煅，三炷香为度。候冷，将罐取出，入冰片　麝香各一分，共研细末。用针破舌菌，以少许点上，以蒲黄末盖之。

麦灵丹（《医宗金鉴》）

治痈疽恶毒，疔疮回里神昏，妇人、小儿痘症余毒。

鲜蟾酥二钱　活蜘蛛（黑色大者佳）二十一个　定川草（即两头尖）一钱　飞面一合

上四味共研，用菊花熬，入飞面成稀膏，撚为麦子形，每服七丸，重者九丸，小儿五丸。

紫金丹

治多年结毒，鼻梁烂坏。

龟版（炭火炙焦，酒浆涂之，再炙黄研末）二两　石决明（九孔大者，煅红，童便淬一次）　辰砂六钱

研末，烂饭糊丸，如麻子大，每服一钱，量病上下，食前食后服之。筋骨痛酒下，或土茯苓汤送下。

红霞鹤顶丹

治痈疽发背、搭手、对口、肿毒。

血竭　儿茶　没药（去油）　乳香（去油）　银朱　铅粉各二两

共研末收贮，临用，麻油调摊油纸上，以针刺孔放疮上，外加膏药围之。

按：此方与《串雅内编》方不同。

补脬丹（即《补遗方》补脬饮）

治产伤尿胞。

白牡丹根一钱　黄绢一尺　白及一钱

煎半碗，徐徐服下，服后忌言语。

六藏丹

治发背搭手。

自死龟一个　蜂房二两

共入麻油内煮黄，不可焦，候冷研末，麻油调涂，腐皮贴之。

蛭蟾丹

治漏管。

蚂蝗（十数条将泥做罐，纳入，炭火煅）二钱　蟾酥一钱　熊胆八分　麝香五分　冰片三分

共为末，饭糊为条，插入尽头，久者五、六条，近者二、三条，其管化为脓水，用长肉药收功。

移毒丹

按：此方即后方门内移毒方。

九一丹（又方）

按：此方即前珠宝丹。

又方：

提脓拔毒。

乳、没药各二钱　升药一钱五分　冰片三分　制石膏三钱　雄黄一钱　硼砂五钱　川贝一钱

共研外用。

接骨神授丹

地鳖虫三个　自然铜　没药　大黄　血竭　硼砂各二钱

用饭为丸，萝卜子大，每服一分，酒下。

续经神授丹

土鳖　三七　血竭　龙骨各等分

为末，唾调敷。

一粒金丹

治一切无名肿毒。

沉香二钱　木香二钱　檀香七钱五分　大黄七钱五分　巴豆霜七钱五分　乳香二钱　没药二钱　麝香少许

共末，麦糊丸，黄豆大，朱砂为衣，金箔贴匀，每服五、七丸酒下。

按：《六科准绳》方少大黄、没药、麝香。

梅花五气丹

治发背疔疮初起寒热，未成脓者服之。

大梅五分　寸香五分　辰砂六分　轻粉六分　乳香(去油)　没药(去油)各一钱　血竭一钱　雄黄一钱　蟾酥(乳汁化)二钱

上药为丹，如芥子大。每服一分半。

斑龙八师丹
风药

炙花蛇　露蜂房　甲片　蜈蚣　蝉衣　鹿角(煅)

上等分为末。

救苦回生丹(《疡医大全》)

治历节半肢，诸风走注，寒湿瘫麻，中风不语。

炙乳没　当归　川芎各一两五钱　五灵脂　枫香　松香　自然铜(醋煅)　威灵仙各一两　虎骨(炙)　地龙　草乌各五钱　天麻　全蝎各三钱　麝香五分　荆芥　白芷　苦参各一两二钱　木鳖子肉(炙)三十个　冰片三分　京墨一块　黑豆(炒)二合　闹羊花五钱　僵蚕六钱　紫荆皮六钱

共为末，糯米饭丸如龙眼大，朱砂为衣，金箔裹之。薄荷汤磨服一丸，服后如昏迷状而病愈。妇人血晕、经闭、胎衣不下，以炒黑豆淋酒服之。

四磨丹(《疡医大全》)

治颠风蛊风，瘫痪委顿神效。

龟版(煅)　木鳖(麻油煮)　闹羊花(酒拌，九蒸九晒)各二两　苍耳子(炒)一斤

上为末，炼蜜一斤为丸，入竹筒内，挂当风处，七日后用之，初次服五分，三、四日服六分，渐加至一钱，空心烧酒下。

铢魔丹

治诸般风。

大枫子（麻黄、闹羊花各四两，酒煮一昼夜）一斤　苦参皮（酒蒸九次，晒干）一斤　荆芥一斤　蒺藜一斤　胡麻（炒）一斤

为末，酒糊丸，桐子大，每服百丸，温酒下，日三服。

八仙丹

治一切大风。

巨胜子　麻黄　苦参　荆芥　防风　独活各十一两　大枫子肉八两　蒺藜四两

晒干为末，米糊丸，桐子大，土朱为衣，每服七十丸，茶下。

小还丹

治眼烂眉落，鼻崩，肤癣秽破臭恶，瘫痪势危，不可救者。

皂角刺（酒拌，大火蒸半日，取出晒）三斤　白鹅一只，取毛（微火焙）　苦参（酒浸一日夜，打去皮）八两

为末，大黄煎酒，打糊为丸桐子大，每服三十丸，酒下。

疳症仙丹

治小儿肚大，黄瘦，腹痛，虫积。

雄黄三钱　麝香五分　胆星二钱　全蝎（炙炒、去足）　僵蚕（炒）各一钱　朱砂（水飞为衣）二钱　巴豆（去油）五钱

上为末，神曲糊丸，如菜子大，每服十丸，白汤下。

灵宝如意丹

治一切山岚瘴气，霍乱痧秽等症。

杜蟾酥一两　血竭一两　西黄五钱　葶苈子一两　银朱一两　天麻一两　珍珠三钱　元寸五钱　辰砂一两　梅片二钱　腰黄一两　白粉霜一两　月石一两　人参三钱　熊胆五钱

共为末，火酒化蟾酥，为丸，米粒子大，每服七丸或十一丸，量轻重服之。

按：此方与验方略异。

活血丹

治筋骨疼痛。

木香　乳香各一两　皂角二两　元寸五分　大枫子四两

饭丸，芡实大，每服五十丸，茶下。

金素丹（一名黄灵丹。验方）

治发背、痈疽、腐肉黑暗、死肉坚硬、臭秽难闻，以此掺之。与二消散互参。

生矾六钱　枯矾三钱　腰黄一钱

共研细末，愈细愈妙。

定痛丹

参三七

研末内服。

伤科紫金丹

治跌打损伤，筋损骨断，瘀血凝结，下部重伤，及腰脚胁肋腿诸痛，凡属气滞血阻者，咸称神效。

炙乳没　木香　丁香　枳壳　延胡　青皮　血竭　血余炭　儿

茶　当归各等分

上为末，炼蜜为丸，如弹子大，每服一丸，陈酒化服。

五气朝元丹

此丹乃西域传来，采天地日月之精华自然而成。治男妇百病，必须虔诚修合为要。

雄黄三两　雌黄三两　硫黄五钱　乌玄参四钱　青铅二两

用直口香炉一个，外用细泥和铁花、头发调匀泥炉，用铜丝扎紧，以泥不燥裂为度。约厚至半寸。先将乌玄参、青铅放匀内烊化、篾丝作圈，置于地上，将药味倾入作饼两块。先放一块于香炉内，次将前三味放上，再盖饼一块于上，用铁打灯盏仰盖之，用盐泥封固，用文武火煅一日，盏内以水汲之，则丹飞升于盖盏底内，以刀刮下听用。

男子病症药引：左瘫右痪黄酒，中风不语南星，半身不遂黄酒，腿痛难行木瓜，腰疼挫气肉苁蓉，虚弱痨症人参、杏仁，五淋常流赤苓，胃气疼痛艾醋，遗精梦泄龙骨，脾胃两伤陈皮，下部痿软归尾、牛膝，肛门虫积槟榔，各种痧症川椒，咳嗽吐血青韭菜、地栗汁，水肿、膨胀芫花，胸腹胀满木瓜，手足浮肿苍术，噎膈反胃靛缸水，少腹偏坠葫芦巴，阳事不举枸杞子。

妇人病症药引：经候不调当归，久无孕育益母，崩漏带下赤石脂，流白不止白薇，口眼歪斜天麻，经闭不通红花、桃仁，症瘕血块莪术，阴寒肚痛生姜、黄酒，夜间不寐枣仁，下元虚冷艾汤百香汤，小肠疼痛小茴香，咳嗽吐血蒺藜，痢下赤白粟壳，午后发热黑栀，麻木不仁黄酒，四肢木硬黄酒，心神恍惚枣仁、赤苓，心血不足茯神，左瘫右痪黄酒。

上将丹研末，黑枣为丸，如梧桐子大。每服五分，轻者三分，照症用引，慎勿错误，其效如神。

接骨神丹

治跌打损伤，断筋折骨，疼痛难忍，神效。

古铜钱（煅红醋淬四十九次）五钱　骨碎补（去毛、晒干）三钱　自然铜（醋煅）　炙乳没各三钱　地鳖虫三钱　生半夏（酒拌炒）二钱　血竭二钱　麝香一钱

研细末，磁罐收贮，每服三分，加瓜蒌皮七分同研，酒调服。

巽灵丹

治一切伤寒、伤风、风寒头痛、发热感冒、寒热等症。

柴胡前胡　羌活独活　防风　桔梗　枳壳各三两　茯苓二两　薄荷　川芎各三两　荆芥　葛根各四钱　黄芩　甘草各一两

研细，将葱一斤　生姜四两煎汁泛丸，或服二、三、四、五钱不等。

沆瀣丹

治一切小儿胎毒、胎热胎黄、面赤目闭、鹅口之疮、重舌木舌、喉闭乳蛾、浑身壮热、小便赤黄，大便闭结，麻疹斑瘰，游风癣疥，流丹瘾疹，食滞风热，痄腮面肿，火丹，诸般风搐，并皆验效，诚如夜半所降之甘露也。

川芎（酒炒）　酒炒大黄　酒炒条芩　酒炒黄柏各九钱　炒黑丑六钱　薄荷四钱五分　土炒枳壳四钱　五分　赤芍　连翘　滑石（飞）各六钱　槟榔（童便洗晒）七钱五分

晒研细末，炼蜜为丸，如芡实大。每服一丸，重者二丸，茶清化下。

按：《梅氏验方新编》槟榔作六钱，丸重一钱。

九宝丹

呼脓定痛、收口生肌之神药。

带子蜂房（煅研为末）大黄各三钱　冰片二分　白螺蛳壳（煅研）　朱砂各二钱　血竭一钱　麝香三分　炙没药二钱

研极细，和匀，瓶贮。

辰砂二宝丹

专治男妇杨梅结毒、或在头脑，咽喉鼻腐，可在十二日内完口全愈，永久解毒，即以后生育，亦无遗毒。

飞辰砂　飞滑石各二钱五分

研细、分十二服。每服用土茯苓一斤和煎服之。

牛黄口疳丹

治大人、小儿口舌喉等疳腐烂牙岩等。

牛黄　梅片　朱砂　月石各一钱　明雄　青黛各二钱　黄连　黄柏各一钱　玄明粉一钱五分

为细末，瓶贮吹之。

洪宝丹

治一切痈疽，红热肿痛，用此敷之。

大黄十两　黄柏　姜黄　白芷　陈皮各五两　甘草五两　花粉二两　白蔹　石膏各十五两

晒磨为末。白蜜或醋随症选用调敷。

解郁丹

治一切气滞脚肿之症。

尖香附不拘多少。

晒磨为末。服之。

束毒丹

治一切痈疽溃后，毒将尽，肿未全消，用此敷之。

芙蓉梗　地丁草　花粉各一斤　苍耳草十二两　陈皮八两

上炒，为细末。

普济丹

治疥疮脓窠作痒。

硫黄　川椒　樟冰各二钱　明矾　枯矾各三钱

为末，猪板油调，布包擦。

提疬丹

巴豆（去壳）　白信　降药等分

饭丸，量核大小外用之。

按：此为强烈腐蚀剂，用后瘰核脱腐成窟窿，损及血络，易致大出血，宜慎用。病位在动颈脉处勿用为妙。

广灵丹

治阴分疽毒。

银朱　生羽　炙乳没　青黛　藿香　薄荷　明雄　僵蚕　洋樟　半夏　细辛　白芷　大黄　木鳖子　牙皂　茅术　木香各五钱　冰片五分

研细末,膏药上贴之。

药 门

风癣药

专治顽风阴癣。

土槿皮六两 白鲜皮一两 海桐皮一两 生南星一两 番木鳖(麻油拌炒去皮)一两 槟榔一两 硫黄六两 雄黄四钱 吴茱萸四钱 樟冰四钱 榆面二两 白及一两二钱 苦参一两

醋调稠,饭上蒸熟,用药水洗后,将此药敷患处,隔一日换,神效。

癣药

土槿皮一钱 樟冰一钱 花椒一钱 毛菇一钱 海桐皮一钱 海打马一钱 人言一分 硫黄一钱 麝香一分 枫子肉一钱 蛇床子一钱 明矾一钱五分 尖槟一钱 冰片一分 斑蝥一分

上药共为末,烧酒调搽,不可入口。

又方

土槿皮末、苦参末、姜芷散

研细。和匀掺之。

水眼药

制甘石一两 月石五分 海螵蛸一钱 冰片四分 朱砂一钱

研极细。炼蜜调入小锡匣中，点眼。

白眼药

治一切老眼糊涂，迎风流泪，内外翳障者，神效。

月石一两　荸荠粉三钱　梅片五分　麝香五厘

上药先以净月石研极细末，以荠粉飞净，再研，后以梅片、麝香和入。

眼药

珊瑚三分　朱砂三分　荸荠粉二分　珍珠四分　琥珀四分　麝香二分　甘石二分　梅片一分

鹅管眼药

甘石三两　琥珀二钱　朱砂一钱五分　牛黄五分　梅片三钱　雄黄一钱五分　珍珠一钱　麝香五分　青鱼胆五个　熊胆一钱　蕤仁一钱

上药为末，用黄连、大黄、甘草煎膏成条，阴干，入鹅管内封固。

眼药

飞甘石一两　西月石五分　朱砂五分　冰片五分

又方

上濂珠一钱　熊胆一钱　冰片一钱　荸荠粉五钱　月石一钱

兜药

治下焦虚冷各症。

肉桂二两　公丁香四两　小茴四两　独活四两　川芎二两　当归三两　广木香二两　细辛三两　白芷三两　桃仁四两

研细末，作棉兜肚用之。另用蕲艾四两，姜汁渍入，晒干更渍，三次后同入棉兜中。

药兜肚方

暖肚消症。

干姜八分　官桂一钱　白芥子一钱五分　枳实一钱　阿魏四分　半夏一钱　水仙子一钱五分　麝香五分

共为粗末，用艾绒，大红纱布作夹兜肚一个，将药置于中。

降药条（一名七仙条）

白降条一两二钱　升药一两八钱　石膏六钱

共为细末，糯米饭同药捣烂，作条。拔管用。

原按：外疡有气血已伤，气络外突，疮口有若蛤肉、生猪肉之状，当与黑龙丹收之，切勿误谓恶肉，率投侵蚀之剂也。

一扫光（《疡科心得集》）

治一切疮疥，破皮者不可用。

烟膏二斤　苦参二斤　红矾一两　明矾半斤　川椒（炒）半斤　升药底半斤　硫黄半斤　樟冰（只）四两　枯矾半斤　蛇床子半斤　小麦（炒黑）八合　大枫子二百粒（一方有黄柏、木鳖肉、水银、轻粉，无升药底、小麦）。

研为细末。熟猪油二斤四两捣丸龙眼大。浸水后，用擦疮上。

红铜片

专治油脓窠疮。

硫黄四两　明矾二钱　红砒五分　土朱一钱

共研细末，将药入锅内溶化，倾出做成锭子。每用，将药粘香油，于毛钵底磨下，蘸涂疮上。

龙尾神针

治寒湿气痛。

麝香　肉桂　乳香(炙)　没药(炙)　朱砂　雄黄　白蒺藜　川乌　草乌　川芎　良姜　苍术　独活　威灵仙　白芷　天麻　羌活　细辛　藁本　白花蛇各等分

上药为末，将纸一张，艾绒铺遍，将药铺艾上，卷紧如管大，外用乌金纸贴好，以火燃着，隔布熨于患处。

托药

治口疳疮，汤水不下。

木鳖子一个　香附一钱　生半夏一钱　黄连三分　冰片一分　天南星一钱

共为细末，外用。鸡子清调敷脚底，男左女右。

（一方有大黄、黄柏各一钱，麝香五厘。）

新吹

川连三钱　黄芩三钱　黑栀三钱　月石三钱　熊胆二钱五分　枯矾二钱　青黛五钱　冰片六分　儿茶(炙)四钱　雄黄一钱　青梅干五钱　牛黄一钱　珍珠二钱五分　铜青二钱五分　中白(炙)五钱　麝香三分　牛胆硝三钱　鸡内金(炙)一钱　研吹。

红灵药

外用湿疹。

滑石一两　银粉一两　轻粉一两　熟石膏四两

研末。

牙疼药

可立止。

月石　火硝　青盐　洋冰各等分

研末，搽之。

坎宫锭子

治热毒诸疮，肿痛焮赤，痔疮。

京墨一两　牛黄三分　儿茶二钱　熊胆三钱　胡黄连二钱　冰片一钱　麝香五分

研末，用猪胆汁为君，加生姜汁（自然汁），大黄水（浸取汁），酽醋各少许，和药杵成锭，用凉水磨浓，以笔蘸涂之。

离宫锭子

治疔疮肿毒，一切皮肉不变，漫肿无头者。

京墨一两　蟾酥三钱　胆矾三钱　血竭三钱　朱砂二钱　麝香一钱五分

研末，凉水调成锭，凉水磨浓涂之。

釜底抽薪法

治牙疳腐烂，疼痛出血。

生附子一钱　麝香三厘

上药捣烂作饼，贴足底心，外用小膏药盖之，男左女右。

又方

治咽喉红肿及溃烂，汤水不入者。

生山栀一钱五分　淡吴萸五分　盐附子三钱　大生地三钱　蓖麻子十粒　麝香少许

研末和匀　敷足心，男左女右。

牛皮癣药酒

木鳖子六个　土槿皮二两　槟榔七个　防风二钱　麝香三分　冰片三分　土螺蛳（即蜗牛）七个

烧酒三斤，浸搽。

伤药袋

细辛二两　红花一两五钱　没药二两　川乌一两五钱　草乌一两五钱　当归二两　牙皂一两五钱　牛膝一两　甘松一两　乳香一两　山柰一两　独活一两　生半夏二两　急性子一两

共为细末，绿豆粉三升（炒）拌匀，布袋贮之。

一笔消

治痈疽发背，诸疔恶疮，一切无名肿毒。

大黄二两　藤黄（制）一两　明矾五钱　蟾酥五钱　麝香三钱　乳香（炙）三钱　没药（炙）三钱

上药为末，以蜗牛五十个，打烂和药作锭，米醋磨敷。

又方

治一切痈肿。

雄黄　胆矾　硼砂　藤黄　铜绿　皮硝　草乌各一两　麝香二钱

上为末，蟾酥为条，如笔管大，金箔为衣，以醋涂之。

一笔钩

麝香一钱　藤黄一两　五倍子二两　赤豆五钱　南星五钱　白及（半炒半生）二两

共为末，生白及末为糊，燉熟成锭，阴干。醋磨，笔圈四围，中空其头。

太乙神针

温通。

艾绒三两　硫黄二钱　麝香　乳香　没药　松香　桂枝　杜仲　枳壳　皂角　细辛　川芎　独活　雄黄　山甲（炙）　白芷　全蝎各一钱

研末和匀，预将火纸裁定，将药铺纸上，厚分许，层药层纸，卷如小竹管粗，令极坚，以桑皮纸厚包六、七层，再以鸡蛋清通刷外层，务需阴干，固载勿令泄气。用时燃著熏之。

双牛串（《串雅内编》即济世散）

治一切痈疽发背，无名肿毒，少年气壮者。

黑牵牛白牵牛各一合　布包捶碎，以好醋一碗，熬至八分，露一夜，次日五更温服，以大便出脓为妙。

车螯串（《串雅内编》即转毒散）

治痈疽不问深浅大小，去病根则免传变。

车螯（即昌娥背紫光厚者，以盐泥固济，煅赤，出火毒）一两　生甘草（末）一钱五分　轻粉（末）五分

为末，每服四钱，用栝蒌一个，酒二盏，煎一盏调服，五更转下恶物为度。未下再服，甚者不过二服。

又方

亦服方

车螯（黄泥固济，煅赤，出火毒，研末）四两　灯心二十茎　栝蒌（取仁炒香）一个　甘草节（炒）一钱

通作一服，将三味入酒二碗，煎半碗去渣，入蜂蜜一匙，调车螯末二钱，腻粉少许，空心温服，下恶涎为度。

八宝串（《串雅内编》即消膨至神汤）

治膨胀经年不死者，必非水臌，乃气臌、血臌、食臌、虫臌也，但小溲利而胃口开者可治。

茯苓五两　人参一两　雷丸三钱　甘草二钱　莱菔子一两　白术五钱　大黄一两　附子一钱

水十碗，煎二碗，早服一碗，必然股内雷鸣，少顷必下恶物满桶，急倾去。再换桶，即以第二碗继之，又大泻大下，至黄昏而止，淡米汤饮之，不再泻，然已苦极矣。以人参一钱　茯苓五钱　苡仁一两　山药四钱　陈皮五分　白芥子一钱　水煎服，一剂而愈。忌食盐，犯者则无生机矣，先须再三叮嘱，然后用药治之。

回癫汤（验方）

治年久癫风症，忽然倒卧，作羊马之声，口中吐痰如涌，痰迷心窍，因寒而成，感寒即发，一剂全愈，永不再发。

人参三钱　白术一两　茯神五钱　山药三钱　苡仁五钱　肉桂一钱　附子一钱　半夏三钱。水煎服。

此症得之小儿之时居多，内伤脾胃，外感风寒，结在胸膈之间，所以一遇风寒，便发旧疾。今纯用补正之药，不尽祛痰，转能去其病根也。若作风痰治之，虽然奏功，惟不能一止而不再发。

收呆至神汤（《串雅内编》）

呆病抑郁不舒，愤怒而成者有之，羞恚而成者有之。

人参一两　柴胡一两　当归一两　白芍四两　半夏一两　甘草五钱　附子一钱　菖蒲一两　神曲五钱　茯苓三两　郁金五钱　生枣仁一两　天南星五钱

水十碗，煎成五碗，灌之，若不肯，硬将药强灌之。少顷、人困欲睡，听其自醒，切勿惊动，使彼自醒则愈。

诸毒一笔消

真碱一茶盅　矿灰（即陈石灰）一两　川山甲（去筋）七钱　入碱中化七日，次下藤黄一两　大黄（末）一两　血竭（研细）五钱　雄黄三钱（就研就下）　蟾酥（乳汁浸化和入）一钱五分　麝香一钱

上药和匀如稀糊，用井水调敷患处，以新笔圈点，立痛止毒消，不空头围，一日全消。大忌入口中与孕妇，此方屡试屡验，其效如神，不可多日存置，药需现配现用。

黄水疮等灵药

松香二钱　樟脑一钱　寒水石三钱　轻粉五分　黄柏三钱

研末，菜油调搽，即愈。

白吹药

尿浸石膏一钱　飞月石三钱　人中白二分　冰片少许。研吹。

肥儿糕

即茶糕，治小儿百病。

苏叶一两　苏梗一两　霜桑叶二两　茅术(炒)三两　广湘黄(炒)五两　楂炭五两　麦芽(炒)五两　红茶叶二两　砂糖半斤或一斤

研末，后入砂糖，制如印糕法。

原注：昔清庭诏培之先生视慈禧太后疾，愈之。先生以此糕遍遗王公诸大臣，俾得进言准假，星夜驰归。即此方。

木瓜酒

活血通络。

木瓜　木香　丝瓜络(炙存性)　伸筋草　干地龙(炙存性)各等分

酒浸饮。

吹药

治一切喉科。

西月石一两　冰片二分　青黛五分。研吹用之。(一方有西黄二分无青黛)

拐药

治一切火毒。

熟石膏四两　大黄（生晒，不可炙，炙则无力）六两　天花粉一两。研细。

用法：一切热毒，用马蓝根汁、丝瓜叶汁、侧柏叶汁调，随时拣择选用；治疔、瘟、火等症，野菊花叶打汁调。

提泡药

治骱穴痠痛。

斑蝥一只研末。

掺膏药上贴之，约二点钟时即起泡，然后用针挑之去水，其痠即休。

黑疮药

皂荚子，煅极透。

研末调搽。

白疮药

蛇床子　石膏，对半。

研细，用麻油调敷。

治目多眵泪药

鲫鱼胆一个　人乳一盏

和匀，饭上蒸一、二次，点眼，泪自收也。

仿西洋眼药

猪苦胆取汁，用东丹拌匀，加冰片、青黛各少许，搓成条子，盘中阴干，贮藏。磨搽。

治囊漏

皮厚而出水宝方。

苍术　川芎　吴茱萸（炒）　归身各一钱　官桂　木通各八分　青木香一钱五分　黄芪二钱　白术　花粉各八分　蛇盘果二钱（如无，用甘草代之）　龙胆草五分。白酒煎服。

金不换（附：制西瓜霜法）

治痘疳，牙疳、喉蛾，喉间溃烂。

西瓜霜六钱　青黛六钱五分　煅人中白五钱　判黄柏三钱　硼砂三钱　玄明粉一钱五分　大梅片五分

共为细末，吹之神效。

附：制西瓜霜法以网络五斤大西瓜挂阴凉处，待秋后破开入瓦罐中，加皮硝一斤，盖好。罐底坐磁盘，防水分漏出。半月后，待罐壁硝出起霜，扫下精品，贮磁瓶内备用。

法制半夏

此苏州戈氏法也。

大半夏十斤　用陈石灰十斤。滚水泡化，待温，投半夏，日晒夜露，频搅之，七日取出，换清水浸三日，取出晒干。再用明矾五斤，皮硝二斤，用滚水泡化，待温，投半夏如前制法，晒干。用甘草　薄荷　茯苓各一两　陈皮三两　白蔻仁　枳实　大砂仁　木香　青皮　川芎　五味子　上桂心各五两　丁香　沉香各三两　生姜十斤上药用滚水泡，待温，投半夏，浸十四日，日晒夜露，频搅之，至期满后，拣出半夏。将余药煎浓汁，去渣澄清，即将药汁煮半夏，收干为度。或为丸，或为块，收贮听用。

凡有痰饮者，开水送服，痰从大便出如鱼鳔，即愈。凡有老年积痰，陈皮茯苓汤服；凡中风痰厥，羌活前胡汤服；凡寒痰呕恶，生姜陈皮汤服；冷哮痰饮，苏子陈皮汤服；肝胃厥气，青蒿陈皮汤服；酒湿、砂仁汤服；痰迷痴癫，石菖蒲叶冲汤服；寒湿疝气，荔枝核炙灰冲汤服。

青敷药

按：此方即青宝丹。

黄敷药

按：此方即马氏如意金黄散。

黑敷药

按：此方即如意铁箍散。

秘药方（即秘药饼·附加料方）

喉症要药，预为修合，陈者愈佳。

黄连　黄芩　黄柏　栀子　黄芪　薄荷　防风　荆芥　连翘　细辛　白芷　玄参　川芎　羌活　独活　山柰　槟榔　厚朴　苦参　甘草　木通　半夏　川乌　草乌　苍术　麻黄　赤芍　升麻　大黄　僵蚕　川牛膝　桔梗　射干　干葛　皂刺　车前　桑皮　五加皮　牛蒡子　麦冬　杏仁　地骨皮　山豆根　生地　归尾　花粉　生南星　银花　参三七　川槿皮　以上各一两，外加鲜车

前草　骨牌草　金星草　五爪龙草　土牛膝草　紫背天葵草　地丁草各四两。

用新缸一只，沾水浸之，日晒夜露四十九日，如遇风雨阴晦之日。用盖盖之，晒露须补足日期。取起滤去渣，铜锅煎之，槐、柳枝搅之，煎稠如糊，再加下药：

明雄黄五钱　青礞石（童便煅七次）　乳香（去油）　没药（炙）　熊胆（焙）　龙骨（煅）　玄明粉　血竭　石燕（醋煅七次）　海螵蛸（纸包焙）　炉甘石（童便煅七次）　青黛

以上各五分　枯矾　儿茶各一钱　轻粉　黄丹（水飞）各三分　月石七分　桑枝炭三钱

上为细末，入前膏内和匀，做成小饼，如指头大，晒露七日夜，放地上，以瓦盆盖之，一日翻一次，七日取起，置透风处阴干，收藏瓦罐内，三个月方可用之。用时为极细末，每饼二分加后七味：冰片　珍珠　珊瑚（水飞）各四分　麝香二分　牛黄二分　轻粉一厘　月石二分　为细末，和匀，密收小瓶，封口勿令泄气，每以铜吹筒取药少许，吹患上，咽喉诸症，无不神效。

小儿头疮

胎毒及头痒等。

川黄柏五钱　乌金散五钱　人中白三钱

共研，菜油调。

消毒一锭金

羊角（瓦焙）一两　血余炭一两　贝母一两五钱　黄芪（蜜炙）二两五钱　全蝎二十个　天龙四条　山甲五钱　生军五钱

上为末，面糊丸，朱砂为衣，每服一钱，酒下。

回疮锭子

治疗疮大效。

草乌一两　蟾酥七钱　巴豆七分　寸香三钱

为末，面和为锭。猪胆汁蘸，磨搽。

锭子疮药

尖槟一两　西丁五钱　皮硝五钱

共为末，吐涎放手掌心，搓之作锭。

翠云锭（《疡医大全》）

治眼泡菌毒烂弦，风眼或暴赤肿痛。

杭粉五两　铜绿一两　轻粉一钱

用黄连一两，同炒米百粒，熬膏和药，作锭阴干。

紫金锭

治一切风火肿毒。

大黄二两　降香屑五钱　山慈姑三钱　红芽大戟(去芦、根)五钱　南星五钱　雄黄五钱　麝香二分　生半夏五钱　乳香(去油)三钱　没药(去油)三钱

上为细末，面为丸，鲜菊叶汁调撚锭子，磨敷。

药丝线

结瘿瘤、痔菌等症。

芫花五钱　草乌五钱　壁钱二钱　用细衣丝线三钱　水一碗，盛贮入线、药，小罐内慢火煎干，取线阴干。凡遇症，用线一条扎紧，留两头，每日逐渐收紧，其后必枯脱落。

吉祥油

治湿毒臁疮，黄水常流，常结痂而淫痒。

雄黄三钱　明矾一两五钱　花椒二钱　松香一两　猪板油半斤　江青布三尺

上药与油，将布卷包，用火夹夹住，麻骨火烧下，以碗承油搽之。

水金疮

治刀伤碰伤。

红花三钱　当归五钱　桃仁五钱　紫草五钱

菜油四两，与上四味煎至枯，去渣，即入猪板油四两，再入血竭七钱、黄占一两、乳香一钱五分　没药一钱五分，研末，匀和收贮，搽用。

蟾酥墨

消一切痈疽。

雄黄　胆矾　韶粉　藤黄　铜绿　硼砂各一两　寸香一钱

上为末，蟾酥为条，如笔管大，阴干，每痈肿，用水磨涂之。

大串

治虫积腹痛，水肿血臌，妇人痛经亦可服，小儿未满三岁者勿服。

尖槟一两二钱　二丑一两八钱

共为末，每服三钱，小儿一钱，糖调，姜汤送下。

不二饮

治结毒咽烂。

西丁一钱　靛花五分

为末，凉水调服。

蜡矾针

治漏管外用。

用黄蜡溶化，入枯矾少许于内，丸成小长条，纳入窍内，脓尽，用生肌散敷之。

瘰疬饼

生山药、蓖麻子。

二味搅烂摊贴之。

方　门

内科

预防

万寿香盒方

辟臭去邪。

桂枝二钱　五加皮二钱　排草香四钱　春花四钱　小茴香二钱　公丁香三钱　苍术二钱　粉丹皮三钱　甘松香五钱　白芷三钱　大茴香二

钱　广湘黄二钱　灵草三钱　高良姜四钱　大山奈三钱

以上共为细末，做成线香，或装入芸香盒中焚之。

香盒方

去秽辟邪。

连翘心一两　生大黄一两　鬼箭羽二钱五分　白芷二钱五分　苍术一钱五分　台乌药二钱五分　甘松香一钱五分　真降香五钱　真檀香五钱　山奈一钱五分　丁香二钱

研细末，勿受湿。

头痛

治肝风头痛方

生明矾二两　芒硝五钱　朱砂一钱　地栗粉三钱

共研细，用时以鸡蛋白调敷太阳穴痛处。若重者加硇砂少许，其效如神。（或用生山药，切片贴眉骨，及太阳穴并效）。

头痛奇方（又方）

用生姜一块，破开，内入雄黄，湿草纸包好，火煨，趁热贴太阳穴。

又方：仰卧用生萝卜捣汁，滴入鼻中，均效。

偏正头风方

此方试验其效甚速。

用猫尿滴入耳内，左痛滴右，右痛滴左。倘取猫尿，用生姜擦猫鼻即出。

风热头痛方

大黄　朴硝等分为末，用井底泥捏成饼，贴太阳穴。

偏正头痛属热者方

黄芩（研）一钱　生军三分，和白酒酿一碗，炖热服之。

头痛作响方

茶子

研末，吹鼻中。

头痛方

炙蛇蜕（研）一钱　葱头七个　豆豉四钱　姜汤过口，服三、四次。

头脑痛方

川芎一两　细辛五分　蔓荆子二钱　沙参一两水两碗，加入药内，煎成八分，加黄酒半碗，早晨服之。

头目昏花

眼目昏花方

用黑大豆一升　马料豆一升　甘杞子四两　清水煎煮食之，能多吃更妙，功胜再造。

头眩晕倒方

生白果三粒，捣，开水空心冲服，至重五服即愈。

眼

赤眼肿痛方

用黄丹，白蜜拌匀，涂两太阳穴，再用青果核水磨，和人乳点眼角甚效。

眼目内障方

乌贼骨，研极细末，用蜜糖调匀，点眼角多次，效验。

眼目起翳方

此系湖北名医汪明珠眼科特传丹方，用之甚效。

用人身上白虱，瓦焙，研极细，加石蟹、飞甘石，二味亦须研细，蜜糖调点眼角，多点数次有效。

眼目起星方（又方）

丁香　细辛等分

同研，用棉花包，塞入患眼对侧鼻中，一周时即落。

又方：地上破铜钱草，蒸鸡蛋吃亦落。

治鸡盲眼方

顶上明雄黄

研细水飞，每用五厘，加活雄鸡肝，取出时，捣和雄黄温酒吞服。每日一次，一月自愈。大人、小儿并治，此方甚效。

见风流泪方

青鱼胆汁一个

加人乳对和，杯装，饭锅蒸三次，露一宿，先将桑叶煎水洗眼目，将此药点上大眼角即愈。

诸种眼症方
黄连四分　当归三钱　赤芍二钱　雪水煎洗后，用羊苦胆水加蜂蜜，饭锅蒸热，调点眼角数次，均皆有效。

耳

耳聋不闻方（唐·陈藏器方）
用龟尿滴耳内，数次而愈。

取龟尿法，用镜子照龟即出。四十岁之外不治。

耳痛不忍方又方
用磨刀水、甘露根捣汁，同和滴入耳，立效。

又方：田螺蒂切去一点，用内水滴入耳内亦验。

虚弱耳聋方
阮氏为翰林，耳患不能出任，得方后果然有效，故特传世人。

歌曰：一粒斑蝥两巴豆，不炒不焙不去油；麝香少许同研末，葱蜜为丸如面收。丝绵包裹耳内留，两、三日间清水求；鄙人耳患十数载，隔山可听水声流。此方若是不灵验，永作人间万世牛。

耳聋方
穿山甲一片（炙枯存性）　真磁石豆大一块

研，棉花包塞耳内。另以生铁一块含口内，即觉耳内有响声者，气通耳自聪矣。

鼻

鼻衄不止方

鲜生地　韭菜　鲜藕　鲜茅根

共捣汁，加陈酒，京墨磨浓，和入开水冲服，日二三服，吃药后仰卧一两时，效不可言。

牙

立止虚牙痛方

用荔枝肉或桂圆肉包食盐，火煨，研细存性，擦牙根，顷刻止痛，其效如神。

牙龈出血方

用酱茄子皮，贴之立止。或用川芎，煎水漱口亦效。

牙痛方（又方）

枯薄荷叶二十片　潮脑一钱

先将薄荷铺粗碗底内，上置潮脑，以白纸糊好碗口，炖糠火盆中，见热气一出即取起，潮脑已隔纸升碗盖纸上。俟冷定，刷下待用。不论老少，以此擦即止痛。

又方：乳香　雄黄　细辛　良姜　寸香　毕拨　胡椒各等分，男左女右。

中风

半身不遂方

生芪四两　桃仁一钱　红花一钱　赤芍一钱二分　当归一钱五分　地龙一钱　川芎一钱二分　煎服。

按：即补阳还伍汤。

防治中风方

黄芪二斤　杞子十二两　天麻十二两　枇杷叶六两　防风三两　玉竹二斤　天冬八两　桂圆肉八两　照膏方一般制法。

原按：方出清室内府，常服永无中风之患。

痿痹

风痹风湿方

二蚕砂（大颗者，炒热），用布包，熨烫患处。此须多烫数次，自然全愈。忌食泥鳅、鳝鱼。

腰脚风痛难行方

用松毛捣细一升，烧酒一斤，浸七日，每次吃一杯，每日两次，神效良方。并治口眼歪斜，亦效。

劳伤腰痛方

炙黄芪五钱　杜仲二钱　补骨脂二钱　红花二钱　当归二钱　羌独活各二钱　核桃肉三钱　绍酒煎服。三贴。

痿症方

陈京墨三钱　开水磨汁内服，服后吐痰。

寒湿筋骨痛方

川草乌　毕拨

研末，调水作饼，温贴患处。

癫痫

猪羊痫风方

用皂矾（煅红）一两　鱼线胶（面炒）一两　朱砂三钱

共末，每早空心陈酒调服三钱。照方两服除根。

羊痫风病方

潞党参八钱　於术五钱　茯苓三钱　怀山药三钱　苡仁三钱　制半夏二钱　桂心五分　附片五分

水煎，连服三四帖自愈。

痴癫方

西黄　月石　巴豆霜（去油）各一分五厘　辰砂（水飞）五厘

米糊为丸六十粒，辰砂为衣。开水下三丸，多至六丸，大便出痰而愈。

痫厥方

痰鸣肢搐，日发数十次。

南沙参三钱　丹参三钱　勾勾四钱　生地四钱　茯神三钱　远志一钱　麦冬三钱　白芍五钱　竹茹一钱　天竺黄三钱　橘红一钱五分　石决五钱　川贝一钱五分

水煎服。

自汗、盗汗

自、盗汗方（又三方）

自汗，用郁金研末，蜜调，涂两乳。

又方：何首乌研细，吐津调搽脐中，均效。

盗汗，用五倍子研末，入脐中，用膏药贴之，一夜即止。

又方：生黄芪五钱　煅龙骨三钱　炙草四分。煎服，三帖即愈。

不寐

失眠方

生熟地各五钱　潼白蒺藜各五钱　生熟甘草各三分　龙骨齿各一钱　黑绿豆衣各三钱　赤白茯苓各三钱　川金石斛各三钱　鲜百合一枚　天麦冬各三钱　生熟白芍各三钱　后入川连　桂心各一分　河、井水各半煎服。

原注：此蒋趾真先生方，治夜不寐良效。

胆胀不眠方

郁李仁八钱　天竺黄二钱

煎汤内服。

咳嗽、哮喘

久咳不止妙方

用猪肺一具　川贝末二钱　煨姜五钱　麻黄三分

清水淡煮食之，须吃数个。

伤风时咳方

用雅梨一只，切去顶上一片，挖去心子，内装川贝母一钱、白蜜一钱、明矾一小块，外用面粉包好，蒸熟吃梨，立见奇功。如无梨，冬萝卜亦可。

治气喘方

用巴豆霜，姜汁作为长条，用橘皮包卷药，塞鼻中，立定。

专治吼病方

用经霜丝瓜藤四两，水三碗，煎成一碗，早、晚照方二服，自愈。

治寒哮喘方

生萝卜　麻黄

同捣，白棉花包塞鼻中，立止。

痰饮

於术四两　分四份。一份用甘遂二钱，水煎炒；一份用大戟二钱，水煎炒；一份用白芥子二钱，水煎炒；一份用沉香二钱，水煎炒。

共研，面糊丸，开水下一钱至一钱五分。

喘息

白果三钱　白矾五钱　白砒三分

共末，红枣肉丸，如绿豆大。食后冷茶下六、七丸，小儿减半。

哮喘

五谷虫（炙黄），研末，黑枣捣和丸，早、中、夜服之。约二条一次，廿日至一月可效。

老嗽方

鹭鸶蛋煮熟，内服二、三枚。

哮喘痰嗽方

乌贼骨（去皮）一斤　洁白糖霜一斤

为末，每服三钱，盐汤送下。

肺痨肺痈

肺痨方

白及　百部　生牡蛎　山甲片　紫菜各四两　痰多加川贝四两

共研末，水泛丸，日服一至三次。

又方

活水蚌三、四寸大，劈开取肉，漂净，用陈菜油浸之（去蚂蝗），生吃，日五只，吃一个月为一个疗程。

肺痈痰臭方

用鲜橘叶一大把，洗净，捣汁饮之，吐出脓血自愈。倘无脓血，用陈芥菜露当茶吃，须多吃有效。

肺痈方

鱼腥草干五钱、鲜一两五钱。煎汤，与鸡子清炖，内服之。

又方

人中白（煅）　白及二味各等分

为末糊丸。

吐血

吐血不止方（又方）

用侧柏叶炒黑，研细。饭米汤吞服，每服一钱，必须吃一月可以断根。

又方：用白及研细末，拈熟羊肺食之。须常吃，亦甚验，此肺血也。

痰中带血方

用羊心、脾各一个 凤尾草二两 同煮，食羊心、脾。再以白及研末，常拈心脾吃。此系心、脾血也，其效亦验。

隔日不吐血方

效方多服。

用羊肝一个 鲜无花果十个，同煮，食羊肝。如无鲜果，广东店蜜饯亦可食。再用白及末拈羊肝吃，须常吃，此是肝血，甚不易治，此两方均验。

吐血方

天名精，（取开白花者良）和红枣煎汤。

呕吐、噎膈、反胃

治干呕方

用真蔗糖 姜汁各一杯，和匀服之，自愈。

冷噎吐水方

公丁香七粒 吴萸十四粒 好红茶二钱

共研细，烧酒调服三分，此方真神丹也。

膈症方
此方甚效。

用不落水猪肚一具　大蒜头七个　砂仁七个　陈麦柴一把。放于肚内，以陈酒煎烂，连肚服。

噎膈方
初生小鼠，瓦上焙，为末。醇酒冲服。

专治膈气方
大黄（酒制九次）二两　沉香五钱　桃仁六钱　乌药（豆腐水洗炒）一两　硼砂二钱

为细末，每服三分，五更时津液润吞。

隔日反胃方
生鹅血一杯，蒸熟食之，即愈。

肝胃气

治肝气痛方
用好潮烟一两　白米饭一碗　同捣成饼，分成四饼，湿草纸包好，火煨，研细存性。发时分四次服之，其效立见。

治胃气痛方
用荔枝核（煅炭）七分　木香三分

共末，烧酒调服。

心脾气痛方

又名游仙散。

草果三钱　五灵脂三钱　延胡索三钱　没药三钱

研末。陈酒调服三钱，痛时服下。

胃气痛方

香附六钱　丁香一两　巴豆霜一两　木香一两　延胡六钱　枳壳一两　枯矾六钱　乌梅一两　红花六钱　莪术一两　沉香二钱　青皮一两　灵脂一两　雄黄六钱

研细，烧酒泛丸，每服一分五厘，开水下。

痧胀、霍乱

痧症方

明矾五分　粗草纸一角　盐一颗　开口淑十二粒　荞麦屑一合

阴阳水煎，立愈。

中诸鱼毒方

用橄榄捣汁饮之，或吃麻油均效。倘中甲鱼毒，须用靛青水，或用盐汁俱可解。

霍乱方

上桂心八钱　母丁香一两二钱　麝香四钱　倭硫黄五钱　生香附一两八钱

研末，每用三分，纳入脐中，外用膏药封贴，孕妇忌用。

霍乱转筋方

熟石膏五钱　花粉二钱　川连(吴萸炒)五分　知母二钱　贯众一钱五分　木瓜一钱五分　大腹皮二钱　藿香八分　延胡二钱　伸筋草二钱　青蒿(鲜者打汁冲)五钱　降香(磨汁冲)三分

上味煎服。

黄疸

治黄疸病方

此方奇验，宁、绍皆云仙丹。

黄瓜蒂烧灰，开水调服二钱，五、六服，其效如神，不可轻视。倘无蒂，瓜子烧灰，吞服亦效。

黄疸方

甜瓜蒂(连梗)少许，炙，研，搐鼻用。

脱力虚黄

黄病方

陈皮三两　苍术三两　川朴三两　甘草二两　木香一两　当归三两　怀牛膝三两　川断三两　砂仁二两　皂矾(醋煅)一斤

枣泥丸，服三钱。

一切伤力方

用韭菜汁一杯　土鳖七只　瓦上焙干，研末，绍酒冲服，每晚一服，连服七日即愈。

黄疸末药方

山柰二钱　甘松二钱　细辛二钱　白芷二钱　川乌一钱　草乌一钱　当归三钱　杜仲九钱　红花三钱　川芎二钱　血竭四钱　郁金二钱

共研，每服一钱，陈酒送下。

脱力黄病药方

秦水渠传。

东矾一斤（好醋一斤，锅内炒干，烟尽为度，每用十两）　陈皮末四两　楂炭一两　大麦面一升　粳米粉一合

上用大红枣一斤，去皮核，煮烂为丸，初服二钱五分，逐日加五分，至五钱为度。

失力黄胖方

用老不大二两　天芝麻二两　大红枣十个　同煎服，三、四服必愈。

历节

历节风神方

多年旧屋草龙，煎汤洗浴。初次出汗反痛，五、六次即愈。

药酒方

六轴子四两　乌蛇一条　当归四两　甘草八两

水六碗，煎甘草汁三碗，入烧酒一斤，并药三味，隔汤煮一炷香，埋地七日。每早饮一杯。

疟

截疟效方

用密陀僧五分，研细。发病日东方日出时，对太阳，用烧酒吞服，立效。

又方

用胡椒 硫黄各三厘 研细入膏药，贴肚脐，向对背脊骨上，顷止。

疟疾单方

生地 熟地 蜀漆 冰糖各一钱五分 姜三片

水煎服。

大疟秘方

制首乌二钱 乌梅三钱 槟榔一钱五分 甜茶二钱 常山一钱 甘草五分 青皮一钱 红枣五枚。煎服。

三疟神效方

常山（生者一两，炒一两）二两 坚槟榔二钱 小红枣一两 醋炙鳖甲五钱 甘枸杞一两 甘草二钱 乌梅（打碎）一钱 马料豆一两

上药用白花烧酒十斤煮一支香，退火存贮，不拘时服，愈后服十全大补汤数剂，便不再发。

三日疟方　附：煎方

超前一日服。

常山末（火酒浸之）三钱 小丁香末三分 乌梅肉三枚

打和为一丸，姜汤下。

附：煎方鳖甲一两　山甲（炙）三钱　桃仁三钱　知母三钱　桂枝五分　蜀漆五分

半日疟方

将来一时前服十丸，姜汤下。

胆星（姜汁化）　半夏（姜汁炒）　贝母各一两

为丸，碗豆大，干，加姜汁，东丹为衣。

疟疾方

苏叶　黄糖　生姜　红枣　甜茶叶。分量不拘，煎汤，乘热超前服，汗出即愈。

泻痢

小儿红白痢疾方（又外治方）

用香薷五钱　红白糖各三钱　煎汤服，立愈。

又外治方：土木鳖半个，母丁香四粒，寸香一分。同研，津液和丸如芡实大，纳一丸于脐中，膏药盖之立愈。

红白痢疾方（又方）

用石榴皮　罂粟壳　红白糖　烧酒　同煎，空心服，一二服立愈。

又方：乌梅炭、烧酒冲服，效。并治水泻。

治水泻方（又方）

车前子一钱　泽泻一钱　姜川朴一钱

为末，开水调，服一、二次，自愈。

又方：黄丹（水飞）一两，枯矾、黄蜡各一两。铜勺熔化，调匀，趁热为丸，黄豆大，每服二粒。

治噤口痢方（又方）

五谷虫，流水处洗净，榨过再洗，瓦焙研细。每服一匙，米汤送下。倘汤水不下，用生萝卜，切薄片，浸蜜糖内，入口含之咽汁，味淡再换，久含思食。

下痢方

鲜藕汁四两　炮姜二钱　煎汤内服。

泻痢方

青果核四个　炙研末，开水下。

赤白痢方（又方）

梧桐花及根皮　煎汤内服。

原注：又梧桐叶煎汤洗足。

又方：白芍三两　当归三两　莱菔子三两　甘草三两　枳壳二两　槟榔三两　车前子三两

研末，水泛丸，每服三钱。

痢疾神效方（又方）

绵纹生大黄四两　苦杏仁（去皮尖）四十九粒　真茅苍术（用米泔水浸一夜，切片，麻油拌透炒）三两。

上药曾经屡验，以五月五日、六月六日、七月七日、九月九日，为期配制，切勿增减。

共研末，磁瓶贮，勿泄气。

凡患痢每服三分，各有汤引。轻者一服全愈。如老人、小儿，则可每服二分，孕妇痢重者可服，轻者勿服。切戒鱼腥。后药引。

红白痢：灯心姜汤下。

红痢：灯心十茎煎汤下。

白痢：姜三片煎汤下。

水泻不止：姜汤下。

闭口痢：不拘红白，生腊肉骨煎汤下，或生火腿骨亦可。

又方：用生、熟军各五钱　川乌（去皮，面包煨透）七钱五分　炒甘草七钱五分　杏仁（去皮去油）一两　炒羌活一两　苍术（米泔浸）一两五钱　研，每服五分，小儿二至三分。

按：此方甚效，但必须如法炮制。

肝痈、内痈

肝痈方

桃仁三钱　延胡三钱　杏仁三钱　参三七五分　苏子梗各三钱　瓜子肉四钱　泽泻三钱　五灵脂三钱　藕节五钱　煎服。

内痈方

专治肺、肠、肚三痈。

生军一两　连翘七钱　川连末四钱　白芷末六钱　川朴末七钱　当归末二两　甲片末七钱　川芎末八钱　瓜蒌仁末七钱　广皮末五钱

共十一味合和，或一钱或二钱，好酒送下。如汗出，加乳没药各分半服之。一服脓下，二服脓从便出。

痞块、腹内龟病

痞块方

桑树汁一茶盅　萝卜子三钱（炒研末）

白酒下，服三、四日，痞块自消。

食积血痞方（又方）

用木贼草（研末）四分　井水空心吞服，远年者连服三日，自愈。

又方：野鸽子屎，用水煎服。此方名左盘龙，治痞甚效。

腹内龟病方（《摘玄方》）

诗云：人间龟病不堪言，肚里生成硬似砖，自死僵蚕白马屎，不过片刻软如绵。

肿胀

治脚气肿方（又方）

用大蒜头煮甲鱼吃之，数次即效。

又方：海风藤、葱白头、大蒜梗，煎水多洗。倘腿脚俱肿，加新杉木、冰片同前药煎洗，均验。

水臌、湿臌方

以下均是肿胀效方。

此症四肢肿，用干鸡屎一斤，黄酒三大碗，煎成一碗，去渣，一时吃完，少顷腹中作泻，二三次而止。如不止，用田螺一个，滚酒泡热食之，即愈。倘未愈，再一服。

水肿单方

猪肚肺一具（洗净），入虾蟆一个，用线扎之，入砂锅内，悬空煮之，一日尽化为水。作三次饮尽，则泄水而愈矣。

治单腹胀方

陈年大麦柴，煎汤，数服自愈。

治遍身肿方（又方）

黑鱼一条（破肚去肠），内入大蒜头三个、皮硝三钱，用湿黄泥包鱼，火煨熟，吃鱼，其效立见，不可轻视。一方有黑矾五分，松罗茶三钱，无皮硝。

气胀方

三白西瓜一枚（皮白、子白、瓤白）去子肉，至白皮为度，入连壳砂仁五百粒，独瓣大蒜头四十九个。用泥封西瓜寸余厚，文火一昼时烘透。每服三钱，早晚各一次。

臌胀方

沉香三钱　鸡金一具　砂仁三钱　香橼五钱　研，每服一钱五分。

水肿方

梧桐花一至三钱　煎汤内服。

胀病方

巴豆霜五分　归尾三钱　姜半夏三钱　地鳖虫三钱　月石一钱五分　全蝎三钱

同晒共研，白酒酿汁为丸，绿豆大，每服三十五丸，轻者减半。

河白胀方
次白糖，唾液调敷。男敷阴囊，女敷乳上。

又方
灶心土一斤　川椒一两　吴萸五钱　艾叶一两　苍术一两

研末，候灶心土稍退热气，将药末置灶心土上，置脚炉内，去盖，坐上熏之，外以被齐颈围护。

原注：成人囊湿胀大亦效。

血蛊方
大冬瓜一个，去子瓤，赤小豆纳入瓜内，架上烧之，水出即停，服瓜内水。

疝气

小肠气方
白鸭蛋四、五个　醋一斤

砂罐内煮熟，陈酒照量，空心服四、五次，即愈。

小肠气痛方（又方）
用老丝瓜，连蒂，烧炭研细。绍酒吞服三钱，每日一服，三、四服全愈。

又方：荔枝核烧灰，酒吞服三、四钱，自愈。

小肠疝气方

用荔枝核、橘核、小茴香、葱白头各等分，食盐少许。锅内炒热布包，乘热熨烫患处，冷则再炒，发病时照法治之，多烫断根。

疝气方

车前子，瓦上焙焦，陈酒煮，内服。

淋浊、遗尿、遗精

治五淋方

以下四方均效，培之试验，倘是梦遗切不可服为嘱。

此淋色常变动。

用牛膝一两，乳香一钱，水煎服，数次而自愈。

治血淋方

此淋乍来点滴。

用郁金一钱　血余二钱　瓦焙同研，韭菜捣汁调服甚效。

治白浊方

用蚯蚓两条，瓦焙干，研细。再用铁马鞭、何首乌、车前子、菊花、银花各二钱，五味煎汤，将蚯蚓末空心吞下，两、三服自愈。如不愈，隔两日再进一两服，立愈。

治赤浊方

鲜益母草，捣汁一茶杯，烫温，空心服之，数次灵效之至。

夜梦失便方

人传试效。此脬气不足。

用益智仁二十四粒,加盐一撮,同煎服之,隔一日再吃一服,照此三、四服自愈。

遗精方

刺猬皮(炙研)　白粥汤调下二、三钱。

体弱遗精方

莲心二钱　朱砂一分

同研,开水冲服,数服而愈。

大小便出血

大便出血方(又方)

槐花三钱　荆芥三钱　炒焦同研,热绍酒冲服。

又方:用柿饼烧炭,每日酒吞二钱,数服自止。

小便出血方

鸡蛋壳　田螺壳(煅炭)各三钱　瞿麦(炒)二钱　三味同研,空心用绍酒吞眼。

肠红方

乌豇豆,煮熟内服。

便血方

地榆四钱　白薇二钱　枳壳一钱五分　桑皮三钱　山药三钱　当归二

钱　丹皮二钱　蒲黄二钱　白芍三钱　西瓜子壳一两　煎服。

大小便不通（附脱肛）

二便闭胀方
用蝼蛄七只，瓦焙存性，研细，开水空心吞服，立效。

肛门暴肿方
此肠胃湿热下注。用蜗牛数个连壳捣烂，敷之即消。内服防风通圣散，此方医家均知。

大便不通方
用猪胆汁，热酒冲服一个，甚效。或胆汁灌粪门内亦效。

治脱肛方（又方二）
蝉蜕焙黄，研末搽之，即收。
又方：五倍子（研末）三钱　白矾七钱　一大碗水煎洗之，立效。
又方：升麻一钱五分　乌梅五个　煎熏。

通小便方
甘遂四钱　甘草一钱　以甘遂末敷脐下一寸三分，甘草煎汤内服。

小溲不通方
真象牙磨冲服，立通。

小便不通方（又方）

用韭菜花或脑捣汁，空心开水冲服。如无花时，韭菜子煎汤服亦可，甚效。

又方：芒硝一钱　研末，龙眼肉包（三个），细嚼咽下。

儿科

小儿不吃乳方

用黑豆十九粒，茅根七节（每节须寸长），金银器各一件。用人乳一杯煎，煎至半杯，吃完即能食乳，此效方也。

婴儿妒乳方

俗名螳螂子。

青黛一钱　元明粉三钱　硼砂一钱　薄荷四分　冰片一分

同研细末，擦口内，一日三、五次。

小儿痰壅方

巴豆肉两枚

捣烂作一丸，以棉裹之，男左女右，塞于鼻中，痰即坠下。

小儿胎毒方

荸荠　红花　甘草　银花各二钱

煎汤多洗，数十次自愈。

又方（又方）

起于口，延及遍身。

土茯苓末，乳汁调服。

又方：黑鱼一条，煎汤洗之。

痧子难透方

乌芝麻一斤　煎汤熏洗，前胸后背最要紧。

小儿脱肛方

螳螂烧炭存性，为末，搽上即收。

小儿急慢惊风方（又方）

以下儿科常州李鹤荪名医传出数方，文植验之甚效。

用杏仁　桃仁　栀子各七粒　飞罗面五钱　好烧酒调匀，涂一手心，一足心，男左女右，绢包扎，干则落。重者再涂自愈。

又方：用韭菜地白头颈蚯蚓一条，用竹刀对中切断，见跳快一段（煅炭），急惊风吃；跳慢一段，慢惊风吃。煅炭粘乳上，吃奶时随乳吃下，其效无比。

小儿痉疾外治法（又方）

未发前一刻，用蛇蜕塞鼻中，男左女右，过时取出有效。

又方：活狗苍蝇一个（冬天狗耳内取出），去翅足，面裹煨，研为丸，黄丹为衣。发病日早晨，米汤送下，吐即止。

小儿五疳方

用羊肝（竹刀切片，瓦焙热）一个　海螵蛸（醋浸炒黄）二两　糯米五钱

共研细，羊肝捣烂为丸，每日米汤吞下二钱，照方吃完，病可除根。

疳积方（即鸡肝散）

治小儿诸疳。用效。

炉甘石三两八钱（童便浸透，煅，水飞净三两）　赤石脂三两五钱（童便浸，煅研三两）　石决明八两八钱（童便浸透，煅研，八两）　生石膏一两五钱（研净，一两二钱）　海螵蛸二两（去皮研，一两五钱）　滑石十九两（水飞研，十五两）　辰砂六钱（水飞研，五钱）　雄黄六钱（水飞，五钱）

共为细末，每岁用一分，加大梅片一厘，用不落水鸡肝一个，将竹刀划碎，用药放在肝内，以线扎好。再用二次淘米泔一茶杯，放新罐内煮熟，连汁与肝食之。忌生冷腥气面食，轻者三服，重者九服。

子药方

治目疾。

石决明（盐水煅）　谷精草　夜明砂　白术　石燕　青皮　鸡内金　胡黄连　党参各等分（胡连减半炒）研细末。

每服一分，入生鸡蛋内炖服。

又方

治目疾及小儿疳积眼。

黑丑　白丑　莱菔子各等分

研细末，入鸡蛋内炖服，神效。

小儿痞块肚大方

白芙蓉花阴干，研细，入鸡肝内扎合，饭锅内蒸熟吃。照此数个，自然而愈，其效甚验。

妇科

妇人月经不调方

当归(酒炒)一钱五分　陈皮七分　川芎八分　白芍(酒炒)一钱　延胡(醋炒)二分　熟地一钱五分　吴萸二分　制香附一钱五分　茯苓八分　丹皮一钱五分

经行先期血紫,加条芩一钱五分;后期血淡,加官桂、炮姜、艾叶各五分。行经日服,连服四剂自调。

痛经方

川芎一钱　丹参三钱　当归三钱　白芍二钱　白芷一钱　青皮一钱五分　乌药一钱五分　煎服。

妇人血晕方（又方）

韭菜加醋同煎,趁热装入壶内,将壶嘴塞入病人鼻中,血即往下而行。

又方:五灵脂(生炒)一钱　研细,开水送下一钱,自苏。

妇人血崩方

百草霜三钱　陈京墨(磨浓)一杯　嫩桃枝　杨柳枝各三个　加砂糖捣烂煎化,加前药调服。

老年崩漏方

老年经水不断及血崩。

黄芪八钱　龙眼肉二十粒　红枣二十个　煎代茶。

白带单方

鲜胡桃叶七张　红枣九粒　煎服。

妇人多年白带方

用白果十粒　捣碎，加熟猪油一钱，以白糖熬豆腐浆，空心冲服，必须吃一月自愈。

奶卸方（又方）

其乳突然伸长至脐下，疼痛不止。或用川芎、白芷置炭上烧，醋泼而吸其烟，即愈。

又方：鹿角　龟版　蛤蜊各三钱

为末酒下，以醉为度。

阴脱方

石灰一斗

熬黄，以水二斗投之熏，并治产门不闭。

调经种子方

治经事不调，或前或后，腰痛腹痛，带下，甚验。

野百合草（即野洛阳）　鲜益母草　鲜佩兰草　马鞭草各三两

共捣为汁，经转前二、三日，陈酒冲服，三、五服。如下次经事不准，再服。

坐胎育子神方

有方观准者，家贫好善，四十无子，一日焚化字纸，于滥纸中得一药单，视之乃求子神方也，依法用之，次年果生一子。传之宗族乡党，无不灵验。后因事至京，复传之京友。此友子妇已娶六年，并无生育，因思此方灵妙而试之，果得孕生子。嗣后其侄女不育，亦赖此药，子女俱见。所可喜者，其族嫂八年未育，当时此药只剩两丸，用之亦得生女，盖用至十丸以外，定然生男，少用亦可生女。信心既久，遂由亲友刊以传世，亲戚邻友屡试屡验，甚或十余年不育者，亦赖以得嗣焉。今将其方列下，慎勿入口也。

柴霄花　川花椒　枯白矾　洋樟脑　花龙骨　煅牡蛎　吴茱萸　海螵蛸各五钱　高良姜　公丁香　肥干姜　广木香　香山柰　香甘松　薄官桂　蛇床子各三钱

上药共研细末，面、生蜜为锭，重三钱，阴干，不宜日晒。此药绝非服物，其法待妇人信水净后，用药一丸，入阴道内，次日取出，再换一丸，换至十八丸，共计十八日。待下月经净后，不必用药，交媾自孕。然亦有信水净后，用至十丸，而本月交媾，亦得生男者；间有只用四丸或六、七丸，亦获生女者。大概多用生男，少用生女。总要夫妇无病，不虚不损，用无不验。盖用之十八丸，犹待下月交媾者，原方旧法耳，可不必拘。此方体察既久，不但有益，亦并无损，毋听旁人妄言，视为无用。

安胎神方
由常州吕颖胡氏名医传来。
用乌骨白毛鸡一只；黑豆四两，同煮吃之，能淡吃更妙。

临产不痛方
茉莉花泡汤代茶用，产前一日用之。

通乳方（串雅内编）

熟芝麻擂碎，酒调服之。又木通煎汤，服之灵验。

乳汁不通方

木莲二个　猪脚蹄一只

煮食并饮汁，无子妇人食之亦有汁出。

外科

头

治鳝拱头方

此方从朱公馆得。

治以青盐、食盐块，纳疮口中，膏药贴之即愈。

又方

此方极效。

蓖麻子七文（约二钱去壳）　松香四文（约一钱）　铜绿四文（约一钱）　轻粉七文（约五分）　东丹五文（约一钱）

研打成膏外用。

又方

灵效如神。

煤碗（研细）　香油　梅片（研细）各等分

调敷。

鳝拱头秘方

枳壳一个（去内膜），罩疮上，外用青黛、干面调和封口，绢扎定，俟疮好，即自落下。

癞痢头方

生矾三钱　黄豆（炙存性研末）二两　烟胶炭二钱　拌匀，菜油调涂。

又方

不拘大人小儿。

独核肥皂，去核，填入砂糖及巴豆二枚，以泥包煅，存性，入槟榔、轻粉各六分，研细，香油调涂。

小儿头疮方

皂角，煅黑为末，去痂敷之，不三次即愈。白秃肥疮皆效。

原按：即笔峰卫生杂典方。

洗秃疮方

甚验，脚湿气亦可洗用。

金银花一钱　丹皮五分　蛇床子一钱　甘草一钱　胆矾五分　花椒五分　细生地二钱　苦参一钱　明矾一钱

煎水洗之，四、五次全愈。

黄水疮调药方

生烟胶　糠青　水龙骨　蛇床子　黄丹

研末，大枫子油调。

黄水疮方

蚕豆壳煅炭

入大泥,油调搽。

又方

甘草七钱　月石三钱

研末,油调敷。

又方

鸡蛋黄铜杓内熬油,布蘸擦。

肥疮方

大人、小儿头颅肥疮,滋水作痒。

松香一两　黄丹三钱　枯矾三钱　黄柏三钱

为末,香油调敷。

头面生疮方

小红枣(烧灰)　铅粉　黄丹各二钱　枯矾一钱　银朱三钱

共末,麻油调搽,无名疮皆治。

头耳诸疮方(又方二)

治眉癣及燕窝疮。

肥皂荚(煅存性)一钱　枯矾一钱

研细。

香油调涂。

又方:用野苎麻根捣烂,涂之即愈。

又方：桑木烧灰淋汁，趁热熏洗亦愈。

点痣方
石碱一钱　风化石灰二钱
共为末，碱水调稀，铁勺煎点。

去面上刺字方
即面黥也，刑之一种。
野芹菜根，捣汁涂之即去。

又去刺字方
炙山甲片为末。温水调敷。

治痄腮方（又方）
用赤小豆四十九粒，研细，水调敷之。
又方：靛青花搽亦效。

对口初起方（又方）
此方初起效。
现拔菠菜，不洗捣烂，敷之神效。
又方：猪眼角一处臭肉，形如腰子有花纹，看疮大小用多少，和糯米饭同捣成饼，紧贴之，不空头，立时止痛，已溃拔毒有效。
按：此方见《医略存真》医话中。

对口单方
粪缸内蛔虫洗净，同梅片捣烂，敷之立愈。

原注：蛔虫炙炭，加冰片，治痘疮久不收口。

对口发背方
巴豆肉炒枯研，掺膏药上贴之，日一换。

对口疽敷药方
极验。

刘寄奴　牛犁绳（炙）　茄蒂　桑螵蛸　益母草　北瓜蒂

上药不拘分量，研末，以清水调敷。和皮丝烟用之。

治翻花疮方
续随子　麝香　甘遂　山慈姑　大戟　五倍子各二两

糯米粥杵成条子。

眼

眼癣方
干眼药若干

用鸡蛋黄熬油，调搽。

烂眼弦方
蚕沙

研末，麻油调涂，二、三次即愈。

生偷针眼方（又方）
天南星　生地　同捣涂眼上。

又方：用白及水磨点眼角，亦验。

眼痛方

甚效。

自脱衣一钱　木贼草二钱　石决明三钱　川芎一钱　羌活一钱　青葙子二钱　谷精珠二钱　细川连二分　夜明砂二钱(包)

煎服。

飞丝入目方

用雄鸡冠上血，点上眼角，其丝连泪流出。

飞沙入目方

用口嚼牛膝，搓小丸塞眼角，立刻带泪流出而安。

石灰入目方

用生山栀，煎浓汤洗之，有效。

耳

耳出脓血方

用明矾　龙骨各二钱　火煅研细，吹入耳内，早晚两次，一月内自愈。

百虫入耳方

用葱汁加麻油，滴入耳，其虫自出。

蛤蟆胀方

石灰、醋，炖热，敷患处。

耳脓方

害耳流脓。

楝树果（炙存性） 枯矾 冰片 胭脂

共研吹耳。

又方

硼砂五钱 水龙骨一钱

为末，吹入耳中，绵絮塞之，永不再发。

耳出臭脓方

煅龙骨 炒五倍子 去油乳香 枯矾 血余炭各等分

共研末，卷尽脓水，掺之。

耳中脓水不干方

胭脂 蛀竹屑 石榴花瓣（炙） 冰片。

共研细，掺之。

耳蕈方

蟾胆取汁涂即消。

鼻

治脑漏病方

此方久嗅效。

用鱼脑石二钱 青果核二钱 煅炭研细，加春花心一钱，三味同研。每日如鼻烟嗅之，日久自然而愈。

鼻渊方

漆店内漆布，不拘多少，鸽子毛(炙炭)贮瓶，代鼻烟嗅之。久之自觉有臭味，再和入好痧药少许嗅之，吐出形如硬骨一块，病即愈矣。

鼻渊、鼻痔方（又方）

用效。

广藿香一斤

晒脆为末，用雄猪胆汁和丸，一方加苏叶四两。

鼻痔方（又方）

硇砂五钱　白矾二钱(煅)为末，点痔上即消。

又方：蓖麻子七粒　明矾一两　盐梅五个　元寸三钱

杵丸，每用绵纸包好塞之，便化水下。

化鼻息肉方

狗头面梁骨连脑，炙存性，为末，每用五分，加入硇砂五分，共研细点之。

鼻疔方

壁钉螺　荔枝肉

同打烂，涂上即消。治一切疔，入蜗牛。

酒鼻齄方

凌霄花　黑山栀各等分

为末，每早清茶调服二钱。

又酒糟方

凌霄花四钱　硫黄一两　胡桃四个　铅粉一钱

上药为末，生娟包揩。

结毒鼻疳方

轻粉二钱　杏仁霜二十粒　木鳖子三钱　儿茶（煅）三钱　胆矾三分　冰片一分

上药为末，或鹅胆或猪胆或麻油调搽。

口

雪口方

铜绿（飞）少许　文蛤（焙）一钱　梅片一分

研末，吹之。

又方

天竺叶，入冷开水内，取出打汁，以纱布绕指，蘸擦患处。

小儿雪口疮方

满口生白泡，破则易烂，用雪水新笔蘸搽之，其功甚速。

小儿鹅口疮方

满口生红泡，破则即溃，用鹅嘴唇煅炭研，麻油调搽，立见其效。

口疳吹药方

枯矾三钱　人中白（煅）一钱　当门子二分　冰片一分　铜青　阿胶各一钱　蛤粉一钱　鸡内金（炙）一钱

为末吹之。

唇口生疔方

此方有效，不可轻视。

上曰反唇，下曰闭口，此两疔初起时，大腿弯中有紫红筋一条，用银针挑出血。倘银针不便，磁锋亦可用，切不可用铁针，切记，须忌口七天。

牙

齿疏陷物方

炉甘石　寒水石各等分

每用少许擦牙，忌用刷牙，久之自密。

牙齿日长方

名髓溢。

用白术煎汤，漱服。

拔齿方

白茄棵根

马尿内浸三日，晒干为末，搽上即落。

离骨丹

拔牙用。

急性子一钱　白砒一分

共研，少许点之，不可咽下。

牙瘤方

陈西瓜皮，不拘多少，晒脆为末，用时加米心一厘，擦牙瘤，无一不效。

牙癌方

梅片二分五厘　血竭一分五厘　朱砂五分　熟石膏二钱五分　川连五分　人中白五分　三七五分　西黄二分五厘　研细，搽敷用。

牙疳方

用甘蔗皮烧炭，入冰片吹之。

走马疳方（又方）

用蟾蜍皮捣汁，与白酒露拌上，再以老虎脚迹草捣烂，贴额上妙。

按：贴额上印堂穴。

又方：

三九里蚌二个，破开塞明矾满壳，用水草纸包好，煨炭存性，后用茶果果连梗叶打汁，调匀作丸，日晒夜露，九日九夜为度。临用时另加冰片少许。

走马牙疳方（《串雅内编》）

应验过多人。

甘蔗烧炭存性，擦出血，再擦数次即愈。

又方（名枣砒丹）

用大黑枣加白砒，嵌入枣内，火煅研细，搽患处，立刻见功。

治走马疳立验方

外用。

桑螵蛸　粪蛆壳　生僵蚕各等分（煅黑存性）　梅片少许　再加壁蟢炭少许

又方

青竹一段　去一边节，留一边节，中实食盐，放炭上炙枯，便取下为末，酌加冰片，研敷。

珍珠散

牙疳龈肿。

硼砂一钱　雄精一钱　川连一钱　儿茶一钱　冰片五分　薄荷一钱　人中白一钱　黄柏一钱　大破珠五分

共末，以刀点破，吹之。

喉

烂喉痧方

斑蝥（去足翅、米炒）三分　麝香三分　白及三分　全蝎三分　玄参三分　冰片四分　京川贝一两　白蜜五钱

按：研末，调匀。取少许帮扎印堂及合谷穴位，一伏时取下。如起水泡，挑破，桃花散掺之。

喉咙肿痛方

用燕子窝泥，加雄黄同研细，入烧酒调匀，敷外面痛处，立能吊肿出外，稍停肿消自愈。

治喉蛾方

以两手大拇指，揉病者虎口穴，患痛即止。

双单喉蛾方

用明矾二钱　活蜘蛛一只　矾入铜杓内，烊化，入蜘蛛炒焦。研细，用一分，吹入患处。此经验良方。

阴亏喉痹方

鲜侧柏叶半斤

捣汁，入蜜糖一饭匙，内服。

喉疳方

扫盆三分　朱砂一钱　青果核三分（炙研净末）。共研吹口。

喉疳痛方

独囊大蒜头一个　轻粉一分

捣烂，贴手腕阳溪穴，男左女右。

喉科闭塞方

治风火上攻，咽闭牙紧。

皂角针一钱　青黛一钱　细辛一钱　僵蚕一钱　山豆根一钱　玄参五分

共研，吹鼻用。

喉风方

明矾，入黄瓜内阴干。用时以明矾五分，煎汤饮，吐出痰涎即愈。如破皮，连瓜皮用之。

急救喉风神方
喉咙顷刻不通欲死，随即用还魂草，本名紫菀，原支一条，洗净，入喉中探弄，吐出痰涎立瘥。再用马牙硝，津咽下，定苏。

喉风单方
鲜土牛膝根，捣汁含口内，不可咽下。轻者含汁一、二次，重者三、四次，作恶吐涎即愈。

吹喉回生丹
治喉蛾。
硼砂一两　牙硝二钱　冰片六分　麝香四分　共研贮，吹口用。

喉症秘方
鲜土牛膝根汁二斤捣出液，加明矾二钱，研，冲入汁内，烈日中晒干，瓶贮，吹口中。

痰毒

颈上米串栗疮方（即蹲鸱丸）
治瘰疬不问已溃未溃。并治喉癣。
红芽香梗芋艿十斤，晒干研细，水泛丸，不可见火。每日早晚服三钱自愈。

头颈后结核方
用生山药一条　浙贝母三钱　靛青花一杯

同捣敷之，极效。愈后戒食鳝鱼，免复发难治，故须切记。

痰核敷药方

轻粉一钱　水粉二钱　银朱二钱　大梅一分

敷痰核方

甜川贝一钱　生半夏一钱　天南星一钱

研末，以莱菔汁调敷。

虚痰方

蝙蝠（瓦上炙为末）二只　冰片二分

研细，掺膏上贴。

痰块消散方

紫背天葵六钱　黄芩（酒炒）五钱　玄参六钱　瞿麦穗六钱　昆布（酒炒）五钱　真川连五钱　薄荷五钱　贝母（去心）五钱　桂枝五钱　生麦芽五钱　海参（洗净）六钱　连翘五钱　山栀仁（去壳酒炒）五钱

各研，蜜和丸，桐子大，早餐后一小时，陈酒下三钱。

流痰方

藤黄末，膏药上贴之，治阴症。如红者，用生军磨汁，调藤黄末敷之。

瘰疬、马刀、失荣

瘰疬方（又方二）

蟾蜍二枚　去肠杂，同猪肉煮食之。

又方：玉簪花根，捣烂，外敷。

又方：核桃肉一斤　斑蝥二钱　蝼蛄二钱　银花二斤　共研末，入多个核桃壳内，煅存性，研末，每服二至三钱，陈酒下。

治疬方

外用，亦可内服。

鲫鱼一大条　青果核一百个　入鱼肚内煅枯。

瘰疬单方

凤尾草根（洗）一两　以糯米浓酒一碗煎，去渣服，每日一次，十日其核全消。

又方

僵蚕（晒干炒枯）八两　另晚米（炒熟）半升

共研细末，米糊为丸。每服二钱，空心夏枯草煎汤下，一月愈。须以甘肥荤润之物滋泽之。

又方

白玉簪根叶捣汁一碗，酸醋一碗，同煎汁稠厚，乌梅肉（炙炭）二两，和入敷之，已溃未溃均可。

治疬子方

昆布一两　麝香五分　南星五分　田螺壳三钱　白及三钱　五倍子二钱

共研末，姜、醋、蜜调。

治疬疮神方

大石榴一只　破盖去子，留衣膜，即以蜓蚰置满石榴内，再以石榴盖盖好，外用糠皮，水调敷石榴皮外，以桑枝作架搭空，石榴放在架上，下以桑枝烧之成炭，以石榴取出研末，砂糖为丸，三日服尽，重者二只自愈。此方屡验。

疬痰块单方（又方）

此方曾验过矣，或用水红花根五钱，此病家相传秘方。

大力子根一两　栗柴藤根一两五钱　奎红枣半斤

又方：

但用大力子根捣汁服。或陈酒三斤，浸浓服之。

已窜瘰疬方

用荆芥梗，煎汤洗良久，见紫色用针刺出血，如法再洗三、四次。用樟脑、雄黄，对和研细，和麻油调扫，次日再扫，以愈为度。延至胸前、两肩，数年不愈俱效。

专治颈项瘰疬、痰核、马刀、失荣等症方

蛇床子草五两　烧酒五斤

先将瓶酒晒热，然后入草浸之。每日早晚，照量大小服之。若症势年数未久，服之一年，即可全愈。

诸瘤

化瘤丹

白薇　黄连　生军　黄芩　川芎　明矾　当归各二钱五分　吴萸一钱二分

研末,鸡蛋黄调,摊纸上贴之。

诸瘤方
大莲蓬蒂(留肉)二、三分,蒂有白浆擦瘤根,觉薄软,次擦瘤顶即破,又擦,即皮收而口完无迹。

消瘤方
铁屑醋拌煅红三次

研末,醋调敷,即消。

腋下瘿瘤方(《串雅内编》)
长头葫芦烧存性

研末搽之。

脚底生瘤方
黄丹　黄柏　松香　细茶　轻粉各三钱　乳香　没药各五钱

为末,猪胆汁调搽。

背

发背膏(又方)
白蜜,乌金纸摊贴。

又方:狗大牙炒黑,为末。煎葱汤洗疮口后,以末掺上。

专治搭手方
生芋艿和生姜同捣,敷之甚效。

发背单方（又方）

桑螵蛸二两　益母草二两

上药焙干为末，加麝香二钱，掺上立时止痛。

又方：治以胡椒，掺上。

发背敷药方

雄黄　东丹　大黄　南星　贝母　白芥子　半夏各等分

为末，葱汁和蜜调敷。

发背良方

已溃未溃均可用，去腐留新，清心解毒，效验非常。

大枫子（去皮油）　蓖麻子（去皮油）　金炉底　血竭　黄蜡　白蜡各三钱　冰片一钱　麻油四两

捣膏，治发背、对口如神，或熬成膏摊贴。

乳痈、乳岩

妇人乳痈方

蒲公英五钱　酒水各半煎服。已穿，数服自愈；未穿硬块，一、二服能散。

乳痈方

用效。

鳜鱼（须用九天里，每条纳入花椒七、八粒，阴干）

煅为末，每服三钱，陈酒下。

患乳初起方（又方）

金橘若干，悬透风处，过九九天，贮存。

煎服二三枚即愈。

又方：闹羊花　蝉蜕各等分，每服三分，砂糖陈酒服。治乳痈。

专治害乳良方

小儿食乳吹风，或红肿如饼，此方验过。

上明雄黄一钱　明矾一钱　上细茶叶一钱

共为细末，用豆腐皮包成丸药大，用陈酒尽量服下，盖被出汗即愈。重者再一服，无不灵验。

乳岩效方

治初起结核者甚效。

大力子三钱　望江南子一钱五分

研极细末，清盐水泛丸，每日服五分，一月后见效。或为末服亦可。

乳岩方

枸橘李（切片炙）

研末，每日酒调服二钱，半月愈。

又方

槐花为末，酒下三钱即消。

又方

生蟹壳数十个　砂锅内炒焦。

为末，每服二钱，酒下。

又方（又方）
旧芭蕉扇十把　取柄炙炭，陈酒温服。
又方：醋炙龟版，研，枣肉丸，开水每下三钱。

腰

缠腰火丹方
此疮初起红色，如带围住。用龙胆草研细，柿漆调搽，立效。

治白蛇缠方（又方）
此患遍身白泡，其形如蛇缠。用白及、旧粪船缝石灰，各半同研，天水调搽，自愈。
又方：锈铁钉，醋磨搽亦效。

缠腰丹方
黄鳝血，涂敷。

横痃、鱼口、便毒、下疳

横痃初起方
用飞面、生黄豆末，两味和匀，鸡蛋清调敷，用纸盖之。或阳和膏上撒平安散贴之，其效无比。

左胯鱼口方
内用槐花（炒黄）五钱　烧酒三杯煎服，出汗即愈。
外用百草霜三钱　五倍子三钱

两味炒研细和匀，醋调搽，甚效。

右胯便毒方
全蝎一钱　大黄一钱　山甲一钱　白芷一钱
水煎服，外用葱白捣烂，厚敷之，甚效。

鱼口毒方
威灵仙五钱　大贝五钱　知母五钱
研，酒调，每天服五钱，早、中、晚饭前服，三天服完。

下疳单方
珍珠二分　牛黄二分　石壁蜂（煅）四分　青果炭一分　黄柏（炒黑）二分　月经布三分　五倍子炭一分

下疳毒淋方
人中白　人中黄各等分
面糊丸。

下疳结毒方
血米三钱　升药三钱
糊丸绿豆大，每服三、四丸为度。

肾头生疮方
用乱头发一团　盐水洗去油，晒干，瓦上焙枯，枣核七个，煅红。
共研细，先用热淘米水洗净患处，揩干，甘草汤和蜜调搽，切忌生水。再用鳖甲（炙）研末，鸡蛋清调服三钱。

棉疮下疳方

田螺靥（炙存性研），麻油调涂，多脓水者干掺。

囊肿、囊痛、上马痈

阴肿如斗方

雄黄　生矾各二两　甘草一尺

煮水浸之。

肾囊偏坠方

用木莲藤头七个　每日水煎熏洗，自有涎下，不过七日，渐渐自愈。

脱壳囊疮方

紫苏研末，掺之收口。

肾子烂出方

凤仙子　生甘草　对和研细，麻油调搽，自生肌，其效无比。

上马痈、腿痈单方

土炒甲片七片　蜈蚣（瓦上焙）七钱　全蝎（土炒）七个

为末，陈酒送下。

痔、瘘、交肠

内痔神方

用旧尿壶一个，皮硝一两装入壶内，开水冲入，将粪门坐在壶口，熏洗数次，甚效。

外痔神方（又方）

用大鳖鱼头（煅炭），研细，加冰片少许，麻油调搽。

一方用河豚鱼（煅炭），研细亦加冰片，麻油调涂，其效如神。

洗痔神方

荔枝草一两　五倍子五钱　皮硝五钱　瓦松一两　槐米五钱

共煎浓汤熏洗。

按：马氏曾用此方于吴大澂，见马培之医案。

腊痔方

白萝卜，煎汤频洗。痔中出血，每圊后，用河水拍之良，毋忽之。

偷粪鼠方

淮山药　赤石脂　地榆炭　馀粮石　归尾　黄芪　潞党参　龟版胶　刺猬皮　炒槐花　乌梅　黑荆芥各五钱

为丸，每服一至三钱。不可轻视。

又方

蝉衣　角针　生军　僵蚕　甲片（炙）　象牙屑　银花　牙皂　全蝎　血竭　乳香（炙）　没药（炙）各二钱　蜈蚣两条

上药共研细末，晚饭后每服八分，陈酒调下。

漏疮不愈方

炉甘石（童便制）　牡蛎粉　塞之。

偷粪鼠有管方

旧羊毛笔头（切去松毛，炙存性）一两　苦参八两　威灵仙四两　生明矾四两　五倍子（炒）五钱　陈侧柏叶（炒）一两　象牙屑（焙）一两　乳香（炙）　没药（炙）各六钱

上药为末，猪大肠一段，洗净，将苦参、灵仙、明矾三味入肠内，煮烂捣泥，所余大肠汁同余药和匀，加陈老米粉，合糊为丸，如桐子大。每早服二钱，陈酒下。

偷粪鼠方

烟辣屎搽之，有孔，用纸燃蘸塞之。

白虎八宝丹方

瓷器碗粉（放银罐内烧红，醋煅五次）五钱　白芷　白蔹　白及各三钱　降丹二钱　乳没各一钱　梅片二分

研细，用药线或膏药贴之。

痔漏方

海桐皮八钱　荞麦粉二两　刺猬皮六钱　苦参一两　核桃仁五钱

共末，砂糖调服，分十次下。

退管方

自死龟壳（炙研），用时掺冰片少许。

痔管方

以猪肺一个取管不可伤，将管上油膜去净，阴阳瓦上焙，为末，入鹅管白砒四分，银硝三分。

共为末，白绵纸为心，将面浆为药条，插管内，如此三次，其管退出。

去瘘管神方

露天膏石上红筋刮下，研末，加冰片少许。

研药条捎管内，管即突出而去矣。

治交肠方

论出周仪吉先生，大小便易位而出，名曰交肠。陡然气乱于中，却为暴病也。迟之已久，肠间秽物，归并膀胱，一饮一食，都从小便而出，比之交肠症似是而实非者。良由瘀血内阻大肠，废而不用，幽门关而为阻，阑门不司泌别，舍故趋新，舍宽趋隘，日疲一日，窃恐元气颓败。此时论治，必须故道复通，瘀血渐消，庶乎近理。用效。

旋覆花　青葱管　新绛　归须　柏子仁　荠菜花　首乌

另用纱帽一顶，炙炭，合上药共为末，每服五钱，煮酒下。

腿足

鹤膝单方

翻白草　捣汁酒服，渣敷之，效。

又方（又方）

天杀杨树生天花菌炙干。

研细为丸，朱砂为衣，每服五十粒，陈酒送下。

又方，外用无名异、地骨皮、麝香，研敷。

又鹤膝风方

东壁上土，和葱捣烂，加高粱酒作饼，贴患处。

臁疮方

松香三两　白占三两　二味煮透，放冷水内洗数十下，再煮再洗九次，倒地待冷取起。每两加轻粉三钱、银朱一钱、白蜜少许（炼老成珠），加菜油少许，炖热搅匀。

又方

下腿湿疡。

本地楝树子，装满一坛，用篾丝架封口。另用空坛，埋在土中，将装有楝子坛合上，再在此坛外用砻糠火煨四周，即有楝子油漏下入坛，取油擦患处。

男人烂脚方

用龟壳（烧炭）一个　黄蜡三钱　葱头七个　加麻油少许，同捣如膏。患处先用淘米水洗净，后用油纸串洞眼，将药放在油纸上，隔纸贴之，三日一换，稍延自愈。

妇人烂腿方

此疮名曰裙边疮，又曰臁疮，又曰月季疮。用久年水中石灰，研细，用麻油调搽，必须天癸净后，随即调搽，一月内必愈。

女人裙边疮方

青松第二层皮，去外皮，烧存性，为末，香油调敷。

腿上流火成片方

用豆腐切片，加甘草同煮，见豆腐黄色，取豆腐贴患处，每日换二、三次，数日自愈。

腿上皮蛀方

用生黄牛皮烧炭，加桐油调搽，其效甚速。

脚上鸡眼方

用荞麦粉五分　阿魏三分　大荸荠一个　同捣烂。先将鸡眼削去老皮，将此盖上，一昼时，连根自落。

又方

红花　地骨皮各等分

研末敷之。

隐脚板肿方

用大蒜头，加盐捣烂，敷之，一夜即愈。

烂脚癣方

黄柏二钱　青黛二钱　五倍子二钱　扫盆五分　蛤粉二钱　制松香二钱　大泥少许　熟石膏一两

为末，桐油调搽。

臭田螺方

青石屑（用市中多人踏者佳）　丝绵炭少许　冰片少许　共研末掺之。

脱疽方

土蜂窠

研细,醋调敷之。

皮肤

抓手疮方

密陀僧一钱　素油烛一支　溶化和入,用细草纸收入贴之,一宿即愈。

治生漆疮效方

菜油　樟脑　调搽赤肿处,立见其效。

汗斑药方

瓦花(炒)一两　生大黄(炒)五钱

为末,醋调敷之。

又方

黄瓜蘸硼砂(炒末)擦之。

男女汗斑方

用硫黄二钱　密陀僧二钱　胆矾二钱　硼砂二钱

共研末,用黄瓜蒂拈药擦患处,多擦必愈。

竖肉方

雅胆子肉,研浓,量大小贴上,先把痣头剃破,以膏药盖之,三日连根拔出,脱痂无疤。

腋下孤臭方

用石录三钱　轻粉一分　古铜钱（火煅醋淬）二钱

共末，先用生姜擦患处，后用药粉，米醋调擦，须多搽十余次，自然见效。

风热痤疹方

大菖蒲二个　雄猪胆五枚

煎洗。

治天泡疮方（又方二）

黄丹五钱　花粉一两

共研，人乳调搽，多次自效。

又方：生大黄，水磨搽，亦效。

又方：野菱盘，洗之甚效。菱蒂汁搽疣妙。

火丹方

腰黄　月石

共研末，香油调搽。

流火方

脚上发紫块。

煤炭研末，温醋调搽。

小儿赤游丹

鸡蛋黄三枚　熬油涂。

赤游风肿方

用甘露树根、叶，捣烂涂之，最效。

赤游丹方

一名赤游风，又名走马瘤。此症至急至危，生死只在须臾，必须用刀砭去恶血即愈。用如意金黄散，加赤豆、镜面煤、黑栀。

研末，鸡子清调敷。

肌肉青肿方

黄茄种切片，瓦上焙为末，陈酒调服三钱，一宿尽消无痕。

梅毒

梅毒疮初起方

以下二方，扬州赵小舫先生传出，培之试效，照方治之，不可轻视。

用羊角　核桃壳各半斤　烧炭存性。

共为末，每日早晚，各服钱半，四、五日后，毒从大便出，如血如脓，渐减每日一钱，半月毒尽。如虚，以八珍汤调补。

杨梅疮烂方（又方）

用铜绿一钱　轻粉五分　松香一钱　银朱五分　铅粉一钱　杏仁三钱
共末，猪胆汁调搽，半月即愈。

又方：用雄鸡屎（炙）　炙蜈蚣各等分　研末服之。

杨梅大疮方

大黄二两　生鳖甲一两五钱　元明粉一两　银硝二钱

为丸。

风湿

各种风气方
此方试验，洗久有效。
用柏子树上藤　生姜　葱头　海风藤　香樟木
煎汤，每晚照此洗之，不论新久风症，均有奇效也。

手上鹅掌风癣方
以下风症，袁小帆医生世传，试验有效，不可轻视。（培之注。）
用熟豆腐浆沫，良久洗之，揩干后桐油调搽，再用松毛烧熏手，照此法多次自愈。

鹅掌风方
化树豆（烧干）　人言五分
为末，桐油搽患处，火烘少顷搓下，不过二次除根。

紫白癜风方
牡蛎　胆矾各五钱
研，醋调摩之。

白癜风方
白芷二两　雄黄一钱
为末，白茄蒂蘸擦。

麻风方

好生漆七斤　以大蟹四十只　浸漆内埋土中。七日取出，捣浓，炙存性，明雄黄四十两、陈酒十斤，雄黄绢包，入酒内悬煮一小时，取出晒干，研末。漆蟹八成，雄黄二成，研，每服一钱，陈酒过下，体虚者减之。

阴囊湿方

海螵蛸　蒲黄

二味研末扑之。亦治耳疳，并治小儿重舌，鹅口疳亦佳。

治囊漏方

皮厚而出水宝方。

苍术　川芎　吴萸(炒)　归身各一钱　官桂　木通各八分　青木香一钱五分　黄芪二钱　白术　花粉各八分　蛇盘果二钱(如无，用甘草代)　龙胆草五分

白酒煎服。

肾囊风湿方

用地骨皮二两　吴萸一两　水煎，久久洗熏，即效。

专治肾囊风方

威灵仙五钱　蛇床子五钱　当归尾五钱　缩砂壳三钱　土大黄五钱　苦参五钱　老葱头七个

用水五碗，煎数滚，倾入盆内，先熏，候温浸洗。

又方

炙乳香、没药　海螵蛸（漂淡）　赤石脂各等分为末。

和黄腊化开，作饼。敷之，扎好。

坐板疮毒方

用丝瓜皮，烧炭研细，烧酒调搽。

疥癣

疮疥方

硫黄百文　水银百文　银朱百文　胡椒少许　研末。

先将硫黄微火熔化，次下水银、银朱、胡椒末，即时起锅作锭，用麻油磨搽。

又方

菖蒲半斤

研为细末，铺床上着肉睡，四、五天即愈。

干湿癞疥方

此方宁绍人俱知效。

用六里根，晒干研细，少加明矾，加生猪油同捣如泥，患处先洗净，用粗夏布包擦，三、四天痊愈。

疥疮效方

灵验，可治五疥。祖传秘方。

吴萸一钱五分　硫黄一两　上二味研细和匀，枫子油酌量，调适宜涂上，过一时许即可洗去，每料可治二人。

各种顽癣方（又方）

谷树浆，搽之甚效。如虫癣，用清晨采经霜丝瓜叶七片，擦患处七次。

又方：斑蝥五个　土槿皮三钱　苦参四钱　雄黄少许　高粱酒四两　浸三日，搽患处。忌鸡鱼发物半年。

东坡方

癣疮蔓延。

草决明子一两　研末，入水银，轻粉少许，研，擦破涂之。

疔疮

疔散方

硇砂一厘墙壁钉螺一两　牛黄一分　冰片一钱　研末掺膏药上贴之。

敷疔方

壁钉（活的）三十个　康熙铜钱二个　略加食盐，同捣烂，研末，涂敷。

治疔方

已穿用。

壁钉螺（煅炭存性）一两　麝香二分　西黄二分　梅片少许　研细末，搽之即效。

治天蛇头方

此患生指头。用蜈蚣一条，研细，猪胆汁调搽立效。此方起初效验，延误难治。

虎口疮毒方
此疮生大指、次指之间。用生螃蟹，捣烂涂之自愈，永远戒食蟹。

疔疮初起方
用巴豆一粒，米饭同捣贴之。内服方以菊花，连根叶捣汁，冲服一、二碗，甚效。

拔疔神方
立秋前后苍耳虫，用香油泡浸，加朱砂同浸。用时取一条，稍捣，加膏药内，贴疔上，或先将疔挑破出血，此药盖上，次日连疔根拔出，必须忌口为是。

手心生疔方
此疔名曰托盘。用烂溏鸡屎，涂搽立效。内服，菊花连根捣汁，饮一、二碗不误。

治疔不走黄方（又方）
芙蓉叶一两　腰黄二钱　冰片二厘　同捣敷之。
又方：苦瓜叶，晒干，研细，酒吞三钱，均效。

治疔已走黄方（又方）
急用芭蕉叶、根，捣汁饮之，立效。
又方：丁香　沉香　木香各四分　乳香五分　雄黄六分

共末，醋调，疔头挑破，搽药，用膏药盖之。

拔疔膏

银朱（水飞）一钱　蓖麻肉二钱　嫩松香五钱　飞黄丹一钱

共捣为膏，作饼贴之。

流注

流注单方

蒲公英三钱　制附子一钱　全当归五钱　玄参五钱　肉桂一钱　川牛膝三钱　川贝母一钱　银花二钱　甲片五钱　瓜蒌仁三钱

陈酒一杯煎服。

湿痰流注方

土茯苓（木槌打）四两　胆星二钱　川贝　僵蚕（炒）　银花　槐花（炒）　五倍子（研）各三钱　橘红二钱　防己八分　木通一钱　甘遂（去皮研）七分　秦艽　防风各二钱　皂角子九枚　肥皂子十枚　煎服。

虫、蛇、狗咬

各种蜂嘴咬伤方

乡人口传。

用芋艿根，擦患处立效。如蜜蜂咬，用黄糖同白米饭捣烂，擦之尤效。

蜈蚣咬伤方

古方效验。

先用盐汤洗咬处，随用雄鸡冠血搽伤处，或用雄鸡口涎搽之，俱效。

肾毛生虱方（又方）

此虱在毛孔中，形如八角。用百部浸烧酒搽之，数次自愈。

又方：水银加香油少许，津液少许，共放手心中，用指研匀，揩在毛孔亦效。

妇人阴毛生虱方

此虫有红有白。用生白果，随口嚼烂，搽之，其虫自绝。

毒蛇咬伤神方（又方）

急取旱烟管烟膏吃之，初吃味甜，再吃味辣，内毒已解，此急救法极效。再服后方：

龙骨一钱　虎骨一钱五分　滑石三钱　全蝎（洗）五个　蜈蚣一条　僵蚕二钱　甲片三钱　木通　木香各一钱五分　加臭花娘（牛膝根）三两。此方两服立效。用绍酒煎服，尽量饮之。如咬下部，加牛膝、木瓜各一钱五分。此方系捉蛇人秘传，试验如神丹，不可轻视。

又方：倘一时毒蛇啮死，用香白芷三钱，研末，将麦冬五钱，煎汤服之即活。

蛇咬洗方

白凡榆（按：待考）苋菜　松花　川椒　蒲公英　青麻皮叶　荷叶　豆叶　葱白

毒蛇咬神方

蜈蚣（去足）一条　僵蚕三钱　蝉衣（去头足翅）一钱　木瓜一钱五

分　连翘三钱　白芷　当归　赤芍各一钱五分　金银花三钱　甘草五
分　陈酒一斤

煎服，渣涂患处。肿者，用茭白叶扎住，勿令上窜。

神效蛇毒单方

此方百发百中，得之于治蛇毒之专家，诚秘方也。

川山甲二钱　生蝼蛄二只　生大黄根三钱　全蝎二条　蜈蚣三
条　大梅片五分

研末。每服五分。

毒蛇、疯犬咬方

麝香　梅片各一钱　火硝三分　明雄黄　九制甘石各一钱　研细，
点眼角七次，男左女右，隔日再点七次，隔一星期再点七次。

治疯犬咬方

四川人传。

黑白丑　雄黄各二钱　生军三钱

共末，加赤砂糖二两，凉水搅匀服下，稍有吐泻甚效，百不禁
忌，独忌豆类，须忌十余天。

疯犬咬煎药方（又方二）

用效。

斑蝥（元米炒）大人十四只，小儿量强弱加减　生军（磨冲）五
钱　僵蚕三钱　熟军五钱　车前子三钱

若小便溺血，毒已走散不治。

又方：斑蝥（元米炒）七只　生熟军各五钱　没药　土贝母　僵蚕各

三钱

研末，每服二钱。

又方：

万年青根一斤，打汁，温服一、二碗。渣敷患处，日一次。不知人事者，三、五服愈。

按：此方见《串雅内编》吴庚生述马师方，惟用量太重，宜慎。

癫狗咬验方

癫狗咬伤，最为恶毒，自古无善治之法，近世所传，画五虎符之禁法，加味人参败毒散之汤剂为最妙。然毒轻者或有效，重者不足恃也。己丑岁，宁波象山县，多癫狗咬患，遭其害者十死八、九，诸方无效。适有耕牛亦进此患而毙，剖其腹，获血块大如斗，色黧紫，搅之蠕蠕然动，一方惊传，有张君者，明医术，闻之悟曰：仲景云瘀热在里，其人发狂。又曰：其人如狂者，血症也，下血乃愈。今犯此症者，大都如癫如狂，非瘀血为之乎？不然，牛腹中何以有此怪物耶！于是用仲景下瘀血汤治之，任其毒之轻重，症之发与未发，莫不应手而愈。方用：生军三钱　桃仁（带皮去尖）七粒　地鳖虫（炒黑）七只

上三味加密三钱，用酒一碗，煎至七分，连渣服之，大便中有恶物出尽为度，日服三剂。

火烫、冻伤

火烫方

煅黑猪毛，研，油调搽。

水火烫伤方（又方）

菜油半茶杯，入生石灰平油面，水泡泛完后，入冷开水齐杯口，石灰如面浆状，即可用涂患处。

先吃童便一碗，免火毒攻心。再用生大黄末，鸡蛋清调敷。

又方：水底石灰，研细，桐油调搽。旧船底石灰亦可。不伤处亦用桐油搽之更妙。

汤火伤药方

用上品名香，烧炭研末，陈菜油调敷即愈。

火烧烂方

亦用上品名香，清水浸，打烂，敷之即愈。

汤火灼疮方（又方四）

用炭末，香油调涂。

又方：醋调黄土，涂之即愈。

又方：青瓷碗片，研末，水飞过，和桐油敷，数次即愈。

又方：饼炉中灰，麻油调涂，不得着水，避风。

又方：用胡粉，以羊髓和涂之（孙真人方）。

汤火烧疮方（积德堂方）

用青竹烧油，同铁锈搽之立效。

汤火灼伤方（又方）

用银朱研细，以菜油调涂，二次即愈。

又方：用年久石灰敷之，或加油涂亦可。

治冻疮方（又方）

冬瓜皮四钱　茄根十个　煎汤，洗数次即愈。倘溃烂，用蟹烧炭，麻油调搽甚效。

又方：用侧柏炭末，凉水调敷。

刀伤、跌打

刀伤出血方

水节草打汁，用棉絮收之，临用以棉扎之。

刀疮良方（《种福堂公选良方》）（又方）

小肉老鼠(打烂)十只　陈石灰(末)三两　韭菜汁一杯　和药内作饼，贴壁上阴干研末，为刀疮出血圣药，故名金疮如圣散。

又方：青丝瓜叶晒干，为末，敷之止血。

金疮药方（又方）

治血流不止。

松香　旧毡毛边(烧存性)　五倍子各等分

又方：牛屑阴干(炙炭)　多年京墨

共研，掺。冲血、便血皆可用。

按：牛屑待考。疑为牛角腮，主治瘀血便血。

现伤敷药方

极效。

生大黄五钱　甘松　白芷　乳香各一钱五分　归尾　虎骨各一钱　陈小粉一两

共研末，用青壳鸭蛋二个，取蛋白调敷。

治跌打损伤、刀棍各伤方

此为常州前北岸汤家世传之秘方也。

白附子十二两　羌活一两　明天麻一两　防风一两　生南星（姜汁炒）一两　白芷一两

研细，每服三钱，童便调服。

如烂不能收口，用熟石膏二钱，黄丹三分，研细，加入敷之。

按：前一方为玉真散，后一方即桃花散。见《医宗金鉴》。

跌打损伤方

韭菜捣汁，加童便、热酒冲服一、二碗，如上身，饱肚吃；下身，空肚吃。新、陈伤均效。

治刀伤药方

花龙骨，研细敷之。或海螵蛸，研细敷之。

跌打煎药方

当归五钱　川芎五钱　桃仁二十粒　红花一钱　苏木一两　木通三钱　五加皮二钱　牛膝三钱

内伤神方

土鳖虫（炙）　骨碎补　大黄（煨）　自然铜（煅）　当归　辰砂　血竭　乳香　没药　硼砂各三钱

为末，每服九厘，重者一分二厘，陈酒送下。

和伤末药方

治跌打损伤，闪气腰痛，伤筋损骨。

归尾　延胡　紫荆皮　大茴香　川乌（姜汁炒黑）　甘草节　自然铜（醋煅）　红花（炒）　蒲黄　草乌（姜汁炒黑）　五灵脂　丹参　甘松　山奈　砂仁各二两

共研末，每服一钱五分，重者二钱，轻者一钱，陈酒调，以酒送下，尽醉为度，至重之伤，三服可愈。

恶血攻心方

干荷叶炭，研末，童便调下三钱，日三服。

铜、铁、骨、竹、杂物所伤

钉、针卡喉方

用吸铁石，引之即出，须张开大口，低头，此法甚效。

误吞钉、针方（又方）

用蚕豆煮烂，加原条韭菜，稍煮，同拌食饱。倘无韭菜，草头代之，亦要原支。其法甚效。

又方：蟾蜍眼四只，服下，从大便中即出。

肉、鸡骨卡喉咙方

用肥犬津唾饮之即化。犬津取法：将狗后两足，用绳倒悬，头向下，其津自出。

又方：苎麻捣汁，饮之亦效。

鱼骨哽方

威灵仙　砂糖各五钱

陈酒煎服神效。

鱼骨卡喉方

用青果核，水磨饮之，立见其效。或青果捣汁，服亦效。

急救误吞金银方

用羊胫骨烧炭，米汤调下一、二钱，立从大便出。

误吞铜器方（又方）

古方效验，人皆知之。

用带皮生荸荠，吃斤余，自能化出。

又方：韭菜不用刀切，吃数斤，铜器连粪带出。

肉中刺箭镞令出方（验方）

蝼蛄取汁滴之，数次即出。

竹木刺肉方

用鹿角烧炭，冷水调搽，次日自出，新久皆效。

杂治

整骨麻药方

此药开取箭头，服之不痛。

麻黄　胡茄子　姜黄　川乌　草乌各等分　闹羊花（焙用）

共为末，每服五分，茶、酒任下。欲解，用甘草煎汤，服之即苏。

外敷麻药方

胡椒　白芷　细辛　半夏　南星　野芋头　荜拨　蟾酥　闹羊

花各等分

共研末，火酒调敷。

又方

川乌尖　草乌尖各五钱　生半夏　生南星各五钱　胡椒一两　蟾酥四钱　一方加荜拨五钱；一方加细辛一两。较《串雅内编·开刀麻药》少白芷、番木鳖、牙皂各一钱五分。

共研细末，烧酒调敷。

神灯照方《疡科心得集》

朱砂　雄黄　血竭　没药各二钱　当门子四分

上药为末，每用三分，丝棉纸裹药，搓撚长七寸，麻油浸透，燃照患处。提毒用至三条，加至五、七条，疮势渐消，后用敷药。

恶疮肿痛方

用独瓣大蒜头数个，捣烂，加菜油调搽，干者再换，毒消痛止，真仙方也。

洗痈疽方

羌活　甘草　赤芍　黄芩　白芷　当归　蜂房各等

用猪蹄子一只，煎汤煮药，去药取汤洗。

移毒方 即移毒丹

凡毒在紧要处，移至硬处，庶不伤命。

用地龙一条，装在经霜丝瓜内，煅焦后，连瓜为末，每用三钱，入麝香二分　乳香(制)五分　没药(制)五分　雄黄一钱　蟾酥一

分　黄蜡一两

共为末，将黄蜡稍熔为丸，如米大，每服三分，用药引煎汁送下。

毒发上部要处：甘草、麻黄、桂枝煎酒下，即移手上而消。如在背上：羌活、防风、姜汤下，即移在臂上而消。如在下部：木瓜、牛膝、威灵仙、陈皮、独活、姜汤下，即移在足上而消，神效。如冬月欲觅地龙，可向韭菜园圃中掘取。

大提药方

围敷初起对口、发背、恶疽，四、五日即愈。

雄黄　藤黄　当门子各一钱　朱砂三分　蓖麻子肉三钱　红升一钱五分

先将蓖麻仁研如泥，后和各药研烂，用象牙匣封藏，外用皮包好，则不泄气。（一方有蟾酥、冰片，无朱砂。）

黄提药方

治一切恶毒，未成可消，已成用之化腐。亦治疔毒。

郁金　雄黄各一两　牛黄　蟾酥　硇砂　麝香　冰片各五分　巴豆肉　蓖麻肉各八钱

上药各研细，捣匀，磁瓶贮之。遇症放膏药上少许，贴之。

启迷奇效方

治癫痫经年不愈者。

人参一两　南星二钱五分　半夏一钱　附子（煨熟）一钱　肉桂一钱　柴胡三钱　白芍三钱　菖蒲二钱　丹砂（末）二钱

先将前药煎二碗，分作两服。将丹砂末一半，调入药中与病人服之，彼必不肯服，即以炭给之，彼必欣然服之，索炭，也不妨仍与之炭。第二服亦如前法，则彼不如前之欣然，令人急灌之，不听，不妨打之，以动其气怒，则木火起以生心，反能取痰矣。

鲫鱼围药方

一切无名肿毒。

鲫鱼一条　山药三寸　白沙糖少许　火石一小块

并打烂，围肿处。一方有苏木屑、生猪油。

痈疽围药方

白蔹　赤豆　茵草

为末，鸡子清调敷。

发背疔疮围药方

白蔹末围之。木莲（去毛）为末，酒下。

围药方（又方）

治一切肿毒。

用牛皮胶、五倍子。醋煮化，摊贴。

又方：在熟醋内煮化，摊贴。

消肿方

山甲　牛皮胶（炒去皮炙）

为末，每服五钱。肿在上，食后服；肿在下，食前服。

肿疡敷方

南星为末,桐油调围之。

消肿围药方

蓖麻子四十九粒　好醋一碗　盐一撮

熬围患处。

肿毒不破方

胆矾　雀屎各少许

共研末,点之。

拔骨方

能拔疮中多骨。用效。

用乌骨鸡头骨,实以砒石,盐泥封固,煅末,饭丸米大。将纸燃送入疮孔中拔毒,其骨自出。

收口方

凡肿毒不收口者。

用全瓜蒌,连皮子烧炭存性,和沙糖敷之,立即收口。

生肌长肉方

旧屋上瓦花,鲜者炙研,干者烘脆用,掺用。

附：《外科传薪集》周小农原序

余素不习外科。壬辰岁初，就邓羹和先生读内科书，知其胞侄星伯从孟河马培之征君。征君擅长外科，有方书备载外科诸方，即传薪集也。许恒氏曾从星伯君学，故得是书，余向之假录一过，什袭藏之。会丁酉家慈背患搭手，重如负数千钱，因家境艰难，未延专科治，自外敷出毒收口止，均将此书检方用药，化重为轻，幸而获痊。故将得书缘由，识之如右。

无锡周镇小农，别署伯华识

附：《外科传薪集》许恒君传用法

外科要用：铜春筒，铁碾（铁研船。皂角等必碾），石臼，小筛子，药线木。大黄切片，晒脆，然后放铁船中研筛。筛后再放研盂中研，余可类推。石膏，火炉一只，将石膏放煅，其色雪白，然后置船中研。又，石膏必须煅至极熟透，熟透要雪白。研时要去头脚粗渣。炒药铲刀（炼膏用），铁丫杓，绞渣药布，炼膏火煎，急盖之，否则药枯。瓶：一共总要买三、四元，末药瓶五十个，大丸瓶、葫芦瓶三、四个，贮小丸者五个。炼膏者，必须场上，用行灶、铁锅。先配料，东丹宜用真。叫药店人值事，大约数百文（药是苏州办）。

九一丹即清凉药加青黛，名生解，且又贱又灵。用石膏十成，黄升一成，长肉甚良。研要细，有毒拔毒，无毒长肉。马氏八宝丹，发背长肉必须用，甚灵。陈小粉炒至黑如漆，用醋调搽阴症合宜，如痰块立小，手掌大者，可收至手心样。

症候好时，如发背毒症，上半有脓，下半无脓，（用药要）半长、半拔。白腐者，毒也。红鳞者，新肉也。拔毒、长肉之药，要研至无声为度。不然，非但痛，且不灵。舌齿出血，炒蒲黄末吹之灵。

大槠架一只，下木架之，硬木为之，高与人高。如方凳格式。临地作抽屉，架心陷以放钵（见图一），大一个、小二个、小帚三把。研药线木（见图二）。秤二根。针一只。笾一对，晒丸药霉潮及僵腐等用。做摊膏药布，先买青、红之布，大约三四、十一尺，以洋皮纸糊，榆白皮面帚扫揩之。以二层为度，厚者一层。背后贴向墙壁上，待干用。摊膏药法：小铁锅一只，下放炉，在中底放铁盏。一点燃灯草熏，洋铁针卷摊。剪油纸刀一把，薄油纸十张，照小大裁。白纸五十张，包药用，裁好，针穿挂。膏药用法：伤湿风痛等用红；除毒流注用青。白铜匙：大四把，小二把。药瓶塞头：爆竹店做结实者百个，需百文。敷药：多搅则粘滞，撮软而不烈；去敷药看去，汗孔有汗，乃药气散。毒门不看。

附图一：大研钵木架

附图二：药线木台

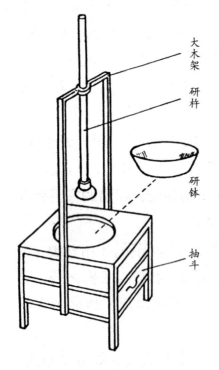

双人对坐磨药，中置大研钵。

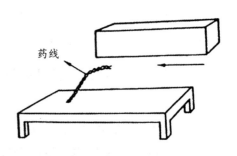

长15公分，阔8公分，高3公分。研药线木台，亦可用石料做。

凡贴伤膏，用生姜擦再贴，则药气速，无他虑。除毒贴膏亦宜如上，外食盐喷炒，散在膏上，摩运及姜片艾灸等。熬膏：先备柳木棍，俟药须搅时入搅之。以膏黑如漆为度，其亮如镜矣。搅匀，倾于水内。要用，扯一块用之。大盖缸，绿者贮敷药三只。小盖缸四只，碗店取；则贮去解（丹）凉血（散）。毛缸盆置长肉膏，百部膏。头风膏以肉桂、丁香搅膏贴。热痛薄荷末、白芷末入之；烘热用。阳和膏另锅炉。瘠腐小膏，用油纸；贴散膏场面，用布。灸法：方砖小座，新瓦仰如盂，瓦下注火，砖需用七、八块。炼蜜：蜜注铜杓，下放芦片炀之。牙片一根：压舌看喉及调敷药。代刀药：阔则口大，厚则口深矣。敷药：似成，留顶，未成，遍敷。瘙痒之疮已开者，不宜用。掺药笔：旧笔去头，染着（药）掺。大毒未尽，不可生肌。生肌逼毒内攻，或别生疡矣。半腐半肌，即去腐生肌。凡肿高赤痛，敷凉药；漫肿不红不痛似有头，敷温散。生管者，忌走动下部。疔：以银针刺头，然后以拔疔散用之，根脚易之。

烧膏药：桐油一斤，铅粉、头发，备好可做。先武火，后文火，不然要烧焦。宜丫叉擎锅盖上，防烧成焦块，在空地上熬，防失慎。有油之巴豆、蕤仁，宜纸包，石压去油。

外症如乳癌、内疽、发背、对口，宜三复详看，然后用药。势大跻，求功效，听别就。疡先发散，后托补，虚则用之助脓。脓未成宜消者，按之坚，不热多红。

用膏药法：疡坚而屡涂难陷，突者不用，如深而脓左右注乃用。

疡溃，膏药不可嫩，宜老而薄，庶易于贴耳。惟贴伤要嫩。

疡虚，漫轻；实，高肿，热肿，红坚；寒疡，木黯；湿肿，按如烂棉，破则流黄水；风肿，皮皱红，微热；痰肿，软如棉，硬如鳗，不红不热；气肿，按之皮紧肉软，遇喜则软，怒则长，不红不热。跌仆，瘀血肿，不热不红；暴肿，已成，如溃，其色必紫。

疡属阳，十四日熟；属阴，念一日熟。无脓不软，脓熟方软。未成，按之即起；已成，深按速起，则有黄水；深按缓起，内有污脓。

按之实痛，是血。按之实而不痛，是气。轻按即痛是脓成。重按方痛，脓深。胖人脓宜多，瘦人脓宜少。脓出后，切忌用寒凉。属火者，去脓后，宜平性药。近筋处，凡症起痒者，宜灸之。

瘿瘤结核，不宜开刀。近毛发之疮，须剪去毛发，贴膏，以免粘疼。

诸疮及跌打，一经房室，立时作痛。妇人刀伤，遇经来，疮必痛，四物柴胡汤。打伤皮不破，必内有瘀，宜攻之通之，痛十日，好期二十日。

毒气攻心，护心散不及，急服白砂糖三、四两亦可。

王洪绪有言，惟疔用刺，禁用升、降二丹，以防腐烂。

痈疽遗精者，须看好而治；痔病亦然。大痈须戒污秽，如行经妇人，经期内肿痛更甚，难以收功。如妇人患外症，适经来，医治鲜效，经后始能见功。亦忌房事。长肉药少许，即结靥；若多盖，靥就硬，反要攻脓。症未软者，不可敷寒凉。若半肿半黯，宜带辛热。

其症肿痛起，渴、大便秘，或是阳，专治寒凉药。焮肿作痛，寒热头痛者，皆在表也，发散之。焮肿作痛甚者，邪在经络也，和解之。漫肿痛而不溃者，血气虚弱也，急托补之。色黯而不溃或溃，或不敛，阳气衰也，温补之。若大便结，邪在内也，疏利之。

薛立斋谓：形伤痛，气伤肿，皆因厚味炙煿，食毒所致。无问何部，但赤肿者必消。若烦躁饮冷，赤痛发热，二便不通，火热内炽也。四味清凉饮或活命饮加大黄。微肿红肿痛，阳气虚弱也，参芪内托散。微黯恶寒，不作脓，或熟而不溃，阳虚寒也，千金托里散。如此，则未成立消。

溃疡若脓溃后，二便仍闭者，毒未解也。清热消毒汤。热退而渴不退，津液不足也，八珍加麦冬。热不止，肿痛反甚，虚热内作也，保元汤，清心净血之品。

热退，肌肉不生，十全大补。疮白下陷，寒气烈也，五味异功。手足并冷，六君子加姜、桂等。

〔骨槽风〕清胃散、牛蒡解肌汤。（又方）鲜石斛、玄参、羚羊角。

〔牙漏〕玉女煎，（牙龈、牙宣、牙疳）清胃散、玉女煎、犀角地黄汤、凉膈散、牛蒡解肌汤、芦荟消毒饮。（又方）鲜石斛、炒山栀、玄参、桑叶、杏仁、花粉、连翘、薄荷、麦冬、雪梨汁、荆芥、羚羊角、淡芩、淡豆豉、瓜蒌、忍冬藤、鲜薄荷梗。（牙菌、牙岩）犀角地黄汤、甘露饮、玉女煎、泻黄散、清胃散（加石决明）。

〔走马牙疳〕犀角地黄汤。（又方）鲜石斛、荆芥、玄参、前胡、忍冬藤、牛蒡、连翘、葛根、豆豉、薄荷、六一散、香薷、蝉衣、青蒿、黑栀、丹皮、白薇、茅根。

〔肺痈肠痈方〕竹灯台一只，烧红时，闷息之，研为细末，陈酒送下。

〔痈疽煎方〕金银花六两、甘草二两、皂角刺五钱，水酒煎。一剂立消。

〔乳痈方〕白芷、贝母八两，为末，酒服之。

〔疔疮初起〕白芷、生姜一两（捣）、酒一盏，温服。

〔喉症方〕鲜竹叶一把，煎汤常服。重症鲜石斛五钱半，醋少许，冷饮。

〔口舌疮方〕黄柏一钱，僵蚕一钱，枳壳炭五分，炙甘草末五分，薄荷末五分，冰片三厘，山豆根五分，各为末，一日搽三次，数日愈。

〔中焦统治方〕金银花、玄参、生草、白芍、炒栀子、荆芥、连翘、桑寄生。如属阴，去栀子，加桂末。

〔下焦统治方〕天花粉三钱，生甘草二钱，银花三钱，蒲公英五钱。

〔上下统治方〕生甘草二钱，蒲公英一两，黄芩一钱，银花三钱，煎，乳香、没药各一钱，调服。

〔上消痈毒散〕金银花一两　当归一两　川芎五钱　蒲公英三钱　生甘草五钱　桔梗三钱　黄芩一钱　荆芥一钱　连翘二钱　牛蒡一钱五分　芙蓉叶一片。

〔上中下皆治方〕金银花四两　蒲公英一两　当归三两　玄参一两。

〔疹痧方〕升麻三钱　玄参一两　干葛二两　青蒿二两　黄芪三两。

〔喉痛方〕生地一两　粉丹皮四钱　白芍二钱　麦冬六钱　川贝三钱　甘草三钱　玄参五钱　薄荷二钱　青果（打）五个

〔乳癌方〕（初生可治）青皮、（行气）石膏、生甘草节（消肿解毒）、瓜蒌、橘络（行经络）、皂角刺、银花。（此症不可用刀）因寒痰结凝，当用阳和汤。外敷宜留意，不可寒凉。

〔乳痈方〕金银花五钱　白芍二钱　青皮一钱　蜜芪三钱　柴胡一钱　连翘一钱五分　当归三钱　蒲公英五钱　生甘草一钱　鲜橘叶十片　砂仁末（冲）四分　（又方）加浙贝　白芷　灵仙　夏枯草　天冬。

〔肺痈方〕玄参八钱　麦冬八钱　生甘草一钱　银花一两

〔女人羞隐治方〕白芍三钱　川芎一钱　熟地五钱　当归三钱　甘草一钱　柴胡一钱　白芥子四钱　黄芩三分　炮姜三分　症热加栀子三钱　（又方）痛痒兼治。当归五钱　栀子三钱　白芍五钱　柴胡一钱　茯苓五钱　楝树皮五分　有火加黄芩一钱，有寒加桂一钱。

纪恩录

序

光绪六年，慈禧皇太后以宵旰勤劳，久疾弗愈，于是诏征天下知医者咸诣阙廷。而江苏巡抚吴公，以马君文植培之应诏书。君既至，即召见，奏对称旨，有"脉理精细"之谕。以是年七月二十六日始，至次年二月三十日，每日与同征诸医入内请脉，恩礼优渥，饮馔丰腆。赐福字，赐金钱，赐银，赐果实，赐鹿脯，在廷之臣，莫能望其荣宠。时君年逾六十，一日晨起趋朝，得晕眩之疾，乃乞回籍。

慈安皇太后以外来之臣，惟马文植为良，赏假十日，不准回籍。君感恩遇，力疾从事。至次年春，慈禧皇太后疾有间矣，而君晕眩特甚，卧不能兴，复以回籍请。皇太后问廷臣，咸曰是诚有病，于是优诏许焉。君归逾数月，而皇太后圣躬大安，乃命南书房翰林，书匾额一方以赐。其文曰："务存精要"。诏下江苏巡抚行布政司，委官赍送其家。君下拜登受，悬之堂楣，天章灿然，照耀里闬。按《魏书》宣武帝纪："永平三年诏曰：经方浩博，流传处广，应病投药，卒难穷究，更令有司集诸医士，寻篇推简，务存精要，取三十余卷，以班九服。"盖此四字本此也。虽儒臣撰拟，而与前所奉脉理精细之谕正相符合矣。君比年来寓居吴下，与余寓庐相距甚近。今年春，访我春在堂，以所著《纪恩录》见示。则自被征入都至奉诏回籍，数月之事皆载焉。余读之而叹曰：异日国史方伎传中，君必高踞一席矣。史迁为《太仓公传》所载臣意云云者，不过其应诏答问之语，太仓公固未得见文帝也。君乃出入禁门，亲承天语，仰跄阙廷之壮丽，与王公贵人俯仰揖让于其间，遭逢之盛，远轶古人。读斯录也，视《太仓公传》所载臣意之言不更可观乎？余、旧史氏也，故不辞而为之序。愿后之作史者，用臣意之例，备载此篇，亦国史方伎传中一佳传也。

光绪十二年春正月德清俞樾

序

医学肇于上古。自元以来，郡国立学，祀宓羲、神农、黄帝号曰医王。以岐伯诸臣，升庭衬飨。而郭璞尝谓巫咸以鸿术为帝尧之医。世又谓汤液起于伊尹。然则医之为道，固圣君贤辅所讨论切究，于以通神明之德，剂阴阳之偏，寿万民而福千禩，匪独上之人所赖以自保其身者也。《汉书艺文志》云：方技者，生生之具，王官之一守也。医设专官，隶于少府，实始秦汉，历代因之，以逮于今，虽官制屡更，而职守讫无少异。至医官所不能治，特敕宣召高手，搜求秘方，前代时或有之。我朝儒臣知医者，亦或承旨，备顾问一试其技。吴江徐大椿灵胎，则尝于康熙间白衣被征，不久即缘老病放还乡里。惟近年武进马培之征君以山林耆硕，名动九重。适光绪六年，慈禧皇太后久疾弗愈，皇上孝思纯笃，诏求海内名医，江苏大吏以君应。遴派监司，护送航海，抵京都，伺值内廷，排日听宣。入宫，察脉立方，越八阅月之久。虽同征数君番上供奉，而两宫以外来之医，君为最良，每奉懿旨，命君主笔。君以疏逖一小臣，趋走娥台姒幄间，亲聆玉音，出则与王公贵人雍容揖让，饫大官之馔，给尚方之扎，黄金白镪，珍脯嘉果，锡赉骈蕃，岁终视诸大臣例，同赐福字。明年二月，君以疾请告南返。皇太后圣躬旋报大安，复蒙赏给匾额，由苏抚臣发交祇领。

奎章宝玺，光耀门楣，恩礼之隆，六卿九列所希遘也。君自被召至回籍，着有纪恩录，记脉证方案，详慎毕登，语简体醇，旨微义朗。其间奏对肫切，忠爱之忱，蔼然流露，盖有不仅以艺术见重者。康祺罢官寓吴门，君出示是编，猥以序言相諈诿。窃维我慈禧皇太后，自同治初元，垂帘听政，至今几三十年。值狂寇未殄，海禁大弛，时事孔棘，百倍于承平之世。重以畿辅晋豫水旱洊臻，深宫忧勤庶政，选将帅以恢疆土，绥与国以靖边圉，蠲振抚恤，以人事挽天菑。旰食宵衣，劳心焦虑，颐养失宜，职是之故。薄海臣工，幸戴骈幪，孰不祝慈寿万年，永绥多祜，于以光圣孝而巩洪基！然则君前兹北行所治者，太后一身之疾苦，不啻举普天率土白叟黄童之疾苦而毕治之也；所培者，太后一人之元气，不啻举本朝继继绳绳无疆历服之元气而豫培之也。君之学，固超轶等伦，君之功，亦岂出巫咸伊尹辈下欤！或云：他日国史仿子长方技传述君生平，是书必在甄采之列。余谓此不足为君荣，惟诸嗣君服习庭训，方筮仕直隶皖浙诸省，异日由艺进道，如古所称论病以安国，原诊以知政者。益当抒忠爱之素志，以仰答宫闱高厚之施，此则君所乐闻也夫。

光绪十四年三月鄞陈康祺拜序

奏 牍

江苏巡抚臣吴元炳奏,为遵旨延访医生,派员伴送赴京,恭摺仰祈圣鉴事:窃臣等承准军机大臣字寄,光绪六年六月初七日奉上谕,现在慈禧端佑康颐昭豫庄诚皇太后圣躬欠安,已逾数月。叠经太医院进方调理,尚未大安。外省讲求岐黄脉理精细者,谅不乏人,着该府尹督抚等详细延访,如有真知其人医理可靠者,无论官绅士民,即派员伴送来京。由内务府大臣率同太医院堂官详加察看,奏明请旨。其江苏等省资送之人,即乘坐轮船来京,以期迅速等因,钦此。闻命之余,莫名焦灼,当即恭录谕旨,扎饬宁苏两藩司,移行各属,一体钦遵办理去后,惟查苏省虽为人材荟萃之所,百工技艺皆所自出,知医者原不乏人。而其中讲求有素,脉理精细者,殊不多觏。现在我皇太后圣躬欠安,已逾数月,延医调治,固未可缓,然非真知灼见,医理可靠之人,臣等亦不敢保送。因思武进县孟河镇地方职员马文植,素精医道,遐迩知名,各处就诊之人,往往日不暇给。临症既属繁多,脉理自益纯熟,臣等前曾延试其技,应手而愈,著有成效。随即具函扎饬该县雇备船只,亲诣马文植寓所,面为延请。兹据藩司详,以该职员马文植,深明大义,接阅臣函慨允料简行装,即日就道。惟称草茅之士,罔知仪节,且逾六旬,手战腿强,运动未能自如,拜跪恐难合度。其子直隶候补同知马翊廷,亦素知医,现在天津,拟即携带入京,应预行陈明等情。详请奏咨前来，臣覆查无异。除饬司筹备川资，并遴派候补道员忠诚，由臣等给发内务府咨文，饬令遵旨乘轮船赶紧伴送赴京，以期迅速外，谨合词恭摺，由驿马具陈。伏乞皇太后、皇上圣鉴训示。谨奏。

七月二十七日发。军机大臣奉旨，知道了，钦此。

照 会

　　钦加二品衔,署江苏等处承宣布政使司,按察司许,为照会事。奉护抚部院谭扎开:光绪七年七月初四日,承准兵部火票,递到军机处咨开,本日钦奉懿旨,赏给马文植匾额一方。贵抚于接奉后,即发交该职员祗领。相应知照贵抚,钦遵办理可也等因,到院扎司转给祗领,钦遵。仍饬将祗领日期,详候核办,并录报督部堂查考等因,到司,奉此,除呈报,并扎知常州府,查取祗领日期,详司核转外,合将匾额一方移送。为此照会贵绅,请烦查收。希将祗领日期,报由地方官核转详咨施行,须至照会者。计移送匾额匣一个
　　右照会三品衔候选知府马绅
　　光绪七年七月十四日　照会

光绪六年，慈禧太后圣躬违和，诏各直省督抚，访求精习汉唐方书，诊治要法者，咨送入都，江苏巡抚吴中丞以文植应。诏趣就道，既由武进县申宜轩明府详报起程之期。即于七月初六日束装首涂，未刻至石桥，登舟解维，时从行者四儿紫辉，陈、钱二仆也。

初七日辰刻，舟抵常郡，泊城内大浮桥头。巳刻，乘舆先至钱伯声太守处辞行，旋赴申宜轩明府之招。

初八日酉刻，抵苏省，寄寓金狮巷金养斋亲家处，使家人至抚藩辕上禀知。是夕与养斋剪烛纵谈，养斋为余占牙牌数云："未来事，黑如漆。金鸡玉犬报佳音，海上蟠桃初结实。"细绎其词，窃喜皇太后圣躬不日当庆大安也。

初九日辰刻，见诸大府及伴送委员忠心一观察诚，吴中丞招饮叙阔，且饯远行。

初十日晚，吴平斋太守云、汪耕余福安，陈仲泉翰芬两观察，朱筱舫、镇广文，饯予养斋寓中。

十一日巳刻登舟，诸大府及崔松甫中军，立豫甫尚衣，先后送行，敬谨逊谢。未刻解维，用凌云小轮船引行，水程异常迅疾。

十三日辰刻抵沪，至友人海防同知吴仲英署，晚饭后返舟。

十四日，吴仲英邀观机器局、机器房共三所。梁柱俱架皮条，一处起火，各处旋转，机如辘轳，匠工约数百人，不假人力，顷刻成器，诚奇观也。总办李观察，会办蔡司马，留毕午膳。未正至招商局，访唐景星观察，在局晚饭毕，至丹桂园观剧。戌刻上丰顺轮船。

十五日卯刻，展轮放洋，无风。

十六日卯刻，过绿水洋，万顷玻璃，足拓眼界，饮食一如平时，酉刻过黑水洋。

十七日辰刻，进大沽口。午刻到天津，暂寓紫竹林旅馆。夷场风景，与镇江相似，而华丽则不及歇浦。饭罢，觅车入城，晤盛杏荪观察，嘱致薛抚屏信。薛君名福辰，山东候补道，以医学为李傅相保荐，六月二十三日晋京，据称奉诏请脉已一月余。晚出城，至旅馆，见卧房壁上有短联云："天下第一，世间无双。"颇异其言。明日由陆赴都。

十八日辰刻，忠观察招同进城，谒李傅相，适盛杏荪亦以公事见。傅相问何日自家启行，并沿途一切，谦光盛意，备极周洽。且云：吾四弟妇之病，重赖诊治，得庆生全，至今感佩。余逊让。时以急于晋都，不及多留，随即辞出。忠观察由水路至通州。予乘车行八十里，晚宿蔡村。

十九日戴月展轮，颇觉秋气感人。行十余里，日出至河西务。一路黍稷浓密，近水人家，尚似江南风景。午时路旁茶亭小憩，晚宿张家湾。

二十日午刻，遇沈希民大令之少君，以江苏候补县丞进京验看，遂约同行。申刻到崇文门，税关查验，以无货物，出钱三百六十文，随即入城。酉正到小安南营，住马松圃太守宅内。儿子翙廷自五月谒选入都，先寓此宅。

二十一日，同儿子翙廷至杨梅竹斜街永和店，候盛旭人亲家。复进城，谒翁叔平、广绍彭两尚书，暨吴江沈相国，日暮归寓。

二十二日，盛旭人邀至城南观剧。

二十三日，盛旭人又邀至三庆园观剧。

二十四日，忠观察到京，嘱移寓内城冰盏胡同贤良寺。随套车同翊廷进城，至贤良寺，住大殿东厢。寺内已有江西保送之赵君德舆、及伴送之端石如太守居焉。下午，忠观察投文，又着家人来寓知照：明日五鼓进内，在景运门外朝房等候，届时当着人来引导。未刻至黄酒馆，候薛抚屏观察、汪守正明府，将杏荪托寄之信面交，时潘蔚如中丞同寓贤良殿东首，亦系吴中丞保荐，先余一日到京，以抱恙未能进内。是日，余回寓已晚，未之见也。

二十五日寅刻，乘车约里许，进东华门。天微雨，步行至景云门外西首平屋暂憩。忠观察已先在内相待，时天犹未明也。顷间，恭邸驾至，忠观察导余在景云门阶前站迎。恭邸问余年几何？且谓闻名已久。其后宝、李、沈三相国，王夔石侍郎先后至，一一见毕，仍至外朝房坐候。卯正，军机散，忠观察导至内务府衙门，见堂官恩露圃、广绍彭、志霭云三尚书，师继瞻侍郎，广孝候内大臣，继晤崇心阶郎中，及太医院院判李卓轩。卓轩问余向读何书？且云：圣躬自二月至今，未庆大安，头绪极多，大要起居饮食，时有不适。余云：李东垣有言："饮食不节，起居不时，病在脾胃。"卓轩接云：是极。即约明早寅正进内引见。忠观察偕余退出，从大院经阿哥所，殿皆覆盖碧瓦。历箭亭、过上驷院、国史馆，经大院南行，出三座门，过石桥，出东华门，觚棱高峻，体势尊严，令人肃敬之心，有加无已，夜间经过时，昏黑中未及瞻仰也，随与观察分道回寓。午饭后，诣潘蔚如中丞处问疾。中丞嘱诊脉疏方，并纵谈古今医事。晚饭后返寓。

二十六日卯初，乘车至东华门。忠观察家人导引，步行入景运门。西行，经乾清门。门外金狮二，金缸四。至堂郎中直庐，忠观察先在焉。卯正，慈安皇太后、皇上召见。内务府五大臣、太医院李，引余至内右门门外朝西一间，与堂郎中直庐毗连。门以外有侍卫护守，门以内有两太监护守。入门，历直街，至月华门，经启祥宫，过如意门、吉祥门，至钟粹宫，鹄立檐下。宫殿三楹，正中用彩画玻璃窗隔，阖关分前后。顷间，内监传进。伏见慈安皇太后，面东正坐，座前长几一张，不垂帘，皇上坐几前。行一跪三叩首礼。皇太后问，文植何处人？对以江苏常州府武进县籍。问多少年纪？对六十一岁。问旱道来、水道来？对从海道来。问几时到京？对二十日到。问在家行医有几年？对得之祖传。又谕云：西太后违和数月未愈，汝须慎重。应云：是。命下去。余起立，退下三步，转身，仍随诸大臣出内右门，至堂郎中直庐，坐有顷。慈禧皇太后旨下召见。即出直庐，立于阶下。五大臣仍由西来，薛福辰、汪守正从东来，相见各揖，随内务府大臣至乾清宫后。大臣进内，余与薛汪二君，止宫门首恭俟。内监款以茶，汪子常见余未挂珠，向内监索珠一串俾余，以符典礼。大臣出，余随至长春宫候懿旨。少顷，刘、李二太监传进。至体元殿，立阶下，内殿与钟粹宫格制相埒，正中窗格一启，刘、李二监在窗内传呼，余随五大臣及太医院李进内殿。慈禧皇太后面东，坐前设小几，垂黄纱帘幞。行一跪三叩首礼。问何处人及年纪，一如慈安皇太后所问，对亦如前。内务府大臣跪在余左，太医院跪在余右。慈禧皇太后命文植进诊。膝行至几前，几上置两小枕，太监侍立两旁。启帘请脉，左右如法。私谓内大臣：脉已请过，应否面奏？皇太后问内大臣，马文植云何？大臣将余言奏上，奉旨着即面奏。对云：两寸脉虚细，左关沉弦，右关小滑，两尺濡细，缘积郁积劳，心脾有亏，肝气亦旺，脾经又有湿痰，荣脉不调。当见谷少，头眩，内热腰酸，肢倦，胸脘不舒，胁痛诸症。臣愚昧之见，是否有当，伏乞训示。太后复详谕原由毕，随命下去详细立方。余退出，仍立阶下，薛、汪二君进，请脉毕，同随至东配殿，各立一方。余以面奏之意，先叙原委，次定药剂。稿成，呈内大臣诸侍医看过，嘱医士用黄笺恭楷，进呈皇太后御览。太医院将所用之药，在《本草从新》书上用黄笺标记，由李总管递进。

七月二十六日，臣马文植恭请慈禧皇太后脉息，两寸虚细，左关沉而微弦，右关沉小带滑，两尺沉濡。缘积郁积劳，心脾受亏。心为君主之官，脾为后天之本，二经受病，五内必虚。肾虚不能生木，木失畅荣；脾乏生化之源，荣血内损。以致经脉不调，腰痠，肢体倦怠，谷食不甘，虚热时作。经所谓二阳之病发心脾是也。谨拟养心调脾之剂进呈。

当归　白芍　白术　淮山药　生地　茯苓　陈皮　川续断　牡蛎　合欢花　红枣　藕

顷间，李太监传旨云：马文植所拟方药甚佳，着大臣议奏，应服何方。大臣面奏，臣等不明医药，未敢擅定，恭请圣裁。少顷，内监传旨，今日仍用太医院方。明日同议，着马文植主稿。伏念文植蓬庐下士，闻见浅陋，猥以服习经训，厕名医学。慈颜初觐，遽沐褒嘉，奖励逾恒，为诸臣工所罕被，敢不殚竭悃诚，以期仰报高恩于万一。是日赐饭，设两筵，中一席，内务府大臣，旁一席，外省保送诸医及太医院也。珍错罗列，计四十簋，醹酒酪浆，美逾恒味，小人之腹，得饫天厨，亦云幸矣。未刻，内监传旨散直，随内大臣趋出。堂郎中及司员笔帖式七、八人，站内右门外，候诸大臣。并索今日恭拟药方，抄送军机及亲王府。诸大臣出门，向西至景运门外朝房。余至内务府朝房小憩。司员陪坐，叙谈半晌，仍由景运门出大院，西南行，经文渊阁后，过三座门，出东华门，乘车回寓，拜赵德舆县尉。赵君七月初八日到京，连日请感冒假，未曾进内。余晤谈片刻，回至卧所。历想大内规模：慈禧皇太后居长春宫，对面即体元殿，自中霤隔开，俱合饰玻璃窗，彩画花卉虫鱼，上悬蟠桃永庆匾额，则与养斋亲家所卜课文相符，不胜欣异。后面即太后请脉之处，宝座设于东面，内置矮几两旁，俱陈设白玉珍玩。西设长几一，八仙桌二，珊瑚两株，约高三尺余。左右古钟鼎彝器，光耀骈罗，皆未经见之物。体元殿向前即太极殿，殿左即东配殿，缭曲三楹，每间俱横安一榻。依窗第一间，供白衣大士，盖太后敬香处也。榻上曲几，置棋盘，水晶墨晶棋子两筒。中左两间，陈列杯瓶壶榼，皆白玉为之。最佳者：金梗梅树，碧霞梅花，金梗桃树，碧霞桃子，盆盎俱饰金翠，珊屑为泥。便殿门题楹帖，皆慈禧皇太后御书，中悬龙虎二字。东配殿对面，为李太监居所，中一大院，古柏苍松中，间以繁花如绣，陆离眩目，不啻神仙洞府，为之神往不置。

　　二十七日五鼓，复至东华门。忠观察家人引进，步行至景云门，早有苏拉在阶迎接，同至内务府朝房。薛汪二君已到，赵德舆亦销假至卯正传进。五大臣轮班，每日一员，带领进内右门，至坤宁门外，鹄立片时，进至体元殿。旨下，文植先请脉。奏云：今日肝脉较弦，肝气稍旺，胸胁应痛。太后云然。命下去立方。钦遵。退立殿前阶上。汪、薛、赵、李分为两班，进内请脉毕，同至东配殿。余请薛、汪二君及太医院李先拟方。金谓：昨日太后传旨命尔主方，无庸推让。余敬谨拟立方药，商之诸君，略增减一、二。呈大臣阅后，照前交医士恭誊进奏：

　　二十七日，臣马文植，恭请慈禧皇太后脉息。两关比昨较弦，两尺细弱。厥阴肝气又复上升，便后之血未止，夜寐不安，胸胁作痛。经云：中焦受气取汁，变化而赤，是为血。盖血长于胃，统于脾，藏于肝，布于肺，泄于肾。为心之主、脉之宗、气之辅。曲运神机，劳伤乎心；思谋夺虑，劳伤乎肝；矜持志节，劳伤乎肾。心肾交亏，木气怫郁，肝病必传脾。脾脉络于胸中，肝脉布于两胁，此气升胁痛之所由来也；脾受木贼，则藏统失司，气不摄阴，此便后血所由来也。络血既已旁流，则无以下注冲任，致令血海空虚，经脉不调，亦由于此。刻下还宜调养心脾，兼舒木郁。谨议用养心归脾汤进呈。

潞党参　藕汁炒白术　茯神　归身　丹参　白芍　香附　炙草　女贞子　柏子仁　龙眼肉

赐饭毕，未刻散出回寓。

二十八日黎明进内，辰初传进，至体元殿阶前立定。内监传余先请脉。奏云：肝部弦象已减，肝气稍平，胃痛应减。得旨已愈，寝寐亦安。命出立方。随退出。少顷，薛、汪诸君请脉退，同至东配殿。仍余主稿立方，商之诸君，均各谦逊，无肯参议。恭缮进呈：

二十八日，臣马文植恭请慈禧皇太后脉息，左关肝部较平，中候尚带微弦，肝气犹未全舒。气痛较好，惟脊背忽寒忽热，吭嗓作干，或作酸甜之味。心脾气馁，中土不和，肝肾阴伤，伤及奇脉，阴阳不相维护。谨议用养心归脾汤加减进呈。

潞党参　归身　大丹参　冬白术　白芍　金香附　炙甘草　茯神　合欢皮　佩兰　女贞子　红枣　龙眼肉

赐饭毕，散出回寓，晤赵德舆，参论圣躬脉象，意见相同。

二十九日，黎明进内，余与赵君一班进诊。奏云：脉象平和，肝胃亦畅。太后云：然。薛、汪一班，太医李、庄一班，请脉毕，同出至东配殿立方，仍余主稿。李卓轩私谓余云：太后云尔脉理精细。文植仰蒙天语，逾格褒奖，惶惧益深。卓轩又云：今日之案，可勿引经，但求简洁易明，叙述现在脉息，用何汤散，即可称旨。恪遵。会议去女贞子，加料豆三钱，另煎人参五分，早进。方定进呈。赐饭毕，散出。

八月初一，黎明进内，辰刻传进。是日分三班请脉。薛、汪一班，余与赵天向一班，太医院李、庄一班。请脉毕，会议立方。是日圣躬精神稍旺，惟脊背忽寒忽热，吭嗓仍干，酸甜未减。谨仍原方去丹参、龙眼肉，加北沙参、醋炒柴胡二味，进呈。赐饭毕，回寓。

初二日黎明进内，辰初传进。仍是三班，请脉毕，退出。至东配殿，公议，佥云：脉证与昨相仿，宜用原方。时太医院李卓轩云：人参未服。赐饭毕，散出回寓。儿子翊廷云：顷有盐太使薛宝田、字莘农，广文仲学辂、字茆亭，杭之仁和人，同奉保送入都，寓寺殿前东首小屋内，已经会谈，云晚间欲来敬询皇太后近日脉象。申刻，徐殿撰颂阁枉顾，徐君系儿子翊廷旧友，讲求医理，叙谈片时。酉刻，薛莘农至，适值晚餐，邀同坐谈，至亥正始去。

初三日黎明进内，辰刻传进。仍三班请脉出，公议立方。脉象平平，脊背凉热，吭嗓仍干，谨议原方加丹皮合逍遥散意进呈。赐饭毕散出。申刻，翁叔平尚书来云：奉邸命，有家人股上患瘤多年，不能乘马，先为订定，明日午后来诊，叙谈片刻而去。天时尚早，即挈两儿闲步东华门外。

初四日黎明进内，辰初传进，仍三班请脉。凉热稍减。皇太后问：喉间时有五味之气，何故？奏云：五味出于五脏，脏有虚热，蒸腾于上，而出于喉，故喉间有此气味。退出议方，谨仍前方去香附，加枇杷叶一味进呈。赐饭毕回寓。时大儿翊廷，至西城董效曾处，为其母诊失荣之症。董君常州人，顺天候补知县。又至广大司马处诊外症，言广大司马第中，有闲屋五，别门出入，可以下榻，嘱余移住。并云：薪米皆由大司马供应，藉得为伊诊治，明日可先往一观。

初五日黎明进内，辰刻传进。请脉出，会议立方。是曰：皇太后喉嗓异味如故，脊背热处，按摩觉热气散漫，此属肝郁不达。公议，原方加鳖甲一味进呈。赐饭毕回寓。醕邸家丁来，视其症，右股患一肉瘤，长有寸余，头如核桃大，蒂如白果，皮破溢血。嘱以蛛丝缠绕根蒂，约半月，瘤枯自落。

初六日黎明进内，薛荜农、仲昂亭先到，俱在内务府朝房坐谈。卯正一刻，慈安皇太后传薛宝田、仲学辂先进问话，退出。慈禧皇太后传薛宝田、仲学辂先请脉，次则薛福辰、汪子常，再次则赵德舆与余，再次则太医院。是日分为四班，进诊单，同至东配殿。薛荜农、仲昂亭各立一方，余六人会议一方。凉热稍减，腹中气串水响，胸中嘈杂，食不易消，谨仍原方去柴胡、丹皮，加砂仁、泽泻二味进呈。

赐饭毕，旨下，明日薛宝田、仲学辂毋庸另立方，合而为一。今日仍服原班公议之方。钦此。散出后，挈大儿至锡蜡胡同广大司马处诊视外症。大司马申说移居之意，邀往相宅。面北五椽，甚为爽朗。约十一日移寓。

初七日黎明进内，辰初传进。太后旨下，不耐久坐，四班请脉嫌烦。命汪、薛、仲三员停诊一日，先列东配殿俟薛福辰、马文植、赵天向请脉出，会议立方进呈。赐饭毕，散出回寓。是日，大儿翊廷至西城为刘叔涛祭酒诊脉。

初八日黎明进内，辰初传进。余与薛抚屏、汪子常、薛荜农四员请脉会议立方，以后六人间日更替进诊。谨以原方加续断一味。奉皇太后旨，命去续断，改当归。钦遵，更易进呈。

赐饭毕，散出。至直庐，堂郎中崇星阶述伊亲家患呕吐，邀往一视。其人年五十余。形貌魁伟，呕吐不能纳谷，大便不出，已成三阳结病。脉弦大无伦，阴气垂竭，辞不可治。星阶再三索方，乃议大半夏汤加人乳、姜汁。长流水煎。煎好，弹入朱砂少许。服时，右手脉门将红绳扎住。姑服一剂试之。回寓时，前淮关権使海赞廷，述其太夫人抱恙，约明日自内出便道往视。

初九日黎明进内，辰正传进，余与仲昂亭、薛抚屏、赵德舆两班请脉，会议立方。圣躬左胁微痛，谨以原方加香附进呈。时吉林将军进长须参四枝，皇太后命诸臣审视，其色黄，质尚坚，连根须长有八寸。复奏云：可用。午刻赐饭毕散出，过薛莘农闲谈。

初十日换戴暖帽，黎明进内，余与汪子常，薛莘农请脉出，会议立方，仍用归脾汤加香附一味进呈。赐饭毕，出东华门，至海赞廷处复诊，回寓。是日申刻，请徐颂阁侍郎、翁叔平尚书、盛旭人亲家、海赞廷郎中在福寿堂小叙，四点钟后席散。翊廷料理行装，明日赴保定府马松甫处，约三、四日后，附轮南归。

十一日黎明进内，余与薛抚屏、仲昂亭请脉出，会议。圣躬气痛虽愈，夜间少寐，谨于原方加枣仁一味，而同征者颇不谓然。进呈。赐饭毕散出。是日移寓广大司马第中。

十二日黎明进内，余与薛抚屏、汪子常、薛莘农请脉，大象甚平，谨仍原方进御。并奏请皇太后于秋分前后三日，宜用人参一钱或八分，清晨进服。皇太后懿旨云：不愿服参。复奏待节后请脉，臣等谨议。退出。李卓轩私谓余曰：枣仁为太后常服之品，昨因汝等争论，药未曾服。赐饭毕，命内监擎出苹果八十枚，云长春宫院内树上所结。因食之甘，特命分给众人。敬谨叩领，散出。堂郎中崇星阶又邀往视其亲家，服前方四剂，已能食粥，每餐两碗，亦不作吐。惟大便未通。仍服原方，兼服五汁饮。临行嘱曰：饮食勿使过饱，若壅其胃气，再举发则难治矣。

十三日黎明进内，余与薛、赵请脉，公议立方：去枣仁加益智仁、佩兰二味，进呈。赐饭毕散出。姚子祺中书来，述其尊翁行痹疾状，嘱拟一方。

十四日黎明进内，小雨路滑，油靴雨盖，家人扶行。至景运门，苏拉扶入朝房。是日汪子常、仲昴亭与余请脉出，公议立方进呈。赐饭毕退出。至朝房，约诸君明晚过寓小酌，藉以参议用何古方为主，俱诺而退。

十五日黎明进内，余与薛抚屏、薛莘农、汪子常请脉，将出宫门，皇上驾到，请慈禧皇太后圣安。内务府大臣师曾，行一跪三叩首礼，余与诸人站立两旁，恭候驾过。天威咫尺，幸获仰瞻，洵为荣遇。出，与诸君共议立方进呈。是日赐饭，常馔外，加点心烧烤四簋，因中秋庆节，故得此异数也。饭毕回寓，料理饮馔。酉刻，薛抚屏、汪子常、赵德舆、薛莘农、仲昴亭俱到。酒半以往，余询诸君云：累日恭请皇太后脉象，仍是细缓，此是虚热，抑是虚寒？因何而见五味之气，且有腥味？请各抒己见，主以何方？汪子常云：我与薛抚屏皆主甘温，子意谅主甘寒。余云：非主甘寒，目下当先以甘平之味，清其虚热，俟热退再进甘温。我等同沐皇太后天恩，当以圣躬早报大安为要。诸君然之。

十六日微雨，黎明进内。仲昴亭、薛抚屏、赵德舆请脉出，公议立方，去益智仁加霍石斛一味进呈。赐饭毕，太后旨下，命马文植至宝公府为福晋诊脉。福晋为慈禧皇太后同胞姊妹，故又命佟医士及内务府司员翁同往，着李总管先行知道。遵旨。退出前往。宝公府门卫森严，规模壮丽。文植进诊，审是癫病，已十年卧床不起，但食生米，不省人事。诊毕，辞不可治。公爷坚命立方，因拟泻心汤加琥珀、龙齿、麦冬、竹茹，辞出。宫中自十一日起，至十六日止，每日皆御赐果碟两席，蜜饯各种，俱装花卉。又赏鲜果四盒，白梨、苹果、牛奶葡萄、白桃，自内务府堂官以次，均可携归，矜为宠异。

十七日黎明，天气甚凉，著棉袍褂进内。余与莘农、子常请脉。面奏宝公爷福晋病情不可治。退出。公议立方，去石斛加苍术、木香进呈。赐饭毕散出。辰刻，在朝房时，志蔼云尚书谓余云：军机大臣景秋坪尚书女公子，抱恙已久，请为一诊。旋即至其第中诊视，缘患咳嗽半年，面白颧红，发热，脉弦滑而数，痰稠如胶。所服皆参芪地黄，肺阴大伤，痰热恋膈，难以收功，姑拟清肺养阴之法。嘱其服后再商。

十八日黎明进内。是日，湖南巡抚保荐新宁县知县连自华字书樵到京召见。余与薛抚屏、赵德舆请脉。奏云：脉息平平，惟稍弱，气分不足。明日值秋分大节，请进人参一钱。奏毕退出。会议立方。赐饭毕回寓。

十九日黎明进内，仲昴亭患病，禀请内大臣代奏乞假五日。余与薛抚屏、连书樵、薛莘农请脉。会议，原方兼进人参。连自华另立一方。赐饭毕回寓。

二十日黎明进内，余与汪子常、赵德舆、连书樵请脉。文植奏云：昨值秋分大节，脉象和畅逾恒，太后洪福，大安在即矣。太后闻之，喜形于色。退出会议，立方加牡蛎，去苍术进呈。赐饭毕。旨下，命马文植再至宝公爷府中请脉。趋出，即往复诊，据云：已两日不食生米，神气亦少安静。用原方加减。又至景大司空处诊其女公子，发热咳嗽较轻，痰仍粘腻，脉犹不静，虑难收功，辞退。

二十一日黎明进内，余与赵德舆、连书樵、薛抚屏请脉出，公议。皇太后昨日召见军机王公大臣，议俄国交涉事宜，忧勤形于脉息。谨议，原方加远志、茯神二味进呈。赐饭毕回寓。

二十二日黎明进内，余与薛抚屏、汪子常请脉出，会议立方。谨拟原方去牡蛎，加谷芽、佩兰二味进呈。赐饭毕回寓。

二十三日黎明进内，余与薛抚屏、赵德舆请脉，会议立方。谨仍原方加苍术、木香二味进呈。赐饭毕散出。盛旭人来言，王夔石司马之女公子，近患劳症，同往诊视，乃是伏暑症，而治之者以为劳，遂致病增不退，为拟和解法与之。后三、五日见司马，叩之已愈。

二十四日黎明进内，仲学辂销假，命在朝房候旨。汪、薛、连相继请脉。会议，原方去苍术，加杜仲进呈。赐饭毕退出。

二十五日黎明进内，连书樵、薛莘农均命在朝房候旨。文植与薛、汪请脉，会议立方，谨仍原方加胡桃肉、破故纸二味进呈。赐饭毕散出。

二十六日黎明进内，湖北制府保荐盐法道程春藻字丽芬到京。召见。请脉立方，用桂枝、鹿角霜等药。余与薛抚屏请脉出，会议。谨仍原方，去木香加桂枝进呈。赐饭毕回寓。

二十七日黎明进内，内监传谕，赵天向在朝房候旨。文植与程春藻、薛福辰、汪守正请脉出。会议谨仍原方进呈。赐饭毕，退出。内大臣师请视其子妇外症。

二十八日黎明进内，辰刻传进。余与程春藻、薛福辰请脉，伏审太后圣躬日臻康复，谨仍原方，稍为增减进呈。赐饭毕散出。又至景大司空处，视其女公子。咳嗽发热俱轻，惟痰仍如胶，脉犹不静。辞以难治，且告恐有他变。是日，前贵州巡抚裕时卿中丞至寓乞诊。中丞年逾六旬，两足软弱，头眩心悸，心脾肾三经不足，夹有肝阳。拟调补煎方，告以十剂后再诊。

二十九日黎明进内，辰刻传进。太医李卓轩私谓余云：禁中恒例，凡入月，皆遣中使赴药房取当归、益母草、焦山楂、艾叶四味。今晨请脉，当加意慎重。是日，汪子常下班，余与薛、程请脉，脉象甚平，谨议仍用归脾汤进呈。赐饭毕回寓。

九月初一日黎明进内，天气甚寒，辰刻传进，是日余下班，先至东配殿，程丽芬、汪子常、薛抚屏请脉出，公议立方。赐饭毕回寓。吴江相国偕其孙过我，命诊脉象，细缓带弦，左寸右关均弱，素有湿痰，心脾不足，肝荣又亏。拟养心脾和肝之法。令孙患痰核，并为疏方。诊毕，叙谈家乡事，许久别去。

初二日黎明进内，余与薛、汪请脉，会议谨仍原方。赐饭毕回寓。是日，以无事过裕中丞处，邀至园中四面亭上，啜茗闲谈，日晡方回。

初三日黎明进内，余与程、汪请脉，会议，谨仍原方去肉桂进呈。赐饭毕回寓。全中堂来，嘱明日至府中，视其少君，坐谈许久始去。是夕大风，余卧房后，即广大司马西园，木叶纷飞，剧有淮南之感。

初四日黎明进内，峭风刮面，寒不能支，池面已有薄冰。余与薛、程请脉。伏审圣躬康豫，臣等不胜忭庆，谨仍原方加益智仁进呈。赐饭毕退出。至中堂处，诊其少君之疾，乃是癫痫。先天本弱，病已数年，发时言语无伦，甚至狂走呼啸，此龙雷之火不藏。用滋水制阳之法，告以是症难求速效。

初五日黎明进内，不风而寒，粟肌凛凛。是日余下班，程丽芬、薛抚屏、汪子常请脉出，会议立方进呈。赐饭毕回寓。

初六日辰刻进内，是日丽芬下班。余与抚屏、子常请脉，谨议用归芍六君，加麦冬、香附，以益气滋液之剂进呈。赐饭毕散出。是日同乡冯伯生太史，约往视其太夫人坐跌吐血症。旭人亲家亦在坐，留作小饮。

初七日黎明进内，余与程丽芬、汪子常请脉，谨仍原方加半夏进呈。赐饭毕回寓。孙燮臣侍郎邀余视其子妇痰核。诊后，尽出前方，余择一方，与余意见相仿者云：此方医理甚精，多服自效。叙谈契甚，至灯上时始回。

初八日黎明进内，子常下班，余与丽芬、抚屏请脉。脉平，惟右关缓滑，谨以原方加苍术进呈。赐饭毕散出。翁敬卿偕其子来就诊偏坠之症。

初九日黎明进内，余下班，丽芬、抚屏、子常请脉出，谨仍前方加丹参进呈。赐饭毕回寓。陈聘臣孝廉来拜，聘臣系子怀亲家胞侄。嘱拟方药。去后，偕四儿至四喜园观剧，酉刻方回。

初十日黎明进内，丽芬下班，余与薛抚屏、汪子常请脉。会议，谨以四君子汤合四神丸进呈。赐饭毕回寓。偕四儿游隆福寺，观古董铺。

十一日黎明进内，抚屏下班，余与丽芬、子常请脉。谨仍原方进呈。赐饭毕散出。过广大司马闲谈，邀余明日酉刻便饭，坐客惟翁叔平尚书，力辞不果。回寓微觉头眩，夜不能寐，肝火上升，服梨似乎稍爽。

十二日黎明进内，汪子常下班，余与丽芬，抚屏请脉。谨议原方加淮山药、干荷叶进呈。赐饭毕回寓。酉刻过广大司马处，顷间，叔平尚书亦至，主客三人，尽欢而散。

十三日黎明进内，余下班，丽芬、子常、抚屏请脉，会议立方。谨用香砂六君，加淮山药、柴胡、荷叶、半夏、陈皮、土炒当归。缮方进呈。赐饭毕退出。

十四日黎明进内，丽芬下班，余与抚屏、子常请脉，谨议原方加杜仲、姜、枣进呈。赐饭毕散出。小军机沈叔眉部郎来，自述胸膺不畅。背髆肺俞部位，觉有物流下，自经脉中行至胁肋下，入于肠，即肠鸣欲便。有时解下如涕，已经一年。余谓此属痰饮病。在躯壳之内，脏腑之外。由胃而上于胸膈，攻于背旁，流于胁肋，仍由胃下入于肠。用流气行痰之法，兼进指迷茯苓丸，六剂后再商。

十五日黎明进内，大风，寒甚，抚屏下班，余与丽芬，子常请脉。谨用原方加香附、法半夏进呈。赐饭毕回寓。

十六日黎明进内，子常下班，余与丽芬、抚屏请脉。谨用四君子合二陈汤，加泽泻、砂仁进呈。赐饭毕回寓。裕时卿中丞过我，即留晚饭，谈至更深始散。

十七日黎明进内，余下班，抚屏、丽芬、子常请脉。谨仍原方加佩兰叶、谷芽进呈。赐饭毕回寓。

十八日黎明进内，丽芬下班，余与抚屏、子常请脉，谨仍原方进呈。赐饭毕散出。又至冯伯生处视其太夫人，血疾已愈，惟腰股作痛，用培养肝肾法。

十九日黎明进内，抚屏下班，余与丽芬、子常请脉，谨议原方去甘草，加藿梗、福曲进呈。赐饭毕回寓。

二十日黎明进内，子常下班，余与丽芬，抚屏请脉，会议立方。李卓轩私谓余云：生冷果品，有妨脾气，明日请脉，务宜以节饮食进陈。谨仍原方加益智仁、灶心土进呈。方案亦寓节食惧时之意。赐饭毕，午正退出。至内务府朝房，恩湛如员外招游南北海、文果亭，翁镜安已在彼相候。当即从游，一扩眼界。余少读《水经》，至"谷水篇"，盛称景阳蓬莱宫阙之胜。有云：云台风观，缨峦带阜。游观者升降阿阁，出入虹陛，望之状凫没鸾举。当时叹为神居，今者览胜上林，其工制宏丽，景物环玮，殆有过焉。生平瞻睹，于斯为盛。

二十一日黎明进内，余下班，丽芬、抚屏、子常请脉，谨仍原方进呈。赐饭毕散出。军机沈叔眉部郎来诊，言服六剂，已见轻减。大便下痰甚多，仍原方增减。

二十二日黎明进内，丽芬下班。余与抚屏、子常请脉。谨仍原方去益智仁，灶土，加熟米仁，鸡内金进呈。赐饭毕散出。叔平尚书邀余至其第中晚饭。是日：皇上率领王公大臣，恭送穆宗毅皇帝、孝穆毅皇后圣容实录，出东华门，至龙棚，行礼毕。护驾卤簿，严肃憨齐。余衣冠立道旁观焉。

二十三日黎明进内，抚屏下班，余与丽芬、子常请脉。伏审皇太后起居安泰，玉食宣和，实天下臣民之幸。谨议用理中和脾之剂，宗四君汤加蜜柴胡、香附、归、芍、砂仁、鸡金、橄榄进呈。奉旨着去鸡金加神曲，钦遵缮进。赐饭毕回寓。志霭云尚书过我延诊，自述眩晕耳鸣，小溲色黑不畅。诊其脉，系水亏湿蕴下焦，心火肝阳内动。用养阴渗湿清肝之法，生地、龟版、北沙参、黄柏炭、女贞子、丹皮、麦冬、淮药、料豆，服三剂当效。

二十四日黎明进内，子常下班，余与抚屏、丽芬请脉。谨仍原方柴胡易青蒿，加石脂、石斛进呈。赐饭毕散出。翁敬卿偕其子来寓复诊，疝气已愈大半，嘱开丸方，用温泄厥阴之法。

二十五日黎明进内，余下班，丽芬、抚屏、子常请脉，谨仍原方进呈。赐饭毕回寓，是日未曾出门。

二十六日黎明进内，丽芬下班，余与抚屏、子常请脉。余谓太医院李云：皇太后万机亲理，宵旰不遑，似宜稍节忧勤，天君自泰。现值燥金司令，偏寒偏热之剂，恐非所宜。谨仍原方加淮药、丹参、青果，去柴胡、砂仁进呈。赐饭毕回寓。冯伯生送来酱菜四瓶，裕时卿送来白肥鸭一只，重六、七斤。余因脾土不强，易于泄泻，竟未敢下箸。

二十七日黎明进内，抚屏下班，余与丽芬、子常请脉。皇太后询程春藻，进诊何与诸人不同，寸脉确在何处？奏云：高骨乃是寸脉。懿旨复问，本之何书？云：本之《王氏脉经》。谕明日将原书呈上。即退出。谨仍原方进呈。秘饭毕回寓，刘雅宾太史过寓就诊，其脉心肾素亏，肝阳偏旺，因惊而得。心悸欠寐，小溲淋沥作痛，且善疑虑。用养心肾清肝火之法。

二十八日黎明进内，子常下班，余与丽芬、抚屏请脉，谨仍原方，人参易北沙参，加川石斛进呈。赐饭毕回寓。沈君又来复诊，恙已大减，原方加枳壳、炒白术，服之当愈。

二十九日黎明进内，谕程春藻在朝房候旨，命文植与汪守正、薛福辰请脉，谨仍原方进呈赐饭毕，至董耀曾处，问翊廷海运保举部文发出否？又为其太夫人复诊失荣之症。

三十日黎明进内，奉旨诸医各回原省，留马文植及薛福辰、汪守正照常请脉。嗣后分为两班，太医院一班，马文植、薛福辰、汪守正一班，进诊二日，下班一日。钦遵。谨仍原方，以淮山药易白术，加法半夏进呈。赐饭毕回寓。

十月初一日黎明进内，至朝房，设煤火两炉。向例，十月初一日设火锅，余近火气，辄觉头昏，脱帽稍适。余与子常进内，请脉出，旋商之李、庄二君。云：圣躬肺胃二经有热，目下宜专用不清不燥之品，佥以为然。谨议立方，用北沙参、川石斛、法半夏、佩兰叶、枇杷叶、淮山药、竹茹、橘红、茯苓、枸橘叶、红枣进呈。赐饭毕。时以头昏，凡就诊者一概谢却。

初二日黎明进内，余与抚屏请脉，谨仍原方进呈。赐饭毕回寓，静养早眠。

初三日黎明进内，余下班。抚屏、子常请脉，改用六君汤加香附、砂仁、归、芍进。文植未与议。赐饭毕回寓。观书习静，适徐殿撰颂阁暨王侍郎大少君过谈，留共小酌。

初四日黎明进内，余与抚屏请脉，皇太后命诸臣各立一方进呈，今日且停药。钦遵退。赐饭毕回寓。

初五月黎明进内时，忽觉眩晕，至朝房，卧于坑上。辰正传进，即起立正冠，晕跌在地。内大臣见余年老失足，命人扶起，许为面奏。谓余且休息数日，再行进内。命苏拉扶出东华门，升车回寓。

初六日具呈，请假五日，由内大臣转奏。自诊心肝两部弦劲而数，心火肝阳内动，心悸头晕，夜不成寐。窃思文植以乡曲方士，渥蒙宠遇，优于诸臣，今皇太后圣躬未卜大安，而同征者各持己见，不获竭一技之长上报主德，稽迟时日，咎戾滋深，中夜彷徨，惭惧交集，日中与四儿谈医，向晚服药而卧，得睡片刻即醒，辗转反侧，坐以待旦。

初七日，臣马文植，呈请内务府大臣代奏事：窃臣于初四日钦遵奉懿旨命臣等各立一方，今臣抱病，蒙恩赏假在寓调理。思索《内参》两条。一曰：二阳之病发心脾，女子不月，其传为风消，其传为息贲。二曰：有病胸胁支满，妨于食，病至则先闻腥臊，出清液，先吐血，四肢清，目眩，时时先后血，何以名之？病名血枯。二阳者胃也，脾与胃相连，为心之子，思劳伤心，母伤则害及其子，劳倦本以伤脾，脏伤则病连于腑，所以二阳之病，发心脾是也。风消，肌肉消瘦。息贲，肺失所养，气虚于上，血亏于下也。胸胁支满，妨食，肺主气，其臭腥，肝主血，其臭臊，金不制木，肝肺皆逆于上，浊不降，清不升，故胸胁满，闻腥臊而吐清液。血不归经，气不周流，故四肢清。吐血、前后血也。又云：心热则口苦，脾热则口甘，肾热则口咸，肝热则口酸，肺热则口辛。脏阴有亏，故五脏各有虚热，五味出于喉间。以上三条，与圣躬清恙相符，谨拟一方，恭呈圣鉴。

初八日，内务府大臣广云：昨方代奏，传懿旨，发军机处议奏。云：引经发议，颇为精切，方极平稳可服。

初十日病仍如故，复具呈内务府，转奏续假十五天。蒙翁叔平尚书、军机冯伯生太史，广绍彭大司马、徐颂阁侍郎时饷蔬菜诸物。

十四日，苏抚吴健帅差徐巡捕进呈蜜饯贡物。徐君过寓探问圣躬曾报大安，当裁书附寄吴中丞。裕时卿知余在假中，时常过我谈叙。至二十五，旧疾稍瘳，而心仍烦瞀。自维衰病之躯，待罪辇下，迄无尺寸之功，辜负圣恩，咎无可逭，遂决意请退。复具疏请内务大臣代奏，乞归故里。

二十六日，翁尚书来云：今早朝，面奉慈安皇太后懿旨云："慈禧皇太后圣躬尚未全愈，外来医生，以马文植为最，着再赏假十日，不准回藉。"伏念臣文植以微浅方技，上膺特达之知，褒赏叠加，均逾常格。亦何敢顾惜身图，渎求退息。惟有策励病躯，希冀报効。

十一月初六日，力疾销假。奉旨命文植与薛福辰请脉。文植敬敏圣安。得旨云：党参久已不服，只用清养肺胃之法。窃思文植十月初七日进呈之方，大致幸合圣意。当奏云：据现在脉象，诚如圣谕，只宜清养。退出，谨议立方。用二陈汤，加北沙参、於术、当归、白芍、杏仁、紫菀、枇杷叶，进呈。赐饭毕回寓。保定何云藻来，袖出马松甫手书，嘱为其一诊。春间咳血之后，心悸遗精，胸痞作胀，头重而眩，行欲倾跌。形丰，脉滑大，尺垂。此痰湿停中，厥阳上冒于巅。用温中降浊：苓姜术桂二陈，服四剂再诊。

初七日黎明进内，文植与汪守正请脉。谨仍原方加枸橘叶进呈。赐饭，又赐鹿尾。天珍屡锡，衔感莫名。

初八日黎明进内，薛、汪请脉，余先至东配殿，谨会议。昨方去当归、白芍，加麦冬、桑叶、桔梗、生姜进呈。赐饭毕退出。

初九日黎明进内，文植与薛福辰请脉，谨仍原方，加款冬花进呈。赐饭毕，又赐南枣一包。传旨无庸谢恩。闻是枣出山东乐陵，每年贡呈两次，小而无核，蒸食之，味极甘美。

初十日黎明进内，文植与守正请脉。谨按脉息，两寸虚软，脾肺气虚》拟用於术、淮山药、法半夏、北沙参、款冬花、神曲、杏仁、谷芽、枸橘叶、桔梗、红枣进呈。赐饭毕，回寓。何君复诊，恙已见轻，惟觉头重。原方加附子。

十一日黎明进内，薛、汪请脉，谨原方进呈。赐饭毕散出。

十二日黎明进内，文植与福辰请脉，谨议六君汤加款冬花、紫菀、桔梗进呈。赐饭毕散出。内大臣志蔼云尚书来寓，邀至前门，为其令亲某诊治。且云：知不出门已久，奈其病非妙手不起。余辞不获，同往诊视。系淋血之症，年甫二十，病经三月，形神羸瘦，脉细虚数，阴伤火郁。用犀角地黄加龟版、天冬诸药。尚书并招餐菊羹，归来时已初更。

十四日黎明进内，薛、汪请脉，谨原方进呈。赐饭毕回寓。何君又来复诊。头重已愈，下部有力，胸腹未舒。原方加小茴香。

十五日黎明进内，文植与福辰请脉。谨议六君子加砂仁、薏仁、谷芽、姜、枣、鸡内金进呈。赐饭毕回寓。徐颂阁侍郎招饮，并为其夫人诊脉。

十六日黎明进内，文植、守正请脉，谨仍原方加苍术八分进呈。赐饭毕回寓。偕四儿至隆福寺前，观杂耍。

十七日黎明进内，薛、汪请脉。谨案右关滑脉已退，肝部微弦，肺金已清。恭拟原方去款冬花、苍术，加当归、白芍进呈。赐饭毕回寓。偕四儿至裕时卿处闲谈。

十八日黎明进内，文植与薛福辰请脉。谨议原方加益智仁、枸橘叶、桂元肉进呈。赐饭毕回寓。

十九日黎明进内，文植与守正请脉。谕云：昨觉四肢倦怠，口渴较甚。谨案：此气阴未充之象。议仍原方加黄芪三钱、赤石脂三钱进呈。赐饭毕回寓。偕四儿至隆福寺，观古磁器，颇多可喜者，购数事携归。

二十日黎明进内，文植与薛福辰请脉。谨议用归芍六君子加黄芪、砂仁、赤石脂、杜仲、香附、桂元肉、枸橘叶进呈。赐饭毕回寓。何君又来复诊，恙已全愈，用温养脾肾法，作丸调理。

二十一日黎明进内，薛、汪请脉，伏审圣躬，稍违时和，谷食虽好，消化仍难。谨议原方加醋炒柴胡四分进呈。赐饭毕回寓。是日接亲家养斋之信，并婿叔美寄来酱菜、皮丝烟、青果，当即作书报谢。

二十二日黎明进内，是日李卓轩请假。文植与庄守和一班，薛、汪一班。敬谨请脉，议用原方，茯苓改用茯神，加炒淮山药进呈。赐饭毕回寓。

二十三日黎明进内，文植仍与庄守和一班请脉，谨仍原方进呈。赐饭，又赐鹿脯酪饼，珍味殊美。以其余赠裕时卿中丞。所以张君赐也。

二十四日黎明进内，仍与庄守和一班请脉。谨议，原方去柴胡、加法半夏进呈。赐饭毕回寓。是夕梦握兰花两朵。九日间，接二儿眉生来信云：伊妾陈氏有身，亦佳兆也。

二十五日黎明进内。李卓轩消假，余与薛福辰请脉。会议立方，谨仍六君子加神曲、鸡内金进呈。内监传旨云：鸡内金命换一味。谨遵，改用焦山楂进呈。赐饭毕回寓。吴江相国过询，近诊圣躬如何？余云：庙算勤劳，日夕不遑，大安之效，尚难速奏。相国因嘱余于请脉时谏之。

二十六日黎明进内，文植与薛福辰请脉，谨仍原方进呈。赐饭毕回寓。翁敬卿过我，延至四牌楼恒通钱庄，为其友诊治外症。诊系阴虚内热咳嗽，而兼肛痛，脉虽见数，尚可调治。用清肺养阴法。

二十七日黎明进内，文植与汪守正请脉。谨议原方，去山楂加砂仁进呈。赐饭毕回寓。徐颂阁侍郎，王侍郎大公子过谈，适四儿自制鸡肉饺，风味尚佳，即留二客晚饭。

二十八日黎明进内，薛、汪请脉，谨仍原方加香附、青果进呈。赐饭毕回寓。广大司马馈天津银鱼。徐颂阁赠瓦楞子数升，北人谓之青蛤，较大而味逊于南产。

二十九日黎明进内，文植与薛福辰请脉，伏审圣躬安泰，无任忭庆，谨仍原方加杜仲进呈。赐饭毕，是日，慈安皇太后、慈禧皇太后赐臣文植等各银二百两。命明日谢恩。

十二月初一日，黎明进内。巳初传进谢恩，除帽行一跪三叩首礼，礼毕进前请脉。谨仍原方，去石脂加桔梗进呈。赐饭毕回寓。京师自八月至今不雨，亢旱极甚。

初二日黎明进内，文植与薛福辰请脉，谨议原方去酸收之味，加丹参、泽兰进呈。赐饭毕回寓。内大臣志霭云尚书过我，自述头眩耳鸣，诊其脉，洪大而滑，此阴伤火郁，湿蕴下焦，用养阴清肝渗湿法，三剂后再诊。

初三日黎明进内，文植与汪守正请脉，退谓太医李卓轩曰：似宜停药一、二日。同议，金谓然。赐饭毕回寓。

初四日黎明进内，文植与薛福辰请脉。谨议用调气养血之法，以归芍六君为主，加香附、续断、砂仁进呈。太医李卓轩私谓余曰：皇太后昨未服药，拟再停一、二日如何？余然之。赐饭毕回寓。

初五日黎明进内，薛、汪请脉，文植先至东配殿恭候。谨议原方进呈。赐饭毕回寓。裕时卿中丞过谭，邀明日四喜园观剧。

初六日辰初进内，辰正传进。文植与薛福辰请脉，退出。李卓轩私谓余曰：昨日皇太后亦未服药。是日原方进呈。赐饭毕，即出城观剧，向晚回寓。

初七日辰刻进内，大风。文植与汪守正请脉。出谓李卓轩曰：今日可以进药，或但服参汤亦可，谨拟方进呈。赐饭毕回寓。海赞廷来谈。晚刻寄家信，并以东参寄内子。

初八日黎明进内，已初传进，文植与薛福辰请脉。谨议用归脾汤去黄芪、枣仁，加石脂、香附、杜仲、谷芽进呈。赐饭毕回寓。四牌楼恒通庄又邀四儿复诊肛漏，日暮甫归。

初九日辰刻进内，已初传进，请脉。谨议温固下元法，用潞党参、於术、赤石脂、乌梅、诃子、白芍、肉桂、泽泻、余粮、木香、炙草、姜、枣进呈。赐饭毕，余顾谓同人，明晨请脉时，再谏节省饮食，佥谓然。余回寓，大司马王夔石见赠貂袖、棕色巴缎、猞猁脊袍，当拟拜璧。而使云：专诚仿照尺寸做成，万不可却，遵即领下。

初十日辰初进内，已初传进请脉。谨议原方进呈。赐饭毕回寓。

十一日辰初进内，已初传进请脉。议仍扶脾固肾，用党参、冬术、炙甘草、茯苓、石脂、煨肉果、杜仲、土炒当归、陈皮、谷芽、红枣、煨姜。赐饭毕回寓。

十二日辰初进内，辰正传进请脉，谨案两关兼滑，脾湿复聚之象，会议原方去石脂，加砂仁、半夏进呈。赐饭毕回寓。

十三日辰初进内，辰正传进，请脉。谨议原方加益智仁进呈。赐饭毕回寓。忠观察心一来寓，请至后门视其令亲桂姓喉症。至则已有老医在座立方。主人延至内室，见病人伏床，室中煤火两盆，势焰甚张。时在冬月，久未雨雪，天气亢燥，余急令将火盆撤去，观其喉间，肿而色淡，痰护于咽，舌苔后半白滑，边尖浅绛，脉浮洪，右滑，不甚数，已四日不食。遂用郁矾散，泡水含之，吹以秘药，片时即能饮茶一碗，继为立清咽利膈方治之。是症系少阴不足，冬温之气伏匿于里。加以煤火热毒，与亢旱燥风搏结以成。而医者乃用附子、细辛、苦参等治之，不知本于何书也，向闻京师喉症多不可救，至是始悟。回寓后，裕时卿过我，与谈喉症云："近今京师患此疾者甚伙，得痊者仅十之一、二。其疫疠流行，非人力所能拯耶？"予笑曰："治不得法也。如桂姓之病，必无死理。"

十四日黎明进内，已初传进请脉。谨议原方进呈。赐饭毕，桂姓来邀复诊，喉肿已消一半，痰涎已少，脉已收敛，食粥已可两碗。仍昨方减去开药，嘱再服一剂当瘳。

十五日辰初进内，已初传进请脉。谨议原方加乌药进呈。赐饭毕回寓。

十六日辰初进内，已初传进请脉。谨议原方加淮山药、佩兰叶进呈。赐饭毕回寓。

十七日辰初进内，辰正传进请脉。谨议原方加干荷叶（饭上蒸）以升胃气。恭拟进呈。赐饭毕回寓。是日得家书，知内子之病，于十二月初反复，幸得东参之力以全。

十八日辰初进内，已初传进请脉。谨议拟方用六君子加泽泻、砂仁、醋炒柴胡、当归、姜、枣进呈。赐饭毕回寓。

十九日辰初进内，已初传进请脉。谨议原方加香附进呈。赐饭毕回寓。

二十日辰初进内，已初传进请脉。谨议原方加佩兰、白豆蔻，去砂仁进呈。赐饭毕回寓。

二十一日，辰初进内，辰正传进请脉。谨议原方加藿梗五分，去甘草进呈。赐饭毕退出。是日，宫中张灯结彩，珠联璧合，盛饰迎年，蔚为丽景，余未进内。时军机大臣王夔石侍郎过寓，嘱视吴江相国，意甚汲汲。散值后即往诊，系冬温。自十四日起，寒热咳嗽气喘，燥热不退，舌绛苔黄，便闭，面有黑气。谛观前方，已用生地、白芍等药，邪热内陷，颇难措手。用清肺降热方，嘱服一剂，明日当再拟议。

二十二日，辰初进内时，途遇王侍郎，告以吴江相国病势甚剧。辰正传进请脉,谨仍原方进呈。赐饭毕散出。即过沈相第中复诊,喘咳稍平,以原方加川石斛、沙参。

二十三日,辰初进内,辰正传进请脉。谨仍原方进呈。赐饭毕退出。又赴沈第复诊,病已减半,于原方减去白薇、青蒿,加梨三片、麦冬二钱。

二十四日,辰初进内,已初传进请脉。谨议归芍六君子加砂仁、香附、醋炒柴胡、姜、枣拟方进呈。赐饭毕散出。又赴沈第复诊,脉有变动,喘势复增。据云:昨晚病已大愈,因祀灶致劳,触发旧恙。拟清补法,嘱其家中慎密扶持,虑有他变。

二十五日,辰初进内,已初传进请脉。递议原方去半夏,加丹参、桔梗进呈。赐饭毕回寓。是日,王侍郎来问沈相病状,余以危极为对。又去复诊,则病益增剧,急函陈、王侍郎,历言不治之症状。

二十六日,辰初进内,已初传进请脉。谨议原方加枸橘叶七叶,去生姜,进呈。赐饭毕回寓。

二十七日辰初进内,辰正传进请脉。谨议原方进呈。赐饭毕,臣马文植等,伏蒙慈禧皇太后颁赐福字暨绸缎一袭、白金二百两。慈安皇太后颁赐白金二百两。并传旨诸臣齐赴太极殿前丹墀谢恩。大臣志和前领行礼。又传旨明日无庸进内,着初七日请脉。此臣等以微末之技,叠蒙殊恩,至优且渥,方之古人,无是荣幸也。

二十八日至徐颂阁处,约其同游厂肆。

二十九日岁除,赴内城辞年,归营家祭。京师风物清异,坡老所谓竹窗灯火,得少佳趣也。

辛巳年元旦,贺岁驰驱,碌碌竟日。

初二日至初六日,皆以暇豫参究经方,于其微妙处,辄泚笔札记。

初七日黎明进内，薛抚屏请假十日，内务府大臣导余与汪子常至体元殿，拜贺天禧如礼，旋即趋前请脉。谨议益气扶脾法，用人参、白术、茯苓、炙甘草、煨肉果、赤石脂、煨木香、杜仲、半夏、陈皮、肉桂、姜、枣、泽泻，又四神丸一钱进呈。赐饭，珍错丰于常馔。

初八日辰初进内，传文植诸臣请脉。退出至东配殿。谨会议立方。时恭、醇邸同临，周谘博询，忠悫之诚，见于词色。赐饭毕回寓。

初九日黎明进内，辰正传进。文植等请脉。谨仍原方去泽泻进呈。赐饭毕回寓。

初十日黎明进内，辰正传进。文植等请脉。谨仍原方去肉桂加白芍、苍术进呈。赐饭毕散出。王侍郎遣使招饮，徐颂阁同席。

十一日辰初进内，辰正传进文植等请脉。谨用脾肾双固法。拟方：党参五钱、白术三钱、肉桂八分、炮姜六分、白芍三钱、破故纸一钱五分、肉果一钱、乌梅二个、石脂三钱、炙甘草八分、车前子三钱、粟壳一钱、四神丸一钱，进呈。赐饭毕回寓。

十二日辰初进内，传进文植等请脉。谨仍昨方进呈。赐饭毕回寓。

十三日辰初进内，传进文植等请脉。谨仍原方加黄芪进呈。赐饭毕回寓。

十四日辰初进内，传进文植等请脉。谨仍原方去粟壳，加杜仲进呈。赐饭毕回寓。下车时触损腰骨，家人扶入，僵卧床头，其痛如折。急以木香、延胡索煎酒服之，并函报内大臣，代奏乞假。

十五日病少愈，勉强扶坐，转侧犹艰。

十六日腰痛渐瘳，行动只能俯曲，又服流气活血之药。

十七日午后，晤广绍彭尚书，告以明日当力疾从事。

十八日午刻起床，伛偻不能支。

十九日卯正，由军机处牒传速赴大内请脉，余扶病而入。匍匐御坐前，进诊毕，颓唐不能起。太后命总管太监刘、李掖之而出，至东配殿，公议仍拟脾肾双固，加鹿茸、五味子进呈，旋即回寓。

二十日辰初进内，传进文植等请脉。谨议早进丸药，健固脾肾，晚进汤剂，峻补气血。方用党参、柴胡、黄芪、巴戟、桂元肉、白术、茸片、肉桂、炙鳖甲、款冬花、补骨脂、五味子。丸用人参一钱、五味一钱、肉果八分、鹿茸五分、肉桂五分进呈。赐饭毕回寓。

二十一日辰初进内，传进文植等请脉。谨仍昨方，汤丸并济。药用：潞党参五钱、白术三钱、炙鳖甲三钱、鹿茸一钱五分、补骨脂三钱、银柴胡五分、生黄芪三钱、肉桂八分、五味子五分、巴戟三钱、款冬花一钱五分、炙甘草八分、半夏曲三钱进呈。赐饭毕回寓。

二十二日辰初进内，传进文植等请脉。谨仍昨方，加填纳肾气之品，以肾为胃关也。去半夏曲，加砂仁、炒熟地、煨姜、大枣进呈。

二十三日，辰初进内，传进文植等请脉。谨仍原方，减肉桂二分进呈。赐饭毕回寓。徐颂阁侍郎过谭，是夜大雪。

二十四日侵晨进内，雪深没靴，银界三千，幻为异景。辰正，传进文植等请脉。谨仍原方进呈。赐饭毕回寓，出前门，至锡金会馆，敦趣薛抚屏速为销假。

二十五日辰初进内，传进文植等请脉。谨仍原方加升麻三分进呈。赐饭毕，降阶失足，内监扶起，出右内门，苏拉扶出东华门，乘车回寓。

二十六日辰初进内。传进文植等请脉。谨仍原方进呈。赐饭毕回寓。

二十七日辰初进内，传进文植等请脉。谨仍原方加减，潞党参五钱、白术三钱、炙鳖甲三钱、鹿茸一钱五分、米炒黄芪三钱、肉桂六分、五味子五分、砂仁炒熟地四钱、陈皮一钱、盐水炒补骨脂三钱、炙甘草八分、巴戟一钱五分、醋炒升麻三分、银柴胡七分，进呈。赐饭毕回寓。

二十八日辰初进内，传进文植等请脉。谨仍原方去升麻进呈。

二十九日辰初进内，传进文植等请脉。谨仍原方进呈。赐饭毕回寓。

二月初一日，辰初进内，传进文植等请脉。谨仍原方，加茅苍术二钱进呈。赐饭毕回寓。

初二日辰初进内，辰正传进。薛抚屏销假。汪、薛一班请脉，文植与庄一班，李德立、李德昌一班进诊。会议谨仍原方，加炒干姜八分进呈。赐饭毕回寓。

初三日辰初进内，奉旨着太医院四员恭录方案，自去年三月起，钦此。是日同征诸臣，悉进请脉，谨拟原方进呈。赐饭毕回寓。冯伯生太史来函，嘱至花石桥为其侄女诊视。既诊。系春温夹痰夹食之症，阅其前方，或暖或凉，毫无把握。嗣又见血，神色昏暗，其象如狂，为定清肺降痰消食之剂。

初四日辰初进内，传进文植等请脉。谨仍原方去五味子，加砂仁进呈。赐饭毕回寓。伯生来函云，渠侄女服药极效。

初五日传进诸臣请脉。谨议原方砂仁炒熟地减去一钱进呈。赐饭毕回寓。

初六日奉旨着薛福辰、汪守正、马文植三员轮值，各下一日班，下班之日，先至东配殿会议立方。钦惟圣躬，垂悯衰躯，宽宥失仪之罪，每入必命中使扶持，矜全周密，惶感益深。谨议原方，加半夏二钱进呈。赐饭毕回寓。

初七日请脉。谨会议立方。去巴戟加茅术二钱进呈。赐饭毕散出。至冯伯生处复诊，病已大愈，但用清养之剂足矣。

初八日文植下班，先至东配殿，俟诸臣请脉毕。公议谨仍原方进呈。赐饭毕回寓。

初九日请脉。谨会议，仍原方进呈。赐饭毕，奉旨赐臣等金钱各五圆，每圆重二两，传命无庸谢恩。

初十日太医李卓轩乞假五日，并延余诊视，乃春温重症。是日传诸臣请脉，谨原方进呈。赐饭毕回寓。

十一日，传文植与薛、汪、庄、李五人请脉，按右三部有神，左三部稍弱，大象渐臻和平。谨议原方，加当归进呈。赐饭毕回寓。

十二日同征诸臣，咸进请脉。谨仍原方加杜仲三钱进呈。赐饭毕回寓。闻卓轩病剧，遂出前门，至其家观之。热炽伤阴，极可危虑。是日奉旨，十三日着停诊一日，钦此。

十四日请脉。谨议原方如萸肉、煨姜，去苍术、升麻进呈。赐饭毕回寓。

十五日请脉。谨议原方进呈。赐饭毕回寓。

十六日请脉。谨仍原方去萸肉，加半夏进呈。赐饭毕回寓。

十七日佟医士同进请脉。谨仍原方去白芍，加冬花三钱进呈。赐饭毕回寓。诣翁叔平尚书处，因嘱余为拟丸方常服，其所患惟心神不足耳。

十八日请脉，谨仍原方去红枣，加川贝母、桔梗进呈。赐饭毕回寓。

十九日请脉，谨以益气调脾，兼理肺之剂。用潞党参四钱、白术三钱、黄芪三钱、鹿茸一钱、茯神二钱、半夏三钱、冬花三钱、补骨脂二钱、桔梗一钱、麦冬一钱五分、炙甘草五分、生姜二片、元枣三枚进呈。赐饭毕回寓。

二十日请脉。谨议原方去麦冬、桔梗，加干姜、杏仁进呈。赐饭毕回寓。

二十一日请脉。谨仍原方加橘红一钱进呈。赐饭毕回寓。酉刻得家书，知内子病剧。而感念恩遇，私图亦非所敢恤。

二十二日请脉。谨仍原方加陈皮五分进呈。赐饭毕回寓。

二十三日请脉。谨仍原方加醋炒柴胡进呈。赐饭毕回寓。

二十四日请脉。谨议原方加减，用潞党参五钱、白术三钱、归身三钱、半夏三钱、炙草五分、破故纸二钱、木香五分、煨姜二片、柴胡五分进呈。赐饭毕回寓。

二十五日请脉。谨仍原方进呈。赐饭毕回寓。闻李卓轩不起，痛悼无似，亲往吊之。

二十六日请脉。谨仍原方加炒苍术进呈。赐饭毕回寓。

二十七日请脉。谨仍原方进呈。赐饭毕回寓。

二十八日请脉。谨仍原方去款冬花进呈。赐饭毕回寓，为冯柏生太史诊疾。

二十九日请脉。谨仍原方加神曲、砂仁进呈。赐饭毕回寓。

三十日请脉。谨仍原方进呈。赐饭毕回寓。

三月初一日晨起，头眩、心悸、腰痛诸病俱作，神色暗然。急命四儿缮禀，申请内务府代奏，乞假五日。

初二日至初六日，杜门卧疾。枉过者概行辞谢。

初七日奉两宫懿旨，特赐臣文植白镪四百两，谨申请内务府大臣，代奏谢恩，并请续假十日。

初八日，子常过问余疾，述其郎君春温十日，邪热内陷，病将不起，嘱为疏方。

初十日子常来函，述其子之病，幸服药得退。

十二日子常过谢，且问余疾。见余心神恍惚，言语颠倒，谓非旦夕所能求痊，许向内大臣代为陈告。

十五日午刻，志蔼云尚书来问疾，余卧床未起，尚书私谓四儿云：而翁病剧，吾当代为陈情，不使久留京师也。

二十一日，内监某来问疾，晤于卧榻侧，少顷即去。

二十五日病益剧，自顾衰朽，重负圣恩，内疚滋甚，不得已，复申请内府务代奏，乞赐回籍调理。是日，志尚书面奏，仰蒙太后垂询臣文植病状。当时内大臣暨汪守正等，咸以文植委实病重，臣等亲见。

二十六日卯刻，奉旨马文植着回籍，钦此。是日午刻，又奉旨赐臣文植白镪六百两。扶病望阙谢恩。伏念文植幸遭睿赏，殚竭微艺，上赞太和，而力小任重，衰病骤增，渥被鸿恩，归骨乡井，抚心循省，感激涕零。惟有旦夕馨诚，叩祝慈晖，升恒益盛，草茅下士，长依福荫，以遂生全。率臣子、臣孙，同上万年之颂，稍伸衔感私忱，实不胜生平大愿。

二十八日扶病治装，徐颂阁侍郎来函送行，并贻汉玉拱璧一方，景尚书使赠五十金，为余办装，辞不受。午后出城，宿蕴和钱店。钱少詹欲往潞河盛杏荪处，来约同行。

二十九、三十两日，大雨，车不能行。翁叔平尚书遣使送行，并赠荷囊、针黹数事。

四月朔日午后，雨少止，放车前行，辚辚铁轮中，孱病之躯，极其苦楚，至是始知行路难矣。初更抵潞河东门，四儿与钱少詹夜阑始至。

初二日，买舟之津门。七十二沽，风景略似江乡，无如病眼昏沉，转不解领其佳趣。

初三日驶风疾行。

初四日侵晨抵天津。闻保大轮船已泊紫竹林，即打点行李上船。

初五日展轮南下，海程风定，幸无颠簸之苦，头眩诸疾，得以稍减。

初六日晓过烟台，夜渡黑水洋。

初七日寅刻，停轮绿水洋约一时许。闻船主云：前面忽现山形，以千里镜窥之，乃鲸鱼歠水作势也。

初八日午刻抵沪，余以衰病，顿阻游兴。

初九日，卖舟入吴，夜泊黄渡。

初十日抵昆山，朱吟梅门生来舟，略语春明近事。

十一日抵苏州，命舆至养斋处小话，旋谒吴中丞，告知圣躬渐复康豫，中丞喜甚。嘱余为其太夫人诊疾。

十二日，诸戚旧先后过谈。远客乍归，应接不暇。

十三日，身子疲倦特甚，养斋嘱静养一日，再行还孟。是日，养斋陪余掩关静坐。

十四日仍住养斋处。

十五日早解维，晚泊无锡。

十六日暮抵常州。

十七日抵石桥湾，遇唐君道仲、徐君秉思，洵来儿子翊廷处就诊。

十八日午后到家。计自天鉴以及旋返，共阅九月二十二日。以偏长薄技，得邀入觐宫闱，实始愿所不敢及此也。爰详录始末，付诸剞劂，以志恩遇之盛。

跋

余夙慕培之马征君名，以不得一见为憾。岁癸未，闻君侨居吴门，欣然命驾。至则浼吴仲英司马为介绍，先以拙著医话稿就正。接见之下，穆然霭然，不鄙弇陋，遂订交焉。于是时时过从，相与切磋。复得备闻光绪庚辰，慈禧皇太后以忧勤积劳，患心脾不足证，久不愈，乃诏各督抚征天下医士。江苏巡抚吴公以君进，遂奉命日值请脉，主稿立方，历八月之久。而皇太后悉臻康复产圣躬大安，乃乞归，归则医名愈隆，天下无不知有马征君。余之初见征君也，意其负盛名，必立崖岸，不可近，孰料谦和竟若是。一日出所著医论数十条见示，皆数十年读书阅历所心得，尤切中时弊，读竟叹服，怂恿付梓，君亦首肯，旋即返里卒岁。次年甲申，春冬两至吴下，与君践前约，谋代刻医论。君乃谦逊不遑，谓未能自信，不敢出而问世。其虚怀谦抑复若是，转形拙稿之刻为不知量矣。

今春三月，复来吴。君出示纪恩录，受而读之，仰见奏对称旨，剀切陈言，方药而外，复寓调燮之至意，忠诚恳恳，溢于楮墨间。是以异数屡邀，叠荷恩赏珍品，亲承天语之褒嘉，复赐匾额以彰其学，恩遇之隆，医俦莫匹。每散值后，旁及王公大臣家之困于病者，其不可为者，则直言以决之；可为者则数剂以起之。录中所载方案，议证立法详审，俱有本原，非数十年读书阅历，曷克臻此！后之读是录者，毋第以宠荣之过人而羡之。余不敏，弱冠即究心医事，明知厥理精微，而好为其难，垂四十余年，惴惴焉惟以出入之是惧。兹得获交于征君，读其书，复聆其绪论，得以商榷旧学，略窥深蕴。为跋征君书附及之，以志忻幸。征君家传医学，已六、七世矣，尤精于外科，闻其历传效方甚多。余知征君素抱济世心，异日必举历世所秘者公诸世。且必更出生平著述，删繁就简，仰承御赐匾额"务存精要"之意，而寿诸世。则不独余之幸，亦天下后学之幸也。

光绪十二年丙戌秋九月会稽赵彦晖跋

马评外科证治全生集

序

是编乃林屋山人出其家传枕中秘，不为自私自利之谋，而亟亟焉以济人为急务，呕出心肝，尽情昭揭。以阴阳辨痈疽之别，以赤白明阴阳之著，实能补古方书所未逮。其词简，其法易，虽不明医者亦开卷了然于心目也。往岁余患骨槽风，医家投散风清火之品，几至危殆。得是编，如法治之乃瘥，余颇信之。厥后凡亲友间遇有病瘰疬、痰核、流注、背疽及一切阴发重症，各告以照方施治，无不立效，余益信之。乃者胡氏外孙女左股痛，足不着地，年余矣，继觉所苦处漫肿坚硬，而皮色如故，是编所谓贴骨疽无疑也。亦照方投以煎剂丸散，不百日而溃且敛矣。余惟信之深，而尤欲人共信之。独惜坊本率多亥豕之误，方谋订正重刊，广为流布，外孙女欣然解囊金授余而请之，适王君荆门曾有勘定本极精审，遂付剞劂氏。凡人有所乐为，皆根诸心，而其心之一于公者，世不概见，林屋山人是编之著，可谓公之至矣。今复以王君善校本行世，俾睹是编者，人人知医，岂不一大快事乎哉！外孙女年未及笄，聪慧知书，余嘉其信道之笃，好善之诚。因识刊刻颠末，略书数语于简端。

道光辛丑六月子仁氏黄鋐序

林屋山人悯人之混称痈疽，不知痈之与疽治法大相悬殊。此辨晰痈是痈，疽是疽，于古方书未备，而独得之秘授者，一一出方济世。不使后人以讹传讹,千古竟同长夜。非谓是书一出,诸方书可尽废也。凡与世医治法无有异同者不载,古方书具在,可遍观而博取焉。惟读者好学深思,心知其意尔。

子仁氏九月朔又识

序

余自幼闻痈疽有不可治之症，名曰阴发。五六岁时，舅氏子京先生，以骨槽风亡。问之长老，云：久则成痨瘵也。甲午岁，子仁丈患骨槽风，始甚剧，后按《外科证治全生》法治辄愈。余取其书观之，乃知阳为痈，阴为疽，骨槽风亦阴疽类，非由瘵发，由发后服凉药，延久成瘵耳。世人知阴发之名，而不达阴发之治，良可慨也。适秦君立甫元其家藏别本，余因据以参校，互有得失。其字之显讹者改正之，间有改而意仍未明及疑者，有疑而未改者。如大痈溃后治法，两本并云体虚年老者，投参芪草皆炙也。夫托毒忌炙，上已详之，而此忽云炙，盖承上"痛息毒散，肿退色转红活"而言。即体虚年老者，亦必至是而后可用炙，断断不可早用。今改云"体虚年老者始投参芪草，更用炙"；勿仍误谓虚者初起即当用炙也。瘰疬治法第四条云：即在手下之脚骨，别本云：即在手下突出之骨。脚骨，足附外高骨也。突出之骨，掌后锐骨也。患系喉间，手为近，故从别本。然足阳明脉，亦循喉咙下循骭外廉，下足跗。拔疔散、六和散两方，并有瓜竭，而他方或作瓜蝎、或作血竭，考方书有作瓜儿血竭者，知此蝎为竭误。第如雄黄之名腰黄，后集申之瓜蝎则无文，本草亦无瓜蝎之名，今并改血竭。轻粉无毒，而于黄连则云解轻粉毒，文岐出，考本草亦云无毒，而注云有毒黄连解。今改"无"为"有"，庶免眩惑。牛膝治茎痛，"茎"别本或改胫，按茎中痛，水道中痛也。第曰"茎"，似非茎中矣，而本草主治列茎中痛，此其脱"中"字乎？痈疽方诀，归、苓、花粉、节煎，或麻黄、青蒿、甘草皆有用节者，此其"甘草节"乎？锁喉方药诀，甘草各一钱，别本作二钱，本草当归全者活血，而是书云定血，此俱未敢臆断。表弟时清甫于吴门买是书，即立甫所藏本，清甫又于书肆旧书中见是书，与吴门所买本异，欲买之以示余，则即子仁先生藏本也。重刻者不外此二本，辗转淆讹，益不足据矣。原本刻于乾隆五年，子仁先生藏本，则重刻于嘉庆五年，立甫藏本不知其刻于何年。是书流传已百余年，而疡医都若未见，何哉。胡氏孤女所患，久治不效。按是书法治乃效。既效，欲刻余所校本，以广其传，爰更取二本严勘付梓而序其始末，并识其疑，以质世之精于医者。

道光二十有一年辛丑七月朔日王浩荆门氏撰

自 序

明刘诚意伯言药不对症,枉死者多。余曾祖若谷公秘集云:痈疽无一死症。而诸书所载,惟患生何处、病属何经。故治乳岩而用羚羊、犀角;治横痃而用生地、防己;治瘰疬恶核而用夏枯、连翘,概不论阴虚阳实,惟以引经药倍,以致乳岩、横痃成功不救,瘰疬、恶核溃久成怯,全不悔引经之药误,反诿言白疽百人百可到泉乡。夫红痈乃阳实之症,气即血热而毒滞;白疽乃阴虚之症,气血寒而毒凝。二者以开腠理为要,腠理开,红痈解毒止痛消,白疽解寒化凝立愈。若凭经而失症治者,药之对经而实背症也。世之患阴疽而毙命者,岂乏人乎?!如以阴虚阳实别治,痈疽无死症之语确矣。余曾祖留心此道,以临危救活之方,大患初起立消之药,一一笔之于书,为传家珍宝。余幼读之,与世诸书治法迥别。历症四十余年,临危者救之,初起者消之,疼痛痒极者止之,溃烂不堪者敛之,百治百灵,万无一失。因思痈疽凭经并治,久遍天下;分别阴阳两治,惟余一家。且余之治,止于村境,若遍通邑,分身无术。偶闻枉死,无不痛惜。特以祖遗之秘,自己临症,并药到病愈之方,精制药石之法,和盘托出,尽登是集,并序而梓之,以质诸世之留心救人者,依方修合,依法法制,依症用药,庶免枉死。使天下后世,知痈疽果无死症云尔。

时乾隆五年岁在庚申仲春朔日林屋王维德洪绪氏书

马氏评正《外科证治全生集》序

《周礼·天官》：疡医掌肿疡、溃疡、金疡、折疡之祝药、劀杀之齐。注云：劀谓刮去脓血；杀谓以药食其恶肉。又曰：凡疗疡以五毒攻之。注云：今医方有五毒之药，合黄垫、置石胆、丹砂、雄黄、礜石、慈石其中，烧之三日三夜，其烟上着，以鸡羽扫取之以注创，恶肉破骨则尽出。又曰：以五气养之、以五药疗之、以五味节之。注云：既劀杀而攻尽其宿肉，乃养之也。五气当作五谷字之误，是上古疡药攻补兼施，无专用攻击之确证。予尝慨医藏一目，综今存者，几与释道埒。惟疡医之书，其见著录，惟宋李迅《集验背疽方》、窦汉卿《疮疡经验全书》、元·齐德之《外科精义》为近古，而国朝王氏洪绪撰《全生集》，说尤完美。盖是书务审病因，而辨章阴阳强弱，不失累黍，故世推为善本。武进马培之先生关籥道枢，营垒宝籙，三世学医，趾美弥笃，由是誉满江南，一时叩门求药者踵武相接，候色验眉，莫不膏肓洞达。已而被诏入都，声望益奋，廓其闻见，所疗辄应，如春台登而上池饮也。其明年，既告归家衡林阿，贞颐暇日，宏览秘笈，思有述造，用诏末学。以王氏重用阳剂，发言过激，非古人和缓之意，奋以已意，攘剔瑕瑜，别白汤剂，条件斠正，列于眉间。凡一月书成，以归武林吴氏，付剞劂行世。夫阴疽流注，呼吸死生，俗医剽窃一、二禁方，妄施鍼石，固足杀人；即高明之士，兢兢守王氏一家言，亢厉自高，而于受病之本因，发病之形式，及夫阴阳向背，用药节宣禁忌之所宜，概置不讲，其为伐天和而残民命，亦挺刃之异耳。今得先生斯评，庶业医者得所圭臬，不致索涂擿埴，其为功甚巨，而先生所以自寿以寿人者，亦讵可量哉。刻既成，用述缘起如此。

光绪九年，季春之月，萧山汤纪尚拜叙。

光绪甲申年良月，吴县孙豁逸士槐庐校刻。

叙孟河马培之徵君评《全生集》

光绪丙子秋,儿子庚生,病胃胀痛,百治不瘳。耳孟河马培之先生医声,挈儿子就河庄求治。日坐先生旁,见其就诊者日数百辈,其以疡毒来诊者,去寻丈外,即听声验色,洞达症结,讶其先烛之奇。间诘之,因谓予疮疡之发,患实内蕴,病情神色,未有不达于面目者,故可望形而得之。其用药非精熟《灵》、《素》,按脉辨证,平章阴阳,无以应手辄效。如兢兢守一、二古方,漫然施治,不莽莽乎?且外症实难于内科,非得真传口诀,未易券获。至于看法、治法、手法,亦非笔墨所能宣。刀针有当用、有不当用、有不能不用之别,如谓一概禁之,非正治也。如痈疽毒初聚,用针以泄气,可冀消散,毒已成,针之易收口。若令自溃,必至脓腐穿破,疮口卷臠,难以收功。古书固不可废,而辨症尤为首务。议论所及,又谓王氏《全生集》一书,近时业疡科者奉为枕秘。设遇症即录方照服,既不凭脉,亦不辨症,贻误匪浅。集中所载阳和汤、犀黄丸、子龙丸,法非不善,而论症究失一偏。白陷者概认作疽,用阳和汤,不知假寒真热,假热真寒,区别攸分。阳和汤为温散血中寒邪,果系阴寒凝结,服之或可消散;如伏热郁热之症,皮色白者误投之,是速其溃也。至已溃之症,麻黄尤所必忌。乳岩起于肝郁,郁久化火掣痛,姜桂必不宜服。肺痈乃金受火克,肺喜清肃,倘肺有伏热,犀黄丸多溃气之品,讵非转劫真阴乎。子龙丸行水驱痰之剂，只可施之壮实，如虚羸之质，则吐泻作而生气损矣。先生之论类如是，皆发前人所未发，而其要首，贵审脉而已。爰亟觅旧本，首请详注，重刻行世，以不负先生寿世之苦心，工既竣，因质述其平日之说，以告世之读是书者。先生尚有《验方新编》，亦按部择验过之方，增减重订成集，待刊云。

光绪九年仲春上浣仁和吴恒仲英。

原书凡例

一、痈与疽之治截然两途,世人以痈疽连呼并治。夫痈疽二字之连呼,即夫妻二字之连呼也。若以痈药治疽,犹以安胎之药服其夫矣。是集以痈疽分别两治,皆执症执方之治法。如照法法制,照症用药,救人之功,余不敢分,害人之罪,余当独认,情愿万劫披毛,甘受屠家诛戮。

二、辑是集,专论阴虚阳实。认定红白两色,是痈是疽,治即全愈。所载诸方,皆药到病愈,切勿增减,并重贵之药少分。逐症治法,开卷一目了然,不必投师,人人可精此道。

三、诸书惟《冯氏锦囊》内附阴疽论,与余家遗秘相符。独无消疽之方,惟以温补兼托为法。且疽初起,即如平塌,安可用托,托则成功。余家之治,以消为贵,以托为畏。即流注、瘰疬、恶核,倘有溃者,仍不敢托。托则溃者虽敛,增出者又如何耶?故以消为贵也。

四、外科之虚实,发现在患,治患之法,集中细详,不谙脉息,尽可救人。故痘症之险闷顺逆,眼科之心、肝、脾、肺、肾,皆现于外,故亦不证脉也。好学者察患色则知症,照症治无不痊。

五、医可寄生死,阅坊刻外科,妄称正宗。载云:症现七恶即死;又载以桐油烧红衣针,针入痰块半寸,用降药为条插入针孔,七日块自开裂,再以条插七日,其核自落;又称毒在皮里肉内,刀割深要寸许，方能泄毒。殊不知毒在皮里膜外，或应开刀，尚忌深过三分，恐伤内膜。若深入寸许，伤透内腑，病人何能堪此极刑，七恶之现顷刻。世之宗其法治，尽属刽徒。此集惟疔用刺，其外概不轻用刀针，并禁升降痛烂二药。

六、遍身患止有红白两色。红者痈，白者疽，痈疽即其名也。有谓无名肿毒者，因未识症而云。

七、是书无论背、项、腰、腹，色白者言疽，以疽药愈之；红肿者言痈，以痈药愈之。坊刻书称以某药与服不应，再易某药。岂非以人试药乎？倘患生要紧穴道，安可遭医几试？望高明详之。

八、世无烂久之痈，惟疽初起失消，或遭降灸针割，以致年久不敛。治之方药，集中细详。

九、此集已到之处，好学者自然以初起者消，溃者敛。余恐迟到处，医未经目，人未见习，是以任坊翻刻，速遍海内。使医有生人之治，而患无枉死之人，余愿遂矣。

十、载痈疽、咽喉、疔毒、结毒诸疮、痔漏等症，皆药到病愈之方。另有杂症五十方，专愈五十病，一服即效者，附梓集中，无以人试药之误。望有力者照方合就，遇病施送，或止取药本。如抄方传人，注明法制。

十一、是书所有之药，悉登末卷，法制处不可忽略，宜细心照法精制，药纯效速。

十二、伤寒证有转经传变，故有医不执方之说。至如外科杂症，全赖识症执方。余年七十有二，治病经历四十余年，用药从无一错。故敢辑是集以公诸世。因名《证治全生》。

重订凡例

一、是集流行已久，缙绅之家，几于家置一编。每遇外症，照方抄服，幸而获效，群以为神；即或致误，不尤方之刺缪，而咎症之无治。庚生侍先生临症数年，每见发背、乳岩等症，误服阳和汤、犀黄丸而败者，不可胜算。心甚悯焉。特觅善本，请先生评正刊刻，庶读是书者，知所采焉。

二、不能以红白二色分阴阳也。是集大旨，以分阴阳为主，而其分之之法，则不辨脉息，不分虚实，惟以色之红白为定。不知阳中有阴，阴中有阳。有真热，有假热，有真寒，有假寒。若一概以色之红白为分，何能无误。

三、外科不能不明脉理，无论痈疽疮疡，症虽现于外，病必由于内。即几微之疔毒癣疥，亦必内有火毒湿热，而后外发。其未发之先，脉必先见洪数弦滑等象。更有外症虽轻，而本原大亏者，有内病与外症交发者。若非细辨脉理，何以别虚实寒热、标本先后乎。乃曰不谙脉理，尽可救人，真如梦呓。

四、外科不能不读《灵枢》《素问》。肺痈、肺疽、肺痿，细辨脉象自知。《金匮》云："问曰：寸口脉数，其人咳，口中反有浊唾涎沫者何？师曰：为肺痿之病。若口中辟辟燥，咳即胸中隐隐痛，脉反滑数，此为肺痈，咳唾脓血。脉数虚者，为肺痿。数实者为肺痈。"是肺痈之候，察脉便知，有何难觉？而曰诸患易识，肺疽难觉耶！惟其不谙脉理，不读《灵》·《素》，以致如是。

五、是集传流已久，辗转淆讹，贻误非浅。爰觅道光中裘氏本，重加订正，其分两一切悉仍其旧，惟加评语，以便采择。

六、是集所选方药，半系疡科必不可少之方。其未加评语者，方均平妥可用，惟药性炮制诸法太觉简略，当照《本草备要》雷公炮制为是。

目 录

前集之一 …………… 919

痈疽总论 ………… 919
阴疽论名 ………… 920
部位论名 ………… 921
大痈溃后治法 …… 922
烂溃不堪治法 …… 922
患孔毒根治法 …… 923
翻花起肛治法 …… 923
毒气攻心治法 …… 924
痈疖治法 ………… 924
牙痛辨治 ………… 925
肺疽治法 ………… 925
阴疽治法 ………… 926
流注治法 ………… 926
发背治法 ………… 927
痘毒治法 ………… 928
脱骨疽治法 ……… 928
天蛇头治法 ……… 929
甲疽治法 ………… 929

耳后锐毒治法 …… 929
遮腮发颐治法 …… 930
井泉疽治法 ……… 930
子痈治法 ………… 931
囊脱治法 ………… 931
驴眼治法 ………… 932
牛程蹇治法 ……… 932
瘰疬治法 ………… 932
悬痈治法 ………… 933
小肠疽治法 ……… 934
鹤膝风治法 ……… 934
横痃治法 ………… 935
乳岩治法 ………… 935
乳痈治法 ………… 936
乳悬治法 ………… 936
贴骨疽治法 ……… 937
骨槽风治法 ……… 937
恶核治法 ………… 937
鱼肚痈治法 ……… 938

石疽治法……………… 938
小孩赤游治法…………… 939
鳝拱头治法……………… 939
附：方剂、方诀………… 940
　六味地黄汤诀………… 940
　十全大补汤诀………… 940
　千金内托汤诀………… 940
　四物保元汤诀………… 940
　保元汤又诀…………… 940
　四物汤又诀…………… 941
　阳和汤诀……………… 941
　阳和丸诀……………… 941
　二陈汤诀……………… 941
　痛疖方诀……………… 941
　洞天救苦丹…………… 942
　大枣丸………………… 942
　平安饼………………… 942
　禁贴鲫鱼千槌膏……… 942

前集之二……………… 943

咽喉治法………………… 943
附：视症诀……………… 943

喉痹治法………………… 943
附：桂姜汤……………… 944

喉闭治法………………… 944
乳蛾治法………………… 944
喉癣治法………………… 945
喉珠治法………………… 945
锁　喉…………………… 945
缠喉风…………………… 946
附：卷痰法……………… 946
附：方药诀……………… 946
　壁钱散………………… 946
　珍珠散………………… 947
　赤霜散………………… 947
　走马牙疳方…………… 947
　南星散………………… 947
　灯心散………………… 948
　骨哽方诀……………… 948
　刻欢丸………………… 948
　固齿散………………… 948
　取齿丹………………… 948

舌上出血………………… 949
小儿口疳………………… 949
口舌药诀………………… 949
疔毒治法………………… 950
红丝疔治法……………… 950
刀镰疔治法……………… 951
疔走黄治法……………… 951

附：方剂、方诀 ………… 951
 回疔散 ………………… 951
 拔疔散 ………………… 951
 夺命汤并诀 …………… 952

杨梅结毒治法 …………… 952
 附：方剂 ………………… 953
 圣灵丹 ………………… 953
 龙胆泻肝汤 …………… 953
 敷药 …………………… 953

诸疮治法论 ……………… 953
 附：方剂 ………………… 954
 合掌散 ………………… 954
 二美散 ………………… 954
 五美散 ………………… 955
 金银散 ………………… 955
 神仙枣 ………………… 955
 红枣丸 ………………… 955

痢痢疮 …………………… 956
冻疮 ……………………… 956
火珠 ……………………… 956
蛀发癣 …………………… 957
头面肥疮 ………………… 957
 附：方剂 ………………… 957

金霜散 …………………… 957
癣酒 ……………………… 957
鲜角膏 …………………… 958

臁疮治法 ………………… 958
 附：乌金膏 ……………… 958

鹅掌疯治法 ……………… 959
鹅爪疯治法 ……………… 959
流火治法 ………………… 959
漆疮治法 ………………… 960
汤火治法 ………………… 960
痔瘘 ……………………… 960
外痔、内痔 ……………… 961
 附：方剂 ………………… 961
 枯痔药 ………………… 961
 退管方 ………………… 962
 消管丸 ………………… 962

前集之三 ……………… 963

绪言 ……………………… 963
醒消丸 …………………… 963
犀黄丸 …………………… 963
三黄丸 …………………… 964
五通丸 …………………… 964

小金丹	964	聤耳散	973
子龙丸	965		
蟾酥丸	965	**后集之一**	**974**
梅花点舌丹	966	绪言	974
紫金锭	966	临症病案二十四例	974
胜金散	966		
五音锭	966	**后集之二**	**981**
观音救苦丹	967	绪言	981
一笔消	967	调经种子汤	981
咬头膏	967	经期准而不孕	981
代刀散	968	求嗣得孕法	982
麝苏膏	968	黎洞丸	982
拔毒散	968	祛风逐湿散	983
五宝散	968	痞癖	983
扎药方	969	三日大疟	984
山连散	969	愈疮枣	984
象皮散	969	黄疸立效方	984
六和散	969	红白痢	985
消管方	970	休息滑肠痢	985
推车散	970	痴癫症	986
洞天鲜草膏	970	吐血立愈方	986
阳和解凝膏	971	痰中有血	987
白玉夹纸膏	971	尿血头裂方诀	987
化核膏	972	痛风方诀	987
白花膏	972		
紫微膏	972		

手足骨骱疼痛	987
箭风痛方诀	988
雷头风方诀	988
偏正头风方诀	988
痞膨食积方	988
又方	989
闪颈促腰	989
赤眼淹缠	989
胃脘痛方	989
又方	990
梦遗	990
白浊	990
咳嗽神效方	990
天丝入目	991
尘屑入目	991
跌打骨断方诀	991
冷哮丸方	991
肠红泻血	992
胃寒呕吐黄水	992
翻胃初起方诀	992
乌痧胀丸方	993
水泻立愈方	993
大麻疯	993
狗咬伤	994
小儿痧证方诀	994
小孩虫症方诀	994
夜啼儿治法	995
砂雪丸	995
一粒金丹	995
孩儿目疾方	996
又方	996
小便闭	996
四仁汤	996
遍身浮肿、气喘不眠	997

后集之三 998

炮制补遗绪言	998
诸药药性、炮制之法	998
乳香	998
没药	998
芸香	999
樟脑	999
阿魏	999
厚朴	999
丁香	999
沉香	999
松香	999
柏子仁	1000
草乌	1000
番木鳖	1000
甘遂	1000

常山	1001	穿山甲	1005
大戟	1001	蛇蜕	1005
大黄	1001	白花蛇	1005
商陆	1001	石首鱼	1005
川附子	1001	鸡内金	1005
水红花子	1001	白丁香	1005
车前子	1002	五灵脂	1005
马鞭草	1002	牡蛎	1006
连翘	1002	珍珠	1006
牛蒡子	1002	鱼腺胶	1006
苍耳子	1002	硼砂	1006
麻黄	1002	硫黄	1006
肉桂	1002	白明矾	1006
官桂	1003	砒石	1007
麝香	1003	朱砂	1007
鼠屎	1003	水银	1007
山羊屎	1003	轻粉	1007
猫屎	1003	银朱	1007
蝎子	1003	滑石	1007
蜘蛛	1003	雄黄	1007
青蒿	1004	蚯蚓粪	1008
蝉壳	1004	伏龙肝	1008
捕屎虫	1004	头发	1008
癞团	1004	蚯蚓	1008
田螺	1004	蜈蚣	1008
龙骨	1004	土蜂窠	1008

蜂房	1009	细辛	1012
五倍子	1009	当归	1012
僵蚕	1009	川芎	1013
甘草	1009	白芷	1013
黄芪	1009	白芍	1013
人参	1009	赤芍	1013
桔梗	1010	丹皮	1013
知母	1010	木香	1013
天麻	1010	丹参	1013
白术	1010	高良姜	1014
苍术	1010	玄参	1014
地榆	1010	香附	1014
白及	1010	藿香	1014
三七	1011	泽兰	1014
黄连	1011	荆芥	1014
黄芩	1011	薄荷	1014
秦艽	1011	紫苏	1014
柴胡	1011	白甘菊	1015
前胡	1011	陈艾	1015
防风	1011	茵陈	1015
独羌二活	1012	夏枯草	1015
升麻	1012	灯心	1015
延胡索	1012	地黄	1015
贝母	1012	牛膝	1016
龙胆草	1012	麦冬	1016
茅根	1012	蜀葵	1016

半夏	1016	橙子	1020
紫花地丁	1016	杨梅	1020
仙人对坐草	1016	山楂	1020
五味子	1016	广陈皮	1020
蚤休	1017	槟榔	1020
黑、白牵牛仁	1017	浮麦	1020
天花粉	1017	麦芽	1020
天门冬	1017	谷芽	1020
土茯苓	1017	神曲	1021
防己	1017	苡仁	1021
木通	1017	豆豉	1021
金银花	1017	大麻仁	1021
泽泻	1018	吴茱萸	1021
海藻、昆布	1018	红曲	1021
楝树根	1018	小黑豆	1021
角刺	1018	芡实	1021
巴豆仁	1018	白芥子	1021
枳实、枳壳	1018	生姜	1022
枸橘	1018	东丹	1022
白茯苓	1019	铁锈	1022
赤茯苓	1019	人指甲	1022
茯神	1019	人中黄	1022
淡竹叶	1019	人中白	1022
天竺黄	1019	益母草	1022
乌梅	1019	红花	1023
莲须	1019	续断	1023

冰片 …… 1023	皮脂 …… 1026
杜仲 …… 1023	苦参 …… 1026
琥珀 …… 1023	蓖麻子 …… 1026
沙参 …… 1023	象皮 …… 1026
金铃子 …… 1023	玄精石 …… 1026
桑白皮 …… 1024	山栀炭 …… 1026
松子仁 …… 1024	红枣 …… 1027
杏仁 …… 1024	白蔹 …… 1027
绿矾 …… 1024	寒水石 …… 1027
橄榄 …… 1024	铜青 …… 1027
柘树 …… 1024	铅粉 …… 1027
血竭 …… 1024	
朱鳖 …… 1024	
密陀僧 …… 1025	**新增马氏试验秘方** …… 1028
藤黄 …… 1025	白金丸 …… 1028
川乌 …… 1025	喉科秘药 …… 1028
甘蔗 …… 1025	西洋十宝散 …… 1028
山羊血 …… 1025	香鲫膏 …… 1029
蒲公英 …… 1025	回生丹 …… 1029
山萸肉 …… 1025	大麻风汤药方 …… 1030
山药 …… 1025	大麻风丸药方 …… 1030
砂仁 …… 1026	枫子膏方 …… 1030
青皮 …… 1026	

前集之一

痈疽总论

夫痈疽二毒，由于心生。盖心主血而行气，气血凝滞而发毒。毒借部位而名，药宗经治而误。患盘而逾径寸者，红肿称痈，痈发六腑，若其形止数分，乃言小疖。按之陷而不即高，顶虽温而不甚热者，脓尚未成；按之随指而起，顶已软而热甚者，脓已灌足。无脓宜消散，有脓勿久留。醒消一品，立能消肿止疼，为疗痈之圣药。白陷称疽，疽发五脏，故疽根深而痈毒浅。根红散漫者，气虚不能拘血紧附也；红活光润者，气血拘毒出外也；外红里黑者，毒滞于内也；紫暗不明者，气血不充，不能化毒成脓也；脓色浓厚者，气血旺也；脓色清淡者，气血衰也。未出脓前，痈有腠理火毒之滞，疽有腠理寒痰之凝；既出脓后，痈有热毒未尽，宜托，疽有寒凝未解宜温。既患寒疽，酷暑仍宜温暖；如生热毒，严冬尤喜寒凉。然阴虚阳实之治迥别，阅古书总未详，因立其旨备览焉。诸疽白陷者，乃气血虚寒凝滞所致。其初起毒陷阴分，非阳和通腠，何能解其寒凝？已溃而阴血干枯，非滋阴温畅，何能厚其脓浆？盖气以成形，血以华色，故诸疽平塌不能逐毒者，阳和一转，则阴分凝结之毒，自能化解。血虚不能化毒者，尤宜温补排脓，故当溃脓毒气未尽之时，通其腠理之功，仍不可缓。一容一纵，毒即逗留；一解一逐，毒即消散。开腠理而不兼温补，气血虚寒，何以成脓？犹无米之炊也。滋补而不兼开腠，仅可补其虚弱，则寒凝之毒，何能觅路行消？且毒盛者则反受其助，犹车粟以助盗粮矣。滋补不兼温暖，则血凝气滞，孰作酿脓之具？犹之造酒不暖，何以成浆；造饭无火，何以得熟？世人但知一概清火以解毒，殊不知毒即是寒，解寒而毒自化，清火而毒愈凝。然毒之化必由脓，脓之来必由气血，气血之化，必由温也，岂可凉乎！况清凉之剂，仅可施于红肿痈疖。若遇阴寒险穴之疽，温补尚虞不暇，安可妄行清解，反伤胃气？甚至阳和不振，难溃难消，毒攻内腑，可不畏欤！盖脾胃有关生死，故首贵止痛，次宜健脾。痛止则恶气自化，脾健则肌肉自生。阳和转盛，红润肌生，调和补养气血之剂。仍以犀角、羚羊、连翘等性寒之药，始终咸当禁服。

马曰：数分之疖，亦须看生在何处，若在险要穴上，亦不可小视，谁谓数分之疖无害耶？

又曰：白陷者，乃是痰症发于肉里，由于气滞而成。若坚凝附于筋骨者，乃血分受病。必初起红硬有头，方谓之疽，然亦须辨阴阳。

又曰：有阴虚阳旺之辈，毒火结于荣分，疮坚平色紫，按之烙手者，必泄其火毒，阴充血和，方能起发，岂可谓之寒疽，治以温暖乎？投之则阴愈干而火愈炽。诊视之时，全在察脉观色观形，切宜慎之。

又曰：毒概指为寒，左矣。须知阳中有阴，阴中有阳，有真寒假热，有真热假寒。如执色白之说，则有色白按之烙手，脉洪数者，其将作疽治欤？泥色红之说，其有色红按之不热，脉不洪数者，其将作痈治欤？若不谙脉理，何能无误耶？

阴疽论名

夫阴毒之症，皆皮色不异。然有肿与不肿者，有痛与不痛者，有坚硬难移，有柔软如绵者，不可不为之辨。夫肿而不坚，痛而难忍者，流注也。肿而坚硬微痛者，贴骨、鹤膝、横痃、骨槽等类也。不肿而痛，骨骱麻木，手足不仁者，风湿也。坚硬如核、初起不痛者，乳岩、瘰疬也。不痛而坚，形大如拳者，恶核、失荣也。不痛不坚，软而渐大者，瘿瘤也。不痛而坚，坚如金石，形大如升、斗者，石疽也。此等症候，尽属阴虚，无论平塌大小，毒发五脏，皆曰阴疽。如其初起疼痛者易消，重按不痛而坚者，毒根深固，消之不速，治之之法，集有一定不易之方在焉，学者一目了然。

马曰：柔软如绵乃气与痰滞，治宜流气，气行痰即行。流注一名气毒，又名串痰。

又曰：乳岩、失荣、马刀乃七情致伤之症，治宜解郁疏肝，不可照阴疽例治。

部位论名

昔借部位而名痈疽，虽其未分虚实，然诸名色，后学亦应知之。即如毒生头顶，而有鳝拱发疽之名，颈项有落头、对口、脑疽之号。鸭蛋因毒夹于腋中，鱼肚缘患生于腿肚。失营独在项间，夹疽双发喉侧。夹棍原因脚骨，溃有驴眼之称；牛㾛毒匿脚皮，正有涌泉为号。腹痛指腹、箭袋云偏。臭田螺，大拇指之烂名；扁担怪，肩穴中之疖毒。鬓前疽，耳后发，腿曰腿痈，下称跨马，白谓冬瓜。手发背，脚叉疽，偷粪老鼠，又号悬痈，漏称海底。指说蛇头，甲谓甲疽。膝盖肿云鹤膝，肾子疼云子痈。马刀痈于脸上；骨槽风于牙床。井泉疽，患登心口；贴骨疽，毒踞环跳。臀尖毒，则曰臀疽；臂上痛，乃云臂毒。诸名由部位以推。治法务凭红白，初起未溃，当观现在之形；已溃、溃久，须问初起之色。初起色红，仍施痈药；初起色白，当用疽丹。痈疽奏效如响之治法，逐条列后，使学者识症而精治症也。

马曰：初起属阳，溃久血气衰，变为阴寒者，断不可施痈药。

大痈溃后治法

凡大痈溃后，世人往投炙芪、炙草，或用半炙半生。殊不知托里散内用人参者，并非以参补虚，不过以参助芪，添其托毒之力，却无补毒之害。而炙芪止补气，不能托毒；炙草止补中，而不解毒。倘毒气未尽，误投炙芪、炙草，或用保元、十全等汤，致毒反得补助，毒攻内腑则如何？余之治，凡遇初溃大痛，止其痛，痛息则毒散，其肿亦退，色转红活。体虚年老者始投参、芪、草，更用炙；如体旺家贫者，无参亦易收功。

马曰：此论极是，何世之疡科，于溃脓以后，每用参、芪、炙草以为托里，补住火邪，致疮难愈，甚则毒攻内腑，危殆不救。能取此为法，必无贻误。

烂溃不堪治法

如溃烂不堪之患，以洞天救苦丹三服，每服三钱，陈酒送服，醉盖取汗，隔两日，又送一服，再隔两日，再送一服，所空隔之两日，以醒消丸每日一服，服后毒水流尽，七日后，再服醒消丸两次，接服大枣丸，每日早、晚各进五钱，最危险者，可奏奇效。

马曰：丹方治梅毒、湿毒诸疮，烂溃一片，有数十孔流臭水者可服。如痈疽溃烂，虽有数十孔烂成一片，则不可用。

患孔毒根治法

烂孔有恶肉凸起，名曰毒根。往往有用降药烂去者，此乃杀之欲速也，独不知弱体岂可增痛，况烂去仍又长出，安可再烂耶？余家之平安饼，专贴毒根。外以阳和解凝膏贴掩，一日一易，轻者二、三日，重者六、七日，不痒不痛，毒根自落。贴饼者日服托毒散，俟毒根落后，当服保元、四物二汤收功。

马曰：此症乃疮中有火所致，不若用铜绿煅研极细，除去火毒，掺之，上用膏盖，可以平也。

翻花起肛治法

年久不敛，定翻花起肛坚硬。取老蟾破腹连肚杂，以蟾身刺数孔，盖贴患口，轻者日易一次，重者日易两次。贴蟾之日，日服醒消丸止其疼痛，三日后毒尽，再服醒消，每服三钱，陈酒送下。消其翻花，软其硬肛，功效不凡也。如大患初溃者，亦如前法，毒从蟾孔而出。倘肛口硬，患孔深，取活牛蒡草根枝叶，或取紫花地丁嫩草，捣烂涂入肛内，皆拔毒平肛。牛蒡即大力子草，俗呼气杀医生草。

马曰：此症用蟾破贴颇效。

毒气攻心治法

凡受降药毒，定致神昏呕吐，此系毒气攻心，急用护心散：绿豆粉一两，乳香末五钱，灯心炭三钱，研和，生甘草一两，煎浓汁调末，令病者时刻呷咽，咽至大半，自然止呕，神气清爽，然后接服醒消丸以平其势。

马曰：疮毒攻心，亦令神昏呕吐，至于降药之毒，须用人中黄、贯仲、绿豆解之最佳。

痈疖治法

凡患色红肿疼痛，根盘寸余者是痈。毒发三、四日尚未作脓，以嫩膏围外，内以醒消丸，热陈酒送服三钱，即止其痛，夜间得睡。次日患皮起皱，再服全消。如过四、五日，患将作脓，亦以醒消与服，消其四围肿硬，痛息、毒散患哑，此以大变小之法。有脓之患顶，取咬头膏贴，加以代刀散三钱，酒服穿之；或以刀点分许穿之，以洞天膏贴，不几日收功。如患盘数寸者，或居背心、脑后、腰、腹、肚、腋、阴囊等之险穴，用五通丸、醒消丸，早晚以败毒汤轮送一次，皮皱痛息，再服至愈。倘溃，即用托毒散、醒消丸，亦早晚轮服。如患盘不满一寸，亦红肿者是疖，蟾酥丸、梅花点舌丹，皆消毒止痛。以上大、小痈疖围贴之膏，前已鸣之。

马曰：此治法极是。

又曰：腰、腹、肚、腋等处痈疖，五通、醒消二丸最佳。

牙痛辨治

牙根肉红肿痛甚者是，刺出毒血，取珍珠散吹之，内服泻肝汤而愈。倘牙骨及腮内疼痛，不肿不红，痛连脸骨者，是骨槽风也，倘以痈治，则害之矣，故治病贵在识症。

马曰：牙痛乃胃火，风热交攻，脓出即愈。至腮颊之肿不退，外溃，则成穿腮漏。

肺疽治法

诸患易识，独肺中患毒难觉。余家遗秘内载，两脚骨疼痛者，或脚骨不痛，而舌下生如细豆一粒者，再心口之上，内作微痛，及咳嗽口干咽燥，此皆肺中生毒之症也。即用甘、桔各三钱煎服，服下如觉稍安，肺之患毒无疑矣。以犀黄丸十服，服完全愈，此是预识预治，百无一死之法。世人但知脚痛医脚，咳嗽医嗽，舌下一粒，便以刀刺，且此一粒，患未成脓，定色淡，患愈亦消；患笃其色紫黑，如用刀刺立害。诸书皆载云：口吐臭痰，胸中发腥作痛者肺痈也。又称症有三不治：时吐臭痰，久如硬米饭者不治；呕脓不止者不治；白面变赤者不治。惟呕而脓自出者易治。治之之药，惟地黄、保生、归脾等汤轮服而已。并无预知早治之法，直至吐臭痰发腥，始知肺痈，犹小舟飘入大洋也。此等立论，安可为后学津梁？余每见此症吐脓，脓色皆白，故称肺疽，用犀黄丸治无不效。有赤贫者患之，以陈年醃芥菜卤，每晨取半杯，滚豆腐浆冲服。服则胸中一块塞上塞下，塞至数次，方能吐出，连吐恶脓，日服至愈。凡患此症者，终身戒食鸭蛋、白鲞、红萝卜、石首鱼、着甲鱼，食则复发难生。

马曰：肺疽、肺痈均由咳嗽而起，或外感风寒，郁久化热，或心肝之火上炎，肺叶胀举而成痈脓，故胸痛咳嗽，吐脓吐血。火刑金之候，岂可以乳、没辛苦温之品，助其热，伤其肺，麝香走窜盗泄真气？本草均称诸疮痈疽溃后勿服，何况娇脏受病乎。

阴疽治法

初起之形，阔大平塌，根盘败漫，不肿不痛，色不明亮，此疽中最险之症。倘误服寒凉，其色变如隔宿猪肝，毒攻内腑，神昏即死。夫色之不明而散漫者，乃气血两虚也；患之不痛而平塌者，毒痰凝结也。治之之法，非麻黄不能开其腠理，非肉桂、炮姜，不能解其凝结，此三味，酷暑不可缺一也。腠理一开，凝结一解，气血能行，行则凝结之毒随消矣。左列诸名，尽是疽属。治疽之方，悉登于诸疽之后，学者一目而知，照方治无不愈，如增减，定无功效。

马曰：治法极是。

又曰：麻黄未溃可用，已溃之后，断不可重开其腠理。

流注治法

流注：色白肿痛者是也。毒发阴分，盖因痰塞清道，气血虚寒凝结。一曰寒痰，一曰气毒。其初起皮色不异，惟肿惟疼，虽身体发热，内未作脓。以二陈汤加阳和丸同煎，数服全消；消后接服小金丹七丸，杜其续发。如皮色稍变，极痛难忍者，须服阳和汤以止其痛，消其未成脓之余地，使已成脓者，至不痛而溃，此乃以大疽变小之法。如患顶软，即为穿之，脓多白色，以阳和膏日贴。但此症溃后，定增毒痰流走，患生不一，故初溃之后，五日内仍服小金丹十丸，以杜后患。接用犀黄丸、阳和汤每日早晚轮服，使毒痰消尽，不补，可必收功。

倘孩子不能服煎剂者，初起以小金丹化服，至消乃止。但成脓者，亦以日服，消其余硬之地，使患不痛，穿之俟其毒气去尽，用保元汤，芪、草宜生，忌炙，加入肉桂五分，日服收功。

马曰：此症湿痰凝滞者，固当温散，其有勤劳之辈，不受外寒，内伤脾土，脾气滞而不行，湿痰因之停滞，治当流气行痰，可望消散。

又曰：流注生于夏令，太阴司天在泉之岁最多，曝日躬耕，夜天露卧，暑为寒束，气道不行，随处结肿。初起宜从汗解，万灵丹最妙，数服后不应，再进阳和。若壮热烦渴引饮，全是暑热内蕴，小金、阳和岂可沾唇。

如孕妇患之，当问胎怀月数，倘未满六个月，犀黄丸有麝香，不可服，服防堕胎，当以阳和汤愈之，愈后再服三、四剂，以代小金丹，杜其流走。

马曰：阳和汤孕妇忌服，即小金丹亦非所宜。

发背治法

发背乃痈疽中大患，缘其患位对心、对肺、对脐耳。偏曰搭手，因手可搭而名，红肿痛甚者，应称背痈，治法已列治痈法内。

如患色白、肿痛者，当以流注法治。如平塌不痛者，当以阴疽法治，此皆阴发背也。如误服寒剂，误敷凉药，误贴凉膏，定毒攻内腑不救，学者须知。

马曰：平塌不痛之症颇多，不得均谓之阴疽，凡疽初起必有头。

痘毒治法

盖孩子因出痘服多凉药，血寒气滞，乘虚发毒，故其色皆白，往往医家以痘后火毒未尽治之，致流走患生不一，久则生管成漏，漏久内生多骨，害人不少。凡遇此症，应以流注治之，以小金丹消之。

马曰：痘乃先天火毒，浆不足者，痘后必发毒，每生于关节移动之处最为险恶。溃亦难敛，必生多骨，即骨出收口，筋节俱强不能自如，初起均宜消散为是。皮白者当和血化毒，用川芎、当归、二陈、僵蚕、忍冬藤、贝母等治之，外用生黄豆嚼烂涂之可消。

脱骨疽治法

凡手足之无名指患色白而痛甚者，脱骨疽也。诸书载云：急用蒯去其指，可保其命，迟则肿延手足之背，救无术矣。殊不知此亦疽也。大人以阳和汤，小孩以小金丹，最狠者以犀黄丸，皆可消之。色红者，以热疖、蛇头等法治之。

马曰：此症无论手足，皆是火毒湿热结成，又有温疫病中邪陷下焦而成者，阳和汤断不可投。

又曰：脱疽无色白者，必现红紫之象，或痛或不痛，或麻木而冷，十指各有主经，何经受毒，发于何指，亦有漫延四指者，然多生足趾，少生手指，均是火毒内蕴所致，小金丹非所宜。

天蛇头治法

患生指上，形似蛇头而名。红肿者，取白萝卜一段，挖孔，入雄黄三分，蒸半熟套指，或取乌梅嚼烂涂指，嫩膏涂之皆消。如患色白，小金丹服愈。

马曰：天蛇头即是疔疮，非服小金丹之症，如色白者是僵节蛀，方可服小金丹，不可不审也。

甲疽治法

凡指甲边生一赤肉突出，时常举发者，甲疽也。用狼毒一两、黄芪二两，醋浸一宿，入猪脂五两，微火上煎取二两，绞去渣，退火气，以封疽口，日易三度，毒消口敛。

耳后锐毒治法

忠发耳后，又名耳后发。宜别阳实阴虚，治无一错。患色白者，以阳和丸与二陈汤同煎服，或以小金丹服消。色如红者，醒消丸服消。诸书不拘红白，概以玄参、牛蒡、连翘、归尾、赤芍、银花等六味以治。即如色红者，尚服不消，倘色白者，服遭其害矣。

马曰：耳后锐毒初起必有红根白头，肝、肺二经邪火蕴结，又属少阳三焦部位，是经多气少血，阳和断不可服。若至溃后，气血两虚，邪从内陷，参、芪、肉桂又当少少用之，托里补虚。

又曰：初起以疏风化为痰宜，盖锐毒即耳后发，与脑疽同。

遮腮发颐治法

患生于腮，有曰遮腮者，有曰发颐者，当宜别治。腮内酸痛者，遮腮也，取嫩膏敷上，次日全愈。倘病后两腮发肿不作痠痛者，乃是发颐，宜服表风散毒之剂，当用白芷、天麻、防风、荆芥各一钱，陈酒煎半碗，送服醒消丸三钱而愈。

马曰：遮腮以疏风清胃为主，如病后发颐，起耳根之下，肿连腮项，乃少阳邪热结聚，须兼顾本症，天麻、白芷、防风、醒消均非所宜，盖此症发于温热病中，未能发汗解肌，热病最易伤阴，故不得以辛温治之。

井泉疽治法

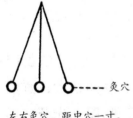

左右灸穴，距中穴一寸。

夫疽生于心口，又名幔心锐毒，初起若心口内有块，渐大、心口发高，毒陷即死。此医皆缩手之症，诸书亦无药治之法，惟余家秘集载，以本人两手十指以线量其长短，共积线于喉管正中处，双环至背脊之中，看两线头尽处为中穴，又以本人中指之中一节，用柴心量准作一寸，中穴之左右各远一寸，各以墨记，分立三穴（如图），每穴用艾三大壮，一齐火灸，灸毕全愈。

马曰：井疽乃心火妄动而生。慢心毒即胃脘痈，方书俱有治法。

又曰：井疽初起亦非死症，不过易于成瘘后难收口耳。

子痈治法

如肾子作痛而不升上者，外现红色，子痈也，迟则成功，溃烂致命。其未成脓时，用枸橘全个、川楝、秦艽、陈皮、赤芍、甘草、防风、泽泻各钱半，一服即愈。有诀：枸、楝、秦、陈、赤、泽、甘，防风带表子痈宽。

马曰：子痈与囊痈有别，子痈则睾丸硬痛，睾丸不肿而囊肿者为囊痈，枸橘等品正治子痈之法。

囊脱治法

阴囊生毒烂破，肾子落出。外用紫苏汤日洗，取紫苏叶梗为末日敷，用青荷叶包裹，内服煎剂。有诀：囊脱紫苏为末，烂敷未破油涂；青荷叶裹包他，连尾芩翘通助。黄连六分，归尾、翘、芩各一钱五分，甘草、木通各一钱。

马曰：此方治囊脱颇效，可用。

驴眼治法

患生脚骨，俗呼夹棍疽，未溃，色白以疽治，红肿以痈治。如烂溃日久，形如驴眼者，莫以臁疮治。当问初起红白，以疽、痈别治。

马曰：是症当以痈治为正。

牛程蹇治法

脚底皮内生一泡，痛难步履。略去老皮，以生草乌，酒磨涂上速愈。如患生脚底之心，名涌泉疽，当别红白色治。

马曰：当作湿热治，色红者热甚，色白者湿重。

瘰疬治法

瘰疬生于项间，初起一小块，不觉疼痒，在皮里膜外，渐大如桃核，旁增不一。皮色不异者，以子龙丸，每服三分，淡姜汤每日送服三次，至消乃止。倘小孩不善服丸，取小金丹每日一丸，用布包放石上，隔布敲细入杯，取冷陈酒三、四匙浸化，用银物研，临卧以热陈酒冲服，醉盖暖取汗，服消乃止。数年内忌食香橙，食则复患。

马曰：瘰疬皆不足之症，有阴虚肝火凝结者；有脾虚痰气凝结者；有风痰、风湿相结者。子龙丸乃化痰泄水之峻剂，只可施于壮实之人，但有一、二核坚硬者可服，亦不宜多投，致伤气血。

凡瘰疬内有溃烂，间有成脓未溃者，亦有未成脓者，须服犀黄丸，止其已溃之痛，松其成脓未溃之胀，消其未成脓之核。已成脓者，用咬头膏穿之，日服温补祛痰通腠活血壮气之剂，外贴阳和解凝膏而愈。

马曰：不得日进温补，当养阴兼以清肝，溃久不敛，用归芍六君治之最宜。

凡瘰疬延烂至肩胸胁下，不堪之极者，须用洞天救苦丹三服，犀黄丸六服，服有规法，鸡鸣前服完。九日后皮色变白，孔内红活，接服大枣丸。肌肉渐长，用生肌散日敷收功。

马曰：瘰疬非毒，不得以洞天救苦丹治之。

凡瘰疬烂至咽喉，如饮热汤，外觉热痛者，乃危险至极。倘稍迟则烂穿咽喉不救，急取柴心一根，量本人中指，量其三指，共积一薪，随其长短，男左女右，就手之左右，即在手下突出之骨，正中骨顶之处定准，一直量上尽头，以墨记，取艾园连灸三肚，膏掩，可保咽喉不穿。收功之法，前已列明，敷药有诀陈左。未成脓者，灸则可消，烂溃者可敛，赤贫人用之。有诀：瘰疬烂溃不堪言，烂至胸腰连耳肩，荆芥根煎温复洗，疮中紫块莫针穿，犀黄大枣丸神效，日服日洗日敷痊，樟脑腰黄等细粉，麻油调扫肉新鲜。

悬痈治法

患生肛门前阴根后两相交界之处。初起细粒，渐如莲子，数日如桃李样，俗呼偷粪老鼠，溃经走泄，即成瘘生管，漏久成怯。如怯症人患此，乃催命鬼也。诸瘘宜医，独此不可治，治则瘘管愈大，致成海底漏不救。在于未成脓时，用生甘草、熟军各三钱，酒煎空心服，一剂即愈。如成脓以醒消丸愈之，倘患色白者，小金丹愈之。

马曰：此漏亦有治法，不杂内症者可治，如见咳嗽发热则不治矣。

又曰：熟军、醒消、小金诸方，见阴虚咳嗽者不可投。

小肠疽治法

患在小腹之内，按之如掌，坚硬而热微痛，小便频数，汗出憎寒，腹色如故，或现微肿，脉紧实有力者是也，以犀黄丸愈之。

马曰：此症以散瘀利湿为主，当服煎剂，不得以一犀黄丸括之。

鹤膝风治法

鹤膝风之初起，膝盖骨内作痛，如风气一样，久则日肿日粗，而大腿日细者是也，因形似鹤膝而名。专治之法，取新鲜白芷，用酒煎成膏，收贮磁瓶，每日取膏二钱，陈酒送服，再取二、三钱涂患，至消乃止。否则用阳和汤日服，外以白芥子为粉，白酒酿调涂亦消。

马曰：鹤膝乃三阴不足，有外受风寒，脾湿下注而成者；有肝肾阴亏，湿热下注而成者。阳和汤不宜，即白芷、白芥子等品，有热者亦不可用。

横痃治法

横痃生于小腹两旁大腿界中，形似腰子，皮色不异，硬如结核，按之微痛者是也。日取角刺六钱为末，布袋，同糯米二合，煮粥时饮。三、四日全消，或以子龙丸每服三分，淡姜汤日送三次。全愈乃止，大忌开刀。开则刀口无脓，惟出白腻浆，三百日内而死，自溃者亦然。

马曰：横痃之症，乃败精湿痰凝结而成，角刺及子龙丸似非宜用。

乳岩治法

初起乳中生一小块，不痛不痒。症与瘰疬恶核相若，是阴寒结痰。此因哀哭忧愁，患难惊恐所致。其初起以犀黄丸，每服三钱，酒送，十服全愈。或以阳和汤加土贝五钱煎服，数日可消。倘误以膏贴药敷，定至日渐肿大，内作一抽之痛，已觉迟治。倘皮色变异，难以挽回，勉以阳和汤日服，或以犀黄丸日服，或二药每日早晚轮服。服至自溃而痛者，外用大蟾六只，每日早晚取蟾破腹连杂，以蟾身刺孔，贴于患口，连贴三日，内服千金托里散，三日后接服犀黄丸，可救十中三、四。溃后不痛而痒极者，无一毫挽回，大忌开刀，开则翻花最惨，万无一活，男女皆有此症。

马曰：乳岩乃心、肝二经气火郁结，七情内伤之病，非阴寒结痰，阳和汤断不可服，服之是速其溃也，溃则百无一生。惟逍遥散最为稳妥，且犀黄丸内有乳香、没药、麝香，辛苦温燥，更当忌投。

乳痈治法

妇人被儿鼻风吹入乳孔，以致闭结，名曰妒乳。内生一块，红肿作痛者，大而言痈，小而言疖。以草河车草、浙贝各三钱为末，黄糖拌，陈酒服，醉盖取汗，或用炒白芷、乳香、没药各制净，浙贝、归身等分为末，每服五钱酒送，专治乳痈、乳疖，一服全消。如溃，以醒消丸酒送一服，以止其痛，外贴洞天膏自愈。如患色白者，应以流注法治。倘烂溃不堪者以，洞天救苦丹按法与服，七日后接以大枣丸日服收功。

马曰：乳痈系肝、胃气火郁结与乳汁壅滞而生。其红肿者，用草河车、浙贝尚属合宜，致色白者以流注治法治之则大谬矣。盖流注由痰滞所致，与乳痈全然各别，不得以治流注之法移治乳痈也。

乳悬治法

此乃怪症也，世间亦偶有之。盖产后两乳伸长，形细如鸡肠，垂过小腹，痛难刻忍。急用芎、归各一斤，内取各四两，切片，水煎，时服。以所余斤半切大块，产妇面前放一桌，下放火炉，将芎、归入炉漫烧，令妇伏于桌上，口鼻及乳吸烟。如药尽未痊，再如前法，煎服熏吸，便可缩上。倘不能复旧，取蓖麻子一粒，冷水磨涂头顶，见缩复旧，即时洗去乃愈。愈后倘日后再产，必复发不救。故膏药不可以蓖麻煎入，倘贴孕妇下身疮疥，即小产，产后尚不觉膏故，再贴致命。可见巴豆、蓖麻之害如此。

马曰：此是古方，平安可用，如不应，再加黄芪八两煎服即效。

贴骨疽治法

贴骨疽患在环跳穴，又名缩脚疽，皮色不异，肿硬作痛者是。外用白芥子捣粉，白酒酿调涂，或以大戟、甘遂二末，白蜜调敷。内服阳和汤，每日一剂，四、五服可消。消后接服子龙丸，或小金丹，以杜患根。大忌开刀，开则定成缩脚损疾。

马曰：贴骨疽用阳和汤是正理，可法也。

骨槽风治法

患在腮内牙根，形同贴骨疽者是。初起往往误认牙痛，多服生地、石膏，以致成功，烂至牙根，延烂咽喉不救，当用二陈汤加阳和丸煎服，或阳和汤消之。倘遇溃者，以阳和汤、犀黄丸，每日早晚轮服。如有多骨，以推车散吹入，隔一夜，其骨不痛，自行退出。吹至次日，无骨退出，以生肌散吹入，内服保元汤，加肉桂、归、芎、芪、草（宜生），收功而止。

马曰：骨槽风生于牙关开合处，名颊车穴，如坚硬贴骨，按之不热，可服阳和汤。

恶核治法

大者称恶核，小者痰核，与石疽初起相同。然其寒凝甚结，毒根最深，且不易溃。未溃之前，忌贴凉膏，忌服凉药。内服阳和、犀黄丸可消，亦有以大田螺捣烂敷涂消之者。大忌开刀，开则翻花起肛口，用大蟾破腹刺数孔，连杂盖患，拔毒软肛，内服温补托毒消痰之剂，犀黄丸尽可收功。如孕妇，丸内有麝香，不可投丸。

马曰：恶核难溃敛，即服药亦难取效，大忌开刀，洵是至言。

鱼肚痈治法

患生小腿腿肚，此乃肉紧筋横，在一身用力之处，最痛难忍。外以扎药扎上，内以五通丸、醒消丸，每日早晚轮服，初起立消，迟忌开刀，以药咬穿，庶不伤筋，而无缩脚之损。色白者应以疽治，忌用扎药。孕妇忌扎，扎则坠胎。有诀：肚痈疼痛苦难当，扎药加之喜色装，煎服五通开腠理，病人次日可离床。

马曰：此乃湿热及瘀血凝结而成，即色白者，亦不可以治疽之法治之。

石疽治法

此疽初起如恶核，渐大如拳，急以阳和汤、犀黄丸，每日轮服可消。如迟至大如升、斗者，仍如石硬不痛。又日久患现红筋则不治，再久患生斑片，自溃在即之证也。溃即放血，三日内而毙。如现青筋者可治，内服阳和汤，外以鲜商陆根捣烂，加食盐些少敷涂，数日作痒，半月皱皮，日敷日软，而有脓袋下，以银针穿之，当用千金托里散，加熟地同生芪各一两煎汤煎药，服十剂后，以阳和解凝膏贴满患上，空出针穿之眼，使其外皮血活。因皮膜中似成脓弄，须用布卷膏外绑紧，使皮膜相连。内服大补、保元等汤，芪、草忌炙，服至收功，如其毒气未尽，忌投补剂。诀曰：商陆和盐捣，专涂坚硬消，石疽如石硬，敷软半功劳。

马曰：现青筋者，亦不可治，商陆根虽能溃坚，用之皮腐，入盐更痛，徒伤其肌，徒增其痛，未必能消。只有服补养气血之剂，以解阴凝，庶可保延岁月。

小孩赤游治法

初生小孩，因胎中受毒，腿上患色红肿成片，身热，名曰赤游。游者，游走也，游走遍身而死。取哺退鸡蛋内臭水，拂上一、二次全愈。或有小孩口内生疳，或腮内生一红块，名曰螳螂子，皆胎毒也。用生地五钱，大黄一钱，陈酒浸，取出共捣烂，涂儿足心，男左女右，用绢缚好，干即易，愈乃止，洞天嫩膏涂"游"亦效。

马曰：方内用蛋中臭水，一时难觅，不如以芭蕉根捣汁扫之，可退。螳螂子，不可刀割。

鳝拱头治法

孩子头发内，患白色肿块，初起伊母认是跌肿，至高大作疼，方始延医。医以头为首阳，惟用寒凉解毒，是以溃者，内脓复拱，增出者不一，殊未知此患色白，其肿不红。乃阴寒虚弱之症，用小金丹，初起三服而消，溃服七丸而愈，外贴阳和解凝膏。大人患之，名曰发疽。以阳和汤愈之。夏秋头面生红疖，名曰石疖，初起取洞天膏贴，週时全消，溃者贴之亦愈，用连翘、花粉、赤芍、银花、甘草、车前、滑石、泽泻、煎俟温服。即无热毒之男妇，逢酷暑宜服。

马曰：此症初起当服疏风清痰热之剂，阳和汤似不宜用。

又曰：鳝拱头系风热痰交结而生，大人亦有之，阳和汤不可用也。

附：方剂、方诀

六味地黄汤诀

六味山丹萸肉，地黄泽泻云苓，删泽增须龙骨，线胶专治遗精，症犯不能收敛，愈之收口计辰。

十全大补汤诀

参芪芍术桂苓当，川芎熟地炙草商，此是十全大补剂，病人老弱用提防。

千金内托汤诀

千金内托参芪防，官芷扑芎桔草当，阴症误投患不一，红肿毒出许身康。

四物保元汤诀

四物汤名，芎归芍地，保元汤号，炙草参芪。

保元汤又诀

保元肉桂必宜增，芪草叮咛须用生，脓厚解凝口敛易，另方鸣后接连吞。

四物汤又诀

四物汤增甘草生，炒黄白芷助云苓，人参五味须些用，肉桂仍施五六分。

阳和汤诀

加生甘草一钱

龙宫特献许真君，遗下余家为秘金，熟地两方休少用，膜外之痰白芥（二钱）侵，鹿角胶（三钱）滋阴分怯，桂（一钱）同姜炭（五分）解寒凝，仰仗麻黄（五分）开腠理，寒转阳和气血巡。麻黄得热地不发表，熟地有麻黄不腻膈，神用在斯。遇平塌不痛大疽倍增煎服，找饮好酒。

马曰：此方治阴症，无出其右，用之得当，应手而愈，乳岩万不可用，阴虚有热及破溃日久者不可沾唇。

阳和丸诀

阴寒无桂不能生，腠理非麻仍寒凝，姜炭炎天有议阻，缺之安得病离身。阳和丸子惟三味，投剂同煎专救人。

二陈汤诀

加白芥子（炒研）二钱

二陈汤以橘红君（五钱），半夏为臣用二星，茯苓钱许甘草少，增入阳和丸奏勋。

痈疖方诀

红痈初起醒消灵，抑或成脓消半形。又诀：败毒汤中翘赤银，归苓花粉（各二钱）节（一钱）煎成，汤送醒消功立奏，总临险穴即时宁。（除疗毒忌酒外，其它药内不可缺。酒水各一碗，煎半服，小孩减半，煎化丸服。）

洞天救苦丹

取露天有子蜂窠，鼠屎尖者，青皮楝树子（立冬后佳），各用瓦上炙，存性，各为末，等分，配准研和。每取三钱，陈酒送服，服后要隔两日再服。

马曰：此丹治藜藿之辈则可，然溃烂不堪者，亦不相宜。

大枣丸

用山羊屎晒干，入锅炒炭，存性闷熄，磨粉收藏。每遇久烂不堪将见内腑者，以大枣去皮、核，先捣烂如泥，然后入前粉槌至成丸。每服四钱，黑枣汤送服。

平安饼

用之平胬肉有效

乌梅肉一钱、轻粉五分，研和不见粉亮为度，如硬，用津少许，不可用水，研至成膏。照患口大小，作薄饼几个，以贴毒根，外用膏掩，日易一次，俟毒根不痛落下方止。

禁贴鲫鱼千槌膏

凡患一应色白大小等疽，忌用洞天膏贴，嫩膏敷，敷则寒凝愈结。最忌用千槌膏、鲫鱼膏以贴，盖此二膏内，皆有巴豆、蓖麻，贴则被其提拔成功，每见横痃、乳岩贴至致命，孕妇贴则坠胎。凡诸疽溃后宜贴阳和解凝膏。

前集之二

咽喉治法

附：视症诀

咽喉之地，尤为急症，顷刻而痛难忍，实系寒生。婉转而痛方腾，乃为热病。譬之雷电之火，焰因阴生，燎原之火，炽由渐著也。《内经》云：骤起非火，缓起非寒。虚寒实热，识透者获济。是在明睿之士知所区别，乃随所投而无误耳。视症有诀：

咽喉症有七，形若箸头蛾。无蛾喉欲闭，锁喉症亦异。缠喉热结内，麻痒肿绕外。日前气短促，厥冷喉闭碍。喉痹齁痰响，肺绝须治快。喉癣因虚郁，微作痒疼态。不肿又不闭，淹缠最作怪。喉悬一粒珠，刀点命顷害。药从鼻里吹，珠破病即退。

马曰：喉痛之症色白不红不肿者寒也，红而肿者火也。然色白者亦有因风，白而微肿者痰与气也。《内经》之骤起非火，缓起非寒，非指喉痛而言，若云"初起实系寒生"，未必尽然。或有伏热在内，如服肉桂，岂不助暴为虐？疑似之间莫若先以姜汤试之最为稳当。

喉痹治法

痹者，不仁也，骤起也，危急之症。痰在喉中作响，响如打鼾，舌色白而不肿，诸书皆称肺绝不救，盖缘误服寒凉，以致死耳，如服桂姜汤立愈。

附：桂姜汤

专治顷刻而起，前无毫恙者，此虚寒阴火之症。

肉桂、炮姜、甘草各五分，共归碗内，取滚水冲入，仍将碗顿于滚水，掉药含口，漫以咽下，立愈。或以生川附切片，涂白蜜，火炙透黑，收贮，临用取如细粞一粒，口含咽津，亦立刻全愈。

马曰：痹者闭塞之谓，非不仁之谓，痹症汤饮犹可通。若闭则水浆不能入矣，用卧龙丹吹之，取嚏可松。

喉闭治法

喉闭二、三日前，气急短促，手足厥冷，忽然痰壅气闭，命悬顷刻者是。利服苏子、前胡等药。

马曰：喉闭乃咽喉闭塞，水浆不入，或有痰或无痰。有痰须桐油探吐，以白金丸三、五钱，泡汤含之，内吹秘药；无痰者，亦以白金丸含之，吹秘药。

乳蛾治法

其形圆如筋头，生于咽喉关上者轻，生于关下者重，或左有右无曰单，左右皆有曰双。双者轻，单者重。以土牛膝绞汁，含口漫咽。

马曰：土牛膝汁含咽，乃是吐法。

喉癣治法

体虚多郁者患之，喉中不闭不肿，气出如常，微微疼痒，饮食不遂者是。此系虚火，淹缠难愈，忌刺畏补。有诀：冰片牛黄各一分，胆矾三倍八雄精。白梅三枚去其核，雄等硼茶山豆根。七味药粉三钱匕，入梅共捣作丸噙。为丸十个含十日，喉癣方中独此尊。虚火不宜补与刺，总然医愈不除根。

马曰：书云：实大可泻，虚火可补，畏补之说，显悖经旨，忌刺之言，的确不磨。

又曰：此症乃水亏虚火伤肺，胆矾、雄黄不可用。

喉珠治法

系脑门生一红线如发，悬一黑泡，大如樱珠，挂至咽门。如用刀点即死，取土牛膝活根捣汁，以好醋二、三滴，和匀，滴入鼻中三、四次，丝断珠破，吐出瘀血，立效。

锁　喉

喉内无蛾形，痰声不响，而喉欲闭者是，后有药诀。

缠喉风

附：卷痰法

喉内热结，喉外肿绕，且痒且麻者是。

喉内之痰塞满，舌有痰护，此痰不出牙齿，作响如鼾。惟喉痹误服凉药，有此症也，如再迟，痰塞鼻内，气无出入即死。倘遇此危急之症，取鹅毛一根，粘厘许桐油，入喉一卷，痰随油吐，以桂姜汤愈之。

马曰：凡属喉风，有痰者稍轻，无痰者重，不可不知。

如于道路无人、店之处，药未备在者，遇有喉症，取针刺其两指少商穴，无药亦愈。

附：方药诀

喉间风火闭难回，苏子前胡赤芍倍（各二钱）。甘桔（各一钱）玄参翘浙贝（各一钱五分），锁缠鹅闭即旋开。

马曰：治风火喉症可用。

诸般实火用川连（一钱），梗蒡玄参赤荆（各一钱五分）甜（一钱）。翘芩花粉射干（各一钱五分）防（一钱）先服前方后此贤。

翘芩风荆射干（各一钱）臣，钱半银花荷八分，川连甘草五分足，喉痛物触立时宁。

壁钱散

六、七月取有子壁钱七个，老蟢蛛两个，发扎好，用明矾七分溶化，以扎好之壁钱，入熔矾粘足，灯火炙透，研粉。凡热痛喉症，用吹最效。

马曰：是以治痰火喉痛颇效。

珍珠散

治牙疳、牙根红肿，口喉刀点，以散吹。

硼砂、雄精、川连、儿茶、人中白、冰片、薄荷、黄柏各等分，大破珠减半，各为极细末，收贮听用。

马曰：珍珠散吹牙疳甚妙。

赤霜散

专治走马牙疳，延烂穿腮，不堪。危险之症。

红枣一个去核，入红砒如黄豆一粒，扎好，放炭火瓦上，炙至枣炭上起白色，烟尽为度，取以盖熄俟冷，加入冰片一分，研吹。效速如神，久烂之孔，生肌亦速。

马曰：此方妥善可治。

走马牙疳方

白马前蹄修下脚皮，炙炭存性为末，入冰片少许，吹患处立愈。

南星散

专治牙蚀，因患骨槽风致牙蚀透骨穿腮。

南星一枚，挖空，入雄黄一块，麦面包裹火烧，俟雄熔，以杯合定，远火俟冷，去面研末，加麝香，拂患，数日愈。

灯心散

专治骨哽，并入护心散用。

取活竹一段，留两头节，一节上刻一眼，以灯心塞实，仍以封眼，裹湿草纸火煨，取出俟冷，开弃竹炭，取灯心炭，研细，吹三、四次，骨化而愈。

骨哽方诀

缩砂草果威灵仙，清水砂糖共配煎，连连服下三四碗，诸般骨哽化为涎。

马曰：古方可用。

刻欢丸（又名过街笑）

专治风火虫牙。

蟾酥（陈酒化透）一钱，入五灵脂、麝香各一钱，研和，为丸二百粒，新零绸包，丝线扎固，藏磁瓶。每取一丸，咬于痛牙，丸化全愈。

马曰：治风火虫牙神效。

固齿散

取老鼠头骨牙，同盐煅存性，研细，以擦动牙，牙即收上不摇。

马曰：须用全鼠一个，连皮肉炙枯存性，入冰片少许，治虚火牙疼神验，且能固齿，亦奇方也。

取齿丹

活鲫鱼一条，每重十两，以白砒一钱入腹，放无风无猫犬处，七日鱼身发白毛，用鸡羽拂毛，以少许膏药收之，每遇病牙，取些些膏药贴齿，片刻牙即落下。

马曰：取齿灵验。

舌上出血

茅柴根、车前子、血余三物为末，吹擦即止，以煎服治尿血。鼻衄，龙骨末吹入立止。

马曰：衄血、尿血皆效。

小儿口疳

生香附、生半夏等分为末，蛋白调作如饼，贴男左女右涌泉穴，一周时愈。如小儿口内生毒块，不能食乳，俗名螳螂子。用生地酒浸捣烂，涂男左女右脚心自愈。

马曰：此托药也，可用，惟不可破割。

口舌药诀

口中舌肿荆栀连，芩翘大力薄通钱；灯心一撮甘草四，蒲黄末擦立时痊。

马曰：实火可用。

口疳积岁不除根，天麦二冬并去心；玄参等分弹丸大，日取一丸入口噙（老幼皆效）。

马曰：虚火用此方神应，虚火之见症，色淡不鲜，与实火有别。

舌硬生衣开不开，犀黄朱砂钵里擂（各一分），玄精石配二两末，研和藏之待病来；刺出舌尖黑紫血，药搽须臾舌软哉。

马曰：舌硬是痰火上升，当服煎剂以降之，徒恃此搽擦无益。

疔毒治法

夫疔毒其害最速，生面目耳鼻之间，显而易见，生肩足衣遮之处，隐而微知，知觉早者，晨医夕愈，迟则枉死甚多。即明疔易治，暗疔难防之语。故妇女而患暗疔者，至发觉误认伤寒，致毒攻心，走黄不救（黄、即毒也）。如头面、唇鼻、肩臂、手足等处，生一泡或紫红或黄黑者，疔也，初起刺挤恶血，见好血而止，取拔疔散插入，以膏掩之，次日疔毒化脓而愈。

红丝疔治法

手小臂，足小腿，生如红线一条者，名曰红丝疔。要在红丝始末两头刺破，毒随血出而愈，迟则毒入肠胃不救。凡属疔毒，宜服夺命汤。

马曰：红丝疔非刺去恶血不可，然须细看必有红丝上延，方可用砭，否则恐是刀镰疔，误砭立见危殆，不可不知。

马曰：夺命汤去细辛可服。

刀镰疔治法

疔形阔如韭菜，长有寸余，肉色紫黑者，名曰刀镰疔。忌行针刺，以生矾三钱、葱白七根，共捣烂作七块，葱汤逐块送下，盖汗，如无汗，再饮葱汤催之，汗出为度，取烂鸡屎涂患，立愈。迟治，毒归心腑致命。

马曰：忌行针刺极是，方亦平妥可用。

疔走黄治法

疔毒发肿神昏谓走黄，如在将昏之间，急取回疔散二钱，白汤送服，少刻大痛，痛则许救，毒化黄水，痛止命活。

附：方剂、方诀

回疔散
土蜂窠有子者一两、蛇蜕一条，泥裹火煅，存性为末，研和听用。

马曰：回疔散能攻毒外出。

拔疔散
番砂、白丁香、轻粉、乳香、蜈蚣各一钱，血竭、麝香各二钱，金顶砒六分，均制为末，取蟾酥（酒化）一钱，和捣为丸，如芥子大，宜带长，以便插入疔孔。

夺命汤并诀

银花、草河车、赤芍、细辛、蝉蜕、黄连、僵蚕、防风、泽兰、羌活、独活、青皮、甘草等分。有诀：夺命银河赤细蝉，连蚕防泽活青甜。

杨梅结毒治法

杨梅疮，又谓棉花、广豆、广疮，因形而名，然其感毒无二，以化毒为贵，熏罨为忌，罨定复发难治，初发以三黄丸，每日五鼓取四钱，热陈酒送服，醉盖取汗。或以泻肝汤，每日早晚轮服。昔书所载，升药为丸，雄黄为衣，粥饮送服，或点药条一根，口含冰水之法，后学万不可因此不费药资，害人性命，自召天诛。

马曰：此即江湖术士之隐药，万不可用。

如有因服升药并药条熏罨复发，在五日之内，日服三黄丸，再取忍冬藤、牛蒡草、紫花地丁、白甘菊煎汤当茶时饮。如溃，以渣煎汤日洗两度，接服圣灵丹，可祛毒尽，色转红活，用洞天膏贴收功。

马曰：升药用水银炼成，误服毒收入骨，须用青铅、川椒方能解之。

即如下疳、蜡烛笑等毒，总不离此前治诸法。倘疼痛难忍，以圣灵丹五分数服奏功。如溃烂，俟毒退痛止，色转红活，当以药撒生肌。

如阳物硬而不痿，白精流出，此乃妒精，用破故纸、韭菜子各一两，为末，每服六钱，水一碗，煎半服。如见愈，宜以药剩，倘毒重，服圣灵丹无不全愈。

附：方剂

圣灵丹

珍珠、犀黄、冰片各一钱，琥珀四钱，劈砂三钱，滴乳石二钱，各制研粉，入飞面四两研和，每服取末五分，煎土茯苓汤调含，再以汤送服，服无不愈。但滴乳石、珍珠、犀黄三物，价皆贵重，不可减分，需十金可能合就，贫者奈何。

马曰：方虽平淡而有奇功。

龙胆泻肝汤

龙胆草、当归尾各二钱、银花、花粉、黄芩、连翘各一钱五分，知母、甘草、丹皮、防风、木通各一钱。有诀：龙胆重花知草丹，翘芩防尾木通煎。

马曰：能泻肝火解毒。

敷药

人指甲、头发，瓦上炙存性，研粉，每一两加麝香一钱，再研和，日敷。

马曰：此方能长肉收口，极效。然火毒甚时，早用之反有损。

诸疮治法论

夫疮疥之生，独由于湿，故南方卑下之地，患者最多。昔书皆言湿热所致，方中皆用生地凉血，余未见医愈一人，且以熏罨为法，熏虽疮愈，然毒归腹，定成疮癥。凡患诸疮，宜戒沐浴，浴则湿气愈重，难以速痊，痊后再戒月余，庶免复发，忌食鸡、羊、虾、蟹一应发毒新鲜等物，并戒房事。欲愈诸疮者，非得良方，未易痊也。按其名类，有脓窠、癞疥、绣球风、猴孙疳、湿风、顽癣、蛀发癣、小儿疳、肥疮、瘌痢、火珠、冻疮、臁疮、烂腿、漆疮等诸症，下列之方皆愈诸症。

马曰：诸疮癞癣，用药水洗，亦可见功，惟熏则不宜。

又曰：有热者，生地又在所必用，湿重者当用二妙为妥。

附：方剂

合掌散

专治癞疥阴囊痒。

硫黄一两、铁锈一钱、红砒六分，共研极细如面，取葱汁调和，涂入大碗内，勿使厚薄，以碗覆于瓦上，取艾置碗下熏药，药得熏干，敲药碗声同空碗无异为度，取药再研极细。每遇满身疥疮及绣球疯，用药一钱，可敷数次全愈。临用以右手中指罗门，粘满香油，再在包内粘药，涂入左手心，合掌数磨，止有药气，不见药形，将两掌擦疮，每日早晚擦二次，三日扫光，再擦三、四日不发。

马曰：此治癞疥之主方，用之得宜，效如影响，惟肾囊上不可用。

二美散

专治脓疥杂间者。

吴茱萸（焙）、硫黄，等分，各研极细如面。照前法蘸入手心，合掌磨擦，每日二次，愈后再擦三、四日。

五美散

专治脓窠、坐板、湿毒、猴孙疳。

皮脂一两，东丹（炒透）一两，硫黄、雄精各三钱，轻粉一钱，共为极细末，入洞天嫩膏调敷，外以绵线掩绑，不可动揭。五日后揭下，再敷二、三次全愈。如湿毒痒极，先以金银散敷上，次以前膏加敷。

马曰：与合掌散同。

金银散

专治恶疮极痒。

硫黄二两，入铜器镕，加银珠五钱搅和，离火倒油纸上，冷取研细，醋调敷，止痒。如破烂，烂孔痒极者，白蜜调敷。

神仙枣

专治患疮日久体虚，疮最重者外敷内服。

红枣二斤，银花、归身各一两，甘草三钱、白僵蚕、白芷、乳香末、五倍子、黄芪各五钱，水六碗煎半，渣如前煎，共汤六碗，去渣，当水煮枣，均四、五日吃完，全愈。

红枣丸

专治疮癣。

白僵蚕、红枣各四两，先用水煮红枣一、二滚，取枣汤洗僵蚕，弃汤，以枣去皮核捣烂，僵蚕晒干为末二两，同枣捣和为丸四两,仍用红枣汤送服,服完全愈。

偶遇疮瘆危甚,不及待药与服,当觅大蟹四、五只,约重斤余,令其白汤煮食,饮酒盖暖睡,不两时身上发疮,更狠于前而癥全消,仍以疥治至愈,夫疮癥死症也,疮可易愈也。

痢痢疮

取独核肥皂,分开去核,以洋糖填实,糖内入巴豆仁,每爿两粒半,仍将肥皂合好,外用线扎,盐泥包固,入火煅,取出去泥,研极细末,加入轻粉、槟榔末各八分,再加力研,香油调腻,剃头后,煎滚灰汤温洗,洗后以药敷,敷后不用再洗,日以药敷,至愈乃止。

冻 疮

以阳和解凝膏贴,一夜可愈,溃者贴三张收功。

火 珠

用生萝卜捣烂,好醋浸敷,迟治妨命。

蛀发癣

先令剃头，汤洗

取生木鳖片，浸数日，入锅煮透，取汤洗，洗后预备取活蜈蚣三条，浸菜油内三、四日以油搽头，至愈方止。或取草乌切片，炙脆研粉，醋调日涂三次，数日愈。

头面肥疮

戒食猪肉，虾等发毒之物，并煎炒熬油，食则延开难愈。

白明矾研粉，取绵纸卷作长条，打成结子，几多，入菜油内浸透，取铁筛放油结子，用火烧，结内油仍滴于所浸碗内，烧至枯毕，以诸结研粉，加制松香末约半，共调油内，日以拂疮，早晚两度，五、六日愈。

附：方剂

金霜散

治不痒恶疮。

杏仁（去皮尖）三钱、雄黄一钱五分、轻粉一钱，研末，猪苦胆调敷。

癣酒

专治诸癣。

用本地白槿皮、南星、槟榔各一两，樟脑、生木鳖各五钱，斑蟊三十个，蟾酥三钱，共浸滴花烧酒一斤内听用，遇癣，三日一剃一拂，至愈乃止。

鲜角膏

专治阴顽恶癣。

五月初旬，取新鲜皂角刺数斤，捣烂入锅煮汤，汤浓沥出，易水再煮二、三度，出渣，以汁共归一锅慢煎，煎至成膏。如治横痃，每日取二钱，同糯米煮粥，日食而愈。如治顽癣，有决：角刺膏成加醋煎，再煎稠腻入瓶间；积年恶癣先行剃，剃后涂敷毒水延；日剃日敷毒水尽，再敷数次十全痊；诸般癣药无功效，独此功奇难尽言。

臁疮治法

生于小腿，男人谓之烂腿，女人谓之裙风，气滞血凝，经年累月，臭烂憎人。初起或腿上抓破，或生小疮，因经热汤汤气，或食毒物，或用疮疖膏贴，烂成一孔。

附：乌金膏

专治烂腿。

乌铅，每斤用砒三钱溶化，次日铅面刮下者，名金顶砒，再以铅熔浇薄如纸片，照患孔大小，剪如膏药一方，针刺二、三十眼，取光面贴孔，日煎紫花地丁汤洗孔，并洗膏二次，三日内毒水流尽，色变红活，以水飞伏龙散撒上，仍用前膏贴，外戒多立、行走、房事、食毒物。凡妇人，须待月信之后贴起。

鹅掌疯治法

鹅掌疯，患于手足掌指，皮上硬而痒，燥烈者是。用麻油一两，红砒一钱，敲细如粞，入油煎至砒枯烟绝为度，去砒留油，有疯之处，日以火烘油，擦二、三次，至愈止。

鹅爪疯治法

即油灰指甲，日取白凤仙花捣涂指甲上下，包好日易，凤仙过时灰甲换好。

流火治法

患生小腿，红肿热痛，不溃不烂，世之医家，惟以刀镰血出，或以鳝鱼血涂，总无全愈之日，时常发作，复镰复涂而已。余家秘治法，以矿灰化于缸水内，次日水面上定结一层如薄冰者，取起，以桐油对调腻厚，每日拂上二、三次，三、四日全愈。后不复发，医时忌食猪肉。

漆疮治法

取杉木屑煎汤温洗,接以蟹黄、滑石二末,白蜜调敷。

汤火治法

地榆磨细如面,香油浸敷,破损者先敷,加以干末撒上。如溃烂不敛者,取灶心土基,名伏龙肝,再入炭火烧红,水飞日干,再加研细,人乳调敷。今之冶坊,浸油一缸,以备不虞,拂上立刻止痛,多则二次全愈。功灵效速,乃汤火烫之圣药也。

痔　瘘

痔瘘即肠癖,凡人九窍中有小肉突起,即如大泽中有小山突出也。不独于肛门一处言痔,故有鼻、眼、牙痔等名。痔分五种,状亦不一,曰牡、曰牝、曰脉、曰肠、曰气,未破者曰痔,已破者曰瘘。

一、肛门边生出数疮,肿而突出,脓溃即散者,牝痔。

二、肛门边露肉如珠,状如鼠奶,漓血流脓者,牡痔。

三、肠口颗颗发瘖,且痛且痒,血出淋漓者,脉痔。

四、肛门内结核,有血,发寒热,登溷即脱肛者,肠痔。

五、肛门肿痛,遇怒即发,怒息即安者,气痔。

六、酒醉即肿痛流血者,酒痔,色痔相同。

七、每大便,有血注不止者,血痔。

外痔、内痔

患外痔，用苏合油一两，猩胆、冰片各五钱，槐花粉一两，研和，加入洞天嫩膏一两五钱，再研和，固贮勿使泄气，临用取涂痛息，日涂两次，至愈乃止。内服下列杜痔丸。

地骨皮、生地各三两，黄芩、丹皮各两半，槐花二两，甘草、焦黄柏各五钱，焦苍术二两，各磨细粉，白蜜为丸，每早、晚各服五钱。

患内痔，候登厕翻出肛外，用温水洗净侧卧，其痔尽出，勿使收入。亦有痔自翻出，大如茶杯，形如一菌，粪从菌心而出，痛极，上面如盆，四边高，中心陷下如菌根，粪后用杜枸杞根，捣烂煎汁，热熏温洗，洗净，以洞天膏，摊如菜碗大，中剪一孔，以一边剪开通孔，烘溶枷于菌根，贴于屁眼四边，围护好肉，诚恐上药药汁漓于好肉耳。每取药一、二分，入杯津调，笔蘸拂菌之外面四旁，日夜各拂一次。菌之中心，通连屁眼，大忌拂药。倘有流入，大痛难当。拂一、二日，毒水流出，菌形渐缩而软，再拂一、二日，渐硬而黑，菌边日有脱下，用药一钱，内再增朱砂一分，如前津调，日夜照拂，菌缩小黑硬，更拂，拂至菌根自落，全愈。方药列下。

附：方剂

枯痔药

用明矾一斤　红白砒三钱　共入阳乘罐内，外围炭火，烧至矾溶，有烟起，烟即砒毒，人立上风，忌闻。俟烟尽矾枯，去炭，次日取出，研如细粉，每取一钱，加入飞过朱砂一分，研和听用。

马曰：不必用。

退管方

黄荆条所结之子，取炙燥为末，每服五钱，黑糖拌，空心陈酒送服，专治痔瘘之管，服至管自退出方止。

消管丸

苦参四钱，川连（酒炒）二两，当归、槐花、毕澄茄各一两，五倍五钱，各为细末，用马蹄鳖两个，约重八、九两，柿饼四两，以水共煮，去鳖骨捣烂，入前末捣和为丸，空心每服四钱，白汤送下，其管自出。

前集之三

绪言

有云：千方易得，一效难求。虽出谚语，实医家之章本也。余留心医道，屡效而无一失者，尽录是集，其专治一症者，已随症载明，若一方兼治几症者，则另登于后，以备览焉。

醒消丸

乳香、没药末各一两，麝香一钱半，雄精五钱，共研和，取黄米饭一两，捣烂，入末再捣，为丸萝卜子大，日干忌烘，每服三钱，热陈酒送服，醉盖取汗，酒醒、痈消、痛息。

马曰：已成脓者万不可用。

犀黄丸

醒消丸内，除去雄精，加入犀黄三分，如前法，用饭一两为丸。凡患乳岩、瘰疬、痰核、横痃、流注、肺痈、小肠痈等毒，每服三钱，热陈酒送下。患生上部，临卧服；下部，空心服。

马曰：犀黄丸久服必损胃气，有虚火者勿宜，肺痈万不可用，乳岩、瘰疬、痰核等症，亦不宜用。

三黄丸

熟大黄三两，乳香、没药末各一两，雄精五钱，麝香一钱五分，犀黄三分，先以熟军酒浸透，入碗隔汤蒸，俟熟军软，捣烂，然后以乳、没、雄、麝、犀五末和入，再捣千槌为丸，如梧仁大，每服五钱。此丸专治悬痈、红肿热毒、疼痛大痈、杨梅、广疮、结毒、火毒等症。连服十次，甚险全愈。

马曰：悬痈、肛痈，初起时用此最宜。若先患咳嗽而后生者，则非所宜。

五通丸

广木香、五灵脂、麻黄、没药、乳香各净末等分，用饭捣烂，入末再捣，为丸如梧仁大，另以芎、归、赤芍、连翘、甘草等药煎汤送服五钱。凡大痈生于要紧穴道，将在发威之际，服此甚效，如与三黄间服更妙。

小金丹

白胶香、草乌、五灵脂、地龙、木鳖，各制末一两五钱，没药、归身、乳香，各净末七钱五分，麝香三钱，墨炭一钱二分，以糯米粉一两二钱，为厚糊，和入诸末捣千槌，为丸如芡实大。每料二百五十粒，晒干，每服一丸，陈酒下，取汗。重者二丸，主治流注、痰核、瘰疬、乳岩、横痃、贴骨疽、鳝拱头等。

子龙丸（即控涎丹《三因极一病证方》）

治一切痰证：如癫痫，胁痛，颈项、胸肋、腰背、筋骨牵引钩痛，流走不定，手足冷木，气脉不通。或喉中结气，似若梅核，时有时无，冲喉闷绝。遍身或起筋块，如瘤如栗，皮色不变，不疼不痛，但觉酸麻，或自溃串烂，流水如涎，经年不愈，有若瘘管。并治瘰疬、贴骨、鱼口便毒，一切阴疽。

甘遂（去心、制）、大戟（煮透去骨晒干用，忌火炒）、白芥子（炒）各等分，共研细末，曲糊或炼蜜或滴水为丸，如梧子大，晒干。每服五、七丸至十丸，或十五丸至二十丸，临卧时生姜汤或熟汤送下。以知为度。忌与甘草之药同日而服。愈后用六君子汤调补。

加减：惊加朱砂、全蝎；惊气结块加山甲、鳖甲、延胡、莪术；热痰加风化硝；寒痰加丁香、肉桂、胡椒、干姜；臂痛加桂枝、姜黄；酒痰加雄黄、全蝎；脚气加槟榔、木瓜、松枝、卷柏。

蟾酥丸（即飞龙丹）

治疗疮发背、脑疽初起，红肿疼痛，及无名肿毒。

寒水石三钱，血竭、没药、胆矾、乳香、雄精、铜青、穿山甲、僵蚕、全蝎（酒炒）各一钱，朱砂、枯矾、角刺、冰片、轻粉、红砒各三钱，蜈蚣（去足）三钱，各制为末，用蜗牛二十一个，蟾酥（酒化）三钱，共捣为丸如胖绿豆大，金箔为衣，每用葱白裹一丸，敲碎酒服，醉盖取汗。小疖初起，服即全消，白疽忌用。

梅花点舌丹

没药、硼砂、腰黄、熊胆、乳香、血竭、葶苈、大冰片、沉香各一钱,蟾酥、麝香各二钱,破大珠子三钱,朱砂、牛黄各二钱,各制为末,摘出蟾酥,以人乳化开,入末和捣为五百丸,如胖绿豆大,金箔为衣。凡红肿痈疽初起,取一丸入葱白内打碎,酒冲吞,盖暖取汗,三个时,毒消而愈。

紫金锭

山慈菇(去皮净),文蛤(去末净)各三两,麝香一两五钱,千金子(去油净)、大戟(洗净、焙)各一两,共为细末,研极细为度,以老米糊和匀,入臼中杵千槌成膏,作锭,醋磨涂毒消痈。化服,通节窍、消热痰。

胜金散

人参山漆磨粉,米醋调涂,患消痛息,溃者干敷,立愈刀斧伤。

五音锭

雄黄、熊胆、京墨、朱砂各一钱,麝香五分,牛黄一分,先将京墨研粉，用酒少许化之，再入熊胆研腻，后入诸末，共研作锭。凡遇红肿恶毒，水磨，以新笔粘药圈患，中空毒顶，干再圈，圈至全消，初起者无不神效，白疽忌此。

观音救苦丹

硫黄三钱，朱砂二钱，共研入铜器溶化，离火入麝香一钱，调和，预以油纸铺地，以药浇纸上，取如米粒。遇小疖，取一粒放患顶，火点即燃，立刻烧过，膏掩，次日愈。

一笔消

大黄二两，藤黄一两，明矾、蟾酥各五钱，麝香、乳香、没药各二钱，用蜗牛捣烂作锭。小疖空出疖顶，取锭醋磨，新笔蘸药圈围，干再圈，圈至疖消方止。

咬头膏

铜青、松香、乳香、没药、杏仁、生木鳖粉、蓖麻仁等分，巴豆（不去油）加倍，捣成膏，每两膏内，加入白砒一分，再捣匀，临用取绿豆大一粒，放患顶，用膏掩，溃即揭下，洗净换膏贴，胎前产后忌用。

代刀散

角刺、绵黄芪（炒）各一两，生甘草、乳香各五钱，每服三钱，酒服立溃。

麝苏膏

当门子、五灵脂、没药、雄黄、乳香各一两，蟾酥五钱，苏合香油二两，洞天嫩膏八两，共捣匀，入磁瓶固藏。遇大痈，空出患顶，取此涂围。如干，以鸡羽粘酒拂上，神效。内服醒消丸立愈。

拔毒散

巴霜一钱，雄黄一钱，冰片五分，麝香一钱，共为细粉，取撒膏上，贴则拔尽毒气，使无后患，胎前产后之妇忌用。

五宝散

人指甲五钱，用红枣去核，逐枚包甲，以长发五钱，捆扎枣，同象皮薄片五钱，入瓦上炭火炙，镕成团，存性，取出研粉，加麝香一钱，冰片三分，固贮，生肌速效。

扎药方

蓖麻仁捣烂如泥,铺绢上,绢照患大,又取一绢盖上,然后隔绢扎上,能拔其毒,能止其痛,惟红痛非常者不得已用之,如胎前产后妇人及患色白者忌用。此即如千槌膏内有蓖麻仁,鲫鱼膏有巴豆,二物提拔之力甚狠,如孕妇贴即坠胎,白疽贴则成功,惟无孕妇人及男子可扎,痛止即去。

山连散

大活鲫鱼一尾,破腹去杂,以山羊屎塞实鱼腹,放孔上漫火炙干存性,研末,加麝香一钱,固贮。如烂溃不堪,与内腑止隔一膜者,用此撒上,奇功立见。

象皮散

猪身前蹄扇骨,煅炭研粉十两,加入象皮炙炭存性一两,共为极细末。凡遇烂孔如掌之大者,以此撒上,至孔收小后,用六和散敷,此药能愈刀伤跌损出血。

六和散

海螵蛸、龙齿(水飞)、象皮(炙存性、研极细)、血竭、乳香、轻粉各等分，加研极细，或干撒、或熬鸡蛋油调拂。

消管方

角刺尖、柘树膜（炙）净末各五钱，红腹金钱鳖（炙）净末三钱，榆面、真蟾酥各一钱，和入加工，研细固藏听用，每遇瘘管，先以猪棕探通，料其深浅，然后以绵纸卷药为条塞入，日易日塞，至愈乃止。

推车散

专治多骨。

取推车虫，炙研细末，每一钱入干姜末五分，研极细，用吹孔内，内有骨，次日不痛自出。吹过周时无骨出，则知内无多骨也。

洞天鲜草膏

先用壮年头发一斤，菜油三斤，入锅熬发枯浮，去渣听用。以活牛蒡、甘菊、苍耳根叶、金银藤、马鞭草、仙人对坐草各鲜草一斤，入菜油十斤，熬至草枯沥出。再以白芷、甘草、五灵脂、当归各半斤，入锅熬至药枯出渣，俟油冷，将前头发熬过之油并入，共见过斤两，每油一斤，用当日炒透桃丹七两，入于油内，搅匀再熬，熬至滴水成珠，以两指取膏为丸，而丸不粘指为度，离火俟退火气，以油纸摊膏。用贴一应热毒疮疖。如做嫩膏者，每斤油内入桃丹四两，熬黑收起听用。

阳和解凝膏

每香油十斤，取新鲜大力子根叶梗三斤，活白凤仙梗四两入煎，煎枯去渣。次日以川附、桂枝、大黄、当归、肉桂、官桂、草乌、川乌、地龙、僵蚕、赤芍、白芷、白蔹、白及各二两，川芎四两，续断、防风、荆芥、五灵脂、木香、香橼、陈皮各一两，再煎药枯沥渣，隔宿油冷，见过斤两，每油一斤，加炒透桃丹七两搅和，文火慢熬，熬至滴水成珠，不粘指为度，即以湿粗纸罨火，以油锅移放冷灶上，取乳香、没药末各二两，苏合油四两，麝香一两，研细入膏搅和，半月后，摊贴一应烂溃阴疽。冻疮贴一夜全消，溃者三张全愈，疟疾贴背心。

白玉夹纸膏

麻油四两，熬至滴水成珠为度，离火加制松香五钱，白蜡、黄蜡各二钱五分，再熬去烟沫，用绢沥清，一加轻粉一两，二加冰片三分，三加麝香三分，随搅随加，加搅匀极，增鸡蛋白一个，再搅匀贮磁瓶，以蜡封口听用。如贮两月，则药干无用。专治夹棍杖伤，及刀斧枪棍伤损，为效甚速。用油纸较伤处长阔一倍，以膏摊一面，余一面刺眼，折来盖膏，以有眼一面向贴患处，用绢布绑缚。

化核膏

菜油四斤，壁虎十四条，蜘蛛二十八个，蜗牛三十六枚，入锅熬至枯浮油面，取出，再入各新鲜首乌藤叶、甘菊根、薄荷、牛蒡、苍耳等草各半斤，武火熬至草枯出渣，俟油冷，再入连翘、玄参、苦参、白蔹、白芥子、僵蚕、水红子仁（各捣碎）、大黄、荆芥、防风各四两，浸一宵，熬至黑枯，以油沥清，见过斤两，熬至滴水不散，将前制木鳖油归入，配炒东丹，慢入慢搅，搅匀，文火再熬，熬至滴水成珠，膏不粘指为度，加入丁香油、麝香各二钱，苏合油一两，搅匀，退火摊贴。凡瘰疬、结核、恶核，此膏贴即暗消，但毒根不除，必以子龙丸日服三次，外用膏贴，方可除根，以杜后发。

白花膏

专治痒极见骨者。

香油一斤，青槐枝百段，陆续入油熬枯，油至滴水不散，取出枯枝，入黄蜡一两五钱，定粉一两五钱，离火温时，再下制净乳香、儿茶、没药、白花蛇各三钱，樟脑一两，麝香一钱，同油搅匀成膏，浸水内一宿听用。

紫微膏

生肌收口。

香油四两、烛油一两五钱、黄蜡一两五钱，熬至滴水不散，离火入炒铅粉三两，再入轻粉、乳香、阿魏、白蜡、没药各五钱，儿茶六钱，雄黄、龙骨、珍珠各五钱，搅匀远火，入麝香五钱，成膏听用。

聤耳散

凡耳内有脓作痛，取新鲜白鲞鱼脑中枕骨，入火烧红，取出俟冷，每两加冰片一钱，共研，用棉花卷干脓水，吹药二、三次即愈。

马曰：以上各方皆平稳可用。

后集之一

绪言

谚语云：千学不如一见，是以从师习道必经师率而视诸症，以冀见广识多，使遇症治无疑惑。余故以四十余年之临症，摘其一、二奇险危笃，或用测度推源之治，悉录于下，以备学者目之，可免师率视症云尔。

临症病案二十四例

阊门龚姓，腰患一疽，根盘围阔二尺余，前连腹、后连背，不红不肿，不痛不软，按之如木。初延余治，以肉桂、炮姜，书于方首。别后另延苏城内外三、四名家，众视余方，皆曰酷暑安可用此热剂？以余为非。议用攻托清凉，连治五日，病者神昏无胃，复延余治，患仍不痛，色如隔宿猪肝，言语不清，饮食不进。余曰：能过今晚再商。是夜即毙，然其至死不痛。不久伊戚亦患此症延余治，以阳和汤服下，次日觉松，又服，疽消小半，才以犀黄丸与阳和汤，逐日早晚轮服，第五日全愈。后有背患相若者，照治而愈。

一壮年新婚百日，妻往母家满月方回，日值酷暑，未免欲毕贪凉多扇，五鼓时喉痛气逆，寒热交作。余问之，则曰：三日前喉间略有微痛，今早五鼓胀肿痛甚。视其小舌，肿如胖人拇指，知系心肾虚实之火，并欲后经风，风火两闭之恙。若用发表，虚上加虚，若投寒剂，风火被罨，即用前胡、苏子、连翘、玄参、赤芍、浙贝、甘、桔八味，煎服立愈。

一邻友余家饮酒，二鼓而别，次早伊仆云，阳物肿胀，痛难小便，遣来索药。度其酒归行房，妻以前用未洗之绢抹之，此绢必经毒虫咬过，即取仙人对坐草以解蛇毒，割人藤以解蜈蚣毒，二草捣烂取汁，调雄黄末涂上，立刻止痛肿消，下午痊愈。

无锡村妇年三旬，五月望日下午腹饥，正取面食，将举箸，忽喉疼艰食。彼地一医，以射干、赤芍、翘、芩、花粉、牛蒡等煎服，服即痰升满口，响若鼾声，痰不出齿，舌有痰护余问始知骤起，况服凉药增险，此阴寒无疑也。但痰塞一口，万难进药，即取鹅羽蘸桐油厘许，入喉一卷，痰随羽出，吐有升许。以肉桂、炮姜、生甘草各五分入碗内，以滚水冲浸，以碗仍顿汤中，用匙取药，与咽一口，病者即称好了，连呷三、四口，人起说饥，问余要吃饭可否？余曰：与粥最宜。

南濠一匠，半夜请治喉症，问之不能回说，旁人云：昨吃夜饭，好好唱歌作乐，睡着忽喉痛而醒。余以炙附如细粞一粒，放其舌上，咽津数口全愈。

一妇小腿经烫，被医者用冰片，研入雪水敷之，不一刻腿肿如斗，痛极难忍，请余治。妇曰：只求止痛，死亦甘心。余曰：幸在小腿下身硬地，倘烫腰腹用此一罨，火毒入腹，难以挽回。以地榆研细，调油拂上，半刻痛止，令伊自拂，一、二次全愈。一使女炭火烫足背烂一孔，以伏龙散乳调敷，不三日而愈。又邻家一孩，炉上滚汤浇腹，因痛自手扒破腹皮，油拂上一次痛息，以地榆末干撒于破处，次日肌生，未破者全愈。

宜兴冯悠也，右足背连小腿转弯处，初起不过烫毒，而成烂腿三十余年，四起硬肛，小腿足肿如斗，烂孔可容大拳，有时出血，所流臭浆，满室难闻，自以布包如砖一块，以填孔内，否则空痛，时年七十有四。雍正六年延余治，以老蟾破腹，蟾身刺数孔，以脏杂代包填入孔内，蟾身覆盖孔外，每日煎葱椒汤俟温，早晚各洗一次，以蟾易贴，内服醒消丸，亦早晚二服，三日后取地丁、大力鲜草，捣烂填孔，外盖乌金膏，仍以醒消日服，其肛口外四起硬块，内有皮中渗出清水者，以嫩膏加五美散敷，内有发痒者，以白花膏贴，内有块硬如石者，以生商陆捣烂涂，因孔内常有血出，先以参三七末撒内，次用地丁、牛蒡叶根捣填，如此二十余日，腿始肿退痒息，而其硬块及硬肛皆平，皮色退黑，内肉鲜红，患口收小平浅，以上草填，日以五宝散撒上，仍贴乌金膏，因老翁精力不衰，饮食不减，始终不补收功。

宜兴，徐三梧子凡岁半，太阳一毒，背上心脐对处二毒，颈后口对处一毒，腰腹二毒，两腿五毒，共患十一毒，皆皮色无异。其大腿二毒，已经伊处医者开刀。闻余至，请治，以小金丹令日服二次，第五日消其九毒，消后又以小金丹日服一次，因孩小，令伊添一乳母，十日后二孔皆红润，以保元汤，芪、草皆生，加肉桂三分，煎杯许，量水煎参六分和服，半月后以芪、草易炙服愈，一月收功。

常熟赵太元长君，患横痃，被医家开刀，延余治。余问开刀几月矣，彼云已有半月也。余曰：此患破则难治，还有九月之寿，即辞别。别后三百日，伊戚在苏来云，已死月余。

兴邑路姓七岁童，顶门上寸许并患三疽，溃久不敛，孔如棋大，浅而无脓，干而色灰，人倦无神，因食凉剂过多，饮食不进，浼余治。余曰：色似香灰，乃气血两丧，无脓干枯，精神已绝，兼值不食，难以延久，何能治之，次日而夭。

枫镇闵姓，年十七，颈患瘰疬，烂成片片，延烂耳、腋及腰，如手掌大者数处，瘦弱成怯。初以洞天救苦丹与服，毒水大流，十日后，以阳和汤、醒消丸，每日早晚各服一次。十日，项能舒转，饮食日增，外贴阳和膏，内服大枣丸，外仍贴前膏，始终用荆芥汤洗，以山莲散敷，九十日收功。因未服子龙、小金二丸，其毒根未除，后腋生恶核，仍以子龙丸消之杜患。

山塘姚姓媛，年二十九，小产月余，左肩手搭处先发一毒，周有尺五。患后半月，背脊添出一毒，自上至下，计长一尺三寸，上阔下尖，皆白陷。十日后始请余治，其势甚笃，连服阳和汤三剂，人能坐起，五剂自能大、小便，十二剂，其续发者全消，先发之搭手，余地皆消，止剩患顶有脓者如棊子大，脓足不痛而穿，四日收功。后言背上如负一板，舒转不快，以小金丹十丸，每日二进，得以不板，神色复原。

程姓母年七十，膝下患一阴毒流注，溃经数月，患下及旁又起硬肿二块，与旧患相连。延一医，以新发之毒，认为旧患旁肿，不识流注，竟以托毒之剂与服，服六剂，致新发者被托发痛，始延余治。余以阳和汤与服三剂，以新发之二毒皆消，接服小金丹十丸，后进滋阴温补，以杏仁散敷，半月脓厚，令服保无汤加肉桂，十余剂愈。

王姓媳，颈内瘰疬数个，两腋恶核三个，又大腿患一毒，不作疼痒。百余日后日渐发大，形大如斗，按之如石，皮现青筋，常作抽痛。经治数人皆称曰瘤。余曰：瘤乃软者，世无石硬之瘤耳，此是石疽也，问可治否？答曰：初起时皆可消，日久发大，上现筋纹，虽按之如石，然其根下已成脓点，如偶作一抽之痛，乃是有脓之证也，上现青筋者，其内已作黄浆可治，如上现小块，高低如石岩者不治。三百日后主发大痛，不溃而死。如现红筋者，其内已通血海，不治。倘生斑点，即自溃之证，溃即放血，三日内毙。今患所现青筋，医其至软为半功，溃后脓变浓厚，可冀收功也。外以活商陆捣涂，内服阳和汤十日，则止一抽之痛，十三剂，里外作痒，十六剂顶软，十八剂，通患软，其颈项之痞块，两腋之恶核尽行消散，一无形迹。止剩石疽高起，内脓袋下，令服参一钱，因在筋络之处，先以银针刺穿，后以刀阔其口，以纸钉塞入孔内，次日两次流水斗许，大剂滋补托里，删去人参，倍增生芪，连进十剂，相安已极，适有伊戚，亦行外科道者，令其芪、草换炙，服不三日，四围发肿，内作疼痛。复延余治，余令以照前方服，又服二十余剂，外以阳和膏随其根盘贴满，独留患孔，加以布捆绑。人问因何用膏贴又加捆绑？答曰：凡属阴疽，外皮活、内膜生，故开刀伤膜，膜烂则死，所出之脓，在皮里膜外，仅似空衔，又不能以生肌药放入，故内服温补滋阴活血之剂，外贴活血温暖之膏，加之以捆，使其皮膜相连，易于脓尽，且又易于连接生肌。果绑后数日内脓浓厚，加参服两月收功。

宜兴一舟子，阴囊形大如斗，被走方人穿之，不数日，烂见肾子，如鹅蛋大，旁有一筋，六七寸长，形若鸡肠，双环随肾子落出，臭气难闻。令以紫苏煎汤洗净，其筋烂下，问其肾子、小便、小肚可痛否，彼曰：皆不痛。余曰：此三处作痛，则难治，今不痛者可治。日以紫苏汤洗，洗后以紫苏为末撒上，用青荷叶包之，内服黄连、归尾、黄芩、甘草、木通等药十剂，五日后肾子收上，烂孔收小，此非患毒，乃是损伤，口既收小，肌色红白，内服地黄汤，外敷生肌散而愈。

福建客，满身广豆又患横痃。余想横痃乃阴虚之症，药利温补。广豆系火毒之症，药利凉解，二症相背，既利于毒，定祸于疽，必使二症皆宜之药，非犀黄丸，外无他法。令其每日空心时酒送三钱，十服，二症全愈。后一人毒重，倍服而愈。

妇，项痰核三处，年久生管，延治以拔管药，插入日易，半月愈两。惟有一管，浅如一粞，不意伊夫远归，两日管深如旧。余曰：此刻治定无功效，容日商治。伊母问余？余曰：俟令婿出外半月，亦可收功。数日后接女归，延治而愈。

又壮年，臂有二管，问伊可有暗疾？曰：有梦遗。余以六味删去泽泻，增线胶、龙骨、芡实、莲须为丸，鹿含草煎汤，晨夕各送三钱，服半料而愈。愈即以拔管，仍服前丸，服完二管皆痊。

一妇两乳皆患乳岩，两载如桂圆大，从未经医。因子死悲哭，发作形大如杯。以五通，犀黄丸，每日早晚轮服，九日全消。又男子乳亦患，因邻送鲫鱼膏，贴上两日，发大如拳，色红，始来，令其揭下，与服阳和汤四剂。倘色转白，可救；色若仍红，无救矣。四日、患仍色红，哀恳求治，治以犀黄丸、阳和汤轮服，服至十六日，四余皆消，独患顶溃，用蟾拔毒三日，半月收功。

洞庭秦卜年，项腋恶核十二处，服者连翘、昆布等药，病重，又被刺破，烂经三载，始来就医。以阳和、犀黄丸轮服半月，十中愈八，喜甚，带药而回，路见凉粉买食，至家又食冷水激面，次日二便皆闭，第五日死。此病者自不惜命，故记以为病者之戒。

南濠客，叶南高之弟，耳下并患恶核，一被医穿生管，一医大如盘以阳和、小金轮服，未溃者全消。彼问管可易愈否？余曰：消管甚易，管消即敛；倘将敛，一经走泄，管即复生，愈期难订。其弟真诚，果即敛。

洞庭钱永泰子患痘毒，医用清火解毒之剂，以一医、毒增六、七，再医，毒生二十，医至第二年，孔皆有管，日流臭浆，右足缩不能行，坐卧三载，始来就治。以阳和、小金、犀黄丸等药与服，内用化管药，半月愈半，一月管化，有多骨者亦出。彼欲领子回家，予以生肌散，并调和气血之丸与回。任子率性，欲食即与，不洗即止，不敷即停，日以酸橙、石榴等果消闲，严冬复臭难闻。余曰：臭则烂，香生肌，寒疽未敛，日食酸涩，领回三月，患管复旧，乃父母害之也。

妇乳患一白疽，寒热痛甚，余以阳和丸同二陈汤煎服，得睡痛息，连进三服，全愈。又妇患有相若，伊妇弟亦习外科，以夏枯、花粉、连翘、橘叶等药，连服五剂，号痛不绝，延治。余视向白色，变微红，难以全消。即书肉桂、炮姜、麻黄，加二陈汤，令伊煎服，告曰："今晚痛止，能睡，明日皱皮，缩小。"服下果然。连进数剂，患顶不痛而溃，贴阳和解凝膏收功。

木渎镇谈姓妇，背患如碗，初起色白，近以转红，痛甚。时值三伏，余以阳和汤，书毕旁人云：此暑天，缘何用麻黄发表、桂、姜之热剂？余曰：此阴症也。彼云：患色转红，阴已变阳？余因其说，立令煎服，服后不一时痛息，接服四剂，患哑七分，有脓之三分不痛而溃，五日收功。

马曰：以上方案，瑕瑜互见，已于各症内声明，兹不赘述。

后集之二

绪言

外科之治法，并诸方药，业已和盘托出，悉登前集。所有杂症，亦药到病疗，万无一失者，尽录于下，以添病者速愈之益。

调经种子汤

当归身、川芎、吴茱萸各一钱，熟地、香附各一钱五分，白芍、茯苓、丹皮各八分，延胡索、广皮各七分。

若经水先期者，必色紫，加条芩八分；过期者，必色淡，加官桂、干姜、熟艾各五分。不论先期落后，每服加生姜三片，水一碗半，煎八分，俟经水至日，空心服，起渣再煎，临卧服，一日一剂，服至经止两、三日，交媾即孕。

有诀：延胡茱萸熟当芎，附芍丹苓陈分同；过期官桂干姜艾，色紫条芩三片同。

经期准而不孕

经期准而不孕者，照后方服四剂，下期再服而孕。续断、沙参、杜仲、当归、益母各一钱，川芎一钱，砂仁（炒、研）五分，香附二钱，橘皮红一钱，种子红花三分（少用）。

凡痛经不受胎者，取丹参晒干磨粉，日以二钱，温陈酒送服，两月内即孕，无有不灵。

求嗣得孕法

昔褚澄言：男精泄于先而女精后至，则阴裹阳，主男孕。如女精泄于先而男精后至，则阳裹阴，主女孕。又言：月信初尽，其浊气未清而交媾即女，务待经止两足日，则女体虚而浊气尽，再男人保养月余，阳胜于阴，定能男孕。又论子宫左右，如男精泄于妇人之左，生男，右则生女，此男清女浊、男左女右，阳壮阴裹之至论也。凡疾风暴雨，或醉饱，或服春药而受胎者，多夭；心俟天气晴明，日暖风和，明星亮月，而受胎者，多富贵；倘时令不正，或迷雾、气怒而受胎者，多愚蠢贫贱；或雷电之后而受胎者，定生怪状之物，凡求嗣者须知。

黎洞丸

专治跌打。

牛黄、冰片各二钱五分、阿魏、雄黄各一两，大黄、乳香、没药、儿茶、天竺黄、参三七、血竭各二两、山羊血五钱，前药各为末，取山羊血拌，晒干再磨为末，加藤黄二两，隔汤煮十余滚，去净浮腻，入末为丸，如芡实大，倘药干，少加熟蜜可也，丸宜阴干，以黄蜡包裹珍藏。临用，破蜡壳取丸，陈酒化服。专治肿毒跌打危重之症，内服外敷皆效。

马曰：不及西洋十宝丹。

祛风逐湿散

专治手足不仁，骨骱麻木。

番木鳖、甲尾（各精制净末）二两，川附一两，各为末共一处。每服七分，用好陈酒五鼓送下，醉盖取汗，服至痛处更痛，麻处更麻，头眩背汗，昏沉，四五刻即定，定则全愈。如服后不觉痛麻，必要日服至知觉方止。

痞癖

凡患痞癖之处，肌肤定无毫毛，须看准以笔圈记，用消痞膏贴，近起，一膏可消；年久，两张而愈。内服克坚酒，用水红花子研末三钱、火酒二斤浸，时刻呷，至愈乃止。

膏有诀：痞块膏方有秘传，香油斤许密陀煎（六两），阿魏五钱羌活倍，水红子对麝香（各三钱）贤，退火摊膏随患贴，积年恶痞化全然。

马曰：必藜藿之辈，胃强体实者方可用，妇女更当察脉辨症，不可尝试。

三日大疟

恶日前用阳和解凝膏，布摊贴背心，即用常山、云苓、官桂、甘草、槟榔等味各三钱，小黑豆四十九粒，酒水各二碗，慢火煎二碗，当晚以一碗先服，盖暖而睡，留一碗次日恶时，约两个时前燉热服，盖暖卧待疟至，疟至亦轻，亦有当日而愈。愈后忌房事，戒食生冷，劳碌风霜，忌食鸡、羊、牛、蛋、白扁豆，自慎半月，永截不发。

有诀：官槟云集草常山，分等三钱一服痊；小疟减半亦疗了，照方黑豆不须烦。

马曰：常山虽治疟有功，然究竟太觉峻利，顷附一方甚为神应，可法也。常山四两，陈酒五斤，鸡蛋七枚，砂罐内煮热，疟至时两手握蛋，冷则易换，至热退汗出而止。久疟用之神效莫测，然而初起亦不可用。

愈疮枣

此方前集遗记，故以补入

红枣三斤，猪板油一斤，陈酒三斤，共入砂锅内煮干，加水三斤，煮至一半，不时取食，食完愈。如暑天，分作五、六次煮食。

黄疸立效方

凡患黄疸者，白珠黄，小便赤，身体软倦，取黄豆生嚼不恶心者是。用苍耳子、薄荷、木通、绵茵陈各三钱，要用无毫水之陈酒一斤，煎一碗，冲炒砂仁末三钱服，小便赤如血者，加川连一钱同煎。

有诀：苍耳薄茵通，砂仁炒分同；斤酒煎冲服，加连看便红；酒中休滴水，黄疸愈无穷。

屡用愈人，有医议曰：瘫痪、黄疸皆湿症，应忌酒。殊不知酒本湿也，今做"缉湿捕"，善识湿穴，领药战湿，非酒不可，如经滴水，不效者何也？酒被水解，捕犹贼阻也。

马曰：方亦平妥，不若香鲫膏更为神应。

红白痢

凡痢不拘红白，忌服川连，服则倒胃不生。腹痛而痢者，后方一服立愈，倘以增减，定不效。

有诀：不论红白痢车前（炒研二钱），槟朴楂陈滑草（各一钱）贤，红曲三钱炒泻实（泽泻枳实各一钱），灯心一撮一同煎；另以木香（六分）磨就酒，药汤冲服法仙传。

休息滑肠痢

有等腹不作痛，惟痢脓血，兼流黄浆，此系平素爱食冷茶水酒，乃滑肠休息痢。积湿之症，凡患者，忌食水果、水酒、生冷、海参、海蛰等寒性之菜。取活鳝鱼去肠杂切段，放瓦上炙炭研粉，每服三钱，黄糖拌，热陈酒送下，数服全愈。不拘老幼，滑肠久痢者神效。

马曰：恐有内痔，须辨。

痴癫症

凡患痴癫，或羊头风等症，缘心窍中痰迷所致。取橄榄十斤，敲损入砂锅煮数滚，去核，入石臼捣烂，仍入原汤煎腻出汁，易水再煎，煎至无味去渣，以汁共归一锅，煎浓成膏，用白明矾八钱，研粉入膏搅和，每日早晚各取膏三钱，开水送服。或初起轻者，取橄榄咬损一头，蘸矾末入口嚼咽，橄榄之味更美，至愈乃止。

马曰：此方不特能治痴癫，即小儿惊风后手足有时抽搐、神呆、目定，均可服之。

吐血立愈方

凡吐血多者，觅三、四两重大当归一只，全用，切细，取好陈酒一斤，慢火煎至一满碗，倾于锅中，以温为妙。候将要吐尚未吐，口中有血含住，取药一口，连血咽下，即此一剂而愈，后不再发。每有医家阻云：吐血尚要戒酒，岂可酒煮当归而服，服则血喷不止，如之何？殊不知当归二字之解，当者当其时，归者引血归经也，全用定血。此方乃余家世传，活人多多，从无一误。

马曰：不咳者可服。

痰中有血

取活雄鸭一百只，每日清晨空腹时，以一只杀血碗内，即取呷咽，忌加盐，百日而食百鸭之血，不可隔断，自愈。

马曰：日杀一生，亦太暴殄，且亦未必即愈，或用回龙汤颇有效验。

尿血头裂方诀

当归一两酒成升，一碗煎成一顿吞；尿血此方为第一，头疼如裂半煎神。

痛风方诀

遍身疼痛勿忧心，归桂玄胡索等临；等分天麻为末子，五服酒送绝呻吟。

手足骨骱疼痛

用熟地四两，捣烂浸入滴花烧酒二斤，隔汤顿热，以竹箸搅匀俟冷，随量日饮至愈，取所浸熟地过酒。

马曰：此方虚人可服，如风湿入络者不可用。

箭风痛方诀

箭风玄索桂心当，五灵木香白芷防；等分（一钱）酒煎食远服，三天三服永身康。

雷头风方诀

诸药不愈之症，惟山羊屎炒炭研粉甚效
雷霆头里震，山羊粪有缘；酒送二钱下，不在脑门喧。

偏正头风方诀

三钱白芷一天麻，斧劈头风磨细他；一防荆胜（一钱五分）煎冲呷，次日医家满口夸。

疳膨食积方

迟治伤目。

取鸡里金三十个，忌经水，瓦上炙无臭气，成炭存性，磨粉，车前子炒磨粉四两，二物和匀，以米糖镕化与食，食完全愈。忌食炒豆熬油结硬等物。

又方

取出鸡白，水煮熟，姜末少许淡食，至愈乃止。

闪颈促腰

用硼砂研粉，以骨针蘸津沾粉点两目，泪出稍松，连点三次，立时全愈。

赤眼淹缠

杜仲、厚朴、桑白皮、槟榔各一钱，取雄鸡肺一个，忌经水，去红筋，入白酒酿六两内隔汤顿热去渣，以汤肺食下，隔两日再服一次全愈。

马曰：赤眼乃肝肺之热，杜仲酒酿似不宜用。

胃脘痛方

取活乳汁草，即蒲公英，放瓦上炙枯黑存性，研末，每取五分，滴花烧酒调团口含，以烧酒送下，痛息，接服五日全愈。戒食生冷。

又方

取红坊内好红花四分,枣头十枚,入水二碗,煎至枣熟去花,以汤枣食,连服二十日,永远除根。

梦遗

六味汤内减去泽泻,增龙骨(生研水飞)三钱,莲须一两,芡实二两,线胶四两(用牡蛎熟粉,炒胶成珠,去蛎磨粉),同前药蜜丸,每日早晚各取四钱,鹿含草煎汤送服。

白浊

牛舌头草根,即野甜菜,又名秃菜根,近水池处最多,取根煎汤当茶饮,或以汤煮粥,吃至愈乃止。

咳嗽神效方

叭嗒杏仁一两,泡去皮尖,内有双仁者弃之,买新镭钵、新研槌,将杏仁捣烂如泥,分为三服,每服内加水晶糖三钱,共入盖碗,用泉水煎滚冲入,盖片刻俟温,连仁末服下,早晚各一次,三服而愈。如以杏仁同煎,无效。

马曰:此方治燥痰久咳有验。

天丝入目

捉肥虱二十余,二指取虱,那执针破,令人仰卧,将虱捏血滴入眼内,少刻,天丝反抱虱血而出。

尘屑入目

吐津于瓦瓶底,以人指甲磨浓,骨针蘸津,点入眼内,不一刻,一抹而出。

跌打骨断方诀

断骨骱上其伤处用竹爿绑七日全愈。

绿矾斤许煎汤,粗纸浸透裹伤,手执灯心绳火,不住纸上相将,纸温即将纸易,火熄便取火炀,二者相际效速,断骨立刻照常。

马曰:方亦灵验,然起死回生,不如回生丹多矣。

冷哮丸方

江西白豆豉一两,白砒一钱,皆为末,用饭三钱,研烂入末为丸如萝卜子,每取七粒,白汤送下,童子服可除根,有年者经寒即发,服可把定不哮。

马曰：此方治冷哮极验，然不得多服。

肠红泻血

取花椒子炒磨粉，每服三钱，用黄糖拌白汤送下，服至愈止。

胃寒呕吐黄水

用生姜一斤，捣取汁碗许，入广胶、乳香、没药末各五钱同煎，胶化离火，取药摊作三、四大膏，令贴胃脘痛处，以绢绑缚三个时，然后取周岁孩鞋两只，炉上烘极热轮熨，熨至膏硬，再易膏贴，再绑三时，熨至愈而止，后服慰胃丸二斤。

有诀：三斤紫朴二斤姜，姜带原皮朴净良；切片五升水煮竭，去姜留朴焙干强；生草二两干姜四，依前再煮煮干昌；独去甘草留姜朴，炒燥将为细粉祥；黑枣姜汤煮取肉，捣枣为丸日里旸；温中降气称神效，荣胃消痰第一方。

翻胃初起方诀

陈皮选真，土炒须精，皮黄香脆将为粉，三钱末子水煎饮，翻胃吐食功灵应。

乌痧胀丸方

丁香、雄精、苍术、朱砂为末各等分，取蟾酥切片亦等分，酒浸研浆，和前末捣为丸，如芥子细，日干收藏，每取七粒，温茶送咽立甦。

水泻立愈方

水泻神方世上稀，焦苍（二钱）楂朴广陈皮（土炒黄脆各一钱）；车前（二钱）焙捣同煎饮，只施一剂奏功奇；小孩半服身康健，迟治变惊费力医。

大麻疯

大麻风烂溃不堪者，初起未烂者治法同效。

用粗如酒杯之蛇一条，竹刀破腹去杂，切寸段，取瓦放于炭火上，以蛇段竖放瓦上，蛇段跌倒者，系无毒之段，取弃。不倒者有毒，用炙存性磨粉拌入饭内，觅通身白毛鸭一只与食，次日鸭毛尽脱，以鸭杀之，在锅内煮烂，匀作四、五日食，凡吃鸭，第一顿其肿者更肿，第二,三顿收小，吃完而愈。

马曰：麻风忌蛇忌酒。此方万不可用，另附方。

狗咬伤

番木鳖切片,瓦上炙炭存性,研末撒上,二、三日可以收功,如烂溃日久者,半月收功。

马曰:最妙用万年青,即千年蒉,连根捣汁服,即用渣敷咬处,虽疯狗咬伤,眼红腹内作痛者,服之无不其应如响。

小儿疳证方诀

面黄腹大小儿郎,症曰冷疳却虑防;腹中不泻食而吐,七枚丁香末正芳;人乳调蒸三、四次,姜汤一顿服能康;若然吐泻相兼者,橘红分等蜜丸藏;丸如黄豆米汤化,方法循循不可忘;腹中不泻吐不止,半夏姜汤浸煮使;晒干磨粉对丁红,姜浆面糊丸珠子;量孩大小化其吞,姜汤送下吐立止。

小孩虫症方诀

诸般虫症别其端,酸辣经之虫痛宽;乌梅两枚椒三十,先煮汤吞后服丹;六两槟榔四两牛,两牛黑白取仁收;共成十两为尘面,二钱末子黑糖投;肠鸣久泻非脾病,祛尽红虫身自优;青皮楝树根中肉;蒸透日干再复蒸,每服一钱白糖拌,年小孩童服六分;肉鳖寸虫经此绝,虫症如真永断根。

马曰:必实见虫症方可用。

夜啼儿治法

因穿盖过暖，增有父母同床热极所致。谚云：若要小儿安，常带三分饥与寒。取鸡屎涂儿脐中，男雌女雄最妙。或用真牛黄、飞朱砂研和各五厘，涂舌上立止。

砂雪丸

急慢惊风本有诀：一钱朱砂一钱雪（轻粉），七个僵蚕三个蝎；其功全在青蒿节（九月，节内有虫，取捣和为丸如绿豆大），临服须用亲娘血（以丸研细人乳调服）。

马曰：方颇效验。

一粒金丹

治哑惊。

天竺黄二钱，麝香、牛黄各四分，雄黄一钱、琥珀六分，僵蚕一钱，陈胆星钱四各为末，用甘草、钩藤钩，煎膏为丸，朱砂一钱为衣，外加赤金，每料均作四十丸，每服研一丸，用灯心炭四分，薄荷汤送下效神。

又方有诀：儿口噤，痰嘶嘶，娘吓呆来爷吓痴，檐前捉个大蜘蛛，炙粉调猪乳，把一半儿徐徐灌下声音至。

马曰：一粒金丹亦验，然不可多服。

孩儿目疾方

孩儿目疾利于涂，男左女右胡黄连（一钱）；人乳调涂涌泉穴，目中红赤自然无。

又方

痘后初开眼，内有星翳，取杭州胭脂泡水，铺纸水上，上以新笔在纸上蘸水，一日拂三次，三日愈，迟治带疾。

小便闭

此症乃气闭，非大、小便不分也，往往医家以泽泻、木通、车前、猪苓等药，全无一效，余每遇之以归身一两，川芎五钱，柴胡、升麻各二钱五分，水二碗煎八分，一服即通，曾救多人，或孕妇及老年之人加人参一钱。

马曰：方极妥善。

四仁汤

老年人或患痢毒，大便燥结，取叭嗒杏仁、松子仁、大麻子仁、柏子仁各三钱，捣烂，滚水冲，盖片刻当茶，即便，如热甚者，加甘蔗汁半杯冲服。

遍身浮肿、气喘不眠

一童十一岁，手足臂腿及指头面遍身浮肿，数日后，日增沉重，以致气喘不能眠，遇远客令觅黄皮柑子一只，同酒酿二斤煎至将干，去柑内核，取柑连酒酿食，食二次全愈。

马曰：以上各方均平易可用。

后集之三

炮制补遗绪言

夫用药如用兵也，兵有勇猛，药有燥烈。烈药经制则纯，勇兵经练则精。兵精破贼不难，烈药治病易愈。苟炮制不妥，犹勇兵之武艺未备也。今人不精于制，而视性之烈燥者，畏如蛇蝎，诿之曰一效难求。余初读药性，继攻炮制，然药之性，古今之议未远，炮制之法，却有不同。余留心四十余年，深得制度烈药之法，用之功灵效速，万无一失，方悉烈药之力如勇兵，制药犹如演武也。因古书独于烈药之处未详，是以录登是集，为炮制之补遗云尔。

诸药药性、炮制之法

乳香
每斤用灯心四两同炒，炒至圆脆可粉为度，扇去灯心，磨粉。用消痈止痛，托里护心，遗精产难。

没药
制法与乳香同。破坚攻恶血，消肿生肌，堕胎去翳。

芸香（即白胶香）

水煮三度，俟汤温，手扯油净，冷即硬，磨粉。解疽毒止痛，轻粉对研，猪油调敷烂孔。

樟脑

每两用碗对合，湿纸封口，火升半时，则成樟冰。治中邪腹痛风痰；加花椒同升，杀牙虫，止牙疼。

阿魏

酒拌晒研。杀虫解臭，消痞，解死兽肉毒肉积。

厚朴

去皮切片，每斤取带皮姜四两，切片同煮，汁干，炒透去姜。温中消痰，厚肠胃，除积冷宿血宿食。

丁香

辛温，治霍乱痞块，吹鼻愈脑疳、反胃、开膈关、腹中肿毒、鼻中瘜肉、乳头裂破。

沉香

干研末，或酒磨，以煎剂冲服。治肿毒，心腹痛，调中补脏，益精神壮阳。

松香

先取胡葱煎汤去葱，以汤分三次煮香，每俟汤温，在汤内手扯洗其油，去尽，冷凝磨粉。专疗湿疯，治白秃，生入膏生肌。

柏子仁

甘平无毒。兴阳道，益寿元，润肠宁神。

草乌

有烈毒，去皮取白肉，每斤用绿豆半升同煮，豆开花，去豆，取乌切晒磨粉，治风痰手足拘挛，逐凝结，追筋络寒痰，开腠理。以黑皮炙研醋调，治蛀发癣。

番木鳖

水浸半月，入锅煮数滚，再浸热汤中数日，刮去皮，入香油锅中，煮至油沫尽，再煮百滚，透心黑脆，以铁丝筛捞出，即入当日炒透土基细粉内拌，拌至土粉有油气，入粗筛筛去油土，再换炒红土粉拌一时，再筛去土，如此三次油净，以木鳖同细土锅内再炒，入盆中拌罨一夜，取鳖去土，磨粉入药，独有木鳖之功，而无一毫之害。能搜筋骨入骱之风湿，祛皮里膜外凝结之痰毒，取煎之油，俟有煎膏药入用。

甘遂

每斤用甘草四两煎汤浸三日，汤黑去汤，河水淘洗，取清水日淘日浸，每日换水数次，三日后去心再淘，浸四、五日，取一撮入白磁盆内，隔一宿，次日盆中水无异色乃妥，再淘三、四次，沥干，以面裹如团，入糠火煨，煨至面团四面皆黄，内药熟透，取出晒干，入锅炒透，磨粉。其苦寒之毒，经制则净，不苦而甜，不寒而温，专消坚结痰块毒核。

常山

生用损神丧气，切薄片晒干，每一斤用陈酒对浸，浸透、取沥晒干，收尽斤酒，晒透，炒至焦脆。疟痰非此不消，炙甘草对分，截疟圣药。

大戟

苦寒有毒，去附枝，水煮透，去骨切晒，各消颈腋痰块症结，下痞堕胎，治癥胀，利二便。

大黄

每斤用陈酒五斤，煮烂日干，名熟军。治燥结热毒，清实火，下宿积，化停食，生熟功同，熟者纯。

商陆

有毒，忌铁器，捣敷石疽，消尿梗，通二便，疏泄水肿，有排山倒岳之力。腰腹背，忌敷贴。

川附子

昔产深山，有毒；今民家栽种，无毒。用水浸一、二宿，日易水浸，去盐，面裹火煨，切片日干。补脾肾阳虚，治中风瘫痪，阴阳疝气。

水红花子

研损用。克坚，消痞痰积恶滞。

车前子
酒拌炒，研损。分理阴阳，利小便，止暑湿泻痢，益精，养肝肺，强阴止痛。

马鞭草
苦微寒，熬膏。空心酒服半杯，治症瘕杀虫，通经活血。涂痈疖，煎汤熏洗阴肿，洗杨梅恶毒。

连翘
泻心火，脾胃湿热，结热肿毒，心家客热，通经。

牛蒡子
酒拌焙干，研损。达肺利咽，消痘疹毒。根、茎、叶苦寒无毒，混名"气杀医生草"，生捣涂消一切痈毒，涂软一切坚肛，入烂孔，拔毒生肌，入膏煎贴痈疖，煎汤洗杨梅等毒。

苍耳子
去毛敲损，治黄疸脾湿。

麻黄
去根发表，用根不表，甘温，开腠理凝滞闭塞。

肉桂
纯阳，引火归元，解阴寒凝结，去皮曰桂心，更纯。桂枝：性横，走手臂，发表。

官桂

理阴分，解凝结，愈疟疾，行血分，通毛窍。

麝香

定神疗惊，解果毒，消痈疽，开经络窍，堕胎。

鼠屎

尖者佳，要拣净，恐有蛇虫毒屎和内，炒透研粉。治易症，疗烂孔，追毒水。

山羊屎

晒干，炒成炭存性，入坛闷熄，磨粉。疗溃烂生肌，酒送二钱。疗雷头风，水粉各一升，浸一夜绞汁燉熟，每午刻服。痞痢欲死者，三服全愈。

猫屎

在屋上晒白者多收，以土裹火煨研粉，黄糖拌食。治童子痨、传尸痨，真仙丹，曾愈多人。

蝎子

水洗三次，去碱，炙研用，治惊中风。

蜘蛛

炙研粉，猪乳调治哑惊。

青蒿

九月中，节内生红虫取出，共轻粉、朱砂，和入捣为丸如粟粒大，每丸裹以金薄，每岁一粒，乳汁送服。疗治急慢惊风。

蝉壳

滚水洗，去泥翅足，晒干。治目昏翳障，痊疹，疔肿。

捕屎虫（即蜣螂）

五月晴日，有虫捕人粪一团，如推车者是，火炙研粉，和干姜末敷，出多骨。忌经水，生捣为丸，塞粪门，引痔虫出尽，永瘥。

癞团（即老蟾）

大者佳，生用填烂孔，拔深毒，软年久毒肛。取酥：捉老蟾仰天，以其头入戥壳内，取戥箍箍上，蟾之脑中放出白浆是，去蟾，以戥壳晒干，刮下配药，消痈拔疔，止牙疼，绞肠痧胀。

田螺

捣烂，涂结硬痰核，涂命门通小便，入冰片愈痔，如入膏内煎，必预敲碎其壳，以杜油暴，暴则近人受烫沾衣。

龙骨

白净粘舌者佳，捉燕子破腹，弃肠，以骨填腹，悬井内离水尺许，候准一周时，取出，生研水飞晒干用。盖龙有病食燕而愈，得水而腾。忌经火，生肌敛疮，治鼻红。

穿山甲

尾上细甲良,同土炒至松脆研。通经络窍,杀虫消痈,逐邪风,祛积湿,愈痔。

蛇蜕

竖蜕不经地者佳,泥裹火煅,去泥研粉,治疗肿。以蛇蜕不煅煎汁,敷白癜疯,洗恶疮。

白花蛇（即蕲蛇）

鼻向上,有方胜花纹,去头尾酒浸。除皮骨,炙则不蛀,治湿痒。

石首鱼（即白鲞）

开胃益气。首中脑石:烧研入冰片,治害耳脓出。患肺疽者,终身戒食。

鸡内金

炙透磨粉,消久停宿食,疗疳膨。

白丁香

麻雀屎,雀身细头圆翅长者乃雄,入笼取屎,冬月佳,甘草汤冷浸一宿,焙研。咬疖头,拔疔毒。

五灵脂

研末,酒飞日干,止经水过多,赤带不绝,男女一应瘀血凝,齿痛。

牡蛎

童便浸七日，硫黄末醋调涂，黄土裹煅，止梦遗、赤白浊，补肾安神，除盗汗，消痰块。

珍珠

入豆腐煮一炷香，取出，与灯心同研极细，去心。除翳膜、安魂魄，疗惊逐痰，止遗精、白浊，解痘疔毒，下死胎胞衣，生肌肉。

鱼腺胶

剪细，同牡蛎粉炒如珠，去蛎为粉。性温，补肾益精，止遗精、白浊。

硼砂

性暖，止嗽，疗喉去翳，口齿诸疮，津蘸点目，主愈闪颈促腰。

硫黄

敲细粒，以萝卜捣烂绞汁煮，再换紫背浮萍汤煮，再煎角刺汤飞过，去尽毒臭，日干研粉，色白，取猪脏淡煮烂熟，每日早晚各取一段，蘸粉分余食。治久痢滑泻，命门不足，虚损泄精，壮阳道，补筋骨，杀脏虫，长肌肉，治阴蚀。生用杀疮虫，愈瘟鸡。

白明矾

透明者佳，蚀恶肉固齿，以橄榄蘸食味佳，愈癫症，解肠中毒，治痈痔顽痰。

砒石

经制无毒,不伤人畜。同铅入器内,砒放铅底,火熔烟尽为度,铅上刮下者,名金顶砒。取香油一两、生砒一钱研,入油煎,沫尽烟绝,擦鹅掌疯。取红枣去核,以砒代核,发扎入炭火煅至烟尽,取研细粉,名赤霜,治走马牙疳,久溃不敛者,撒上数次收功。生者可疗冷哮。可伤人畜。

朱砂

研粉水飞。养神安魄,除中恶腹痛,惊痫胎毒。

水银

应依方制用,有微毒。治恶疮白秃,下死胎。

轻粉

有毒。除烂孔毒根,惊痫瘙痒,恶疮癫癣。

银朱

有微毒。疗疥癣,杀虫,止痒杀虱。

滑石

丹皮对分煮透,取石研水飞。通九窍,利六腑,生津液,分水道,行积滞,逐凝血,降心火,解暑热。

雄黄

名腰黄,透明者佳,水飞。治恶疮死肌,消痈毒,化腹中瘀血。

蚯蚓粪

入火煅红,每两入轻粉一钱,研至粉内无星为度。取活紫花地丁捣烂绞汁,调涂烂腿,日洗日涂,数日愈。以甘草煎汁,调涂小孩阴囊肿痛。

伏龙肝

即灶心土,再烧红研,水飞日干。乳调立疗汤火烂孔。

头发

壮年人者佳,以皂角煎汤洗净晒干,同油煮成饼,浮起枯色为度,入膏。生肌、长肉、止血。

蚯蚓

药铺有卖,破腹去泥,以酒洗晒干,每四两配糯米、花椒各一两同炒,炒至米黄透为度,去椒米,磨粉。治历节风痛,手足不仁,疽毒卵肿。

蜈蚣

取活者,香油浸死。蛀发癣捣烂涂;足指鸡眼,一宿脱落,愈而不发。

土蜂窠

在严冬大雪中,以布袋袋之能取,取入蒸桶蒸死,连窠炙研。以醋调涂痈疖即消。以蛇蜕同煅,治疗毒走黄。乳调服,疗小儿吐泻。

蜂房

露天有蜂子在内者佳，炙研。能托毒，疗久溃，止痛。同头发、蛇蜕烧灰，日以酒送钱许，治脏腑、历节、恶疽、疔毒。以炙存性酒拌服，治失禁遗尿。煎汤洗毒孔。无蜂者不效。

五倍子

敛肺生津，消酒毒，收湿，疗疮、脱肛。

僵蚕

糯米泔水洗净炒研。治中风喉痹，散风痰，消瘰疬、风疮、阴痒，疗惊，愈疔痔。

甘草

切三寸一段，水浸透，放炭火铁筛漫炙，炙至汁将出，即取离火暂冷；再炙，炙至草熟，去皮切片。熟者健脾和中，甘平之品，乃九土之精。生者化百毒，和药性，润肺，解疮疽胎毒，利咽喉。

黄芪

去心，蜜水润炙，如入补肾药，以盐水润炙切片。炙为补气药，生有托毒功。

人参

补气独入肺经，肺主诸气，盖肺旺则四脏皆旺，精自生而形自盛，补中益气，一切虚症。

桔梗

去头枝浮皮，泔水浸一宿，切片微炒。职称肺经，消痰理咳，清上焦热，排脓，治咽喉口鼻诸症。

知母

去尾切片。上行酒润焙，下行盐水润焙。泻有余之相火，多服令人泄。

天麻

酒浸透，以粗纸粘余酒裹煨，切片焙用。治风湿四肢拘挛，助阳，通血脉，利腰膝，强筋，头风眩晕。

白术

浸一宿切片，土拌蒸透，去土勿炒。於术：浸刮，饭上蒸，晒如枣黑，黄土炒。於术功胜白术，乃中宫和气补脾之药。

苍术

泔水浸，去粗皮，切片日干，土炒炭。治脾胃寒湿，消痰逐水，不服水土，止泻痢霍乱，久服延年。

地榆

水洗去骨，切晒磨粉。愈恶肉、烫火、脓血、犬伤。

白及

疗疮，嚼涂手足燥裂。

三七

止血、定痛、痈肿、蛇伤。

黄连

大寒，治实火。凡痢疾目疾，非实火悮服致命，为倒胃之药，惟惊能疗，解巴豆、轻粉之毒。胡黄连性同。

黄芩

苦寒，风痰骨蒸，喉腥痈痛，养阴退阳。

秦艽

去毛浸一宿，晒干切片。搜肝胆伏风，养血荣筋，理肢节酸麻不遂。大便滑泄者忌用。

柴胡

去皮切，忌经火，苦寒。行两胁，入胆经，畅气血，肩背痛。银柴胡：亦同，劳羸者尤宜。根上升，梢下行。

前胡

去净皮须，入竹沥内浸润，日干切用。微寒，肝胆中风痰，非此不疗。柴胡主升，前胡主降，散风、祛热、消痰、下气、开胃化食，止呕、喘、嗽，安胎，治小儿夜啼。

防风

甘温，走膀胱，泻肺实火，头风眼泪，祛湿。而黄芪得之，芪功愈大，乃相畏而相使也。

独羌二活
去皮焙用。治一切痛风,散痈毒恶血,肾间邪风。

升麻
内白外黑者佳。治脱肛遗浊,小便闭塞,用此提气,下元虚者忌用。

延胡索
破血利气,通经止痛。

贝母
去心,糯米炒黄。治肺家燥痰,敷恶疮。浙贝:去心炒,专消痈疽毒痰。

龙胆草
去头须切细,甘草汤拌晒。味濇大寒,相火寄在肝胆,泻肝胆膀胱之热火,疗咽喉。

茅根
甘寒入胃。治内热烦渴,利小便,止喘,黄疸。

细辛
去头爪,水浸一宿,切晒。治牙疼头风,通九窍。

当归
酒浸晒干切用。上部用头,中部用身,下部用梢,头身活血,梢破血，全用定血。引血归经，除头痛，和血补血，润肠胃、筋骨、皮肤，排脓止痛。

川芎

不油者佳，忌独用。主一身气血，开郁去瘀血，调经种子，排脓生肌，头风目泪多涕，去湿。

白芷

水浸去灰，切炒。消痈蚀脓，头风中风，解砒毒。

白芍

外科用酒炒。固腠收敛。

赤芍

消痈肿，破坚积恶血，下气，生肌，止痛。

丹皮

酒拌蒸，产后要药，治骨蒸；面裹煨熟，厚大肠。

木香

下降，疗肿毒，止吐痢，消积，止腹痛，统理气分。

丹参

色赤酒润炒。血分药也，补心血，养神志，生新血，安生胎，落死胎，为胎前产后要药，每晚酒送末二钱，连服四十日，可疗痛经即孕。

高良姜

土炒。疗寒邪痞癖，瘴疟宿积。

玄参

蒸晒。忌铜器。消痈，滋阴降火，利咽喉，通小便。

香附

去皮，童便浸，水洗晒捣，醋盐水拌炒。解郁，消痈，积聚，痰饮，调经。

藿香

治肿毒，去恶气，止霍乱，温中，快气，吐逆。

泽兰

治痈疔，通九窍，利关节，破宿血，生肌，利小肠。

荆芥

散风热，清头目风，利咽喉，疮肿贼风。

薄荷

治贼风发汗，利咽喉口齿，瘰疬结核。

紫苏

叶，发汗；梗，安胎；子，消痰喘；叶梗为末，治囊脱。

白甘菊

治目风热,梗、枝、叶。解痈疗毒,煎汤洗结毒。

陈艾

用粉糊浆透,日干,杵去粉并叶屑,则成白绒,谓之熟艾,调经。加硫黄少许作圆,灸百病。

茵陈

治黄疸湿热,通关节,去滞热,利小便。

夏枯草

性寒。以治瘰疬,从无一效,久服则成痈痨。

灯心

利小便,清心火。取活竹一段,两头留节,中开一眼,以心塞实,外以原刻下竹,仍填原眼,外加泥裹,入糠火内,煨至竹成一炭,取出去泥,俟冷去竹炭,内是灯心炭也。治骨哽,敷阴疳,入护心散。

地黄

生用性寒,凉血滋阴解热。水煮至中心透黑,然后每斤入滚陈酒半斤,炒砂仁末一钱,再煮,煮至汁尽,沥起晒干,仍入收尽原汁,再晒干,忌经铁器。补阴,壮真气,生肌填髓。同肉桂引火归元,疗阴分虚亏。

牛膝

酒拌蒸则补，生用下行补肾，强四肢腰膝茎痛。

麦冬

去心，酒浸则补，汤泡则微寒，祛热毒浮肿，泄肺中伏火，安脏心腹。

蜀葵

根，水煎服，可愈白带。花，一两捣烂，射香五分，水一大碗煎服，可愈二便闭，无花时根亦可。子，催生落胎。花，米酒服，可下横生倒产。

半夏

选肥者，生姜、明矾汤浸透，煮透切片日干，消痰堕胎。生研细末，立疗刀斧跌破出血。

紫花地丁

疗痈疔，软坚肛，稻麦芒粘咽喉，嚼烂咽下即安。

仙人对坐草

四季梗叶长青，临冬不衰。毒蛇咬伤捣汁饮，以渣涂，立愈。

五味子

盐水拌蒸，滋肾水不足，强阴固精，主收敛。

蚤休（即草河车）

去皮毛，切焙。微寒，治乳痈疔毒。

黑、白牵牛仁

酒拌晒。除湿热壅结，通大肠闭，杀虫祛积。

天花粉

治痼热，唇干口燥，愈热痈，排脓。

天门冬

去心酒润。治阳物不起，润五脏咳嗽，消痰降火，去风热烦闷、中风。

土茯苓

清热，泄泻骨蒸，利关节。若云治杨梅毒，谎语也，未见用愈一人。

防己

寒，酒润。治膀胱蓄热，利二便，疗下部红痈。

木通

微寒，开未开之月经，通闭塞之经水，和血脉，利小便，清伏热，散痈肿，下乳。

金银花

消痈毒，取活藤煎膏，以花拌入收晒，其解毒之功胜花百倍。

暑天日取钱许，滚汤冲当茶。

泽泻
通利小便，走肾膀胱，有泄浊者忌用。

海藻、昆布
性寒，称治瘰疬圣药却谬，当禁用。

楝树根
去皮取白肉，杀腹内诸虫，皮赤者忌用。

角刺
五月初，取嫩者捣烂，醋煎成膏。疗癣，生用穿痈，无醋者可疗横痃。

巴豆仁
研压数次，油尽如粉，名巴霜。拔毒，孕妇忌用。

枳实、枳壳
即细皮香圆，六月摘者实，八月摘者壳，陈蛀者佳，并去囊核，以麸炒。实：寒，消食积，开胸结；壳：亦寒，健脾开胃，止吐消痰，除里急后重。

枸橘
陈者佳，全用：疗子痛，炙存性研，陈酒送服，疗疝气。核：治肠风下血。方中橘核即此，往有以烂橘核误用。苏城医家，尚未认得枸橘。

白茯苓
蒸透切。逐水暖脾，生津止泄，除虚热，开腠理。

赤茯苓
破结气，泻心、小肠、膀胱湿热，行窍行水。

茯神
安魂魄，养心血，治心神不安。

淡竹叶
解烦热，利窍，治中风，口疮目痛，胸痰热毒。药店有卖，叶如竹叶甚薄，梗如柴心甚细，七寸长者是。今医家以开绿花草误用，可叹。

天竺黄
治小儿惊痰，每二钱加雄黄、牵牛末各一钱研匀，面和丸，粟米大，每服五丸，薄荷汤送下，治失音不语。

乌梅
酸涩敛肺，安三虫，拔毒根。

莲须
固精，乌发悦色，益血止血。

橙子
患恶核、瘰疬、痰症者食之成功,愈后复发。

杨梅
患疝病者忌食,烧酒同食致毙。

山楂
净透,去净其核,日干炒炭。除产后恶血,消肉积积滞宿食。

广陈皮
治脾不化谷,膀胱热,利小便,杀寸白虫。去白名橘红,消痰,止泄,咳,开胃,治吐清水、肠闭,解大毒。

槟榔
健脾破结,疗痢里急后重,截疟。

浮麦
止虚汗、盗汗、虚热。

麦芽
开胃,消食,和中。

谷芽
启脾进食,宽中消食。

神曲
消食健脾，暖胃止泻、吐，破坚结。

苡仁
补肺益脾，去湿消肿，理脚气。

豆豉
解砒毒，除痰咳。同生砒为丸，疗冷哮。

大麻仁
利大肠热燥，大便热结。

吴茱萸
浸热汤七次，去净苦烈。治疮，生炒研用。

红曲
炒，消食活血，健脾胃，疗痢；酒服，除产后恶血。

小黑豆
同甘草除疟，胃中脾热，脏中结积。

芡实
炒，治遗精浊带，益精开胃，助气明目。

白芥子
炒研，皮里膜外阴寒之痰，非此不消。

生姜

温中去秽，除风邪，暖胃，消寒痰，解食菜毒；干用止嗽、呕；炒成炭，性纯阳，如误服寒剂，非此不解。

东丹

临用炒紫色，筛入膏内，生肌疗湿，杀疥癣虫。

铁锈

杀疥虫。

人指甲

瓦上土炒成炭，存性研粉。吹止鼻红；加冰片吹，治咽喉；尘屑入目，以津磨甲腻，点睛立愈。

人中黄

腊月取孩结粪阴干，泥裹煨炭。治热狂痘毒，脚麻麻至小腹而死，或头麻麻至心口而死者，一日死苏几次，取末三钱，豆腐调服立愈。

人中白

系夫妇之精入马桶，归坑凝于底者是，俗名坑凝。苏、松、常、镇以缸作坑，广产。僧寡家者不妥。入火煅烟尽，闷熄、研用。治咽喉口齿疮疳、诸窍出血、血汗。

益母草

女科诸症皆良，活血破血，调经止痛，下水消肿。

红花

酒洗焙,少用通经活血,多用破血去瘀血。

续断

酒浸炒,性微温,入肝家,续筋骨,助血气,消血结,胎产跌扑,行血止血。

冰片

苦寒,治舌、口、咽喉火毒,研水调吞,治难产。

杜仲

去皮,每斤用蜜三两涂炙,蜜尽为度,肝经药也。补中益肾,补肝虚,坚筋强志。

琥珀

用侧柏子末入瓦锅煮,有异光,取起入灯心对分研粉。清肺火,利小肠,安五脏,定魂魄,消瘀血,明目。

沙参

清肺火,益心,治久嗽肺痿,消痈排脓。

金铃子(即川楝子)

酒拌透蒸,去皮,入丸用核,槌细,不用肉。入煎用肉不用核。苦寒有小毒。产于川者佳,本地者细,以入火烧存性,能托毒水,治久溃烂孔。

桑白皮
取白肉切焙，泻肝火，降大小肠气，散恶血。

松子仁
润肺，治燥结咳嗽，用柏子仁，治虚闭。

杏仁
去皮尖，除肺热气逆，润大肠气闭。

绿矾（即皂矾）
疗疸黄胖，燥脾湿化痰。

橄榄
形尖入心经，清心火，解鱼鳖毒，生津止渴。蘸明矾食味佳，豁痰。

柘树
取皮里白肉，甘温无毒。治血结，补虚损。

血竭
散滞血，止诸痛生肌。

朱鳖
大如钱，腹赤如血，又名金钱鳖，出深山石涧中，广德州最多。甘无毒，炙存性研粉，能消漏管。

密陀僧
研,水浸煮,澄去水,日干入膏,消痞杀虫。

藤黄
酸涩有毒,蛀齿点之便落,忌吸烟。

川乌
功同附子,性暖助阳,补命门不足,破积冷痢。

甘蔗
甜寒,绞汁可疗小儿衣多奄热之病。

山羊血
解鲜菌河豚毒,伤损恶血。

蒲公英
又名乳汁草,甘平无毒。书载疗乳痈结核皆谎。炙脆存性,火酒送服,疗胃脘痛。

山萸肉
选净,补精益肾。

山药
开瞽,补精血,健脾胃。

砂仁
顺气开郁结。炒研，安胎，产后停恶露、小腹作痛，生研六钱，滚水冲盖温服，立疗。

青皮
顺逆气，开郁，解疔毒。

皮脂（即烟胶）
硝皮铺刮下诸皮之膜，入锅炒炭磨粉。生肌肉，疗湿风，脓窠湿烂等疮。

苦参
泔水浸，蒸切晒干。主风热虫症、肠风、血精、下痢，治大麻风。虚弱忌服。

蓖麻子
辛热有毒，研粉，去净油方妥。拔毒。孕妇忌用。

象皮
炙成团存性研粉，生肌肉。

玄精石
咸温无毒，治小儿惊痫硬舌。

山栀炭
苦寒无毒，热厥头痛，疝气汤火。

红枣

解乌头、附子、天雄毒，和阴阳，调营卫，生津液。

白蔹

苦平无毒，生肌止痛，解狼毒毒、虫毒。

寒水石

性寒，火煅用，治潮热、中暑、牙疼。

铜青（即铜绿）

酸平微毒。治恶疮、痦疮，杀虫、吐风痰。

铅粉

酸冷无毒，消中风痰、止惊吐逆。

新增马氏试验秘方

白金丸

治喉风乳蛾。

白矾（研细），川郁金（研细）。

上等分共和匀，皂角汁为丸。

喉科秘药（见《医略存真》）

治咽喉七十二症，俱用此吹之神效。

西洋十宝散

一治刀伤并各器械伤，皮破出血者以药没糁上包固，不可见风，血止即愈。

一治跌打损伤，皮肉青肿，未破者，用陈醋调敷患处，肿消即愈。

一治内伤骨碎或骨已断折，先将骨节凑准，用陈醋调敷患处，以纸包裹，外加老棉絮包好，再用薄板片夹护，将绳慢慢捆紧，不可移动，药性一到，骨自接矣。须静百日勿犯房事，犯则必成残疾。

一治刀伤深重，未致透膜者，先用桑皮纸线缝好，多糁药末于上，以活鸡皮急急调护，如前骨损养法，即愈。

一治跌打昏迷不醒，急用一钱，同陈酒冲服自然醒转，以便调治。

此方神奇，虽遇至重之伤，鲜有不起死回生者，照方医治调养，勿卧热炕，定有奇效，宝之。

真血竭一钱六分、明雄黄四钱、上红花四钱、净儿茶二分四厘、辰州砂一钱二分、净乳香一钱二分、当归尾一两、净没药一钱四分、当门子三厘、大梅片一分二厘。

上十味共为细末，入乳研钵至无声，收入磁瓶，黄蜡封口勿令泄气。

香鲫膏

专治黄疸。

乌背鲫鱼一尾（须活者），约重三、四两，连肠杂鳞翅，入石臼内捣烂，加当门子三分，再捣匀摊布上，贴肚脐眼上，次日取下，重者贴上二、三枚，贴后即有黄水流出为妙。

回生丹

专治跌打，有起死回生之功。

活地鳖（瓦上炙微黄研末）五钱，自然铜（瓦上煅红醋淬九次净三钱），滴乳香一两（用灯心二钱同炒枯，吹去灯心，研取二钱），真血竭（水飞）二钱，朱砂（水飞）二钱，巴豆霜（用巴豆去壳纸包压净油白如雪取霜）二钱，当门子三分。

以上研和瓶贮，勿泄气，大人每服一分五厘，小儿七厘，酒冲服，牙关紧者，撬开灌之即活，再下一服即愈。

大麻风汤药方

陈皮、海桐皮、秦艽、薏仁米、苦参、香白芷、牛膝、防风、川续断、荆芥、羌活、风藤、当归、苍术、连翘壳、生甘草、广木香各一钱八分，姜、枣煎服。

大麻风丸药方

大胡麻二十两、小胡麻二十两、牛膝四两、蒺藜二十两、苦参十六两、防风八两、荆芥八两、全当归六两、苍术六两、薏仁米四两、川续断四两。

共研细末，水泛为丸，毛尖茶下，每早午晚各一服，每服三钱或二钱，另加后丸。

枫子膏方

大枫子去壳，铜锅炒至三分红色，七分黑色，太过无力，不及伤目。炒后研膏，入红糖等分，熬四、五滚，倒纸上放地上出火气，每丸药一钱，春秋用膏八厘，夏六厘，冬一分，同吞服。